泌尿微创手术学

郭应禄

Minimally Invasive Urologic Surgery

主　编　刘定益
副主编　王共先　王　忠　夏维木

河南科学技术出版社
·郑州·

内容提要

本书由上海、北京、南昌等城市大医院的泌尿外科专家集体编写,作者参考国内外最新文献,结合自己丰富的临床实践经验,系统阐述了泌尿微创手术的基础理论、基本技能、常用术式和最新进展。全书共18章,包括尿道、膀胱、前列腺、输尿管、肾脏、肾盂、肾上腺等常见疾病的内镜手术、腹腔镜手术和机器人辅助腹腔镜手术,以及体外冲击波碎石术的操作技巧、术后处理、并发症防治等。本书内容新颖,图文并茂,实用性强,适合泌尿外科医师、全科医师和医学院校师生阅读参考。

图书在版编目(CIP)数据

泌尿微创手术学/刘定益主编. —郑州:河南科学技术出版社,2020.6
ISBN 978-7-5349-9930-7

Ⅰ.①泌… Ⅱ.①刘… Ⅲ.①泌尿系统外科手术－显微外科学 Ⅳ.①R699

中国版本图书馆 CIP 数据核字(2020)第 059694 号

出版发行:河南科学技术出版社
　　　　　北京名医世纪文化传媒有限公司
　　　　　地址:北京市丰台区万丰路 316 号万开基地 B 座 1-114　　邮编:100161
　　　　　电话:010-63863186　010-63863168
策划编辑:杨磊石
文字编辑:王红健
责任审读:周晓洲
责任校对:龚利霞
封面设计:吴朝洪
版式设计:崔刚工作室
责任印制:陈震财
印　　刷:北京盛通印刷股份有限公司
经　　销:全国新华书店、医学书店、网店
开　　本:787 mm×1092 mm　1/16　　印张:27　　字数:619 千字
版　　次:2020 年 6 月第 1 版　　2020 年 6 月第 1 次印刷
定　　价:228.00 元

謹以此書紀念我國
泌尿外科奠基人之一.
著名泌尿外科專家熊
汝成教授誕辰111年

王嘯中 [印章]

2019. 4. 11

主编简介

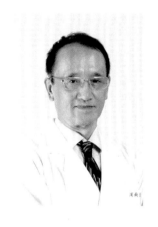

刘定益　　1967 年毕业于上海第一医学院(现复旦大学上海医学院)医疗系。

历任上海交通大学附属瑞金医院泌尿外科主任医师、教授，国际泌尿外科学会会员，国际器官移植学会会员，《中华实验外科杂志》《临床泌尿外科杂志》《诊断学理论与实践杂志》编委、常务编委，《中华医学杂志》和多家大学学报(医学版)论文审稿专家。曾应加拿大蒙特利尔大学附属 Notre-Dame 医院邀请任客座教授学习、工作 1 年。

现任上海市浦东新区浦南医院泌尿外科顾问，上海市邮电医院特聘专家，国际泌尿外科学会资深会员，国际器官移植学会会员，上海市浦东新区医学会泌尿男科专业第一届委员会顾问。

从事外科临床工作 52 年，特别在肾上腺肿瘤、泌尿系肿瘤、泌尿系结石、良性前列腺增生开放和微创手术治疗、乳糜疾病的诊断和治疗方面积累了万余例手术经验。成功建立世界上第一批带血管蒂的同种异体鼠肾上腺移植模型，在国内第一个报道成功鼠输尿管端端吻合动物模型，创立了低张力 Roux-Y 乙状结肠新膀胱术式，总结出 CT、CTA 联合淋巴管造影明确乳糜尿患者定位诊断和提高治疗效果的方法。

主编《乳糜疾病》等 3 部医学专著，合编《泌尿腔内诊治图谱》等 2 部医学专著，参编《吴阶平泌尿外科学》等医学专著 17 部，以第一作者身份在国内外核心医学期刊发表医学论文 181 篇，其中 SCI 收录论文 15 篇。

获得国家实用新型专利 1 项。获教育部科学技术进步奖一等奖 2 项，上海市科学技术进步奖二等奖 1 项，江西省科学技术进步奖三等奖 2 项。

副主编简介

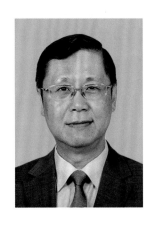 　　**王共先**　国家二级教授、主任医师、博士生(后)导师,国务院政府特殊津贴获得者,江西省突出贡献人才,江西省泌尿外科学科带头人,赣鄱英才领军人物。

　　现任南昌大学第一附属医院副院长,南昌大学医学院第一临床医学院副院长,江西省泌尿外科研究所所长,江西省泌尿外科重点实验室主任,江西省临床医学(泌尿外科)中心主任,江西省优势科技创新团队(泌外)负责人,江西省重点学科和高水平学科带头人,卫生部全国内镜(泌外)培训基地负责人。担任国家"863计划"会审专家,国家科技奖励评审专家,国家数字诊疗装备重点研发计划专家组成员,中华医学会泌尿外科分会全国委员,中华医学会泌尿外科分会机器人学组副组长,中国医师协会医学机器人医师分会全国常委,中国医师协会泌尿外科分会全国常委,海峡两岸医药卫生协会泌尿外科分会常委,亚洲男科协会常委,国际尿石症联盟常务理事。江西省医学会泌尿外科分会主任委员,江西省医学会常务理事,江西省欧美同学会医师分会副会长。担任《中华泌尿外科杂志》《中华男科学杂志》《现代泌尿外科杂志》《中华腔镜泌尿外科杂志》《微创泌尿外科杂志》《临床泌尿外科杂志》等期刊编委。

　　从事泌尿外科和男科的临床、教学和科研30余年,率先在国内和省内开展及推广了许多微创诊疗技术。擅长机器人及微创泌尿手术,在机器人经后腹腔径路肾部分切除、经后路和经膀胱入路机器人前列腺癌根治手术等手术方法和技术技巧方面有许多创新,是第一位获得全球机器人临床研究基金的中国学者。所率领的团队机器人手术量已超过3000例,2017年单机手术量创世界纪录。主持承担了多项国家"863计划"、科技部重点支撑计划、国家自然科学基金和10余项省部级重大、重点科研项目。在世界顶级学术刊物《美国科学院院刊》(PNAS)等SCI收录期刊及国家级刊物上发表论文近百篇,主译、主编《格林泌尿外科手术学》《机器人泌尿外科手术学》《机器人泌尿外科手术学(视频教材)》《机器人手术护理学》等专著10部,获国家专利10余项。多次获省科技进步奖二、三等奖及省自然科学奖励,获得10余项荣誉称号。

副主编简介

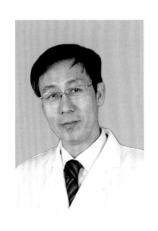

王　忠　上海交通大学医学院附属第九人民医院临床医学院副院长、泌尿外科主任、博士生导师。兼任《中华男科学杂志》副主编、全球华人男科及性医学学会第一任副主席、中国男科手术培训中心主任、中华医学会男科学分会副主任委员、上海市中西医结合泌尿男科学会主任委员。发表论文近 200 篇，主编和参编专著 15 本，获得专利 5 项，承担和完成国家自然科学基金 4 项，获上海市科技进步奖三等奖 2 次，上海市医学领军人才，2017 年首届"国之名医"。

专业特长：熟练掌握各种复杂手术、复杂的泌尿生殖器畸形的修复重建、性功能障碍和尿失禁手术。特别擅长前列腺剜除术、前列腺癌根治术。

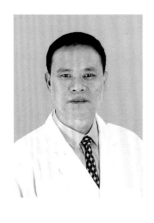

夏维木　主任医师、教授，现任上海市浦东新区浦南医院泌尿外科主任，曾经担任中国人民解放军南京军区医学科学技术委员会委员、南京军区生殖与优生专业委员会副主任委员、江西省研究型医院学会泌尿外科学分会常委、江西省中西医结合学会男科学分会常委、江西省老年医学中心联盟常委、中国人民解放军第一八四医院外科主任兼泌尿外科主任、南京军区百佳科主任。享受军队特殊人才津贴。主持前列腺癌、膀胱癌等科研课题项目 9 项，获军队、省部及地市级科技进步奖励 9 项，发表学术论文 52 篇，参编专著 3 部。在临床一线工作 33 年，主要从事前列腺癌、膀胱癌、肾癌及尿路结石的临床研究及微创手术工作。

编者名单

（以姓氏笔画为序）

于国鹏　上海交通大学医学院附属第九人民医院泌尿外科

万　祥　上海交通大学医学院附属第九人民医院泌尿外科

王　忠　上海交通大学医学院附属第九人民医院泌尿外科

王共先　南昌大学第一附属医院泌尿外科

王晓晶　上海交通大学医学院附属瑞金医院泌尿外科

刘　冲　上海交通大学医学院附属第九人民医院泌尿外科

刘　莺　上海同济大学医学院附属同济医院泌尿外科

刘玉杉　上海交通大学医学院附属第九人民医院泌尿外科

刘定益　上海市浦南医院泌尿外科

刘建河　上海交通大学医学院附属新华医院泌尿外科

孙福康　上海交通大学医学院附属瑞金医院泌尿外科

李　龙　上海交通大学医学院附属第九人民医院泌尿外科

李　超　上海同济大学医学院附属同济医院泌尿外科

李文吉　上海交通大学医学院附属第九人民医院泌尿外科

李文智　上海交通大学医学院附属第九人民医院泌尿外科

杨丽珠　北京大学第一医院泌尿外科

吴　刚　上海同济大学医学院附属同济医院泌尿外科

吴登龙　上海同济大学医学院附属同济医院泌尿外科

何　威　上海交通大学医学院附属瑞金医院泌尿外科

何竑超　上海交通大学医学院附属瑞金医院泌尿外科

谷　猛　上海交通大学医学院附属第九人民医院泌尿外科

陈　其　上海交通大学医学院附属第九人民医院泌尿外科

陈彦博　上海交通大学医学院附属第九人民医院泌尿外科

陈惠方　加拿大蒙特利尔大学附属 Notre-Dame 医院

周文龙　上海交通大学医学院附属医院泌尿外科

周伟东　上海同济大学医学院附属同济医院泌尿外科

周晓晨　南昌大学第一附属医院泌尿外科

郑大超　上海交通大学医学院附属第九人民医院泌尿外科

经　　浩　苏州大学附属第三人民医院泌尿外科

赵菊平　上海交通大学医学院附属瑞金医院泌尿外科

祝　　宇　上海交通大学医学院附属瑞金医院泌尿外科

姚海军　上海交通大学医学院附属第九人民医院泌尿外科

夏维木　上海市浦南医院泌尿外科

徐　　斌　上海交通大学医学院附属第九人民医院泌尿外科

郭建华　上海交通大学医学院附属第九人民医院泌尿外科

郭晓健　北京大学第一医院泌尿外科

黄　　欣　上海交通大学医学院附属瑞金医院泌尿外科

梁丽莉　北京大学第一医院泌尿外科

谢敏凯　上海交通大学医学院附属第九人民医院泌尿外科

蔡志康　上海交通大学医学院附属第九人民医院泌尿外科

戴　　军　上海交通大学医学院附属瑞金医院泌尿外科

前　言

　　泌尿外科与其他医学专科一样,微创化和精准化是发展的必然趋势。在泌尿外科领域,从膀胱镜问世100年以来,尽管对其外形、结构和功能进行了许多改进,但在很长一段时间内膀胱镜仍然只能用于下尿路疾病的诊断和进行简单的下尿路腔内手术治疗。近30余年来,随着科技水平的高度发展,特别是泌尿外科手术器械的微创化、功能化、智能化和数字化的迅速进展,泌尿外科微创手术设备日益精良,出现了更完善的电切镜、输尿管镜、腹腔镜和达芬奇机器人。通过临床不断的应用、总结和提高,泌尿微创手术范围不断扩大,几乎覆盖尿道、前列腺、膀胱、输尿管、肾盂、肾和肾上腺等泌尿系统的结石、肿瘤、异物、畸形等所有手术,使微创技术更加成熟。泌尿外科微创手术创伤小、恢复快、疗效好,临床应用前景广阔,但不恰当的微创手术会造成十分严重的后果。为提高泌尿微创手术的水平,减少并发症,特邀请国内在泌尿外科微创手术方面具有专长的著名泌尿外科专家根据自己多年的临床经验,从实际操作出发,总结撰写相关章节。本书内容丰富,内有泌尿微创手术设备的介绍,泌尿系统相关解剖,手术指征和禁忌证,手术操作技巧,术后处理及并发症防治的描述,尤其是对每项手术操作的关键步骤均配有高清的精美照片,清晰地连续展现手术过程,容易理解,便于效仿,通过阅读此书可提高泌尿外科医师的基本知识,缩短学习曲线,便于初学者提高泌尿微创手术技能,减少手术风险。本书适合泌尿外科医师、全科医师及医学院校师生、实习生、研究生阅读参考。

　　值本书出版之际,十分感谢刘卫东院长的长期支持,俞家顺主治医师设计插图、周俊文先生为本书照片和文字的安排花费大量劳力和精力,特别感谢郭应禄院士的指导,并为本书题签。

　　尽管经各位泌尿外科专家对本书内相关手术操作做了详尽描述,但仍难免遗漏、不足与缺憾之处,殷切期望读者不吝赐教,以便再版时完善。

刘定益

2019 年 6 月

目　录

第1章

尿道疾病的内镜手术

第一节　尿道的外科解剖

尿道是膀胱内尿液控制和排出体外的通道,同时也是男性排精的通道,熟悉尿道解剖,才能准确对尿道疾病进行诊断和治疗。

一、男性尿道

男性尿道具有双重功能,既管排尿,又司排精,起始于膀胱颈的尿道内口,终止于阴茎头部的尿道外口,全长约 20cm,以尿生殖膈为界分为前尿道(阴茎头部尿道、阴茎部尿道、球部尿道)和后尿道(膜部尿道、前列腺尿道),有三个狭窄部(尿道外口、膜部和尿道内口)、三个膨大部(舟状窝、球部和前列腺部)和两个生理性弯曲(耻骨前弯和耻骨下弯)(图 1-1-1)。成人正常尿道各部位的直径稍有不同,平均约为 8mm。尿道腔在关闭状态下呈现不同的形状,膀胱颈口是环形,前列腺部尿道是新月形或三角形,膜部尿道是花瓣状,球部尿道和阴茎部尿道是裂隙状。这些生理性狭窄部位是经尿道器械操作的难点,同时也容易受损而发生病理性狭窄。尿道腔变窄容易导致尿道结石嵌顿,但实际上尿道结石却常停留于尿道膨大部。

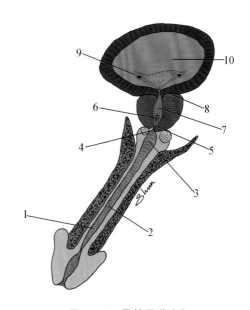

图 1-1-1　男性尿道分段

1. 阴茎部尿道;2. 尿道腺开口;3. 球部尿道;4. 膜部尿道;5. 尿道嵴;6. 精阜;7. 前列腺部尿道;8. 膀胱颈部尿道;9. 输尿管开口;10. 膀胱壁

1. **前尿道**　前尿道起始于尿生殖膈下筋膜,终止于尿道外口,长约 15cm,由阴茎头部尿道、阴茎部尿道(图 1-1-2)、球部尿道(图 1-1-3)组成。前尿道附着于两条阴茎海绵体浅沟之中,同时外面包裹着尿道海绵体,因此段尿道紧贴阴茎海绵体能活动,故不易受外来损伤。前尿道的两端较为膨大,一个近尿道口,称舟状窝,一个位于尿道球部。前尿道具有自己的管壁结构,海绵体的两端膨胀,向远端形成龟头和近端的球部。海绵体是一种高度血管弹性的海绵状结构,由网状内皮细小的不规则静脉空间组成,并由包含许多平滑肌纤维的纤维组织小梁相互分离。这是导致狭窄发生的病理性瘢痕形成的地方:即这种独特尿道的海绵状结构发生损伤易有进行性血栓形成-纤维化反应,不仅易于形成狭窄,而且还会导致其手术后特异的再狭窄。此外在前尿道的黏膜下有许多黏液腺存在,称为尿道腺,开口于前尿道(图 1-1-4),并形成大小不等隐窝,是易隐藏细菌和发生感染的部分,因此炎性尿道狭窄常发生于前尿道。前尿道可分为以下 3 部分。

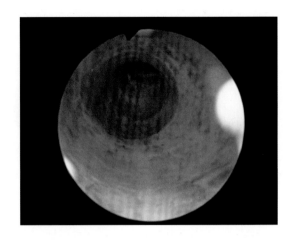

图 1-1-3　球部尿道

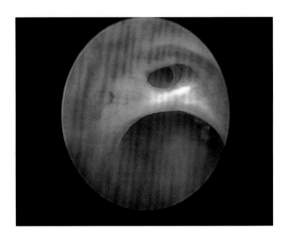

图 1-1-4　尿道上方尿道腺开口

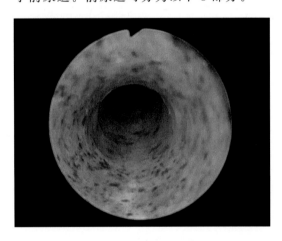

图 1-1-2　阴茎部尿道

　　(1)阴茎头部尿道:位于阴茎腹侧,由尿道外口至冠状沟平面,长约 2cm。尿道外口开口于阴茎头端的下方,成纵行裂隙状,是尿道最细部分。进入尿道口后即到达舟状窝,此处变宽膨大。舟状窝较宽大的腔隙将来自近端尿道流速细快的尿液集聚缓冲,从而使其流速减慢而压力升高,最

后经狭小的尿道外口排出而产生高压射流,进而避免自身受到尿液的污染。尿道结石常因不能通过狭细的尿道外口而停留于此。同时尿道外口是一狭小处,因此插入金属器械或钳取结石时切忌使用暴力,损伤后极易发生尿道外口狭窄。

　　(2)阴茎部尿道:又称为悬垂部尿道,有时可见尿道球腺开口(图 1-1-4),阴茎部尿道位于海绵体之间,被 Buck 筋膜固定,其上方被阴茎悬韧带固定于耻骨上缘,是尿道活动度最大的部分,其活动受阴茎影响较大,故受伤机会最少,而在耻骨联合的

下缘,阴茎悬韧带将阴茎部尿道固定在耻骨下缘处。

(3)球部尿道:起于耻骨弓下阴茎悬韧带水平,止于尿生殖膈膈下筋膜,位于会阴部,在两侧阴茎脚之间,管腔较大。球部尿道近端管腔较远端管腔稍宽大(图1-1-3),其后方被球海绵体肌包绕。当人体从高处坠落可发生骑跨伤,外力将尿道球部挤压在耻骨联合下缘发生尿道破裂。

2. 后尿道　后尿道包括解剖学的膜部尿道、前列腺部尿道和膀胱颈部尿道。

(1)膜部尿道:膜部尿道最短(图1-1-5),为尿道穿过尿生殖膈的部分,其周围有外括约肌环绕,此处最为固定,也是除尿道外口之外周径最小的部位。膜部尿道除排尿时张开外,经常处于收缩状态,与球部相移行的仅数毫米尿道,只有疏松结缔组织包绕,管壁很薄,尤以前壁为甚,因此当尿道内行金属器械操作时易穿透膜部尿道前壁而进入膀胱,形成假道,或经此向后上方而误穿入直肠。而当骨盆骨折时由于骨盆内径的改变,前列腺随盆壁侧韧带及直肠等器官向后上方移位,形成一剪力作用,将膜部尿道撕裂,故骨盆骨折并发后尿道断裂时均发生于此部位。

(2)前列腺部尿道:自尿道内口穿过前列腺止于尿生殖膈上筋膜之上,完全在盆腔内,周围被前列腺包绕,长3～4cm,管腔似梭形,为整个尿道较宽阔的部分。前列腺尿道后壁中缝隆起的圆丘组织为精阜(图1-1-6),尿道镜或膀胱镜检查时可看到,是前列腺尿道的重要标志,在前列腺电切时不能损伤精阜及其远端。精阜的远近端均有黏膜形成的皱襞,叫作尿道嵴(图1-1-7)。前列腺尿道血循环丰富,外伤后,出血较多。

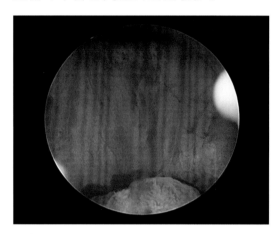

图1-1-6　精阜、前列腺部尿道

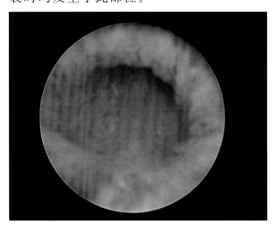

图1-1-5　精阜与膜部尿道

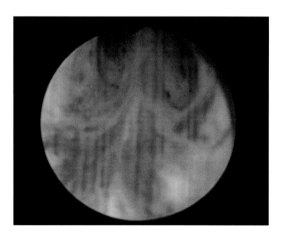

图1-1-7　尿道嵴

（3）膀胱颈部尿道：前列腺部尿道向上穿过尿生殖膈后进入前盆腔，借助前列腺与膀胱相连（图1-1-7），可见膀胱颈开口（图1-1-8）、进入膀胱可见膀胱壁（图1-1-9）和双侧输尿管开口（图1-1-10，图1-1-11）。

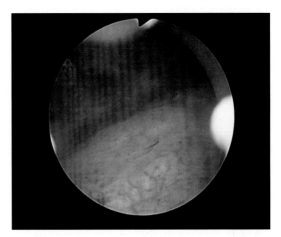

图 1-1-10　左侧输尿管开口

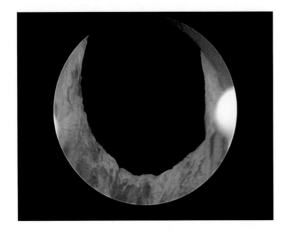

图 1-1-8　膀胱颈口

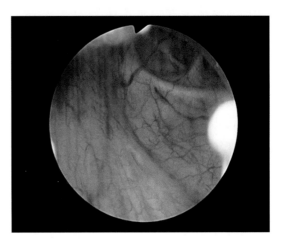

图 1-1-11　右侧输尿管开口

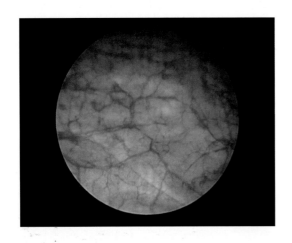

图 1-1-9　膀胱壁

　　3．尿道的生理性弯曲

　　（1）近端的耻骨下弯曲：指从尿道内口至阴茎悬韧带固定区域的尿道弯曲，涉及前列腺部尿道、膜部尿道及球部尿道近段，形成耻骨联合下方的固定弯曲，此弯曲表现为尿道凹面向上、弧面向下，此弯曲不能人为地将其拉直，尿道硬性器械操作时应

顺耻骨下弯曲弧度缓慢而入，绝不可粗暴操作以免损伤。

　　（2）远端的耻骨前弯曲：指位于活动的阴茎悬垂部和固定的阴茎根部交界处的尿道弯曲，此弯曲凹面向下、弧面向上，该部分的尿道弯曲并不固定。当阴茎向腹前壁方向牵拉时，尿道可因此变直，继而耻骨前弯曲消失。因此，临床工作中，医生常利用这一特点进行经尿道的器械操作，将阴茎向前提向腹壁以消除耻骨前弯曲，使尿道呈 L 形，便于相同弯曲的尿道器械顺利通过尿道进入膀胱。

二、女性尿道

女性尿道的结构相对于男性而言比较简单,其位于耻骨联合后方、阴道前壁下部之前,由膀胱内口向前下方穿过尿生殖膈,开口于阴道前庭,周围由筋膜固定,全长3～5cm,直径1cm,尿道外口处最细。排尿时尿道内口扩张,尿道呈圆锥形,类似于男性的后尿道形态。女性尿道从胚胎、生理功能来看,也相当于男性后尿道。从侧位膀胱尿道造影发现,尿道与膀胱交界处构成尿道后角,正常为90°～110°。尿道的轴线与身体垂直构成倾斜角,约30°,正常不超过45°,有学者认为这与压力性尿失禁的发生有一定关系。女性尿道宽、短、直,开口暴露于前庭,接近阴道,离肛门亦近,易被污染。故女性更易引起尿道感染,但不易损伤。

女性尿道可分为近、中、远3段。

1. 近段尿道　近段尿道的壁主要由平滑肌组成,内面衬以黏膜,这部分尿道壁无横纹肌组织。在尿道的横切面上,此段尿道腔呈漏斗状,靠近膀胱颈的部分很宽敞,后逐渐变窄过渡到尿道中段,这种漏斗状的改变在内镜下也可清晰地观察到。因此,这一部分尿道也被人称之为尿道的漏斗段,其主要的生理功能是在排尿时充分开放,将尿液引导进入尿道。近段尿道环行平滑肌,与膀胱颈部的环行肌连贯,肌纤维特别肥厚,形成强有力的尿道内括约肌,对控尿起重要作用。当此段尿道因为内括约肌的异常增生或纤维化,常导致不能充分开放时,临床上便出现膀胱流出道梗阻的一系列表现。

2. 中段尿道　中段尿道长2～3cm,是女性尿道的主体部分(占据尿道全长的80%)。尿道中段的组织结构具有典型的括约肌构造,其最外层是环形的横纹肌纤维层,肌纤维在尿道后壁并不形成完整的环,其下方薄的环行平滑肌层和厚的纵行平滑肌层,再内侧是厚的固有膜层。固有膜可分为黏膜下和黏膜层。虽然有关女性尿道控尿的机制存在争议,但迄今的生理学和尿流动力学研究已经明确地阐明了这个问题,即位于尿道中段的尿道括约肌系统是女性实现控尿的基本解剖结构。

3. 远段尿道　远段尿道有阴道括约肌和肛门括约肌的少量肌纤维围绕尿道口,起收缩尿道口的作用。尿道壁由平滑肌过渡为致密结缔组织,内衬黏膜,此段的尿道内腔为一膨大的壶腹,然后止于裂隙状的尿道外口。尿道远段的这种结构,特别是裂隙状的尿道外口犹如消防水管收缩变窄的喷水龙头,有利于尿液排出体外时形成快速的尿流。

(吴登龙　李　超)

第二节　尿道内镜器械

一、尿道膀胱镜

尿道膀胱镜通常称为膀胱镜,是一种结构比较复杂的光学内镜,种类很多,构造亦各有不同,但主要的组成部分为镜鞘、窥镜、闭孔器、附件等几种结构。镜鞘的作用是使窥镜能顺利导入尿道,冲洗尿道、膀胱和供给照明光源。新型导光纤维尿道膀胱镜,因前端无灯泡光源,不产生热,故又称冷光源尿道膀胱镜。窥镜是尿道膀胱镜的光学部分,由接物、中间镜、接目镜和三棱镜等多组放大镜组成。闭孔器为插入镜鞘、关闭镜鞘之窗口用,使膀胱镜易于导入或拔出尿道,不致损伤尿道黏膜。闭孔器前端常开有小孔或小槽,使尿道膀胱镜导入膀胱后,即有尿液从小孔或小槽内溢出,术者可借此了解尿道膀胱镜是否进入膀胱。操作器前端有转向器,可根据需要改变输尿管导管或活检钳的方向,退出操作器时注意保持转向器与膀胱镜平行的位置,以避免操作器的损坏(图1-2-1)。

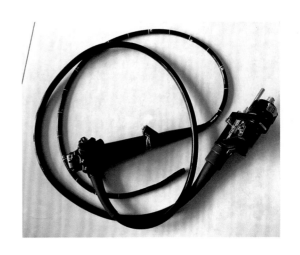

图1-2-2 尿道膀胱软镜

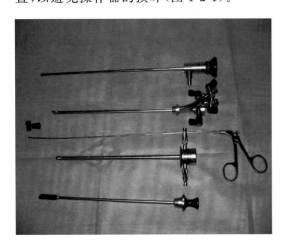

图1-2-1 尿道膀胱镜、操作器与活检钳

二、尿道膀胱软镜

尿道膀胱软镜(图1-2-2)是一种具有可弯曲特性的尿道、膀胱检查设备。尿道膀胱软镜与硬镜相比,具有以下优点。

1. 由于镜体柔软,管径较细,在表面麻醉下窥视下插入几乎无痛苦,患者大多数可以耐受,一般不会对尿道和膀胱造成损伤。

2. 窥视下进镜,损伤小,视野清晰。具有极高的图像分辨率。

3. 镜体柔软,可向上及向下弯曲,较全面地查看尿道内及膀胱内情况,漏诊率相对较低。

4. 尿道膀胱软镜检查时,除截石位外,患者还可采用其他体位,比如侧卧位或仰卧位,这对于特殊的无法摆截石位的患者来说是一种福音。

但尿道膀胱软镜镜体比较软,进入膀胱后方向感不及尿道膀胱镜,需要经过一段时间培训后,才能灵活应用。

三、尿道内切开镜

尿道内切开镜是一种用于尿道内狭窄瘢痕切开及检查的设备。主要的组成部分由内镜、内切操作器、鞘套及闭孔器、半圆鞘、切开刀、光缆、密封帽组成。尿道内切开镜一般镜鞘有操作孔,可以置入斑马导丝进行镜下引导操作。冷刀也分为各种不同样式和型号,比如有柳叶形刀、半圆形刀、钩形刀等。尿道内切开镜主要用于尿道狭窄患者的腔内治疗(图1-2-3)。

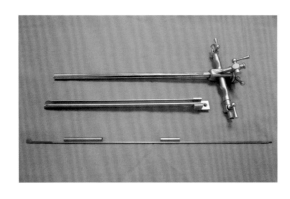

图 1-2-3　尿道内切开镜

（吴登龙　李　超）

第三节　尿道结石的内镜手术

【概述】

在所有泌尿系结石中,尿道结石所占的比重约 0.3%。通常尿道结石可以分为原发性和继发性结石两类。原发性结石多在尿道已有病变的基础上发生,如慢性尿道炎症、尿道狭窄、尿道憩室、乃至女性尿道悬吊术后吊带腐蚀。继发性尿道结石相对更为常见,大部分尿道结石是由上尿路结石或膀胱结石排出过程中经过尿道受阻形成。尿道结石好发于男性,其发生的主要部位包括前列腺尿道、球部尿道、阴茎段尿道及舟状窝。

尿道结石的主要症状包括排尿费力,呈滴沥状表现。梗阻严重时可出现急性尿潴留。大部分患者可有明显尿痛,多呈烧灼感,同时可以放射至阴茎头部。对于后尿道结石患者,其往往有会阴、直肠及肛周的烧灼不适感。除此之外,很多患者会出现肉眼血尿、充溢性尿失禁、尿流突然中断的主诉。少数患者同时可出现尿道狭窄或者勃起功能障碍的临床表现。

常规体格检查中,舟状窝尿道结石患者往往可以直接观察到嵌顿结石并多伴有嵌顿结石周围黏膜的轻度红肿及不同程度的尿道外口狭窄。阴茎段尿道狭窄患者多可在阴茎或会阴触摸到结石并伴有明显压痛,结石往往呈嵌顿表现,因而活动度较差。后尿道结石患者往往仅有会阴压痛的表现,部分患者通过直肠之间可摸到较大结石。女性患者因结石往往合并有憩室,因而在其阴道前壁往往可以触及增大的尿道憩室及其内所含的结石。

传统 X 线检查可发现大部分结石。由于传统 KUB 平片往往无法观察到前尿道位置,建议对怀疑尿道结石的患者行盆腔正位 X 线检查。对于憩室或尿道狭窄合并尿道结石患者,逆行尿道造影不仅可以发现结石,更可显示尿道腔内及尿道周围组织的病变情况。超声可以明显发现前尿道结石,其声像图表现为尿道腔内强回声团块伴声影,当结石较小时可见结石随液体流动而滚动。后尿道结石,尤其是前列腺部结石往往在超声影像中误诊为前列腺钙化。这可能与前列腺钙化过于靠近尿道、患者肥胖、超声仪器分辨率低、检查者经验不足等因素有关。如条件许可,建议对怀疑后尿道结石患者行盆腔 CT 检查,在 CT 影像学多表现为尿道内高密度影（图 1-3-

1,图 1-3-2,图 1-3-5)。但仍注意需与前列腺钙化进行鉴别。

尿道结石的治疗应根据结石的位置、大小及周围尿道组织病变情况选择合适的方案进行治疗。对于舟状窝结石可用钳子或镊子将结石钳碎后夹出。对合并有外口狭窄的患者，需要行外口切开取石。对于阴茎段嵌顿的较大结石及合并有憩室和狭窄(图 1-3-3,图 1-3-4)等相关情况时，有条件的单位可行膀胱镜或输尿管镜下钬激光碎石，无上述器械单位应需尿道切开取石。

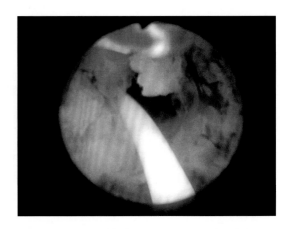

图 1-3-3　狭窄尿道内输尿管导管上方尿道结石

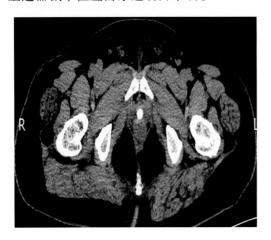

图 1-3-1　CT 平扫尿道结石影像

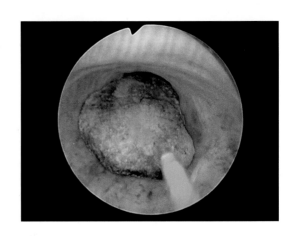

图 1-3-4　球部尿道结石

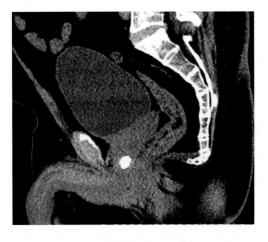

图 1-3-2　CT 平扫膜部尿道结石影像(矢状位片)

【适应证】

(1)无严重心脑肺等重要脏器疾患。

(2)无严重出凝血功能障碍疾患。

(3)尿道无严重狭窄或梗阻。

(4)尿道结石位于尿道近端，无法非手术治疗排出或借助器械取出。

【禁忌证】

(1)存在不能耐受手术的严重心、脑、肺等重要脏器疾患。

(2)存在严重的出凝血功能障碍疾患。

(3)存在严重的尿道狭窄，内镜无法通过。

（4）存在严重的感染,处于急性期。

【术前准备】

（1）完善相关术前检查,明确结石的具体部位、大小,并了解全尿路情况。

（2）控制结石伴发的感染和其他并发症。

【手术步骤】

采用内镜下碎石,对于球部及后尿道结石(图 1-3-5～图 1-3-9),一般多采用将结石推入膀胱后,按膀胱结石进行腔内碎石处理。在将结石推入膀胱这一过程中,临床上有采用探杆进行盲推的方法,但该

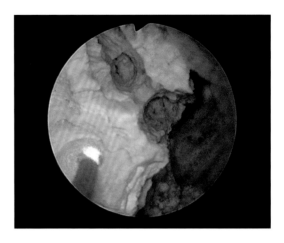

图 1-3-7　前列腺部尿道内钛激光碎石

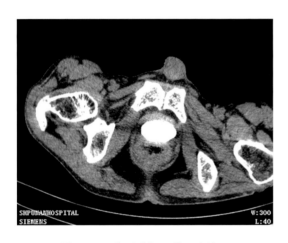

图 1-3-5　前列腺部尿道巨大结石

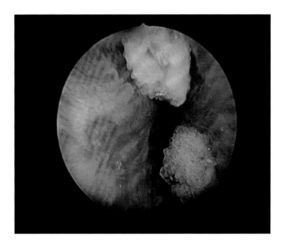

图 1-3-8　尿道膜部结石

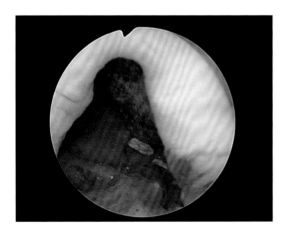

图 1-3-6　前列腺部尿道巨大结石

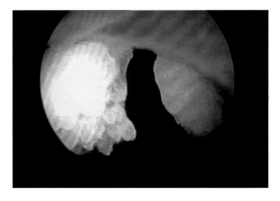

图 1-3-9　膀胱颈部尿道结石

操作方法与操作医师临床经验有一定相关性。对于初学者有损伤尿道，以及形成尿道假道的可能（图 1-3-11，图 1-3-12）。推荐在内镜窥视下通过灌注冲水的方法将结石推入膀胱。当结石推入膀胱后，采用内镜联合激光或碎石钳器械碎石，对结石进行碎石后，应用冲洗器将结石碎块冲出（参照第 3 章第三节膀胱结石的内镜治疗）。

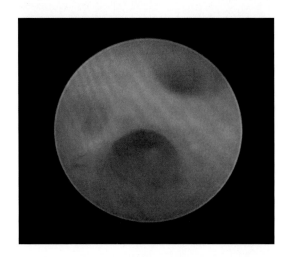

图 1-3-10　两个尿道开口

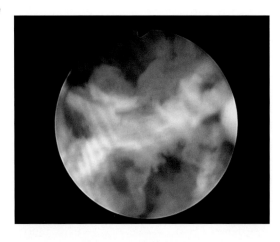

图 1-3-11　球部尿道穿孔

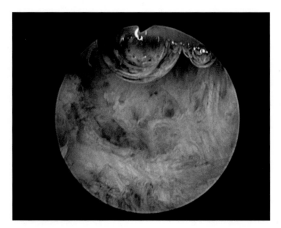

图 1-3-12　膜部尿道穿孔，进入耻骨后间隙

【术后处理】

术后一般可留置导尿管 1～3 天，保证引流通畅；如结石嵌顿时间较长或合并感染，术后为防止可能发生的尿道狭窄，建议留置导尿管 1～2 周。

【并发症防治】

在进行内镜尿道碎石时，注意缓慢沿尿道的自然弯曲入镜，遇到畸形尿道，要仔细辨认，防止误入畸形尿道（图 1-3-10），避免暴力造成假道或穿孔的发生（图 1-3-11，图 1-3-12），一旦发现正常尿道黏膜消失，必须停止前进，退出操作镜，寻找正常尿道腔，避免更进一步的严重损伤发生。尿道结石如嵌顿时间较长或合并感染，及术中进镜粗暴或在尿道内激光碎石，容易引起术后尿道狭窄发生。如发生尿道狭窄，按照尿道狭窄的治疗原则进行处理。部分患者可能会引起术后尿道热，一般给予抗感染对症治疗后，多可好转。

（吴登龙　李　超　刘定益）

第四节 尿道异物的内镜手术

【概述】

尿道异物在泌尿系统异物疾病中较为多见，是一种完全可预防的疾患。临床诊疗中，大多数患者由于性或色情的需求、精神异常，各种各样奇怪的异物都有可能被插入尿道。推入尿道的物品几乎是生活中可遇见的每一个可被推入尿道的物品，如玻璃棒、螺丝钉、体温表、塑料丝（图 1-4-1）、金属丝或金属球等都可以成为尿道异物，偶尔也能见到如鲶鱼、黄鳝、蛇类等活物。尿道异物患者多为男性，少数女性患者出于避孕或者堕胎的目的无意中会将异物插入尿道。尿道异物会导致尿道损伤，继发感染，甚至周围脓肿、尿瘘或尿道狭窄、脓毒症等疾病的发生。尽早明确诊断，根据异物种类进行正确的早期治疗对尿道异物的预后极为重要。

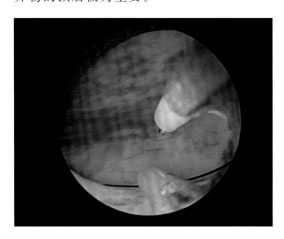

图 1-4-1 球部尿道塑料丝

异物的尺寸、大小和形状不同引起的临床症状轻重程度也不同。有的患者可表现为急性症状如尿道炎（包括排尿时疼痛和脓性尿道分泌物，有时同时伴有血尿）、尿潴留等就诊。位于前尿道的异物可在尿道外口查见或在体表被触及。位于后尿道的异物偶可经直肠触及。部分患者因不愿就诊而延误治疗，导致尿道异物长期滞留，并发结石形成，出现排尿困难，也可导致尿潴留、上尿路积水、逆行尿路感染、尿道狭窄、尿瘘等严重并发症的发生。若尿道异物进入膀胱，可引起膀胱炎症及刺激症状。超声和 X 线检查是首选的诊断手段，静脉尿路造影或者逆行尿路造影有助于透光异物的诊断，必要时可行尿道膀胱镜明确诊断。应与尿道结石、尿道肿瘤等疾病鉴别诊断。

【适应证】

（1）无严重心脑肺等重要脏器疾患者。

（2）无严重出凝血功能障碍疾患者。

（3）尿道无严重狭窄或梗阻患者。

（4）尿道异物无法非手术治疗排出或借助器械取出患者。

【禁忌证】

（1）存在不能耐受手术的严重心脑肺等重要脏器疾患者。

（2）存在严重的出凝血功能障碍疾患者。

（3）存在严重的尿道狭窄，内镜无法通过患者。

（4）存在严重的感染，处于急性期患者。

【术前准备】

（1）完善相关术前检查，明确异物的具体部位、大小、形状，并了解患者全尿路情况。

（2）控制异物伴发的感染和其他并发症。

【手术步骤】

由于尿道管径的生理特征，活动的尿

道异物容易向膀胱移动。特别对于女性而言,因为尿道短而管径大,尿道异物易进入膀胱。通常使用器械在尿道内直接抓取异物往往不会成功,而且极易损伤尿道黏膜,引起出血、瘢痕、狭窄形成等。建议将异物推入膀胱,通过更为方便高效的膀胱镜来处理异物。若异物粘连或不能成功将异物推入膀胱,可选择使用叉状取石抓钳在尿道内尝试取出(图 1-4-1),如腔镜下取出困难,可选择尿道切开取出,特别是当尿道异物周围脓肿形成或者周围组织蜂窝织炎存在时。对于一端留在尿道外口,有膨大或者线结的另一端停留在膀胱内的线状异物,腔镜下操作困难,可考虑采用膀胱造口的方法从膀胱切口取出。有些尿道手术缝合线、粘合剂会在尿道内引起肉芽肿,影响排尿,通过泌尿内镜手术,切除肉芽肿,找到线头并清除线结,或显示异物并清除异物(图 1-4-2~图 1-4-4)可以得到根治。国外有学者使用腹腔镜经膀胱路径成功取出嵌入尿道球部的缝衣针的报道。

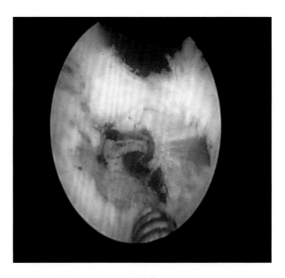

图 1-4-3 尿道黏膜下异物(线头)

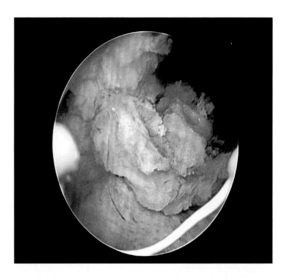

图 1-4-4 前列腺尿道部黏膜下异物

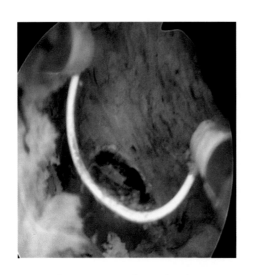

图 1-4-2 尿道黏膜下异物(线头)

总之,在临床治疗中,需要根据尿道异物的形状、位置和大小等来选择最合适的治疗方法。大部分患者尿道异物是主动由尿道外口插入,应加强心理教育预防患者尿道异物的再次发生。若发生尿道狭窄或尿瘘,应根据患者病情选择不同的尿道重建手术。国内有学者报道成功在输尿管镜下气压弹道碎石治疗男性尿道异物并结石的病例。

【术后处理】

术后一般可留置导尿管1～3天,保证引流通畅;如异物嵌顿时间较长或合并感染,术后为防止可能存在的尿道狭窄,建议留置1～2周或更长时间导尿管。

【并发症防治】

尿道异物如嵌顿时间较长或合并感染,以及术中进镜粗暴或在尿道内进行操作,容易引起术后尿道狭窄发生。如发生尿道狭窄,按照尿道狭窄的治疗原则进行处理。部分患者可能会引起术后尿道热,一般给予抗感染对症治疗后,多可好转。

（吴登龙　李　超　刘定益）

第五节　尿道损伤的内镜手术

【概述】

尿道损伤分为开放性损伤和闭合性损伤。开放性尿道损伤多因为弹片、锐器伤所致,常伴有阴囊、阴道或会阴部贯通伤。闭合性尿道损伤多为挫伤、撕裂伤或腔内器械直接损伤。

近年随着医疗器械的发展和应用增加,医源性尿道外伤的发生率显著提高,盲目、暴力尿道扩张,会形成假道(图1-5-1)。尿道损伤多见于男性,约占97%,女性仅约3%。在解剖结构上,男性尿道以尿生殖膈为界分为前、后两段。前尿道包括球部和阴囊部,后尿道包括前列腺部和膜部。球部和膜部因为位置比较固定,故损伤较多见。

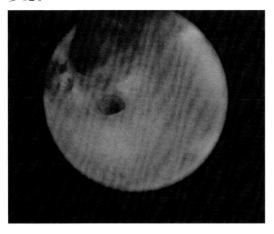

图1-5-1　球部尿道假道

尿道损伤的内镜手术也就是尿道会师术,前、后尿道损伤均可采用。但后尿道损伤常伴有骨盆骨折或者其他脏器损伤,防止失血性休克更为重要,损伤不严重时可考虑行尿道会师术。在大部分尿道损伤中,尿道未发生完全断裂,为尿道会师术提供可能性增加。

目前国内尿道损伤的分类主要参考Goldman分类(表1-5-1)。

表1-5-1　Goldman分类

分类	描述
I	后尿道被拉伸但无破裂
II	后尿道位于尿生殖膈上部分的断裂
III	损伤同时累及尿生殖膈上下尿道,出现前后尿道部分或完全性的断裂
IV	膀胱损伤延伸到后尿道
IVa	后尿道损伤同时伴膀胱底部的损伤
V	部分或完全性的前尿道损伤

【适应证和禁忌证】

1. 适应证　尿道部分断裂患者。

2. 禁忌证

(1)处在急性休克期。

(2)尿道完全断裂。

(3)阴囊处严重的尿外渗或血肿。

【术前准备】

(1)行尿道逆行造影明确尿道损伤的

位置及严重程度。

（2）预防尿路感染。

【手术步骤】

1. 采用腰硬联合麻醉或全身麻醉。取截石位或平卧两腿分开呈人字体位。常规消毒铺巾。

2. 选用膀胱镜或者输尿管镜窥视下入镜，助手辅助灌注生理盐水，尽可能使视野清晰。

3. 到达损伤部位后，耐心寻找尿道断端的近端开口（图 1-5-2），窥视下通过尿道损伤断端置入导丝，进入膀胱，窥镜沿导丝进入后尿道或膀胱（图 1-5-3～图 1-5-5），以保证导丝经损伤尿道进入膀胱（无假道形成）。

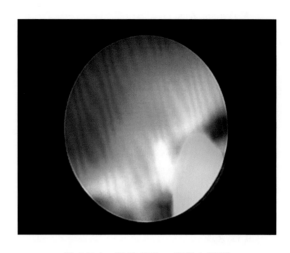

图 1-5-4　把导丝进一步推入膀胱

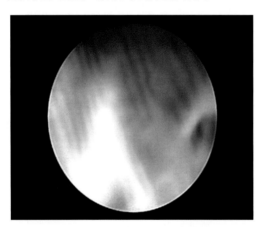

图 1-5-2　寻找损伤球部尿道的近端

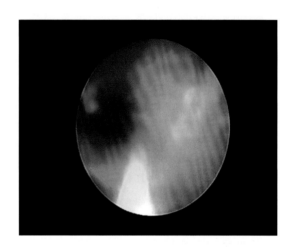

图 1-5-5　输尿管镜沿导丝已进入后尿道

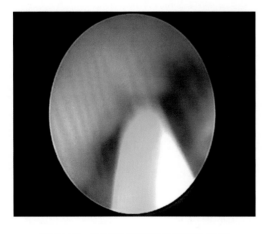

图 1-5-3　通过尿道断开口端置入导丝

4. 退出膀胱镜或输尿管镜，选用 F16 或 F18 导尿管，把导尿管头端剪除，显露导尿管的内腔，把导尿管充分润滑后，将导丝的尾端置入导尿管内腔，顺导丝把导尿管推入膀胱。

5. 向导尿管气囊注水 15～20ml 后，退出导丝。

【术后处理】

1. 术后留置导尿，对于后尿道断裂严重患者可采取适当重力牵拉导尿管；发生膀胱痉挛可予以解痉对症处理。

2. 常规使用抗生素、预防尿路感染。

3. 留置导尿时间一般为 2～4 周或者更长。

【并发症防治】

尿道狭窄是术后最常见并发症，术后早期发现尿道狭窄，可行尿道扩张术。如效果不佳，根据尿道狭窄位置及长度制定合适的治疗方案。

（周伟东　何竑超）

第六节　尿道狭窄的内镜手术

【概述】

尿道狭窄是泌尿外科常见病，多由创伤、炎症及先天性疾病所致。近年来，创伤性和医源性尿道狭窄的发病率显著增高，由于其病情复杂或治疗不当，最终可发展为复杂性长段尿道狭窄。发达国家与发展中国家的尿道狭窄的主要病因有所不同，发达国家尿道狭窄的最常见病因是先天性狭窄（41％），其次是医源性（35％），其中尿道下裂手术失败和内镜操作导致狭窄是常见的医源性原因。由于道路交通伤害率高，创伤管理系统落后等，创伤（36％）成了发展中国家最常见的原因。国内多中心调查显示我国创伤所致尿道狭窄占 54.0％（图 1-6-1～图 1-6-3），医源性因素占 33.3％（图 1-6-4）。其他病因包括阴茎硬化性苔藓样变、尿道炎症等。

尿道狭窄内镜手术指尿道内切开术，是在直视下用冷刀、激光、电切环等切开尿道狭窄段，增大尿道管腔，留置合适的导尿管作为支撑，依靠术后尿道黏膜的自行修复达到治疗的目的。尿道内切开创伤小，安全性高，有效，手术成功率为 55％～73％。1957 年 Rovasine 等在 Otiis 报道用冷刀盲目内切开的基础上做了改进，采用内镜冷刀直视下经尿道内切开术（direct vision internal urethrotomy，DVIU）。20 世纪 80 年代中期后 DVIU 术引入我国并很快得到普及。

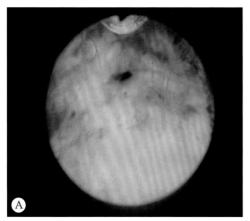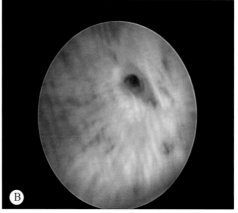

图 1-6-1　外伤性膜部尿道狭窄

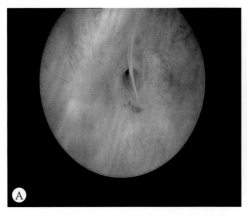
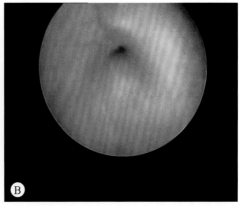

图 1-6-2　外伤性膜部尿道狭窄

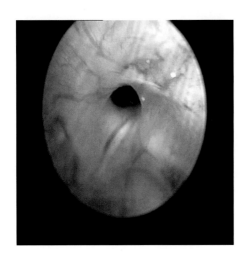

图 1-6-3　外伤性球部尿道狭窄

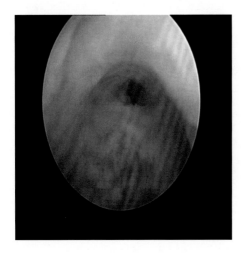

图 1-6-4　TURP 后球部尿道狭窄

【适应证和禁忌证】

1. 适应证　尿道狭窄患者。尿道狭窄长度＜1.5cm 效果好，＞2cm 效果差，＞3cm 手术难度大且手术成功率低。

2. 禁忌证

（1）尿道狭窄合并尿瘘。

（2）严重的尿路感染急性期。

（3）尿道狭窄长度＞2cm。

（4）多次尿道内切开效果不佳。

（5）尿道闭锁。

【术前准备】

（1）术前尿道造影、尿道镜或膀胱软镜镜检明确病变部位、长度。

（2）术前控制尿路感染，合理应用抗生素。

【手术步骤】

1. 冷刀内镜手术

（1）采用腰麻或全身麻醉。截石位。

（2）窥视下置入尿道内切开镜，持续滴入生理盐水，寻找尿道狭窄孔，通过尿道狭窄孔插入输尿管导管或输尿管导丝至膀胱作为引导。

（3）沿输尿管导管或导丝用冷刀在 9、12、3 点方向切开，将狭窄瘢痕彻底切开，使尿道瘢痕充分松解（注意尽量避免 6 点切开,以防止损伤直肠),切开深度是切透全层瘢痕至内切开镜能通过为止,切开长度是超过瘢痕,达到正常尿道黏膜。

(4)进入膀胱观察膀胱全貌。

(5)如组织瘢痕多,切开通道不整齐,单用冷刀切开效果差,可更换电切镜将向尿道腔内突出的僵硬瘢痕切除,有利于正常尿道上皮的覆盖生长。

(6)退出内切开镜,沿尿道或导丝留置F16导尿管一根。

2.等离子柱状电极内镜手术

(1)采用腰麻或全身麻醉。截石位。

(2)采用等离子电切镜和等离子柱状电极,在生理盐水灌注下,找到尿道狭窄孔(图1-6-1～图1-6-4)。

(3)通过内操作通道把输尿管导管通过狭窄孔送入膀胱(图1-6-5)。

(4)用等离子柱状电极沿输尿管导管周边向尿道内推进(图1-6-6)。

(5)靠近输尿管导管采用由内向外方向的方法电切瘢痕组织。通常先用等离子柱状电极电切输尿管导管周围狭窄瘢痕的左侧或右侧,再电切瘢痕的顶部,使狭窄孔逐步扩大(图1-6-7～图1-6-11)。

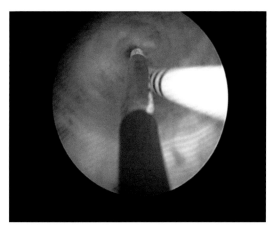

图1-6-6　柱状电极沿输尿管导管电灼瘢痕

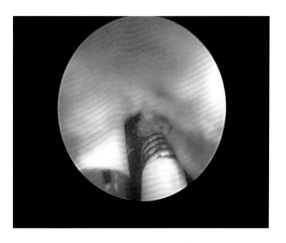

图1-6-7　柱状电极电灼导管左侧瘢痕

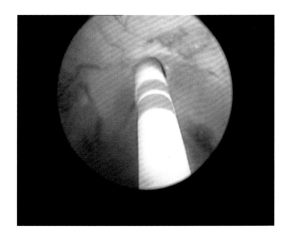

图1-6-5　输尿管导管通过尿道狭窄孔

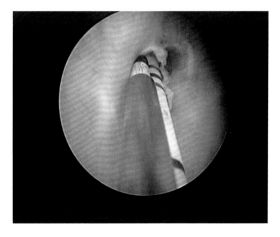

图1-6-8　柱状电极电灼导管右侧瘢痕

(6)如柱状电极电切瘢痕后,显示切开的瘢痕不规则或管腔不够大,可应用电切环,对不规则的瘢痕做进一步的修整(图1-6-12～图1-6-14)。

(7)如无输尿管导管,可应用输尿管导丝通过尿道狭窄口后,采用类似步骤进行操作(图1-6-15～图1-6-17)。

(8)退出等离子电切镜镜,沿尿道或导丝留置F16导尿管一根。

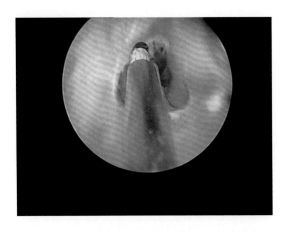

图1-6-9　柱状电极电灼狭窄尿道12点处瘢痕

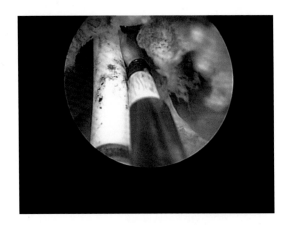

图1-6-10　柱状电极扩大电灼范围

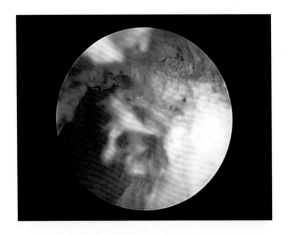

图1-6-11　继续电灼瘢痕,扩大腔隙

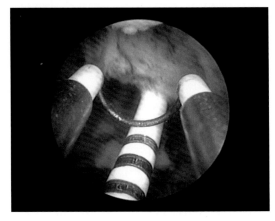

图1-6-12　电切环修整瘢痕创面

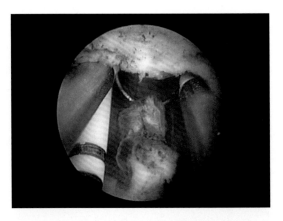

图1-6-13　电切环进一步修整瘢痕创面

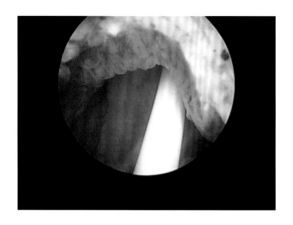

图 1-6-14　创面修整完毕

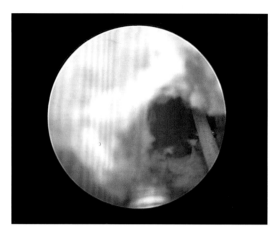

图 1-6-17　柱状电极沿导丝扩大电灼范围

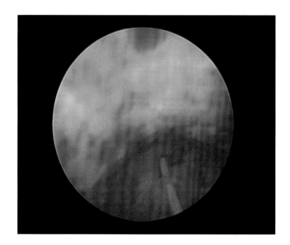

图 1-6-15　输尿管导丝通过狭尿道窄孔

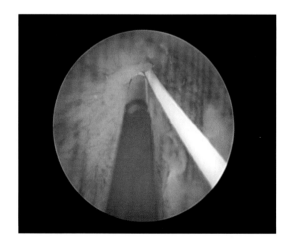

图 1-6-16　柱状电极沿输尿管导丝电灼瘢痕

3. 钬激光与绿激光内镜手术　钬激光与绿激光对尿道瘢痕组织同样具有切割和止血功能。用钬激光与绿激光治疗尿道狭窄方法类同于等离子柱状电极内镜手术。

【术后处理】

(1)术后保证引流通畅。

(2)预防性使用抗生素降低尿路感染的发生。

(3)留置导尿 2～4 周后拔除,必要时延长保留导尿时间。

【并发症防治】

1. 尿道穿孔　在切开狭窄尿道过程中可能发生尿道穿孔或形成假道。冲洗液外渗引起阴囊水肿。一旦发生阴囊水肿,尽早结束手术。如有明显阴囊水肿,必要时可切开引流,否则有形成脓肿导致尿瘘可能。

2. 狭窄复发　多见于尿道长段狭窄或复杂性尿道狭窄患者。术后可辅助定期尿扩,维持排尿通畅,如效果不佳,可更换手术方式。

3. 尿道热　尿道狭窄患者常常伴有尿路感染,行尿道内切开后,形成创面,血管床开放,细菌容易进入血循环而引起发热,甚至发生败血症脓毒血症。对尿路感染患者应术前应用抗生素控制感染。

(周伟东　何竑超)

第七节　尿道肿瘤的内镜手术

【概述】

尿道内新生物主要是良性息肉、尖锐湿疣和癌。原发性尿道癌罕见。尿道癌发病的主要原因可能与以下因素相关:尿道炎症、尿道狭窄及反复尿道扩张等。男性尿道癌 60% 发生在尿道球部,阴茎部尿道癌占 30%,前列腺部尿道占 10%。病理分型主要为鳞状细胞癌为主,约占 80%,而尿路上皮癌占 15%,腺癌约占 5%。临床比较多见的是继发于膀胱癌或肾盂癌。尿道癌主要为局部浸润及转移至腹股沟淋巴结,很少发生血行转移,晚期转移部位最常见为肺,其次是肝、胃。患者的存活率与肿瘤分期和肿瘤部位有关。对表浅性、乳头状和原位癌可行经尿道切除或电灼术。

【适应证和禁忌证】

1. 适应证　表浅尿道肿瘤、未浸润至黏膜下层者,不论其大小、部位和病理分级,均可适用。

2. 禁忌证

(1)尿道畸形、狭窄,不能放入尿道电切镜者。

(2)上尿路梗阻、肾功能极差者。可通过膀胱造口,引流尿液,待肾功能好转后再行手术治疗。

(3)全身情况不能耐受手术者。

【术前准备】

(1)如患者下尿路梗阻严重,造成肾功能损害,可留置尿管引流,如留置尿管失败时应考虑一侧或双侧经皮肾造口术,待肾功能好转后手术。

(2)合并泌尿系感染时,做尿培养,选用适宜的抗生素治疗。

(3)积极纠正水及电解质平衡。

【手术步骤】

1. 用 30° 窥镜观察肿瘤的特点,了解肿瘤的外观、大小、范围、蒂的长短、宽细(图 1-7-1～图 1-7-8),对外观像恶性肿瘤者(图 1-7-4～图 1-7-7),应先行活组织病理检查,了解肿瘤病理性质后再决定治疗方法。

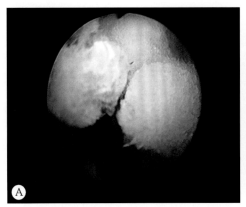
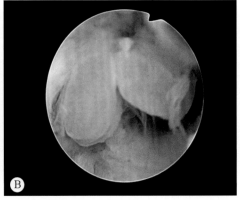

图 1-7-1　后尿道炎性肉芽肿

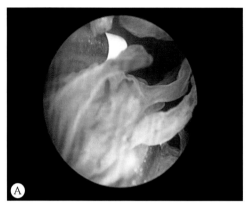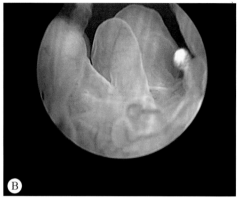

图 1-7-2 后尿道息肉

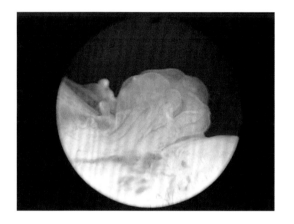

图 1-7-3 后尿道囊性息肉

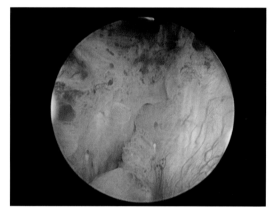

图 1-7-5 后尿道尿路上皮癌

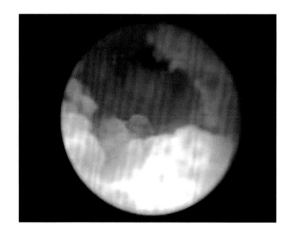

图 1-7-4 膀胱癌合并尿道广泛尿路上皮癌

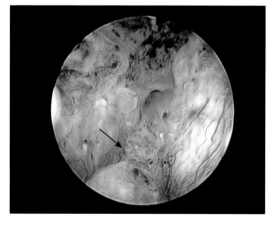

图 1-7-6 窄光显示后尿道尿路上皮癌

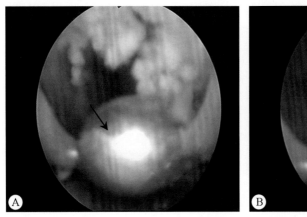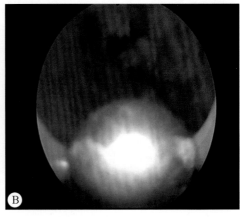

图 1-7-7　前尿道尿路上皮细胞癌(准备电凝)

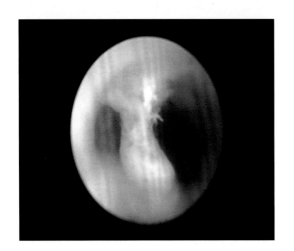

图 1-7-8　前尿道息肉

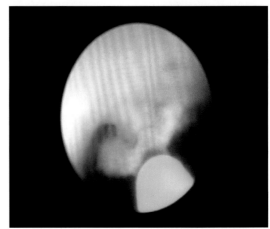

图 1-7-9　钬激光切除尿道息肉

2. 尿道肿瘤内镜切除的方法。尿道肿瘤内镜切除的方法的选择应根据肿瘤的性质、大小、肿瘤是否为乳头状、带蒂或广基等决定。

(1)对于直径中等大小的带蒂肿瘤,可先用电切镜、绿激光或钬激光切断其蒂部,直达肌层(图 1-7-9)。

(2)对直径大的肿瘤先找到肿瘤的一侧,可见肿瘤边缘悬垂于正常尿道黏膜之上,将电切镜的电切襻置于肿瘤之后,然后顺行电切,显露蒂一侧。

(3)当肿瘤蒂被切得较细时,肿瘤会漂摆;在蒂被切断时,肿瘤漂离视野。

(4)电凝肌层的动脉出血。

(5)检查蒂的切缘,避免肿瘤残留。也可用逆行的电切手法,即将电切襻向术者尿道的相反方面推动,切除残余肿瘤,但注意勿切得过深。对于广泛的大乳头状瘤,只要未浸润肌层,可分次将其完全切除。肿瘤较多而散在分布者,亦可分次电切,电切和电凝肿瘤后应该用电切镜伸入膀胱进行检查,把冲入膀胱内的尿道肿瘤取出,一方面可进一步行病理检查,另一方面可以防止恶性肿瘤种植。

(6)对尿道表浅尿道原位癌、尿道继发性尿路上皮细胞癌或患者情况不适于根治性切除的患者可行经尿道电灼术进行治疗(图1-7-10～图1-7-13),可以达到止血和排尿通畅的作用。

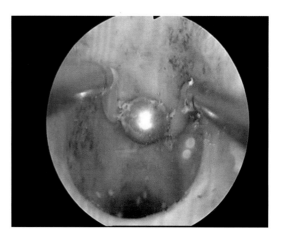

图 1-7-12　电灼前尿道 12 点尿路上皮原位癌

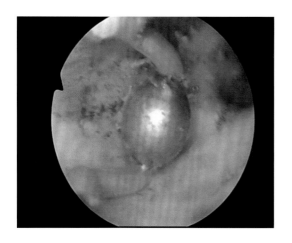

图 1-7-10　电灼前尿道右侧尿路上皮原位癌

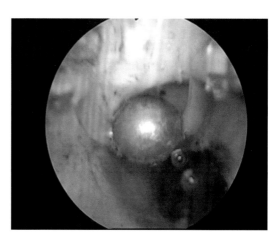

图 1-7-13　电灼后尿道创面

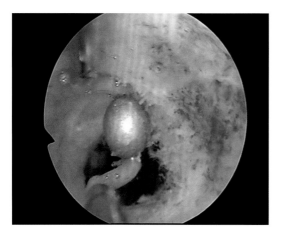

图 1-7-11　电灼前尿道左侧尿路上皮原位癌

【术后处理】

1. 如术前不伴有尿道狭窄,可于术后48 小时内拔除导尿管。

2. 术后 3 个月复查 CT、肌酐及尿素氮。

3. 术后 3 个月复查尿道镜,以明确肿瘤是否复发。

4. 根据病理情况,必要时 1 个月后行二次电切。

【并发症防治】

1. 出血　电切尿道肿瘤时出血比较

多见,电切肿瘤组织后出血会反流至膀胱,应对电切出血创面充分止血,同时把膀胱内血块充分冲吸干净。

2. 尿外渗　由于尿道壁薄,电切时容易发生尿道穿孔,会出现尿外渗,通常采用留置导尿的方法,导出膀胱内尿液,尿外渗会逐步吸收。如尿外渗明显,可行尿外渗部位多处切开,置多孔橡皮管做皮下引流,并加强抗感染治疗。

(吴　刚　何竑超)

第八节　经皮穿刺治疗女性压力性尿失禁

一、概述

尿失禁指尿液不自主地从尿道口溢出的现象,是泌尿外科较为常见的疾病之一,许多影响到下尿路器官的功能、解剖和神经系统的疾病都可引起尿失禁。在正常人体,排尿与控尿是一个极为复杂的过程,涉及排尿与控尿的组织和器官,膀胱逼尿肌和尿道括约肌在神经系统高度协调下,完成排尿与控尿功能,中间某一环节出现病变均可引起排尿和控尿的异常。

压力性尿失禁(stress urinary incontinence,SUI)是女性的常见疾病,是指由于腹压增高时出现不自主的尿液自尿道外口漏出。症状表现为咳嗽、喷嚏、大笑等腹压增加时不自主漏尿。体征是在增加腹压时,能观测到尿液不自主地从尿道漏出。尿动力学检查表现为充盈膀胱测压时,在腹压增加而逼尿肌稳定性良好的情况下出现不随意漏尿。超过 50% 的女性有不同程度 SUI。SUI 不仅对患者的生活质量产生了明显的影响,也在一定程度上影响了患者家人和朋友的日常社交生活。越来越多的患者寻求治疗以改善症状、提高生活质量,因此,SUI 已成为重要的公共卫生问题。

SUI 的发生有几个主要机制:①膀胱颈及近端尿道下移,出现尿道过度活动;②"吊床"理论——尿道周围支撑结构减弱、盆底肌肉功能减退;③尿道固有括约肌缺陷(intrinsic sphincter deficiency,ISD)。这些也是手术技术发展的基础,它们并非相对独立,而常常会同时存在。其他重要机制还包括尿道黏膜的封闭功能减退,支配控尿组织结构的神经系统功能障碍等。

尿道固有括约肌功能缺陷(ISD)通常被定义为腹压漏尿点压(abdominal leak point pressure,ALPP)$< 60cmH_2O$ 或最大尿道闭合压(maximum urethral closure pressure,MUCP)$< 30cmH_2O$,而尿道活动度无明显增加。急迫性尿失禁(urgency urinary incontinence,UUI)是指与尿急感觉一起发生的漏尿症状,以及突然不能憋尿的感觉。混合性尿失禁(mixed urinary incontinence,MUI)是指 SUI 合并 UUI。

在进行治疗前,首先需确立诊断,是否为 SUI,是否伴发膀胱过度活动症、盆腔脏器脱垂及膀胱排空障碍。主要依据为病史和体格检查。

二、诊断

1. 一般情况　腹压增加引起有关的尿失禁症状:大笑、咳嗽、喷嚏、跳跃或行走等各种腹压增加状态下,尿液是否漏出;停止腹部加压动作后漏尿是否随即终止;泌尿系其他症状,如血尿、排尿困难、尿路刺激征、夜尿等症状或下腹或腰部不适等;其他病史,既往病史、月经生育史、伴发疾病和药物服用史等。

（1）排尿日记：连续记录 72 小时排尿情况，包括每次饮水时间、饮水量，排尿时间、尿量，尿失禁时间和伴随症状等。

（2）国际尿失禁咨询委员会尿失禁问卷表简表（ICI-Q-SF）。表分四个部分，记录尿失禁及其严重程度，对日常生活、性生活和情绪的影响。

2. 体格检查　一般状态，如生命体征、身体活动能力及协调能力等；全身体检，神经系统检查，腹部检查（有无尿潴留体征）；专科检查，有无盆腔脏器膨出及程度，外阴部有无长期感染所引起的异味、皮疹，棉签试验了解尿道活动度（可选），双合诊了解子宫水平、大小和盆底肌收缩力等，直肠指诊检查括约肌肌力，并观察有无直肠膨出。

3. 特殊检查

（1）压力诱发试验：患者仰卧，双腿屈曲外展，观察尿道外口，咳嗽或用力增加腹压时见尿液漏出，腹压消失后漏尿也同时消失则为阳性。阴性者站立位再行检查。检查时应同时询问漏尿时或之前是否有尿急和排尿感，若有则可能为急迫性尿失禁或合并有急迫性尿失禁。

（2）膀胱颈抬举试验：患者截石位，先行压力诱发试验，若为阳性，则将中指及示指插入患者阴道，分别放在膀胱颈水平尿道两侧的阴道壁上，嘱患者咳嗽或 Valsalva 动作来增加腹压，有尿液漏出时用手指向头腹侧抬举膀胱颈，如漏尿停止，则为阳性。此检查提示 SUI 的发病机制与膀胱颈和近端尿道明显下移有关。需注意试验时不要压迫尿道，否则会出现假阳性。

4. 其他检查　①实验室检查：血、尿常规，尿培养和肝、肾功能等实验室检查；②尿流率；③残余尿。

5. 尿动力学检查（可选）　确立真性单纯性 SUI 诊断无需行尿动力学检查，但同时伴有排尿困难或尿频、尿急等膀胱过度活动症症状时，则需要进行相关检查；有残余尿及排尿困难表现的患者，还需接受影像尿动力学检查。

可根据做 Valsalva 动作的腹压漏尿点压（Valsalva leak point pressure，VLPP）对尿失禁进行分型：采取中速膀胱内灌注（50～70ml/min），在膀胱容量达到 200ml 或达到 1/2 膀胱功能容量时停止灌注。嘱患者做 Valsalva 动作，直到可见尿道口有尿液漏出，记录尿液开始漏出时刻的膀胱内压力即为 VLPP。① VLPP $<$ 60cmH_2O：提示尿道括约肌关闭功能受损，为Ⅲ型 SUI；②VLPP$>$90cmH_2O：提示尿道活动过度，为Ⅰ型 SUI；③VLPP 介于 60～90cmH_2O 之间：提示尿道括约肌关闭功能受损和尿道过度活动同时存在，或为Ⅱ型 SUI；④若膀胱压$>$150cmH_2O 仍未见尿液漏出，提示尿失禁有其他因素存在。目前认为，大多数女性 SUI 患者可同时存在盆底支持功能受损和尿道括约肌缺陷，以上分型可能过于简单。此外，确诊 ISD 的方法尚存争议，MUCP、VLPP 的检测有待规范，其临界值也需进一步验证。

需要指出，分型诊断并非必需，但对于临床表现与体格检查不甚相符，以及经初步治疗疗效不佳患者，建议进行尿失禁分型诊断。但需注意有时候几种尿失禁类型可以混合存在。

6. 其他可选检查　①膀胱镜检查：怀疑有膀胱颈梗阻、膀胱肿瘤和膀胱阴道瘘等解剖性疾病时；②膀胱尿道造影：既往有 Sling 手术史，怀疑有膀胱输尿管反流，或需要进行压力性尿失禁分型的患者；③超声：了解有无上尿路积水、膀胱容量及残余尿量;④静脉肾盂造影:了解有无上尿路积水及重复肾、输尿管,以及重复或异位输尿管开口;⑤CT:增强及 3D 重建,了解有无重复肾、输尿管,以及重复或异位输尿管开口位置。

根据症状的轻重和尿失禁的原因,可选择非手术治疗或手术治疗。症状轻者,采取非手术治疗,如控制体重、盆底肌训练、生物反馈治疗、电刺激治疗、磁刺激治疗、药物治疗[度洛西汀、阴道外用雌激素、α_1-肾上腺素受体激动药如盐酸米多君等]等。

当非手术治疗或药物治疗 SUI 不满意时,应考虑手术治疗。常见的手术类型包括无张力尿道中段吊带术、单切口尿道中段吊带术、传统吊带术、尿道旁注射术。既往曾经广泛使用的阴道壁悬吊术(代表为 Burch 手术)虽然手术疗效稳定,并发症不多,但因创伤较大,目前运用越来越少。盆腔器官脱垂伴有 SUI 需行盆底手术者,可同时行抗 SUI 手术;不推荐阴道前壁修补、阴道旁修补及针刺悬吊术作为 SUI 的术式。本节将着重介绍几种经皮穿刺的微创手术治疗方法。

三、经皮穿刺手术治疗

【适应证】

(1)非手术治疗效果不佳或不能坚持,不能耐受,预期效果不佳的患者。

(2)中重度 SUI,严重影响生活质量的患者。

(3)生活质量要求较高的患者。

(4)伴有盆腔脏器脱垂等盆底功能病变需行盆底重建者,同时存在 SUI 时。

【禁忌证】

(1)存在以急迫性尿失禁为主的混合性尿失禁:应先采用药物治疗,如症状明显

改善,患者满意,则可不手术治疗;抗急迫性尿失禁药物治疗效果不佳,提示患者为 SUI 为主的混合性尿失禁,可进行手术治疗。

(2)合并尿道阴道瘘、尿道侵蚀、术中尿道损伤和(或)尿道憩室:均不能使用合成吊带,建议这类患者可使用自体筋膜或生物吊带。

(3)合并逼尿肌功能减退、尿潴留、膀胱容量小:慎重选择抗尿失禁手术。

(4)严重的心肝肺肾疾病、凝血功能障碍等。

(5)怀孕或未来计划怀孕:因为合成吊带不会被明显拉伸,患者无生长潜力,会导致尿失禁复发。

【术前准备】

1. 告知患者压力性尿失禁本身只影响患者的生活质量,并不致命;征询患者及家属的意愿,在充分沟通的基础上做出是否手术的选择。

2. 注意评估膀胱尿道功能,必要时应行尿动力学检查。

3. 根据患者的具体情况选择术式。要考虑手术的疗效、并发症及手术费用,并尽量选择创伤小的术式。

4. 尽量考虑到尿失禁的分类及分型,并给予针对性治疗。

5. 嘱咐患者术后坚持盆底训练和保持体型的重要性。

6. 术前先期治疗膀胱尿道感染、慢性咳嗽,保持皮肤干燥,治疗会阴部皮炎、湿疹、糜烂。

7. 其他术前准备同一般下腹部、会阴部手术。

【手术步骤】

无张力尿道中段吊带术,按吊带最终放置的位置可将此类手术分为耻骨后尿道

中段吊带术、经闭孔尿道中段吊带术和单切口尿道中段吊带术（本章节暂不介绍）。耻骨后途径的手术按穿刺方向又分为down-up术式和up-down术式，目前国内常用的产品分别为TVT-E（TVT已退市）和SPARC；经闭孔途径的手术按吊带穿刺方向又分为in-out术式和out in术式，其各自的代表性产品分别为TVT-A（TVT-O已退市）和TOT。穿刺方向也可总称为vagina-to-skin术式和skin-to-vagina术式。

第一代吊带手术为经耻骨后路径穿刺，1996年首次报道，自此压力性尿失禁手术治疗真正进入微创阶段。此后出现了很多类似的吊带手术（吊带的材质和设计不同，或穿刺方向不同），各类吊带术之间的比较显示治愈率无明显区别，短期疗效均在90%以上。手术路径通过耻骨后穿刺，这类手术的最大优势在于疗效稳定、损伤小、并发症少，但术中有损伤膀胱、肠管甚至大血管的可能，操作需采用膀胱镜进行，在早期进展并不理想，但从国内外长期随访来看，耻骨后吊带效果较为满意。近年来此类吊带进行了各种改进，如TVT的改进版TVT-EXACT（2010年上市），使得手术操作更加简单安全。

第二代吊带手术是经骨盆闭孔路径穿刺，该路径避免耻骨后穿刺造成的膀胱、肠管损伤及大血管损伤，术后并发症减少，但有闭孔神经、血管损伤的风险，术中穿刺针和放置的吊带距离闭孔血管神经束较近，吊带固定在闭孔和大腿内收肌群，解剖结构决定术后约10%患者出现盆腔和大腿内侧疼痛现象，尤在行走和活动时痛感明显；另有可能增加阴道损伤的风险。近年来为降低TVT-O手术后腹股沟疼痛的发生率，推出了改进版的TVT-ABBREVO

（2010年上市），已获得了初步的肯定结果。

据国内外文献报道，第一代和第二代吊带手术10年以上的长期疗效接近，第二代吊带手术避免了第一代吊带手术出现的膀胱、肠管和大血管损伤的并发症，但术后尚有部分患者出现疼痛感或并发膀胱过度活动症（OAB），对此需进一步治疗。

1. 耻骨后尿道中段吊带术（使用TVT-EXACT吊带）（图1-8-1）

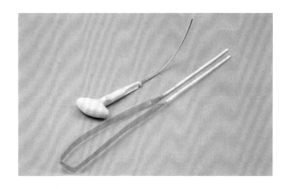

图1-8-1　TVT-EXACT吊带

（1）麻醉：喉罩麻醉，连续硬膜外麻醉或腰麻，身体状况较差者可酌情使用局麻。

（2）取仰卧截石位（避免髋关节屈曲角度大于60°），留置导尿管，放空膀胱。做好下腹部穿刺点标记（紧贴耻骨联合上缘，离腹中线2cm，左右各一点）（图1-8-2）。

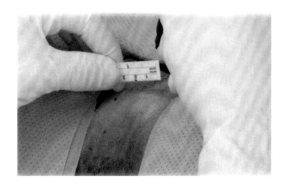

图1-8-2　标记穿刺点

（3）距尿道外口下 1.0～1.5cm 处做
1.5cm 的纵切口。

（4）用血管钳/薄解剖剪沿尿道边向穿
刺点方向（两侧肩峰方向，10 点、2 点方向）
作钝性分离，长为 0.5cm，以容纳穿刺针。

（5）放空膀胱，牵拉导尿管侧移膀胱。
吊带的塑料外鞘套入穿刺针并固定针鞘锁
（图 1-8-3）。

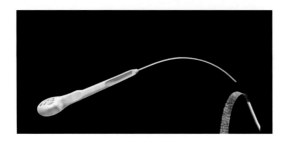

图 1-8-3　吊带的塑料外鞘套入穿刺针并固定

（6）穿刺针开始穿刺（穿过分离间隙）
→突破泌尿生殖膈后，压低手柄→移动穿
刺针，穿过耻骨后间隙，朝向腹壁上标记好
的出口点→推进穿刺针针鞘尖，突破腹直
肌和皮肤→用血管钳夹紧显露于体表的穿
刺针针鞘尖。

（7）横向退出穿刺针针鞘，解开针鞘
锁，小心地将针杆从针鞘抽离（图 1-8-4）。

（8）将膀胱移向对侧，对侧重复上述
步骤。

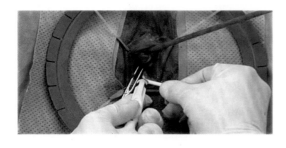

图 1-8-4　退出穿刺针针鞘，解开针鞘锁

（9）行膀胱镜检查：膀胱内灌注 250ml
生理盐水，70°膀胱镜进行检查，手术前可
以发现患者尿道口宽敞、膀胱颈口低平（图
1-8-5），手术完成后可以观察到尿道抬高
（图 1-8-6），膀胱镜检查可以确认无吊带穿
入膀胱的损伤（图 1-8-7）。

（10）尿道与吊带间垫厚组织剪，将吊带
无张力地置于中段尿道下（图 1-8-8，图 1-8-9）。

（11）吊带放置完成，去除保护套，减去
露出穿刺部位皮肤多余吊带部分（图 1-8-
10），2-0 可吸收线间断全层缝合阴道前壁，
并缝合或皮肤胶水黏合下腹部穿刺点。

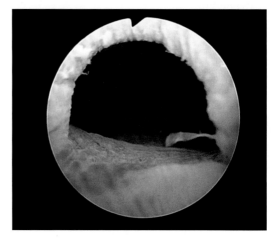

图 1-8-5　SUI 尿道口宽敞、膀胱颈口低平

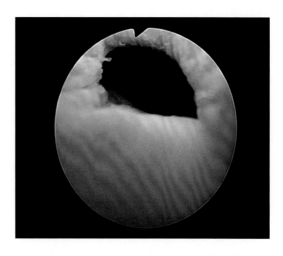

图 1-8-6　SUI 尿道中段吊带术尿道抬高

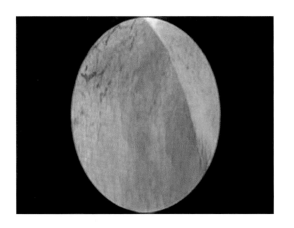

图 1-8-7 膀胱镜检确认膀胱无损伤

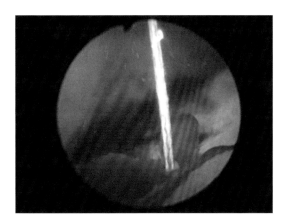

图 1-8-8 吊带从膀胱三角区进入膀胱

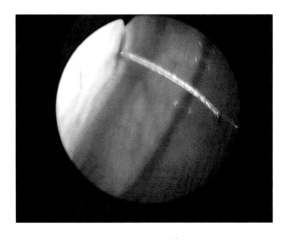

图 1-8-9 吊带从膀胱顶部穿出

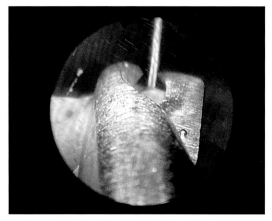

图 1-8-10 剪除进入膀胱的吊带

2. 经闭孔尿道中段吊带术（使用 TVT-ABBREVO 吊带）（图 1-8-11）

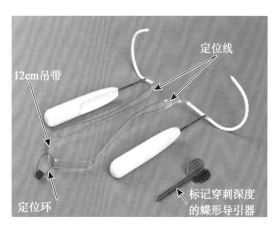

图 1-8-11 TVT-ABBREVO 吊带

（1）麻醉：喉罩麻醉，连续硬膜外麻醉或腰麻，身体状况较差者可酌情使用局麻。

（2）取仰卧截石位，留置导尿管，放空膀胱。做好穿刺点标记（尿道外口平面上2cm、大腿褶皱外侧 2cm）（图 1-8-12）。

（3）阴道前壁距尿道外口 1.0～1.5cm 处横切口或纵切口。

（4）用血管钳/薄解剖剪沿尿道旁向穿刺点方向做钝性分离（图 1-8-13）。

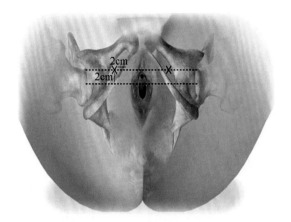

图 1-8-12　标记体表皮肤穿刺点

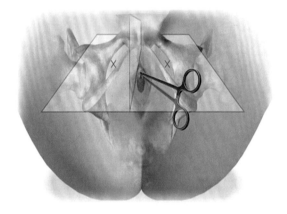

图 1-8-13　向穿刺点方向做钝性分离

（5）用蝶形导引器向大腿内侧的标记点方向穿入,注意勿损伤闭孔膜（图 1-8-14）。

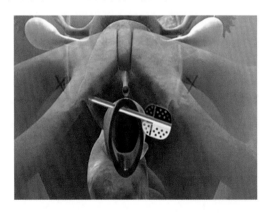

图 1-8-14　蝶形导引器向大腿内侧的标记点方向
　　　　　　穿入

（6）用螺旋穿刺针沿导引器由内向外穿出。注意应用"STOP-POP-STOP"技巧:停止→突破闭孔膜（图 1-8-15）→停止→压低手柄（图 1-8-16）→旋转手柄→环绕耻骨降支（图 1-8-17）,以帮助引导穿刺路径及穿出点更靠近中线,减少穿刺过的大腿内收肌,与闭孔管保持一个安全距离。

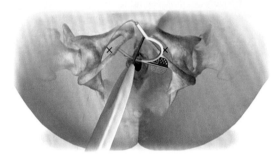

图 1-8-15　螺旋穿刺针突破闭孔膜

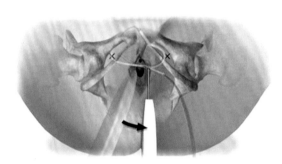

图 1-8-16　停止穿刺,压低螺旋穿刺针手柄

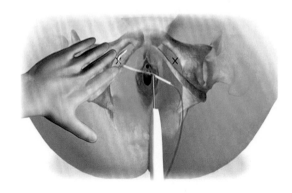

图 1-8-17　旋转手柄,环绕耻骨降支穿出

（7）退出螺旋穿刺针（图 1-8-18），将吊带从皮肤穿出（图 1-8-19）。

（8）对侧重复上述步骤（图 1-8-20）。

（9）定位吊带，剪去白色套管（图 1-8-21）。

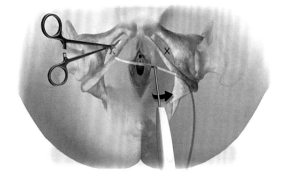

图 1-8-18　**退出螺旋穿刺针**

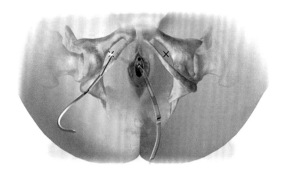

图 1-8-19　**吊带穿出皮肤**

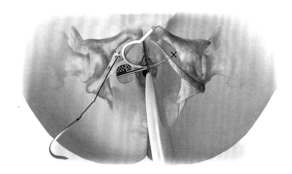

图 1-8-20　**对侧重复穿刺**

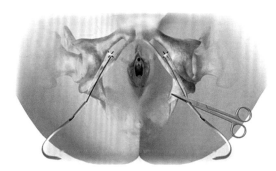

图 1-8-21　**吊带定位**

（10）尿道与吊带间垫厚组织剪，将吊带无张力地置于中段尿道下，去除露出皮肤的牵引线，剪去中间定位环（图 1-8-22），2-0 可吸收线间断全层缝合阴道前壁，并缝合或皮肤胶水黏合大腿根部穿刺点。

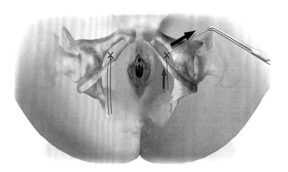

图 1-8-22　**去除牵引线，剪去中间定位环**

【术后处理】

1. 术后 12～24 小时患者可把填塞纱布取出，拔掉尿管，自行控制排尿。

2. 3 个月内禁止性生活。

3. 禁止参加较重的体力活动。

4. 勿进行高强度锻炼。

5. 注意局部个人卫生。

6. 检查是否合并有其他疾病，如逼尿肌收缩乏力及潜在疾病，严重者可导致术后尿潴留，排尿困难，影响手术效果。

注：图 1-8-1～图 1-8-4，图 1-8-7，图 1-8-11～图 1-8-22 手术图片来源说明：强生医学 Gynecare TVT-ABBREVO™ 和 TVT-EXACT™ 手术光盘。

【并发症防治】

手术并发症并不常见,但有时可出现以下的术中和术后问题。

1. **膀胱穿孔** 容易发生在初学者或以往施行过手术的患者,在 TVT 手术多见。表现为血尿、膀胱内吊带突出,术中膀胱镜检查是必不可少的步骤,需明确损伤的具体部位、破口数量、创面出血的严重程度。如果术中出现膀胱穿孔,应重新穿刺安装,并保留尿管1~3天;如术后发现,则应取出吊带,留置尿管至少1周,待二期再安置吊带。在自制无张力尿道吊带治疗女性压力性尿失禁术中进行膀胱镜检查,如有悬吊的线误入膀胱,应给予去除和重新安装。在自制无张力尿道吊带治疗女性压力性尿失禁的手术方式中可以通过膀胱镜发现吊线进入膀胱,应给予拆除吊线,重新安放(图1-8-8,图1-8-10)。

2. **尿道损伤** 术中可见血尿、阴道口溢出较多液体;分离阴道时可看到或触到导尿管。术中需即刻修补:充分游离,减少张力,5-0 可吸收线间断缝合,减张缝合第二层,重新正确置入吊带。

3. **出血** 出血及 TVT 术后耻骨后血肿并不罕见,多因穿刺过于靠近耻骨后或存在瘢痕组织。当出现耻骨后间隙出血时,可将膀胱充盈2小时,同时在下腹部加压,阴道内填塞纱条,严密观察,出血多能自行停止吸收,待出血停止后继续手术。

4. **排尿困难** 多因悬吊过紧所致。另有部分患者可能与术前膀胱逼尿肌收缩力受损/膀胱出口梗阻有关,此类患者进一步行尿动力学检查有所帮助。对术后早期出现的排尿困难,可留置导尿1~2周,必要时用尿道扩张。1%~3% 患者术后出现尿潴留而需切断吊带,可在术后至少4周局部麻醉下经阴道松解或切断吊带,术后排尿困难多立刻消失,而吊带所产生的粘连对 SUI 仍有治疗效果。

5. **阴道损伤** 多见于 TVT-O/TOT 手术,在尿道阴道间隙向尿道旁侧方分离时,可用示指抵住、保护阴道旁沟,避免损伤。

6. **腹股沟疼痛** 多见于 TVT-O 术式,可用止痛药物对症治疗,必要时加用局部麻醉或神经阻滞。注意手术时穿刺针必须紧贴耻骨降支;选用 TVT-A/TOT 吊带可减少疼痛发生率。

7. **其他并发症** 置入吊带的异物反应、切口延迟愈合、吊带侵蚀尿道或阴道、肠穿孔和感染等,最严重的是髂血管损伤。如确诊吊带侵蚀膀胱,可采用腔内操作(膀胱镜下电切、激光去除)或开放手术取出;如吊带侵蚀阴道,可试行阴道壁缝合包埋或剪除吊带(但有尿失禁复发风险)。

(吴登龙　刘 莺)

参 考 文 献

[1] 中华医学会妇产科学分会妇科盆底学组.女性压力性尿失禁诊断和治疗指南(2017).中华妇产科杂志,2017,52(5):289-293.

[2] 邓春华,梅骅.泌尿外科临床解剖学.济南:山东科学技术出版社,2002.

[3] 杜广辉.女性尿道解剖结构与临床.临床外科杂志,2010,(11):721-722.

[4] 吴阶平.吴阶平泌尿外科学.济南:山东科学技术出版社,2008.

[5] 王忠.下尿路修复重建手术学.北京:人民卫生出版社,2007.

[6] 徐月敏.泌尿修复重建外科学.北京:人民卫生出版社,2010.

[7] 金锡御,吴雄飞.尿道外科.北京:人民卫生

出版社,2004.

[8] 贾汝汉,张孝斌,李明.泌尿生殖系统急症.北京:人民卫生出版社,2000.

[9] 徐月敏.尿道狭窄的病因与治疗现状.中华泌尿外科杂志,2011,32(11):725-727.

[10] 金重睿,撒应龙,张炯,等.膀胱软镜在骨盆骨折后尿道狭窄患者中的应用及疼痛耐受性研究.中国内镜杂志,2017,23(1):15-19.

[11] 金讯波,刘奇.泌尿微创外科技术.北京:人民军医出版社,2009.

[12] 杨玉恺,熊永新,王竞,等.钬激光治疗男性尿道结石6例.临床泌尿外科杂志,2005,20(5):315.

[13] 崔曙,杨建昆,阿里木,等.尿道结石的处理与预后的探讨(附46例报告).临床泌尿外科杂志,2001,16(6):263-264.

[14] 胡波,王绪雷,冯锋,等.男性尿道异物1例.泌尿外科杂志:电子版,2013(3):47.

[15] 仝墨泽,陶汉寿,王伟.尿道异物伴尿瘘.现代医药卫生,2005,21(19):2663.

[16] 李宗武,贾姝丽.输尿管镜下气压弹道碎石治疗男性尿道异物并结石8例.中国内镜杂志,2005,11(5):558-559.

[17] 经浩,刘定益.泌尿腔内诊治图谱.北京:人民卫生出版社,2017.

[18] 刘定益,经浩,巢志复,等.52例外伤性尿道狭窄的治疗体会.中华创伤杂志,2002,12:762-763.

[19] 刘定益,经浩,巢志复,等.开放手术和内窥镜手术治疗男性尿道狭窄83例报告.临床泌外杂志,2007,22:917-919.

[20] 刘定益,王名伟,张翀宇,等.冷刀加电切与等离子杆状电极、电切治疗尿道狭窄的比较.中国内镜杂志,2009,5(10):1104-1106.

[21] 刘定益,王健,唐崎,等.自制无张力尿道吊带治疗女性压力性尿失禁18例.疗效观察.中外健康文摘,2013,16(20):13-14.

[22] Kobashi Kathleen C,Albo Michael E,Dmochowski Roger R,et al. Surgical Treatment of Female Stress Urinary Incontinence:AUA/SUFU Guideline. J Urol, 2017, 198（4）:875-883.

[23] Chapple Christopher R,Cruz Francisco,Deffieux Xavier,et al. Consensus Statement of the European Urology Association and the European Urogynaecological Association on the Use of Implanted Materials for Treating Pelvic Organ Prolapse and Stress Urinary Incontinence. Eur Urol,2017,72(3):424-431.

[24] Linder Brian J,Elliott Daniel SSynthetic Midurethral Slings:Roles,Outcomes,and Complications. Urol Clin North Am,2019,46(1):17-30.

[25] Zhang Ye,Song Xiaochen,Zhang Zhibo,et al. Tension-free vaginal tape-obturator for the treatment of stress urinary incontinence:a 12-year prospective follow-up. BJU Int. 2018;doi:10. 1111/bju. 14555. [Epub ahead of print]

[26] Fusco Ferdinando, Abdel-Fattah Mohamed, Chapple Christopher R,et al. Updated Systematic Review and Meta-analysis of the Comparative Data on Colposuspensions,Pubovaginal slings,and Midurethral tapes in the Surgical Treatment of Female Stress Urinary Incontinence. Eur Urol,2017,72(4):567-591

[27] Gomelsky Alex. Midurethral sling:is there an optimal choice? Curr Opin Urol,2016,26(4):295-301.

[28] Abraham Nitya,Makovey Iryna,King Ashley,et al. The effect of time to release of an obstructing synthetic mid-urethral sling on repeat surgery for stress urinary incontinence. Neurourol Urodyn,2017,36(2):349-353.

[29] Ross Sue,Tang Selphee,Eliasziw Misha,et al. Transobturator tape versus retropubic tension-free vaginal tape for stress urinary incontinence:5-year safety and effectiveness outcomes following a randomised trial. Int Urogynecol J,2016,27(6):879-886.

[30] Biardeau X,Zanaty M,Aoun F,et al. Approach and complications associated with suburethral synthetic slings in women:Systematic review and meta-analysis. Prog Urol,2016,26(4):254-269.

[31] Mccallum RW. The adult male urethra:normal anatomy,pathology,and method of urethrography. Radiologic Clinics of North America, 1979,17(2):227.

[32] Patel U. The Normal Urethra Imaging & Urodynamics of the Lower Urinary Tract, 2010: 81-86.

[33] Yucel S,Baskin LS. An anatomical description of the female urethral sphincter complex. Journal of Urology,2004,171(5):1890-1897.

[34] Dalpiaz O,Mitterberger M,Kerschbaumer A, et al. Anatomical approach for surgery of the male posterior urethra. BJU International, 2008,102(10):1448-1451.

[35] Carroll PR,Dixon CM. Surgical anatomy of the male and female urethra. Urologic Clinics of North America,1992,19(2):339-346.

[36] Humphrey PA. Male Urethra and External Genitalia Anatomy. Advanced Male Urethral and Genital Reconstructive Surgery. Springer New York,2014:17-23.

[37] Bortolini MAT,Bilhar APM,Castro RA. Neural control of lower urinary tract and targets for pharmacological therapy. International Urogynecology Journal, 2014, 25 (11): 1453-1462.

[38] Goldman SM,Sandler CM,Corriere JN Jr,et al. Blunt urethral trauma:a unified,Anatomical mechanical classification. J Urol, 1997, 157 (1):85-89.

[39] Rosenstein DI,Alsikafi NF. Diagnosis and classification of urethral injuries. Urol Clin North Am,2006,33(1):73-85.

[40] Moudouni SM,P atard JJ,Manuta A,et al. Early endoscopic realignment of post-traumatic posterior urethraldisruption. Urology, 2001,57:628-632.

[41] Kotkin L,Koch MO. Impotence and incontinence after immediate realignment of posterior urethral trauma:result of injury or management ? J Urol,1996,155:1600.

[42] Elliot DS,Barrett DM. Long-term follow-up and evaluatioi of primary realignment of posterior urethral disruptions. J Urol, 1997, 157: 814-816.

[43] Mouraviev VB,Cobum M. The treatment of posterior urethral disruption associatied with pelvic fractures:comparative experience of early realigement versus delayed urethoplasty. J Urol,2005,173:873-876.

[44] Andrich DE, Mundy AR. What is the best technique for urethroplasty? Eur Urol, 2008, 54:1031-1041.

[45] Schulte-Baukloh H,Sturzebecher B,Blomers F,et al. Orandi one-stage urethroplasty using the sribcutaneous pedicle graft modification of Raatzsch long-term results. Scand J Urol Nephrol,2004,38:321-325.

[46] Wessells H,Angermeier KW,Elliott S,et al. Male Urethral Stricture:American Urological Association Guideline. The Journal of Urology,2017,197(1):182-190.

[47] Li X,Sa YL,Xu YM,et al. Flexible cystoscope for evaluating pelvic fracture urethral distraction defects. Urologia Internationalis,2012,89 (4):402-407.

[48] Bhanot N,Sahud AG,Sepkowitz D. Best practice policy statement on urologic surgery antimicrobial prophylaxis. Journal of Urology, 2009,179(4):236-237.

[49] Kamal BA,Anikwe RM,Darawani H,et al. Urethral calculi:presentation and management, BJU Int,2004,93(4):549-552.

[50] Vashishtha S,Sureka SK,Agarwal S,et al. Urethral stricture and stone:their coexistence and management. Urol J, 2014, 11 (1): 1204-1210.

[51] Kilinc MF,Karakan T,Yildiz Y,et al. Agiant female urethral stone:An unusual complication after mid urethral sling operation. Urol Int, 2017,99(3):370-372.

[52] Gómez Gallo A,Valdevenito Sepúlveda JP,San Martín Montes M. Giant lithiasis in a female urethral diverticulum. Eur Urol,2007,51(2):

556-558.

[53] Verit A,Savas M,Ciftci H,et al. Outcomes of urethral calculi patients in an endemic region and an undiagnosed primary fossa navicularis calculus. Urol Res,2006,34(1):37-40.

[54] Xie L,Li S,Li Q. Surgical treatment and prevention of recurrence of urethral calculi associated with hairballs after urethroplasty. Urol Int,2013,91(3):256-260.

[55] Rinard K,Nelius T,Hogan L,et al. Cross-sectional study examining four types of male penile and urethral "play". Urology, 2010, 76 (6):1326-1333.

[56] Van OA,Dekernion JB. Clinical management of foreign bodies of the genitourinary tract. J Urol,2000,164(2):274-287.

[57] Baker KS,Barish M. Inadvertent intravesicular placement of a vaginal contraceptive ring: a case report and review of literature. Journal of Radiology Case Reports,2014,8(12):22-28.

[58] Naidu K,Chung A,Mulcahy M. An unusual urethral foreign body. Can Med Assoc J,2012,4 (11):1052-1054.

[59] Wegner HE,Franke M,Schick V. Endoscopic removal of intravesical pencils using percutaneous nephrolithotomy sheath and forceps. J Urol,1997,157(5):1842.

[60] Karthik SM,Kumar RM,Ananthakrishnan N. Gossypiboma:An Unusual Foreign Body of the Male Urethra. Indian J Surg, 2013, 75 (1): 77-78.

第 2 章

膀胱颈部疾病的内镜手术

第一节　前列腺的外科解剖

一、大体观

前列腺位于膀胱颈和尿生殖膈之间，包绕尿道，其形状和大小均似稍扁的栗子。正常的前列腺纵径 3cm，横径 4cm，前后径 2cm，重量约 20g。前列腺实质表面被一层薄薄的纤维肌性组织包裹，称为前列腺囊，囊外有前列腺鞘。前列腺底部与膀胱颈相连，尖部则连接膜部尿道，两侧有前列腺提肌绕过，前有耻骨前列腺韧带将其与耻骨盆面相连，后方借直肠膀胱隔与直肠壶腹相邻，因此直肠指检时可触及前列腺。前列腺底的后上方是精囊，射精管向前下穿过前列腺底的后部，开口于尿道的前列腺部。

二、血管与神经

1. 静脉　前列腺鞘内前方和两侧均有前列腺静脉丛，这些静脉丛不仅接受阴茎背深静脉的汇入，还有交通支与膀胱静脉丛联通，经膀胱下静脉汇入髂内静脉。此外，前列腺静脉丛与椎静脉之间存在许多连接，这也解释了为什么前列腺癌患者容易出现髋骨、骶骨的骨转移。

2. 动脉　在动脉方面，阴部内动脉、膀胱下动脉和直肠下动脉的分支均为前列腺的供养血管。

3. 神经　支配前列腺的神经来自盆丛，神经纤维和神经节形成前列腺神经丛位于前列腺囊外。

三、内部结构

前列腺分为基质区、外周区、中央区和移行区四部分。基质区又称前纤维肌肉基质区或前列腺前区，由非腺性组织构成，约占 1/3，主要位于前列腺的腹部，是前列腺最大的一部分。移行区位于精阜之上、环绕着尿道。正常情况下，移行区占前列腺组织的 5％ 左右，而外周区和中央区合占前列腺的 95％。这 95％ 中，有 1/4 是中央区，3/4 是周边区。中央区有射精管通过，此区不易发生前列腺增生和前列腺癌（图 2-1-1）。前列腺良性增生主要发生于移行区，而周边区则是前列腺癌的好发部位。前列腺由腺体和间质组成，间质又由平滑肌和纤维组织构成。一般认为，良性前列腺增生的主要病理改变为间质增生。在泌尿外科医生的实践中，往往认为逐渐增生的前列腺组织对外周的某一部分前列腺组织产生压迫，使之成为一层被膜状结构，在

手术中具有解剖学边界的意义,称之为"外科包膜"。传统的耻骨后前列腺摘除,以及

目前比较流行的经尿道前列腺剜除技术均是基于该理论。

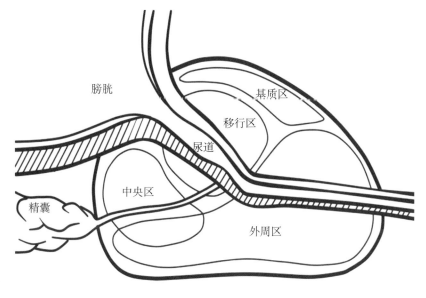

图 2-1-1　前列腺的内部结构

（姚海军　郑大超）

第二节　电切镜、精囊镜和辅助设备

一、电切镜

电切镜(图 2-2-1)是经尿道电切术的主要器械,主要是由冷光源、光导纤维、观察镜、镜鞘、闭孔器、操作把手、电切电极及其他辅助设备组成。

1. 观察镜　有 0°角,12°角,25°角、30°角等多种型号,其中以 25°角或者 30°角的前斜观察镜最为常用。

2. 镜鞘　根据管径粗细,分为 10.5F 到 28F 等不同型号,10.5F 及 13.5F 适用于小儿,24F 及 26F 为成人最常用型号。根据灌注方式不同,可以分为连续灌注式或者间断灌注式。连续灌注式有同步回流通道,可以保持膀胱在低压状态下连续手

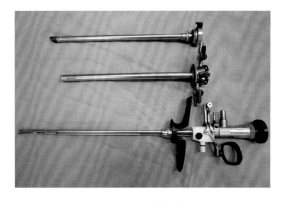

图 2-2-1　电切镜

术,从而节约手术时间,减少术中失血量,所以连续灌注式比较常用。间断灌注式需要不定时退出操作器来排空膀胱。

3. 闭孔器　有直型闭孔器、远端可弯

曲闭孔器及可视闭孔器等。直型闭孔器最为常用，使镜鞘端更光滑，利于进镜。远端可弯型闭孔器前端可弯曲，用于前列腺增生的患者。可视闭孔器可直视下插入更为安全。

4. 操作把手　根据不同的操作方式可分为被动式（Nesbit 式）、主动式（Baumcker 式）及齿轮式。①被动式的操作把手：切割时需要用手挤压弹簧使电切电极伸出镜鞘外，然后放松弹簧使之电切电极自动回来切除组织；②主动式的操作把手：在工作状态电切电极便伸出镜鞘外，切割时仅需挤压弹簧使电极缩回；③齿轮式目前应用不多。操作把手还可以分为单手式及双手式等，手术者可以根据各自的操作习惯来选用。

5. 电极　电极由 0.25～0.35mm 的细钨丝制成。根据原理及治疗目的不同，有不同类型及角度的电板，如环形、铲状、球形、环片形、针形等。环形电极最为常用，可用于前列腺和膀胱肿瘤的切除。其中切除前列腺时用较粗电极，切除膀胱肿瘤用较细的电切环，操作比较精细。环形电极用于电汽化；针形电极用于膀胱颈切开等；球形电极主要用于组织创面广泛止血。铲状电极可用来行前列腺剜除术。旋转式的电极，可高速旋转切割，明显加快切割的速度。

6. 冷光源　常用的冷光源有 4 种：氙气灯、金属卤灯、卤素灯和低温弧光冷光源，氙气灯光源为 300 W 全自动光源，色温 6000K，亮度强，而且能自动调节亮度，是目前常用的最亮、最可靠的光源，灯泡使用寿命可达 2000 小时。该类光源可为获得腹腔内的最佳成像质量和精确的图像色彩提供最佳的照明。光源具有待机模式，在这种模式下可由处于无菌区的摄像头来控制，保护了患者及医生。

7. 导光索　手术通常使用 4.8mm 的光导束。它由一束可弯曲的光导纤维组成，具有高质量的光传送功能，是应用只有全反射特性的光导纤维组成。当光线自冷光源发出，经过导光束的一端射入，由于反复的全反射，光线由纤维的另一端射出，光不至于泄漏。每种光导束适用的冷光源与电切镜需配套使用，且所有的连接处均应妥善固定，防止光线泄漏及滑脱，导光束要轻拿轻放，粗暴操作可使光导纤维断裂，使光线的传输受影响。每根光导束含有光导纤维万根以上，每根光导纤维直径为 10～25μm，为石英晶棒，当光导纤维折断后可在其光线射出端出现相应的黑点。

8. 排空器　排空器可将冲入膀胱的组织碎片及血凝块排净。一种为 Ellik 式排空器，另一种为玻璃筒抽吸式。

二、精囊镜

精囊镜观察头端外径 F4.5，末端 F6.5。

精囊镜技术是诊断及治疗血精、无精、不育症、精囊炎、精囊结石等男性疑难疾病的前沿技术之一（图 2-2-2）。

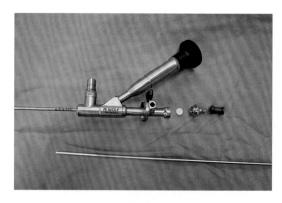

图 2-2-2　精囊镜 (F4.5/6.5)

（姚海军　谢敏凯）

第三节　良性前列腺增生的内镜手术

【概述】

经尿道前列腺切除术（transurethral resection of prostate，TURP）于 20 世纪 20－30 年代在美国发展起来。该项技术的发明源于几项重要的因素：①爱迪生于 1879 年发明了白炽灯；②Nitze 和 Lieter 于 1887 年发明了膀胱镜；③Hugh Hampton-Young 发明了有孔的管道，可以于非直视下把增生梗阻的组织剪切取出；④De Forest 于 1908 年发明了真空管，能稳定不断地产生高频电流用以切割组织，1926 年 Stearns 发明了用来切割组织的钨丝环。1932 年 McCarthy 把这些发明整合在一起，并采用直侧视透镜，用金属环在窥视下切割组织。但是视野范围不佳，学习曲线超长，示教困难使得该项技术难以推广。直到 20 世纪 70 年代，光导纤维与 Hopkins 柱状透镜广角系统的创新一起显著改善了内镜手术的视野，并且可以连接显像系统将直视下手术改为监视器下手术。视野及显像系统的改进极大地推动了该项技术的改进、教学与推广。短短 10 年不到，TURP 作为治疗梗阻性前列腺增生的"金标准"技术在全世界普及。美国 1986 年全国健康调查，96％的 BPH 手术治疗方法为 TURP。

以上阐述的均为单极 TURP，单极 TURP 的创新发展使前列腺增生手术正式进入微创时代，但随之而来的新问题也层出不穷。在这当中最可怕的是 TUR 综合征，一项 AUA 联合研究发现 2％的患者会发生 TUR 综合征，表现为意识混乱、恶心、高血压、心动过缓，并且血钠浓度低于 125mg/dl。腺体过大导致手术时间过长是最大风险，而手术中运用低渗液体作为冲洗液是重要因素。

直到 2000 年以后，双极 TURP 的发明使得等渗的生理盐水作为冲洗液，从而大幅度降低了 TUR 综合征的发生。并且比单极 TURP 患者的拔管时间和住院天数都显著缩短。

等离子、各类激光从前列腺外科包膜下完整剥离腺体的剜除方法我们都归类为经尿道前列腺剜除术。前列腺手术历时百年，从开放手术前列腺外科包膜下剥离腺体，到微创 TURP 一层层地切除，百年后泌尿外科医生又回归原点，通过微创的方法达到开放手术的解剖层次。国内的泌尿外科专家们对于剜除术的创新与发展起到至关重要的作用。最早一批以刘春晓、杜传军、王忠为代表的专家在等离子剜除术和钬激光剜除术的体系建立上做了巨大贡献，他们通过简化学习流程、改善器械使用、建立多中心研究等，使得剜除术在国内广泛推广。

在剜除术中，HoLEP 术最引人注目，其取代 TURP 成为金标准的呼声最高。20 世纪末，Peter Gilling 首次报道了用钬激光来切割剜除前列腺，后期发展出了大功率的钬激光机器，配合了组织粉碎器。使得 HoLEP 术式迅速在全球推广。对于 HoLEP 技术，学者们通过前瞻性随机对照试验来比较 HoLEP 和"金标准"（经尿道前列腺切除术）的差异。这些临床研究结果通过荟萃分析，为 HoLEP 技术提供了强有力的循证医学证据。HoLEP 与 TURP 术在改善生活质量评分（QOL）和国际前列腺症状评分（IPSS）上结果相同，且在改善最大尿流率和残余尿上也类似。长期的随访数据表明，TURP 的 8 年再手术率为 7.4%，开放手术 5 年的再手术率为 2%～5%。而 HoLEP 出血明显少于 TURP，并被证明在不停用阿司匹林患者身上手术是安全的。

双极等离子剜除术是借助双极切除系统而衍生出的另一项优秀的术式，在国内由刘春晓教授较早开展。一项 2010 年发表的前瞻性随机对照研究（RCT）表明，等离子剜除术在减少出血、减少冲洗液灌注、留置导尿管时间及出院时间上均优于 TURP 术。另一项 RCT 研究结果显示，在 5 年的随访节点，等离子剜除组患者无一例复发，而 TURP 组 2 例复发。上述两项 RCT 的近期随访结果，等离子剜除术与 TURP 比较，在 IPSS 和 Q_{max} 等疗效数据上无明显差异。

以上数据表明，新剜除技术在短期疗效上与 TURP 没有显著差异，但在并发症和远期效果均好于 TURP。

【适应证】

下尿路症状已明显影响生活质量，药物治疗效果不佳、主动或被动拒绝接受药物治疗的患者，良性前列腺导致以下并发症时，建议采用手术治疗：

1. 反复尿潴留：至少一次拔管后不能排尿或两次尿潴留。

2. 反复血尿：5α-还原酶抑制药治疗无效。

3. 反复泌尿系感染。

4. 膀胱结石。

5. 继发性上尿路积水（伴或不伴肾功能损害）：良性前列腺患者合并膀胱大憩室、腹股沟疝、严重的痔疮或脱肛，临床判断不解除下尿路梗阻难以达到治疗效果者，残余尿≥60ml 并且导致患者充溢性尿失禁的应当进行手术治疗。

符合年龄大于 80 岁以上、前列腺体积＞80ml，合并膀胱结石，合并心肺功能不全、合并药物治疗有效的凝血功能障碍、长期应用抗凝药、前列腺增生术后复发等条件中一条或多条的患者建议积极采用经尿道前列腺激光手术治疗，可提高手术安全性。

【禁忌证】

1. 严重尿道狭窄不能进镜。

2. 合并急性或慢性尿路感染。

3. 可疑并未排除前列腺恶性肿瘤的患者。

4. 合并严重内科疾病，不能耐受手术的患者。

5. 严重且不能控制的凝血功能障碍患者。

6. 解除前列腺增生所致尿路梗阻仍无恢复自主排尿功能的患者。

7. 括约肌功能障碍的患者。

8. 患者及家属不能配合医疗过程的患者。

【术前准备】

1. 手术前对前列腺增生患者应该进血常规、血清电解质、肝肾功能及凝血功能、尿常规等检查，由于前列腺增生多为老年患者，术前应行心肺功能检查。术前应该详细了解患者病史、影像检查资料和体格检查以判断患者是否有明确的手术指征。

2. 术前行尿流率、残余尿检查，评估患者是否有排尿梗阻。

3. 尿动力学检查了解患者梗阻及膀胱功能情况。

4. 术前需行 PSA 检查，怀疑肿瘤的患者术前应行 MRI 检查或前列腺穿刺活检。

5. 对于特定患者，术前可行膀胱镜

检查。

6. 术前常规预防性静脉应用抗生素。

【手术步骤】

经尿道前列腺电切术（图 2-3-1）的出现在等待观察与开放前列腺切除术（open prostatectomy，OP）之外提供了新的选择。

一度被认为是微创治疗良性前列腺增生的金标准手术。尽管如此，但其也有出血风险较高、术后复发率高、TUR 综合征发生等并发症。激光手术在 20 世纪后逐步开始在全球应用，多项研究表明其疗效与传统的 TURP 术相当，并有更低的并发症。

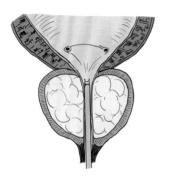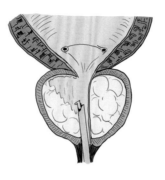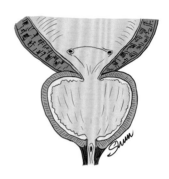

图 2-3-1 TURP 模式图

1. 经尿道前列腺电切术（TURP）

（1）器械设备：单极或双极等离子发生器、配套电切镜、电切环、成像系统。

（2）麻醉和体位：采用椎管麻醉、硬膜外麻醉或全身麻醉；采用膀胱截石位。

（3）手术步骤：切除术开始前，应该检查膀胱内的所有可能存在的病理学特征（如肿瘤、憩室等），如果存在术前未知的膀胱肿瘤需要改变手术计划，应先进行膀胱肿瘤切除，行 TURP 计划需要在膀胱肿瘤病理分期完成后考虑。应注意膀胱颈、膀胱三角区、输尿管口位置、精阜和尿道外括约肌，确认它们与前列腺的关系。如果医师难以确认输尿管口，麻醉师可通过静脉注射靛胭脂，几分钟可看到液体从输尿管口流出。冲洗剂使用一般取决于切除术的类型，比如生理盐水通常用于双极切除术，而甘露醇和糖水用于单极切除术。手术的起点应该从切除任何阻碍冲洗液移动的腺体开始。一般可以选择先

切除中叶。一旦中叶被切除，可进而处理两侧叶。

当切除侧叶时，一些外科医师可能优先切除前列腺部尿道的基底（5—7 点位之间），而有些医师可能会选择使用改良的 Nesbit 法（1943）。Nesbit 法是首先从 11 点到 9 点位腺体和 1 点到 3 点位腺体位置开始切除。腺体被切除暴露至膀胱颈纤维并将近端的切除移至精阜的基底，避免损伤外括约肌。从前列腺底部开始的外科医生通常在 5 点或 7 点的位置切出一个“通道”，然后切除到前列腺外科包膜。手术早期通过发现外科包膜，确定手术的切除深度，然后扩大通道（通常是侧向的），沿着侧壁向上延伸到前列腺的前部，切至外科包膜。外科医师可能会注意到，侧叶在切除后会开始出现“凹陷”窝，从而使得后续的切除更容易。最后，为了切除前列腺底部，顺利完成手术同时在视角多次移动期间避免破坏膀胱颈，手术过程最后阶段切除

5—7位点腺体之间的区域。

在任何一个切除方案中,切除术的初始阶段都应该是长而平滑的切除组织片。获取的前列腺组织片应该是长型的,外观像舟,其长度相当于扩大的切除环。与电切镜同步的摇摆运动可以使切除者随前列腺的形状获得期望的切屑形状并切除。医师应该避免切割长度或厚度不够的组织片,因为这低效而且可能导致一个不规则的切除,切到隐藏血管的区域。

前列腺尖部的切除最好最后在无血的状态下处理,这样可以精确切除以避免外括约肌损伤。精阜附近可以保留部分组织,因为这样操作比在前列腺尖部附近过度切除使得病人发生尿失禁的概率更低。

切除完毕后创面彻底止血,置入 EL-LIK 吸出组织块。

2. 经尿道前列腺切开术(transurethral incision of the prostate,TUIP)TUIP 术基于前列腺挛缩的外科包膜加重了下尿路症状这一科学假说,手术的目的是破坏前列腺外科包膜来缓解排尿症状。该术式一般适用于＜30g 的前列腺,该术式最大的优点是具有较低的逆行射精风险。

(1)切割工具选择范围广,可以使用电切环或钬激光电切镜等工具完成。

(2)切口可选择单侧或双侧,切口位于截石位 5 和 7 点位置。切割时从输尿管口远端开始,经过膀胱颈部进入前列腺,终点为精阜前方。

(3)切割深度一般到达前列腺外科包膜,另外有部分外科术者偏向在术中切开外科包膜暴露前列腺外周脂肪,术中充分止血。留置导尿管。

(4)患者可当天或术后第一天去除导尿管出院,如果术中包膜穿孔或术中充分切开外科包膜需要适当延长留置导尿时间。

1977 年 Fichtner J 等报道微创经尿道前列腺切开术(minimal-invasive nonexpansive transurethral prostatectomy,MINT)。即应用 TURP 设备在膀胱颈部上方 12 点处对前列腺切开一条通道,同时在通道二侧 11 点和 1 点处做前列腺附加切除,修整通道,使创面平整(图 2-3-2,图 2-3-3)。MINT 最大优点是创伤更小,可以避免在增生的前列腺下方做通道后,上方残留前

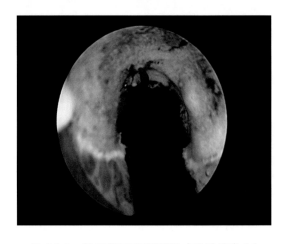

图 2-3-2　切开前列腺顶部(12 点处动脉出血)

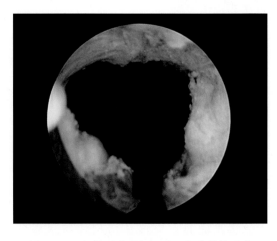

图 2-3-3　在前列腺顶部切开一条宽敞的通道

列腺下坠的危险。MINT 适合于高危前列腺增生的患者。

3.经尿道前列腺等离子双极电切术（bipolar transurethral plasmakinetic prostatectomy，TUPKP）　TUPKP 操作与传统单极系统类似，但是由于术中电流不需要通过患者到达回路电极，可以在等渗生理盐水冲洗液下进行，减少了经尿道电切综合征的发生。由于组织切开与凝固同时进行，大大改善了止血效果。

（1）术中电切功率选择 160 W，电凝功率 100 W。

（2）电切镜进入尿道后依次观察精阜、前列腺增生、双侧输尿管开口位置等（图 2-3-4），了解膀胱内有无其他病变。如伴有膀胱内结石，首先行钬激光碎石术，随后冲出碎石，确保膀胱内无残余结石。

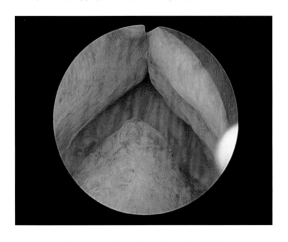

图 2-3-4　精阜前方增生的前列腺

（3）近精阜处平面做标志性电凝，以便于术中辨认精阜，分别从膀胱颈 5 点和 7 点位置至精阜前缘方向进行前列腺切除，切除至近前列腺包膜为止，形成一条标志沟（图 2-3-5～图 2-3-11，图 2-3-23），切到近前列腺包膜进行彻底止血（图 2-3-6，图 2-3-7）。如有明显突出的前列腺中叶，可先切除精阜前缘的二条标志沟之间

的中叶。

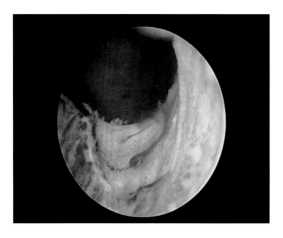

图 2-3-5　膀胱颈 5 点处切前列腺到近包膜

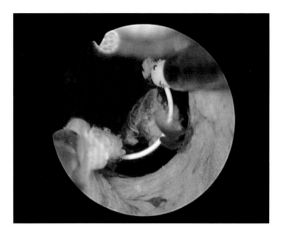

图 2-3-6　膀胱颈 5 点处动脉出血

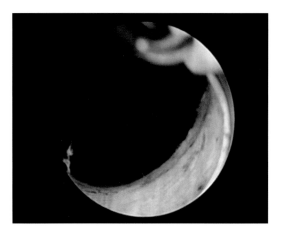

图 2-3-7　膀胱颈 5 点处电凝止血

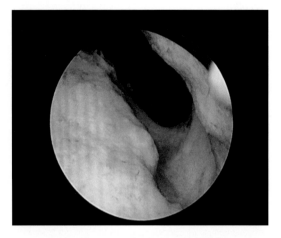

图 2-3-8　5 点处标志沟向精阜延伸

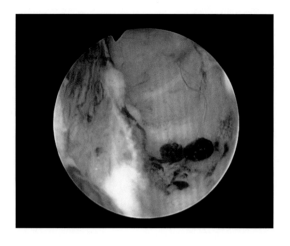

图 2-3-11　标志沟内前列腺结石

（4）在膀胱颈部 12 点处，根据前列腺增生的厚度用电切环切除前列腺 1～3 刀（图 2-3-12，图 2-3-13），发现动脉出血，要立即电凝止血（图 2-3-14，图 2-3-15）。

（5）从 1 点开始，沿包膜向 5 点方向，弧形顺时针方向切割前列腺。根据前列腺的大小可以分次、分段由膀胱颈部到精阜逐步切除前列腺，当切割前列腺近 5 点处，左侧前列腺会坠入前列腺窝内（图 2-3-16～图 2-3-19）。

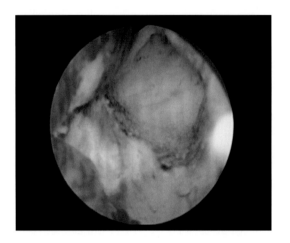

图 2-3-9　5 点标志沟到精阜前缘

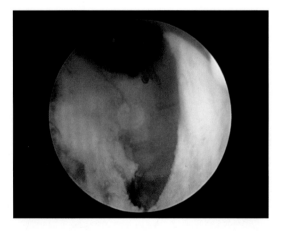

图 2-3-10　精阜前方 5 点标志沟

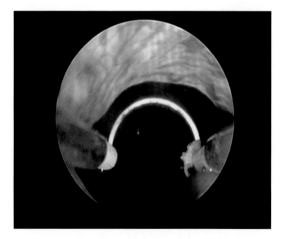

图 2-3-12　电切环置于 12 点处

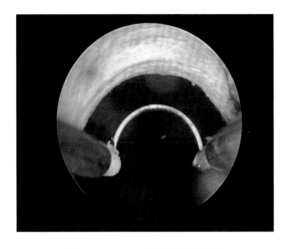

图 2-3-13　12 点处切除前列腺

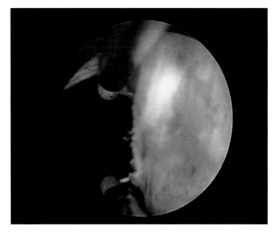

图 2-3-16　从 1 点处顺时针切除前列腺

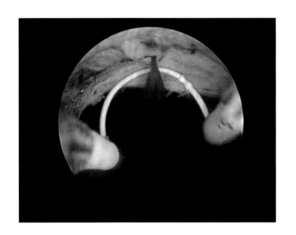

图 2-3-14　12 点处动脉喷血

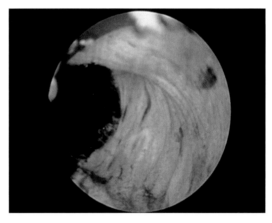

图 2-3-17　显示部分前列腺包膜

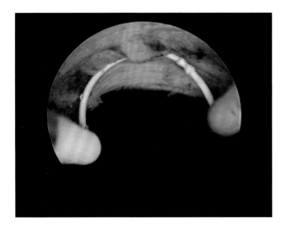

图 2-3-15　12 点处电凝动脉止血

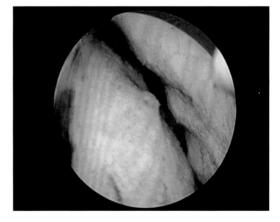

图 2-3-18　几乎无血供的左侧前列腺体

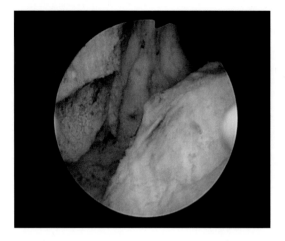

图 2-3-19　左侧前列腺体坠入前列腺窝内

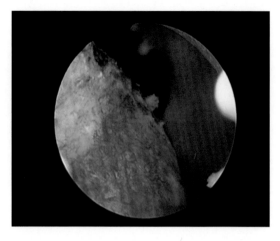

图 2-3-21　左侧前列腺已切除,显示右侧前列腺

（6）对坠入前列腺窝内前列腺可以由上而下,也可由外而内进行切割。由于被切割的腺体已脱离了前列腺包膜,切割腺体时几乎不出血（图 2-3-20）,腺体切割完毕,可完全显示对侧腺体（图 2-3-21,图 2-3-22）。

（7）同样在 7 点处切割前列腺体形成一条标志沟（图 2-3-23）。再从 11 点开始切割右侧前列腺体,采用逆时针同样方法沿前列腺包膜切除右侧前列腺,如在 TUPKP 中,先切除右侧前列腺体,则左侧的前列腺体会在右侧前列腺切除完毕后会坠入前列腺窝内（图 2-3-24,图 2-3-25）。

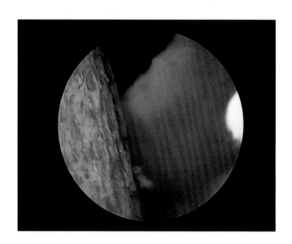

图 2-3-22　左侧前列腺已切除,显示右侧前列腺

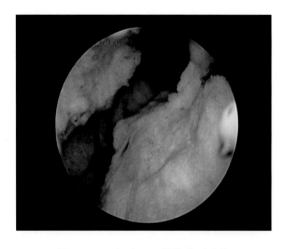

图 2-3-20　切除无血供的前列腺体

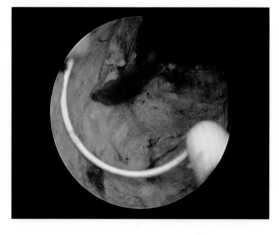

图 2-3-23　做 7 点处标志沟,见动脉喷血

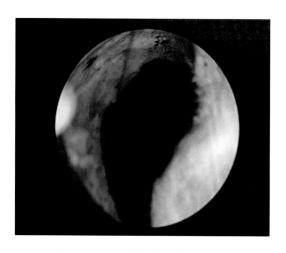

图 2-3-24　坠落的右侧前列腺体

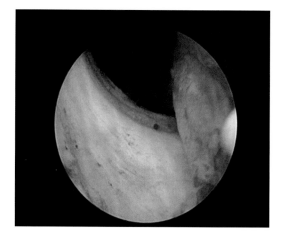

图 2-3-25　切除右侧前列腺体,左侧腺体向腔内移

（8）修整膀胱颈部和前列腺尖部：修整前列腺尖部应该在充分止血的清晰视野下进行,反复观察精阜和膜部括约肌的位置,采用薄层切割和小电流电凝的方法进行操作,来避免膜部括约肌的损伤。

（9）术后使用 Ellik 灌洗器冲出膀胱内前列腺切除组织。

（10）拔出电切镜前再次观察膀胱颈部是否光滑、前列腺窝内有无活动性出血和残留前列腺组织（图 2-3-26,图 2-3-27）。

（11）退出尿道镜镜鞘,留置三腔气囊导尿管,根据膀胱冲洗颜色决定是否进行膀胱持续冲洗。

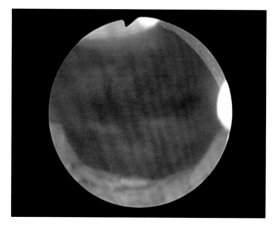

图 2-3-26　完全切除前列腺的膀胱颈部

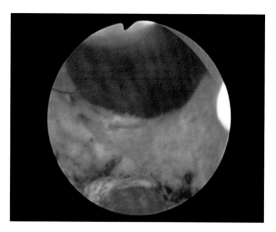

图 2-3-27　从精阜窥视前列腺切除的膀胱颈部

4. 经尿道等离子前列腺剜除术（transurethral plasmakinetic enucleation of the prostate,TUKEP）——分叶前列腺剜除术

（1）为防止尿道黏膜不规则的撕裂,先用电切环切开精阜前两侧边缘前列腺的尿道黏膜（图 2-3-28）。

（2）可用等离子铲状电极剜除前列

腺,也可用电切镜的头端采用钝性推剥结合电切环切割的方法逆推找到外科包膜层面(图2-3-29～图2-3-31),沿6点钟方向使用镜鞘在前列腺下方向膀胱方向进行向上钝性分离,直到膀胱颈部,显露和向二侧扩大"天窗"(图2-3-32,图2-3-33),如有中叶增生,可在膀胱颈部把5点与7点间的中叶逆行切除。在推进过程中应注意采用镜鞘向上推剥的手法,以避免镜鞘误入膀胱三角区,误伤膀胱三角区或直肠。

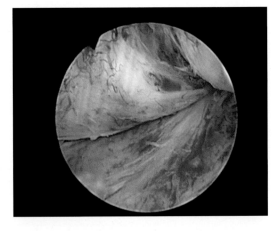

图 2-3-30　在前列腺与前列腺包膜之间分离

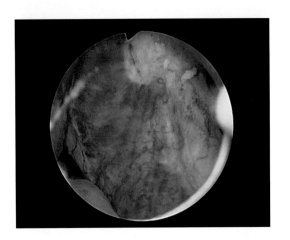

图 2-3-28　精阜二侧切开前列腺尿道黏膜

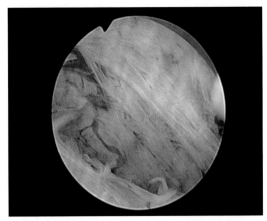

图 2-3-31　11点处前列腺体与包膜分离面

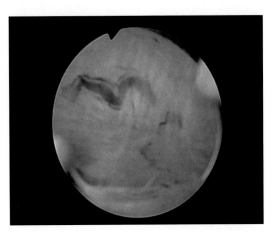

图 2-3-29　精阜右侧光滑的前列腺外科包膜

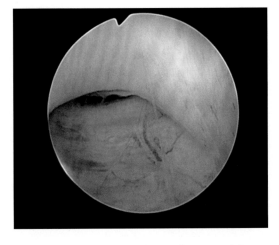

图 2-3-32　6点前列腺与包膜间小"天窗"

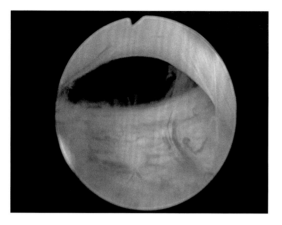

图 2-3-33　扩大 6 点处"天窗"

（3）处理前列腺二侧叶：在前列腺尖部
开始分别采用电切镜的头端逆时针方向和
顺时针方向,沿着已经打通的外科包膜顺势
剥离前列腺右侧（图 2-3-34～图 2-3-43）及左
侧叶（图 2-3-44～图 2-3-50）。在沿前列腺包
膜剥离前列腺体过程中采用电切镜的头端
钝性推剥结合电切环切割的方法,见到断裂
的血管行电凝止血,遇到尚未破裂的前列腺
滋养血管可进行预防性电凝（图 2-3-35,图
2-3-36,图 2-3-42）,有时前列腺体是由大、小
不同的结节构成,剥离前列腺大结节后,仍
然有小结节留在前列腺包膜上（图 2-3-47）,
此时,可用电切环切除或用电切镜的头端继
续将结节剥离,冲入膀胱。

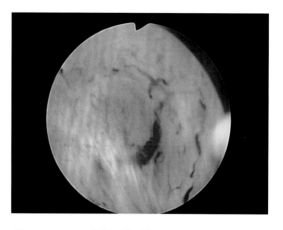

图 3-3-35　顺时针钝性剥离,右侧前列腺包膜血管

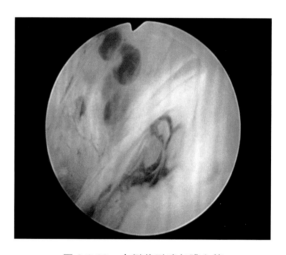

图 2-3-36　右侧前列腺包膜血管

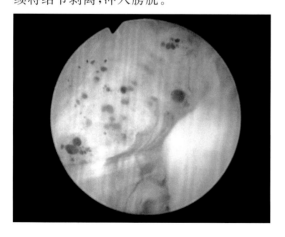

图 2-3-34　7 点处右侧前列腺包膜结石

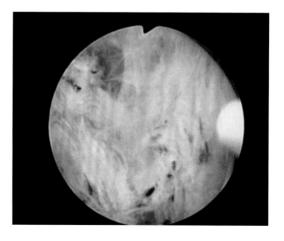

图 2-3-37　膀胱颈部分离前尿道黏膜膜状结构

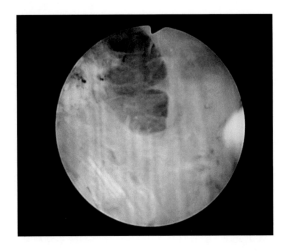

图 2-3-38　前列腺包膜间上方尿道膜状结构已分离

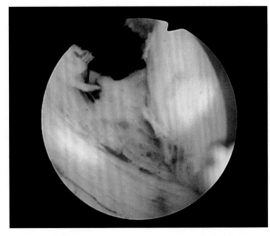

图 2-3-41　"天窗"开口向 6 点延伸

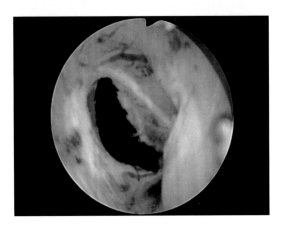

图 2-3-39　扩大"天窗"开口

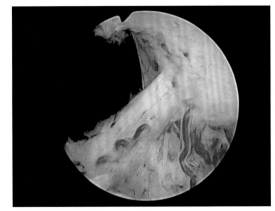

图 2-3-42　扩大近 12 点的"天窗"

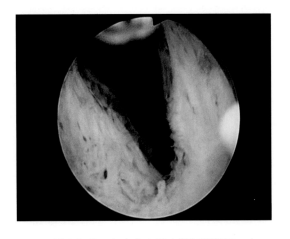

图 2-3-40　向左上方扩大"天窗"开口

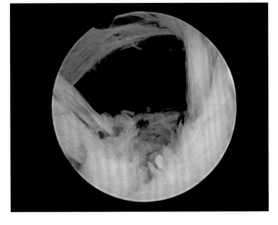

图 2-3-43　把"天窗"开口向 12 点处延伸

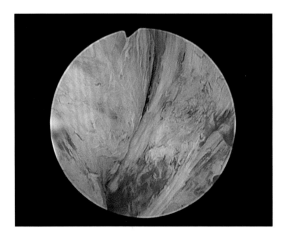

图 2-3-44　左侧前列腺体与包膜分离面

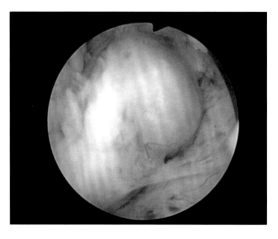

图 2-3-47　前列腺剥离后包膜上残留小腺体

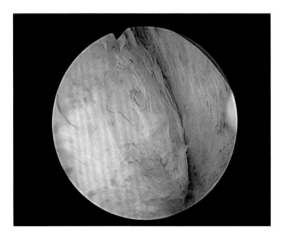

图 2-3-45　进一步在左侧前列腺体与包膜间分离

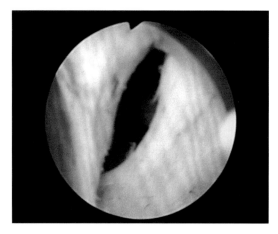

图 2-3-48　左侧叶前列腺 5 点处"天窗"

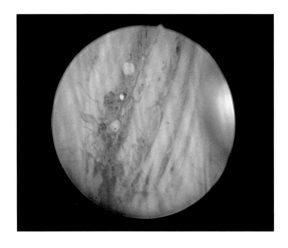

图 2-3-46　左侧前列腺包膜结石

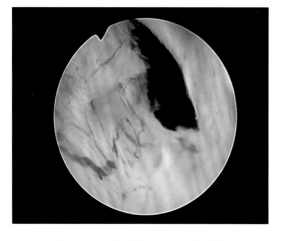

图 2-3-49　逆行向上方分离"开窗"

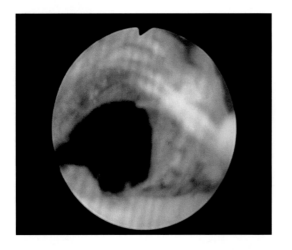

图 2-3-50　左侧"天窗"向 12 点延伸

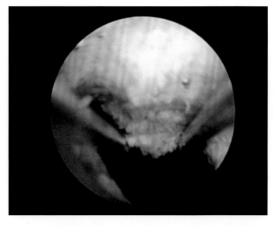

图 2-3-52　切除悬吊的前列腺

（4）通常剥离一侧叶后切除一侧叶再处理另一侧叶。如有粉碎机可分别把二侧叶前列腺体推入膀胱,在膀胱内用粉碎机吸出游离的前列腺体（图 2-3-56,图 2-3-57）。如无粉碎机,可保留膀胱颈 12 点处一些几乎无血供的前列腺,用电切环切除所用的前列腺体（图 2-3-51～图 2-3-55）。在膀胱颈部剥离前列腺体时注意充分保留膀胱颈部的环形纤维。

（5）使用 Ellik 灌洗器冲出后送病理检查。

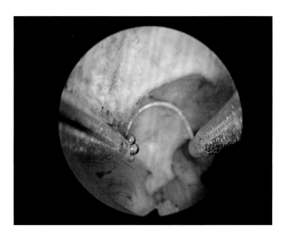

图 2-3-53　继续切除无血供的前列腺

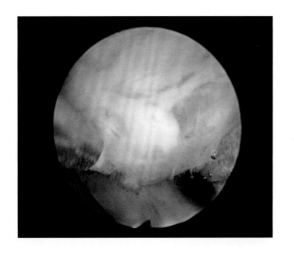

图 2-3-51　准备切割悬吊在 12 点无血供的前列腺

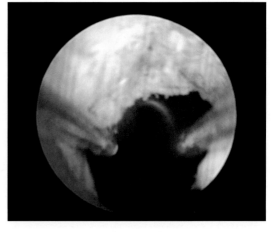

图 2-3-54　切除悬吊在顶部的前列腺

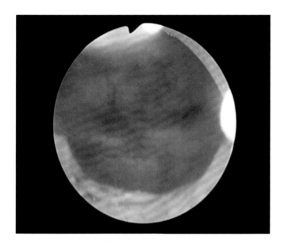

图 2-3-55　TUKEP 后的膀胱颈部

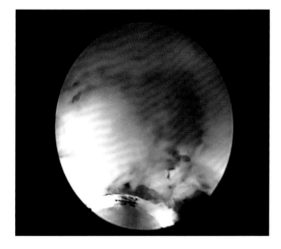

图 2-3-56　组织粉碎器吸出游离的前列腺体

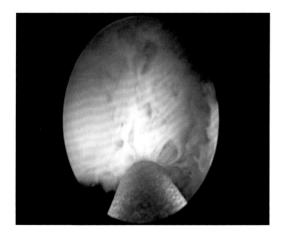

图 2-3-57　组织粉碎器吸出游离的前列腺体

5. 经尿道钬激光前列腺剜除术（transurethral homium laser enucleation of prostate，HoLEP）

（1）器械设备：大功率钬激光系统（图 2-3-58），组织粉碎器（Veras Cut Tissue Morcellator）（图 2-3-59）。配套的 F26 扁形鞘肾镜及监视器系统。550μm 直射式钬激光光纤。

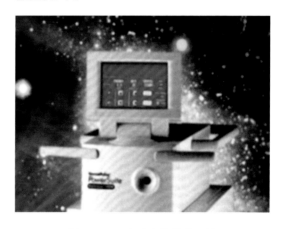

图 2-3-58　大功率钬激光系统

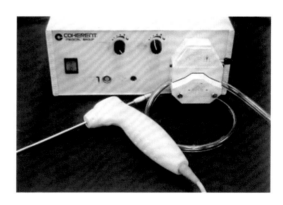

图 2-3-59　组织粉碎器

（2）麻醉和体位：采用椎管麻醉、硬膜外麻醉或全身麻醉，采用膀胱截石位。

（3）手术方法：主要分为前列腺剜除及组织粉碎吸引两部分。

①剜除方法：包括隧道法和三叶法。

隧道法：首先检查尿道外括约肌、精

阜、前列腺尖部、尿道腔内前列腺增生形状、膀胱颈及双侧输尿管口、膀胱内情况。钬激光从精阜前 6 点方向切开精阜近端尿道黏膜,深至包膜(图 2-3-60~图 2-3-66),有些患者在前列腺体与前列腺包膜之间存在大量不同形状、不同大小、不同颜色的前列腺结石(图 2-3-63~图 2-3-65);找到包膜后左右摆动镜鞘延展外科包膜平面,沿 6 点方向起自精阜处外科包膜逆行向膀胱颈部 6 点钟方向缓慢前进做一隧道(图 2-3-66~图 2-3-71),镜头至靠近膀胱颈部处,减慢手术速率并稍上翘镜头,逐步推剥直

至黏膜最薄弱处,于膀胱颈部开窗,保留膀胱颈部环形纤维(图 2-3-72,图 2-3-73)。沿隧道平面于 5 点到 3 点方向沿外科包膜平面延展,利用钬激光微爆破作用进行推剥。逆时针推剥左侧叶到达 12 点方向,并在前列腺包膜上彻底止血阻断腺体血供(图 2-3-74~图 2-3-84)。同样方法于外科包膜平面沿 6 点顺时针向 9 点、12 点剜除右侧叶(图 2-3-85~图 2-3-89)。在 12 点钟方向离断前列腺尖部黏膜,将腺体推入膀胱内(图 2-3-90,图 2-3-91)。

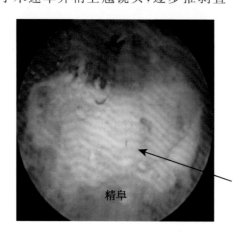
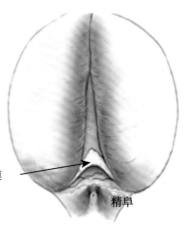

图 2-3-60　6 点钟方向切开黏膜寻找包膜

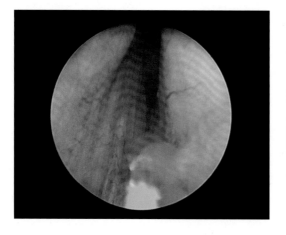
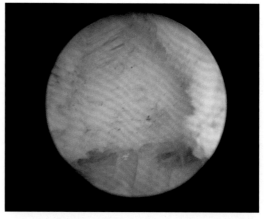

图 2-3-61　精阜前切尿道黏膜　　　　　图 2-3-62　精阜旁逐步切开前列腺

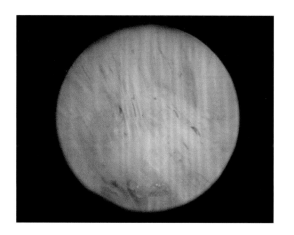

图 2-3-63 前列腺组织下可见结石

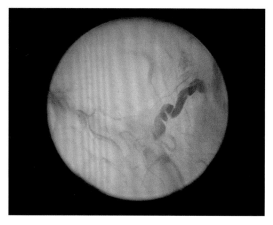

图 2-3-66 显露前列腺包膜

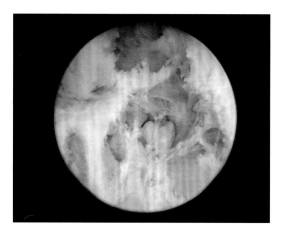

图 2-3-64 前列腺与包膜间的前列腺结石

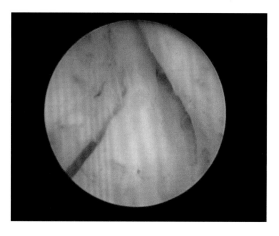

图 2-3-67 前列腺与包膜粘连处

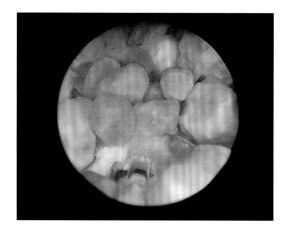

图 2-3-65 显露包膜上金黄色前列腺结石

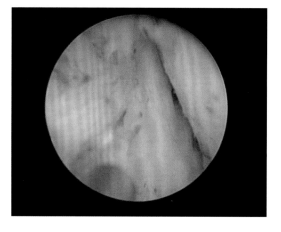

图 2-3-68 切断前列腺与包膜粘连

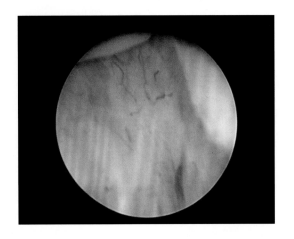

图 2-3-69　在包膜与前列腺之间推进

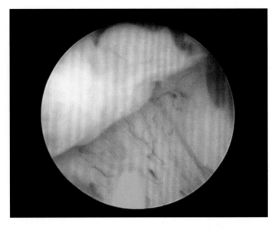

图 2-3-71　分离前列腺与包膜近 6 点处膀胱颈

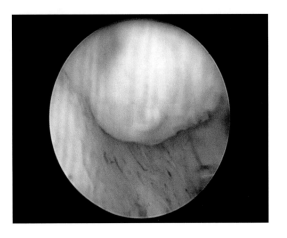

图 2-3-70　进一步从包膜上剥离前列腺组织

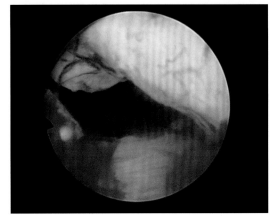

图 2-3-72　膀胱颈 6 点处"天窗"

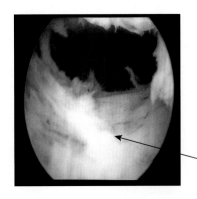

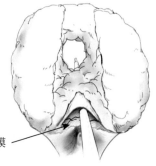

外科包膜

图 2-3-73　向膀胱方向推进做一隧道

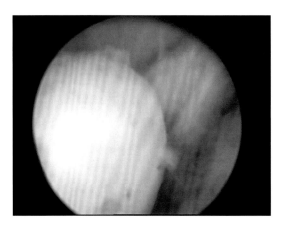

图 2-3-74 逆行从左侧包膜剥离前列腺组织

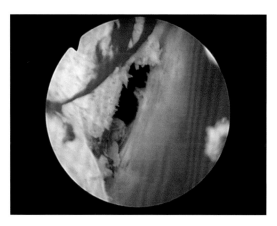

图 2-3-77 5点处"天窗"

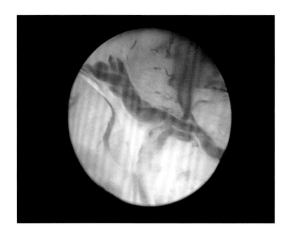

图 2-3-75 前列腺包膜出血

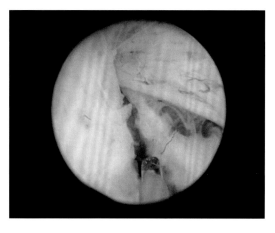

图 2-3-78 逆行剥离前列腺到 2 点处

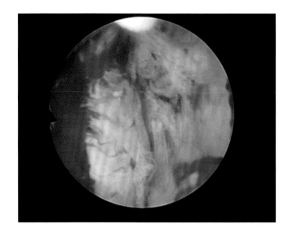

图 2-3-76 包膜上剥离左侧前列腺

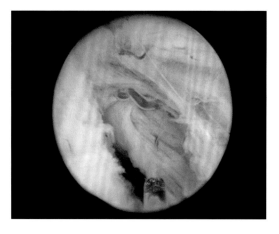

图 2-3-79 对包膜上大血管进行预防性止血

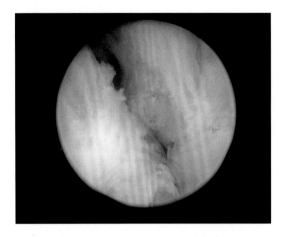

图 2-3-80　在前列腺与包膜间切割

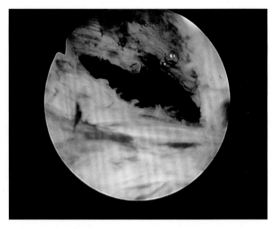

图 2-3-83　完成钬激光止血

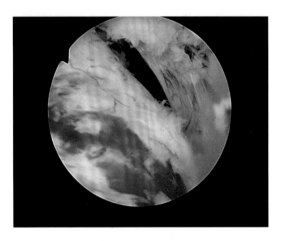

图 2-3-81　1 点处"天窗"

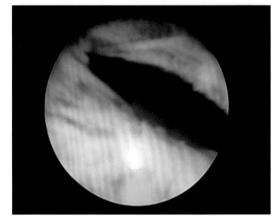

图 2-3-84　天窗向 12 点处延伸

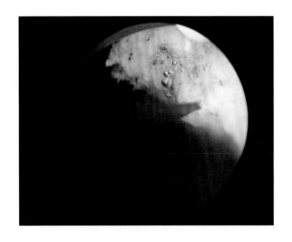

图 2-3-82　膀胱颈部 1 点处动脉喷血

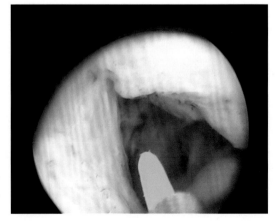

图 2-3-85　顺行剥离右侧叶

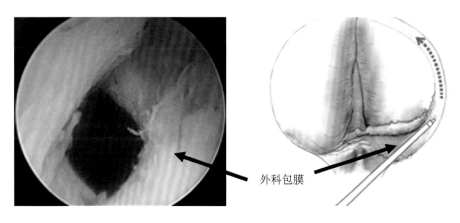

外科包膜

图 2-3-86 逆时针剜除左侧前列腺

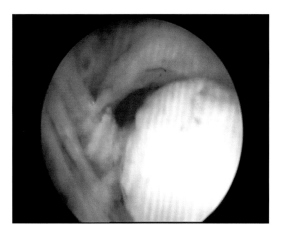

图 2-3-87 在前列腺与包膜间分离

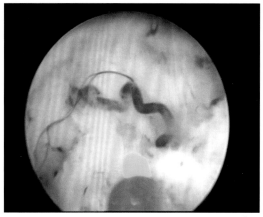

图 2-3-88 右侧前列腺包膜血管

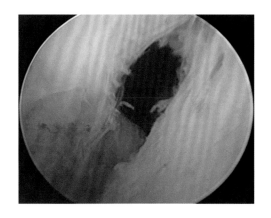

图 2-3-89 顺时针剜除右侧叶

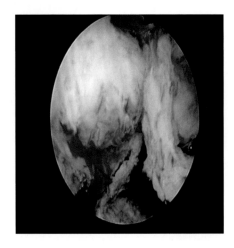

图 2-3-90　已剥离的两侧叶前列腺悬吊在 12 点

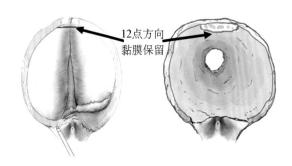

图 2-3-91　12 点钟方向离断尖部黏膜

三叶法:首先检查尿道外括约肌、精阜、前列腺尖部、尿道腔内前列腺增生形状、膀胱颈及双侧输尿管口、膀胱内情况。然后确定切开的点与连线,以双侧输尿管开口及精阜为标志。第一步是切除中叶,然后切除右侧叶,最后切除左侧叶。以右侧输尿管膀胱开口所对应的膀胱颈作为 7 点,而以左侧输尿管膀胱开口所对应的膀胱颈作为 5 点切点,深度以不超过切除前列腺为准。中叶切除为从膀胱颈 5 点和 7 点切到靠近精阜并连接,然后逆行向膀胱方向剜除中叶腺瘤直达环形纤维。切除右叶:从 7 点切线延伸顺时针方向切至前列腺尖部,沿前列腺包膜围绕腺瘤切至约 9

点处位置,然后转内镜到膀胱颈部 12 点处,向前推开前列腺、直达腺瘤与前列腺包膜环形纤维之间,再逆时针方向切至约 9 点处位置,连接 12 点切线与 7 点切线。最后内镜与前列腺包膜呈 45°角旋转从前列腺尖部开始切除腺瘤至膀胱颈,将整个右侧叶切除。左侧叶切除与右侧叶切除方法基本相同。每切下一叶,即将其推入膀胱,打开通道(图 2-3-92),组织粉碎器粉碎吸出前列腺组织。

②组织粉碎吸引:粉碎机有两个工作开关,一为控制吸入力度,另一为控制粉碎器高速旋转刀头的切割速度。酌情调整。脚踏开关有三个挡位,轻踩进入一挡:为一般吸力;中踩进入二挡,为中度吸力,将膀胱内水及碎点组织吸出体外。前二个挡位均无旋转刀头的切割功能。重踩进入三挡,为最大吸力加组织切割粉碎同时进行。首先,固定粉碎器端头于膀胱中央,再是踩下脚踏开关进一挡或二挡,把组织块吸住,然后继续踩下脚踏开关进入三挡进行组织粉碎同时将粉碎组织吸出体外。可采用正吸或者倒吸法,将腺体放置于刀头上方或下方进行粉碎吸引(图 2-3-56,图 2-3-57,图 2-3-93~图 2-3-95)。

6. 经尿道绿激光前列腺气化术(green light photoselective vaporization of prostate,PVP)　PVP 是一种与 TURP 效果相当的手术方法,绿激光可以在气化的组织上形成 1mm 凝固层,气化与止血同时完成。术中热穿透较浅,不容易损伤包膜,故对勃起神经损伤也小。PVP 术适用于体积相对较小的前列腺。

(1)患者麻醉后取膀胱截石位,冲洗液为生理盐水。

(2)术中首先观察尿道有无狭窄、精阜、前列腺增生情况、输尿管开口、膀胱内有无其他病变等。如有膀胱结石首先进行钬激光膀胱碎石处理,结石清除后再进行手术。

(3)采用侧出绿激光光纤,气化功率调整为 160 W,止血功率 40W。首先在 5 点、7 点位置做一个从膀胱颈部气化至距离精阜 0.5cm 的标志沟(图 2-3-96)。靠近精阜及膀胱颈口时光纤稍微远离组织避免伤及正常组织。

(4)根据操作者习惯可先气化右侧叶(图 2-3-97～图 2-3-99),后气化左侧叶(图 2-3-100～图 2-3-102),最后气化前列腺顶部(图 2-3-103,图 2-3-104),气化至近前列腺外科包膜水平即可。为了防止气化能量不均及能量穿透过深,术中要匀速转动光纤。

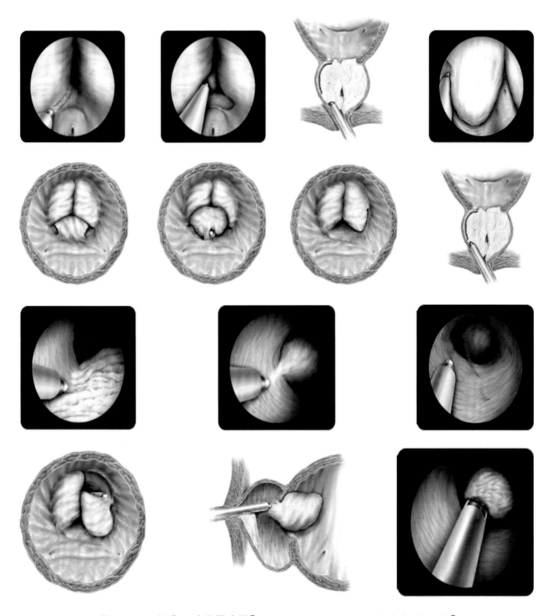

图 2-3-92　经典三叶法模式图[Gilling P.BJU Int,2008,101(1):131-142]

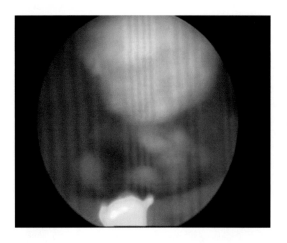

图 2-3-93　剃除的前列腺落入膀胱

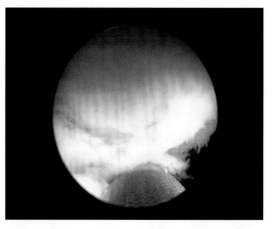

图 2-3-94　粉碎机倒吸法粉碎和吸出前列腺

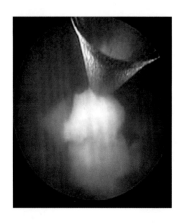

图 2-3-95　组织粉碎吸出

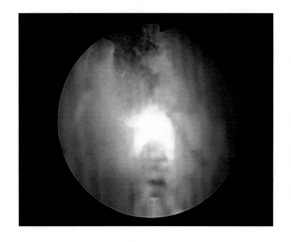

图 2-3-96　标志沟

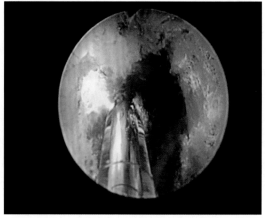

图 2-3-97　气化右侧叶

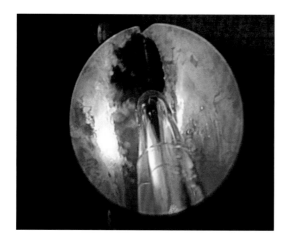

图 2-3-98 气化右侧叶

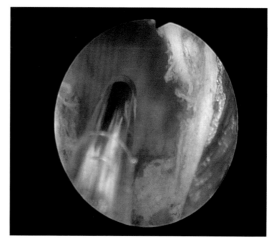

图 2-3-101 气化左侧前列腺组织

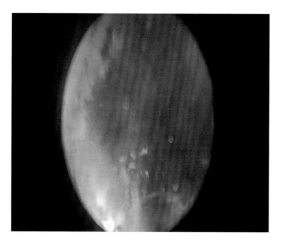

图 2-3-99 气化止血

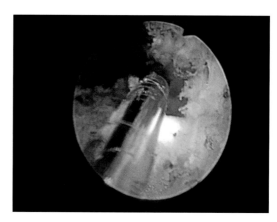

图 2-3-102 气化左侧前列腺组织并止血

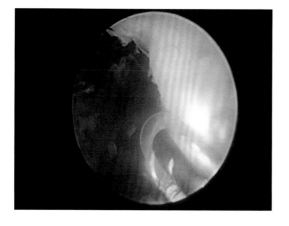

图 2-3-100 气化左侧前列腺组织

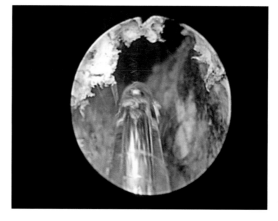

图 2-3-103 气化顶部前列腺组织

率,能量消耗较低;可以保留前列腺组织行病理学检查,提高了前列腺癌的检出率;前列腺切除更彻底,降低术后复发率;手术创面更为光滑,减少组织术后脱落。

(1)采用直出绿激光光纤,靠近精阜处水平切开尿道黏膜,直到近外科包膜。

(2)对前列腺中叶增生者(图 2-3-106),在前列腺 5 点及 7 点方向做两条标志沟,用绿激光气化、切割、分离中叶至膀胱颈口处(图 2-3-107~图 2-3-114)。

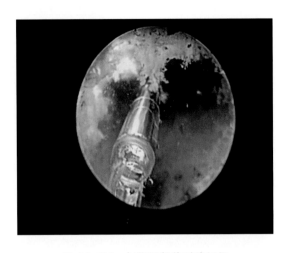

图 2-3-104　气化顶部前列腺组织

(5)修整创面,保持创面平整,彻底止血(图 2-3-99)。在膀胱半充盈状态下仔细修整膀胱颈部及前列腺尖部(图 2-3-105),避免损伤膀胱三角区及括约肌。

(6)术后留置三腔导尿管,气囊注水 30ml 后保留导尿管,当冲洗液清亮后拔除导尿管。

7.经尿道绿激光前列腺剜除术　相比 PVP,经尿道绿激光前列腺剜除术主要有以下优势:由于绿激光气化与钝性分离相结合,手术时间缩短,提高能量利用效

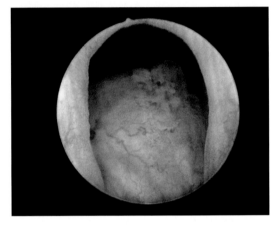

图 2-3-106　前列腺中叶增生

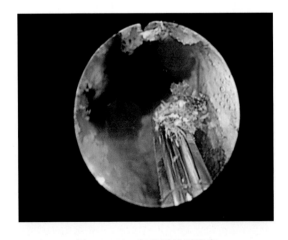

图 2-3-105　气化后前列腺窝

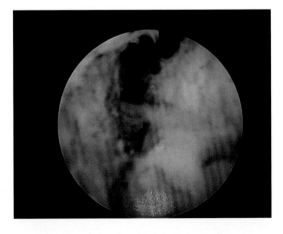

图 2-3-107　从 7 点气化切割前列腺近包膜

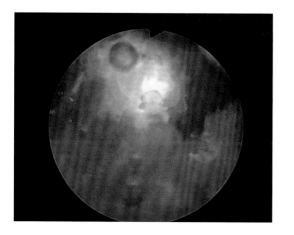

图 2-3-108　精阜前近包膜气化中叶

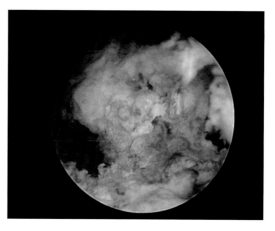

图 2-3-111　部分中叶连接在膀胱颈部

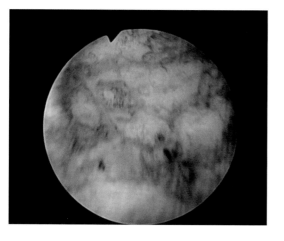

图 2-3-109　中叶气化后的创面

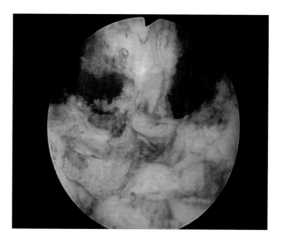

图 2-3-112　膀胱颈部即将离断的中叶

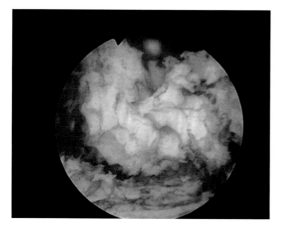

图 2-3-110　气化切割中叶到膀胱颈部

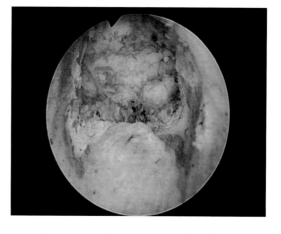

图 2-3-113　精阜前观察切除前列腺中叶

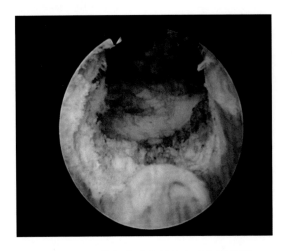

图 2-3-114　精阜前观察切除中叶的膀胱颈

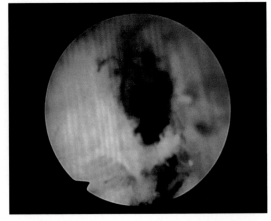

图 2-3-116　沿左侧叶标记近包膜汽化切割

（3）随后剥离两侧叶。先在精阜边前列腺两侧叶做标记，利用绿激光近外科包膜切割前列腺左侧叶，同时进行精准止血确保术中视野清晰。整块剜除增生的前列腺组织。当组织与包膜连接紧密时，利用激光切割（图 2-3-115～图 2-3-120）。术中光纤距离前列腺 0.5mm 时能量效率最高。剜除侧叶时，激光方向与包膜大概成 30°，目的是避免穿透包膜。相同方法处理右侧叶（图 2-3-121）。

（4）两侧叶剜除后，对膀胱颈部进行修整（图 2-3-122～图 2-3-124）。

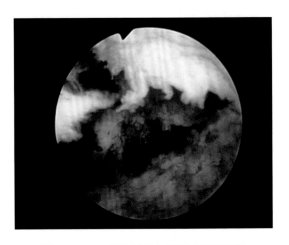

图 2-3-117　气化切割左侧叶达膀胱颈部

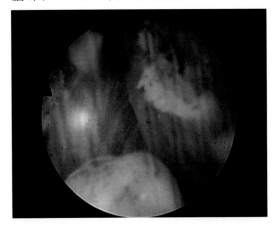

图 2-3-115　精阜旁在两侧叶上做标记

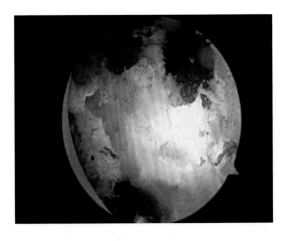

图 2-3-118　气化切割左侧叶

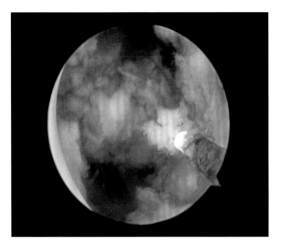

图 2-3-119　气化切割左侧叶近膀胱颈部

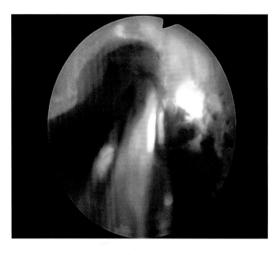

图 2-3-122　气化修理膀胱颈部

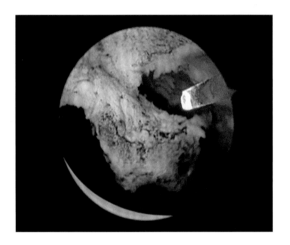

图 2-3-120　气化切割左侧叶残留腺体

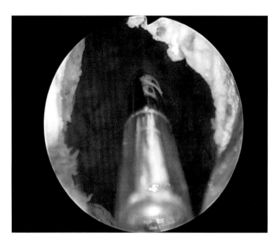

图 2-3-123　气化修理后的膀胱颈部

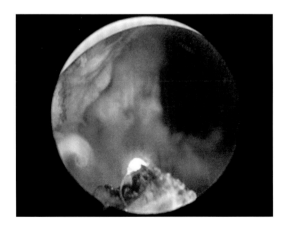

图 2-3-121　相同方法处理后的右侧前列腺

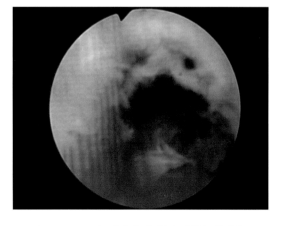

图 2-3-124　绿激光气化剜除后的尿道膜部

（5）术中注意保留精阜上方尿道黏膜，形成屋檐结构，有利于协助术后控尿（图2-3-124）。

（6）如有组织粉碎器可采用粉碎器粉碎并吸出落入膀胱内前列腺体（图2-3-56，图2-3-57，图2-3-93～图2-3-95）。也可用绿激光直接对膀胱内前列腺体进行气化、切割成碎块（图2-3-125～图2-3-127），然后用Ellik灌洗器冲出后送病理检查。

（7）再次确保创面止血，退镜鞘后留置三腔导尿管。

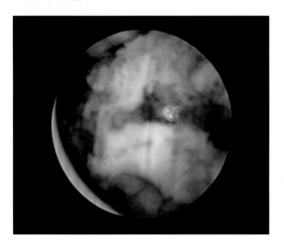

图2-3-125　绿激光切割落入膀胱内前列腺体

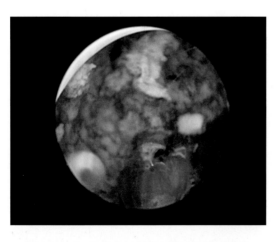

图2-3-126　绿激光切割落入膀胱内前列腺体

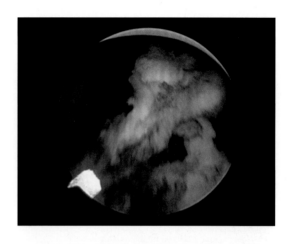

图2-3-127　膀胱内前列腺体逐步变成小碎块

8. 其他激光经尿道前列腺剜切术

（1）器械设备：主要包括以切割和气化为主的激光（铥激光、半导体激光、1470激光等）（图2-3-128）。

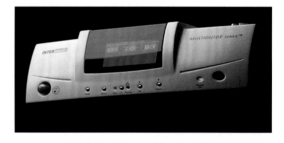

图2-3-128　半导体激光机器

（2）麻醉和体位：采用椎管麻醉、硬膜外麻醉或全身麻醉，采用膀胱截石位。

（3）手术方法：剜除方法主要分为前列腺剜除及组织粉碎吸引两部分。

第一步首先做膀胱颈部切口，对于两叶增生的腺体，于膀胱颈前端6点方向向精阜处纵行切开中叶，深度达到前列腺外科包膜层。向下切深能见前列腺包膜处的纤维，然后于精阜前方在外科薄膜层次处横向扩大至前列腺两侧叶（图2-3-129）。一旦前列腺叶在其低点脱离，将镜鞘轻轻撬入外科包膜与腺体之间。

　　第二步在这个操作中使用镜鞘摆动使腺瘤和前列腺包膜的连接处显露出来。用激光在这个位置打断就可以不断将腺体从外科包膜上剥离（图 2-3-129）。从精阜切开至膀胱颈并向上延伸到约 11 点钟位置，在这里打开低位和侧面的前列腺叶（图 2-3-130）。

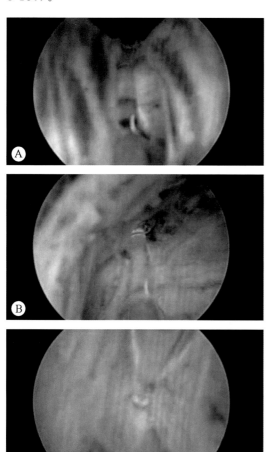

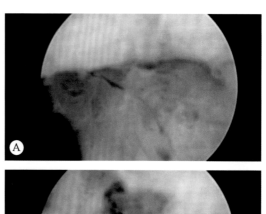

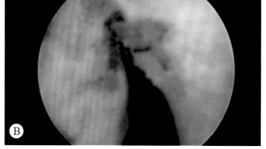

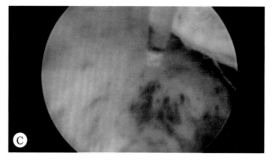

图 2-3-130　A. 前列腺叶 11 点钟位置切开；B. 12 点位置切口；C. 背侧截面

图 2-3-129　A. 膀胱颈 6 点方向开口；B. 精阜的侧面切开；C. 侧面切开前列腺叶

　　第三步在尿道 12 点钟位置做个横向切口。与之前从下向上的 11 点处汇合。考虑到没有背面结构的参照来限定括约肌范围，因此在切开时要特别小心（图 2-3-130）。

　　第四步完成顶端叶的切除。在此处要特别小心处理。要完成这步我们应留意腺瘤和前列腺之间的黏膜，尽量保留 12 点处尿道黏膜（图 2-3-130）。

　　第五步是对前列腺创面止血。如同其他的内镜治疗，在摘除对侧的前列腺叶前对可能存在的小血管实施止血（图 2-3-131）。要做到这点激光有两种方式：①将激光离开创面几毫米来消散能量和获得表面凝固；②使用连续激光模式来气化，可以获得较好的凝固效果，但代价是表面组织气化。

最后,如果有突出的中叶,建议用普通三叶法从5点和7点位置双向切开并在精阜前会师切除中叶。中叶被切除后再切除侧叶相对比较简单。

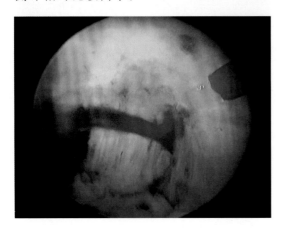

图 2-3-131　5点方向外科薄膜出血点

组织取出:如腺体较小,可以切成小块以 Ellik 取出,如果腺体较大,可以利用组织粉碎器进行粉碎吸引。组织取出后,如有需要我们可以再次插入激光来进行止血。最后留置 F20 三腔导尿管。

【术后处理】

1. 术后适当补液、抗炎,麻醉苏醒后即刻鼓励患者床上适当活动四肢。

2. 手术后给予持续膀胱冲洗,视冲洗液颜色调整冲洗速度,直至冲洗液颜色淡红或较清。持续膀胱冲洗过程中提醒患者注意保暖,条件允许的单位,可应用保温毯。

3. 术后不建议使用持续模式镇痛泵,建议采用多模式(按需或按时)短效镇痛,不仅可以提供良好的止痛效果,保证病人早期下床活动,而且还可为术后早期饮水进食、恢复肠道功能创造条件。早期进食可以增加机体营养和含氮物质的摄入,有利于机体蛋白质合成、促进前列腺剜除术后创面愈合。

4. 手术 2 小时后即鼓励患者少量饮水及流质饮食,逐渐恢复半流质饮食,同时鼓励患者早期下床,因患者早期下床后可进一步促进肠道功能恢复,据以往经验,患者下床或术后第一次大便后,患者导尿管引流尿液颜色可能会出现再次变红,经大量饮水后,导尿管引流颜色逐渐清亮,早期下床或大便,可为提前拔除导尿管提供帮助。

5. 术后 48 小时以后,可根据导尿管引流颜色情况,考虑拔出导尿管,部分小体积前列腺增生可于术后 24 小时左右拔除导尿管。

【并发症防治】

1. 术后围术期出血　患者术后便秘或者用力咳嗽、久坐或者活动量过大、膀胱受到尿管刺激诱发膀胱痉挛、术中止血形成的焦痂脱落等均有可能导致术后前列腺窝腔出血。

处理:若患者出血量不多,可建议患者减少活动,卧床为主,如有下腹部不适,考虑膀胱痉挛时可加用 M 受体阻滞药。如导尿管引流不畅,可疑膀胱内存在血块时,及早用大灌注注射器进行低压手法冲洗,清除膀胱内的凝血块,保持导尿管引流通畅,大面积创面渗血较严重时可增加气囊中的注水量致 40ml 或 50ml,适当牵拉导尿管压迫止血,适当给予止血药物。若患者导尿管引流呈持续搏动性出血,考虑有小动脉开放出血,非手术治疗效果欠佳时,及时进行膀胱内血块清除和创面再次电凝止血的急诊手术治疗。

2. 膀胱及输尿管口损伤　在经尿道前列腺组织切除术中,切除过程中很少出现误伤膀胱的现象,但应用 Ellik 冲出碎片前列腺组织时,会出现膀胱内压力过高,冲洗力度过大致使膀胱破裂的现象。对于大体积前列腺增生尤其是腺体组织凸向膀胱较多的病例,容易将输尿管间嵴误认为膀胱颈部,而误伤膀胱颈部及输尿管口。在剜除手术组织粉碎的过程中,易出现误吸膀胱,带来不必要的膀胱损伤。

处理:应用 Ellik 冲洗时,关注膀胱内压力不要过高,避免膀胱过度充盈,切忌暴力挤压 Ellik;对于剜除手术中组织粉碎过程,可采取正反吸引相结合的办法避免膀胱损伤。

3. 腺体残留或包膜穿孔 因腺体巨大、腺瘤多发或伴随前列腺炎症时,行剜除手术易致外科包膜穿孔(图 2-3-132)或腺体残留。

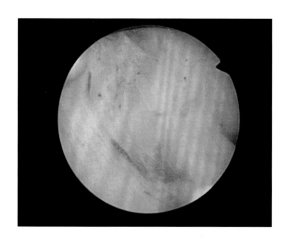

图 2-3-132 前列腺包膜穿孔

处理:PKRP 与 TUKEP 中均有包膜穿孔可能,建议在 PKRP 中把前列腺窝修整放在手术过程的最后,在 PKRP 后期包膜穿孔对患者无大的影响。对 TUKEP 准确找到外科包膜,沿包膜层面逐步进行推剥剜除结合精确切割,尽可能避免剜除不彻底的腺体残留或过度剜除的包膜穿孔。

4. 睾丸附睾炎 前列腺增生术后留置导尿,患者尿道内细菌可通过射精管逆行,致使附睾感染炎症。

处理:出现急性附睾炎后,患者常伴有局部疼痛、肿胀及高热等体征。针对此种并发症,可给予抗生素和局部理疗处理,一般病情会逐步改善,条件允许时尽早拔除导尿管。

5. 膀胱痉挛 膀胱痉挛的出现原因可能有:①导尿管滑动或水囊对膀胱颈及三角区刺激,进而引发膀胱收缩致使出现膀胱痉挛;②膀胱冲洗液温度过低容易对膀胱的平滑肌形成较强的刺激,继而出现膀胱痉挛;③手术后导尿管被血块堵塞,致使膀胱痉挛,若诱发出血后多次堵塞管腔,可再出现膀胱痉挛形成恶性循环。

处理:术后给予适当的镇痛处理,减少导尿管刺激的不适症状;可适当于尿道口处固定导尿管,避免导尿管滑动刺激,可适当调整水囊的大小;给予适当温度的冲洗液,建议稍大于室温,低于体温,膀胱痉挛严重者,及时给予 M 受体阻滞药干预;对小血块阻塞导尿管引起,应及早运用大灌注注射器进行低压手法冲洗,如无效,可更换导尿管。

6. 尿失禁 术中操作不够精细,反复伤及尿道括约肌使其功能受损,易出现尿失禁。

处理:要预防尿失禁的发生,应注意术中操作,若患者前列腺凸向尿道,尖部紧靠尿道外括约肌,手术时要以精阜的近端作为界限实施小幅度精确切割,对前列腺的尖部进行细致修整,避免粗暴过度切除或剜除。对于已经出现尿失禁者,若考虑为压力性尿失禁,需按照实际病况指导其行提肛训练,必要时给予药物或盆底肌康复治疗。若诊断为真性尿失禁,据情况行男性吊带手术或合适大小的人工尿道括约肌置入。

7. 尿道狭窄 在手术操作中,石蜡油偏少,用力过猛,盲目或反复操作,都可导致尿道黏膜损伤,甚至尿道穿孔(图 2-3-133,图 2-3-134),后期瘢痕形成,引起尿道狭窄。无菌操作不严格,术后引起尿道感染,炎症反应,亦可导致尿道狭窄(图 1-6-1～图 1-6-4);膀胱颈口处切割热损伤常可导致膀胱颈口狭窄(图 2-3-135)。

最好在软性导丝引导或窥视下扩张,盲目和暴力扩张会造成假道(图 2-3-136,图 2-3-137),加重排尿困难。

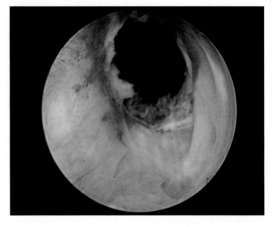

图 2-3-135　膀胱颈部狭窄

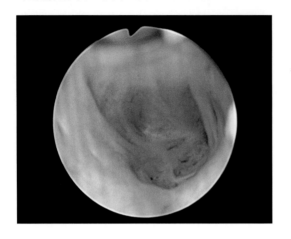

图 2-3-133　尿道膜部穿孔

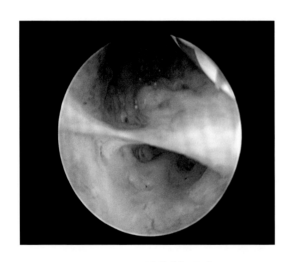

图 2-3-134　尿道膜部穿孔

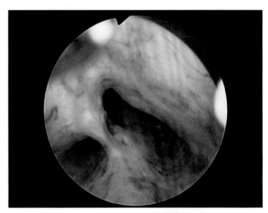

图 2-3-136　PKRP 后尿扩后膜部尿道二个通道

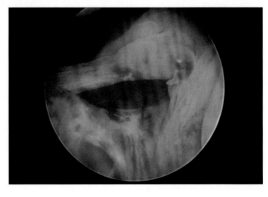

图 2-3-137　膀胱颈部假道

处理:提高经尿道操作的技巧和质量,在窥视下进行,加强无菌操作,合理使用导尿管,尽可能减少术中热损伤,可减少尿道狭窄的发生。如出现尿道狭窄,可行尿道造影或尿道镜检查,明确狭窄部位及长度,采取尿道扩张、尿道内切开、狭窄段切除再吻合或尿道成形等适当的处理。尿道扩张

8. 操作中器械损坏 术中可能遇到电切环断裂或光纤断裂,应及时更换电切环或取出断裂的光纤(图 2-3-138,图 2-3-139)。

9. 经尿道前列腺切除术后再手术 各种经尿道前列腺切除术 5 年再手术概率在 TURP 中比较高,主要是手术后残留的腺体比较多,残留腺体增生仍然可引起排尿不畅,引起尿潴留(图 2-3-140)。

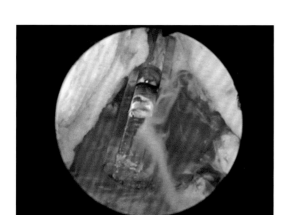

图 2-3-138 绿激光光纤头端断在后尿道

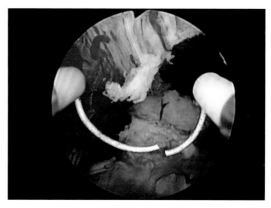

图 2-3-139 电切环断裂

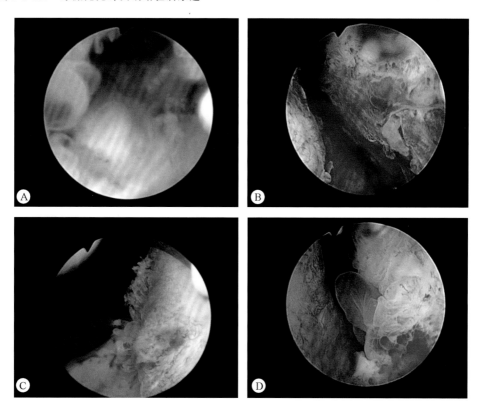

图 2-3-140 TURP 术后复发

(陈 其 陈彦博 谷 猛 刘定益 王 忠)

第四节　精囊疾病的内镜手术

一、概述

精囊疾病是泌尿生殖系统较常见的疾病,主要包括精囊炎、精囊结石、精囊囊肿、射精管狭窄或梗阻、射精管囊肿、精囊肿瘤等。多种病症可以单发,亦可以合并存在。临床上可出现尿频、尿急、尿痛、血精、会阴部疼痛不适、睾丸疼痛、射精疼痛等临床症状,同时可影响男性精子质量,甚至导致无精症、男性不育等。

精囊疾病的传统诊断方法主要为影像学检查,包括经直肠超声(TRUS)、MRI 和精道造影等。其中 TRUS 和 MRI 作为无创性检查应用最广泛,具有无需麻醉、检查痛苦小的特点,对精囊疾病,尤其对结石、囊肿及精囊体积增大者,能明确精囊、射精管和前列腺的位置关系等优点。有学者认为结合直肠内线圈 MRI 成像,对疾病性质的诊断更有价值。但这些检查由于具有一定的假阳性率,同时由于认识上的局限而造成假阴性结果,在临床应用中具有一定的局限性。另外,这些检查仅能提供间接的诊断证据,无治疗作用。精囊疾病的治疗方面,以往多采用药物、理疗、精囊穿刺及药物灌注等治疗方法,但其效果常不理想。对非手术治疗无效的精囊结石或精囊囊肿等,开放性精囊切除术存在创伤大、并发症多的缺点。即使腹腔镜下进行的精囊手术,仍存在需建立人为通道、较为复杂的膀胱周围组织分离、寻找及游离精囊具有一定的技术难度和要求。因此,精囊疾病的微创性腔内诊疗技术成为迫切需要解决的问题。

随着腔内技术的不断改进,治疗手段也不断更新,创伤也越来越小。1996 年 Shimada 等首次在体外应用内镜观察到前列腺及膀胱切除术后所得到的精囊标本的内部情况。Okubo 等随后成功地利用经尿道内镜在体内首次观察到了精囊。Yang 等则首次通过大样本研究经尿道、射精管开口,逆行插入输尿管镜,观察精囊内部情况,并提出精囊镜的概念,总结出精囊镜诊断和治疗精囊疾病是安全和可行的。Zgok 等及 Cuda 等首次利用输尿管镜处理精囊结石或钬激光碎石成功。这些开创性的研究为以后应用精囊镜技术治疗精囊疾病奠定了良好的基础。近年来,精囊镜技术在国内不断发展成熟,在顽固性血精、精囊结石、射精管梗阻、射精管囊肿等精囊疾病诊疗中日益广泛应用,已成为部分医院泌尿男科常规检查和治疗方法。

(一)顽固性血精

血精症是泌尿男科较常见的疾病,多见于性活动旺盛期的 30－40 岁青壮年,是指精液中存在血液。根据精液中含血量的多少,可表现为肉眼血精、偶然检查中发现的镜下血精。根据其出血量的多少及出血时间的长短,颜色可以是鲜红色,也可以是暗红色,甚至黑色。血精常无明显疼痛,偶尔会伴有血尿、尿频、阴囊及会阴部疼痛等。血精最常见的病因是精囊、前列腺和后尿道等部位的炎症和微生物感染,少见的原因有射精管梗阻或囊肿、精囊结石、前列腺肿瘤、精囊结核、精囊憩室、精道损伤和医源性因素等。除此之外,全身性疾病如出血性疾病、肝功能异常、严重高血压等也可引起血精。大部分血精患者可自愈或给予敏感抗生素可治愈,但仍有少数患者治疗后症状无改善，血精反复发作。当3个月内血精发作≥2次，规范抗生素治疗4周无效的称为顽固性血精。

对于顽固性血精症患者，TRUS应作为首选影像学检查，它可初步明确血精的原因及发生部位。TRUS异常者应进一步行前列腺精囊MRI或CT检查，以了解血精反复发作的原因，了解有无精囊或射精管扩张、精囊结石或囊肿出血等。对于40岁以上的顽固性血精患者，应常规进行直肠指诊和PSA检测，以排除前列腺肿瘤引起的血精可能。顽固性血精症多由于精囊慢性炎症或继发精囊结石引起，精囊慢性感染可蔓延至射精管引起射精管及其开口狭窄，导致射精管梗阻引流不畅，造成精囊炎症迁延不愈和血精持续或反复发作，部分患者继发精囊结石形成而出现持续性血精，这是许多非手术治疗方法难以治愈顽固性血精的直接原因。对于非手术治疗无效的非全身性疾病或前列腺肿瘤等原因引起的顽固性血精症患者，可行经尿道精囊镜检查，在直视下明确血精的病因和来源，同期清除精囊血块或结石，采用电灼或激光进行止血。对于炎症性血精，经过局部抗生素盐水冲洗可达到治疗的作用。另外，精囊镜检查时镜体对射精管狭窄梗阻可进行扩张，去除了射精管不全梗阻引起的精道反复感染致血精复发的因素，也许是精囊镜技术诊治顽固性血精症疗效显著的重要原因。

(二)精囊结石

精囊结石是泌尿男科中较少见的疾病，但随着精囊镜技术的普及推广，精囊结石的检出率逐步提高。精囊结石与慢性精囊炎、射精管梗阻、精阜前列腺小囊开口解剖变异引起尿液反流致结石形成等有关。精囊结石多伴有射精痛、会阴部不适等症状，但最多见的是血精，常以血精为主诉就

诊而被发现，且长期反复发作，为顽固性血精的病因之一。精囊结石可依靠TRUS和精囊CT来诊断，由于精囊的特殊结构和位置特点，非手术治疗往往无明显疗效。如非手术治疗无效，传统治疗上只能选择开放精囊切除，但存在创伤大、并发症多等缺点。精囊镜技术可通过自然的通道直接处理结石，对于较小的或松软的结石可直接用异物钳从精囊镜取出或夹碎后取出，对于质地较硬的结石可通过精囊镜用钬激光粉碎后冲洗出。多项研究表明，经尿道精囊镜治疗精囊结石是一种安全有效的、创伤小、恢复快的治疗方法。

(三)射精管囊肿

射精管囊肿病例在临床上较为少见，其病因尚不明确，多为先天性因素所致。先天性因素主要为射精管结构发育异常或先天性闭锁。后天性因素包括泌尿生殖道感染或一些医源性因素，如前列腺切除术后精阜处瘢痕形成导致射精管开口狭窄梗阻，引起射精管内压力升高而形成囊肿。射精管囊肿发病比较隐匿，常无明显症状，多数病例是因为血精或少精、弱精症而对前列腺和精囊病变等情况进行评估时发现。超声检查临床较为常用，CT和MRI检查发现射精管囊肿多为偶然。射精管囊肿应与先天性苗勒管囊肿、前列腺囊肿、囊性前列腺癌及前列腺脓肿等疾病相互鉴别。这些囊肿的共同特点是位置相似，大部分表现相近。但是在病理生理变化及治疗方法的选择上却截然不同，故应该准确鉴别。若未进行及时有效的治疗可能会出现继发性精囊炎、射精疼痛及不育等并发症。射精管囊肿的治疗以手术切开引流为主，辅以有效的抗生素联合应用。常用的手术路径有经膀胱入路和经尿道入路等。经尿道电切术同期联合经尿道精囊镜射精

管扩张术、经尿道精囊镜去顶减压术是治疗射精管囊肿的比较理想的治疗方法，较传统手术方法囊肿治愈率高、治疗后精液参数改变明显、血精改善有效率高。

（四）射精管梗阻

射精管梗阻是导致无精症和男性不育的原因之一，可分为先天性射精管梗阻与后天性射精管梗阻两种。先天性射精管梗阻原因多见于苗勒管囊肿、泌尿生殖窦囊肿等梗阻所致；后天性射精管梗阻多因泌尿生殖道感染、外伤所致。Turek 等认为通过 TRUS 检查，患者具有下列 4 个条件之一即可诊断为射精管梗阻：①精囊扩张，横径＞15mm；②射精管扩张；③精阜内或射精管内钙化、结石形成；④靠近精阜中线或偏离中线区域出现囊肿（苗勒管囊肿或 Wolffian 囊肿）。随着精液生化检测技术和 TRUS、MRI 等无创性检查技术的进步，射精管梗阻性无精子症患者的诊出率明显增加，如果患者存在精液量显著减少，pH 明显偏低，精浆果糖明显降低或者阴性，或伴有无精症者，需考虑存在精道远端梗阻的可能性。传统手术方法对于射精管梗阻性无精症常选择经尿道射精管切开术，但不同的术者对电切的深度、范围有着不同的理念，对术者的操作经验要求较高，而且术中电切热损伤或术后创面瘢痕形成可造成射精管口狭窄、再次粘连；或精囊、括约肌甚至直肠损伤等风险。近几年来精囊镜技术得到了较快的发展，已经成为治疗射精管梗阻的新的微创治疗方法。精囊镜可通过人体的自然腔道直视下对精囊腺、射精管进行观察、治疗，减少了对精道正常解剖结构的破坏，创伤小，最大程度上降低前列腺、直肠、尿道括约肌的损伤概率，术后疗效确切，降低了术后射精管口再狭窄、粘连的发生率。

二、内镜手术治疗

【适应证】

1. 顽固性血精经常规非手术治疗无效者。

2. 射精管远端梗阻导致的无精、不育、精液量显著减少者。

3. 会阴部顽固性疼痛如射精疼痛、睾丸疼痛、腰骶部和会阴部胀痛不适，且经非手术治疗无效者。

4. 影像学检查发现精道及其周围区域出现结石或囊肿并伴有明显临床症状者。

【禁忌证】

1. 全身情况不能耐受经尿道精囊镜检查者。

2. 凝血功能障碍且不能矫正者。

3. 严重尿道狭窄不能进镜者。

4. 不能控制的泌尿系统感染者。

5. 膀胱挛缩，膀胱容量＜50ml，无法充盈膀胱者。

6. 不能配合手术者。

【术前准备】

1. 术前应详细了解患者病史、体格检查和影像检查资料，以最大限度地明确诊断及疾病程度。

2. 手术前对精囊疾病患者应常规进行血常规、凝血功能、肝肾功能、血清电解质等检测。任何检测指标异常均要在手术前得到纠正。

3. 对于＞40 岁的顽固性血精患者，应常规进行直肠指诊和 PSA 检测，以排除前列腺肿瘤引起的血精可能。

4. 常规预防性口服或静脉应用抗生素。

【手术步骤】

1. 麻醉可采用全身麻醉或者连续硬膜外麻醉，截石位。

2. 通常采用细的输尿管镜或 F4.5/6.5

精囊镜(图 2-2-2),经尿道外口进入,观察全程尿道后进入膀胱,了解膀胱内有无占位、结石、血块等病变。然后缓慢退镜至尿道前列腺部,先找到精阜,在精阜表面通过脉冲式水流来扩张前列腺小囊开口(图 2-4-1)。进入前列腺小囊,观察小囊内情况,小囊内光滑(图 2-4-2)。通常情况下,射精管与前列腺小囊之间不相通,在小囊内后侧壁大约 5 点和 7 点精囊隐窝处可以发现对称的半透明膜状结构,这里是射精管与前列腺小囊的薄弱区域。用斑马导丝试插,于最薄弱处产生

突破感时导丝顺利通过射精管进入精囊(图 2-4-3),形成人为精管短路开口(图 2-4-4)。在窥视下或导丝引导下,通过该突破口进入光滑的射精管(图 2-4-5),到精囊和输精管壶腹部汇合处(图 2-4-6)。把导丝头端向外侧推进,可进入精囊,精囊液呈乳白色、淡黄色的絮状物,精囊壁光滑,部分呈蜂窝状、网格样结构(图 2-4-7,图 2-4-8)。精囊开口的内上方可以发现更小的输精管壶腹开口(图 2-4-6),可通过插入导丝后进入,输精管壶腹部呈现更细的蜂窝状、网格样结构(图 2-4-9)。

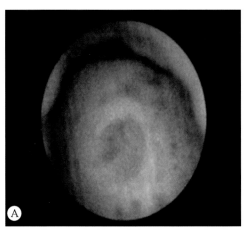
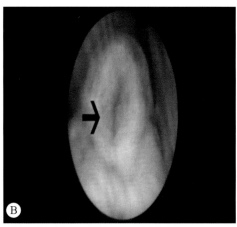

图 2-4-1　前列腺小囊开口

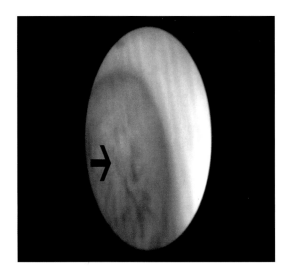
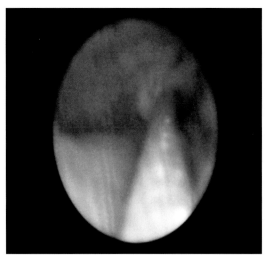

图 2-4-2　前列腺小囊　　　　图 2-4-3　导丝通过前列腺小囊的膜状结构

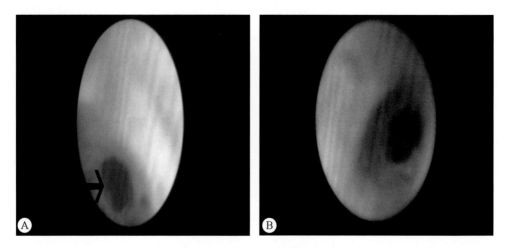

图 2-4-4　射精管短路开口

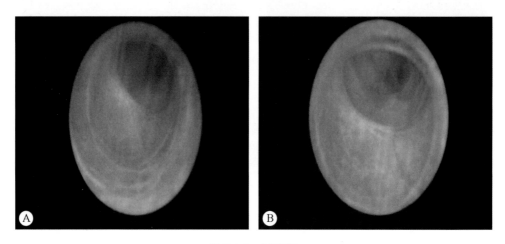

图 2-4-5　射精管

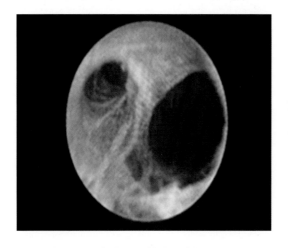

图 2-4-6　精囊与输精管壶腹部汇合处

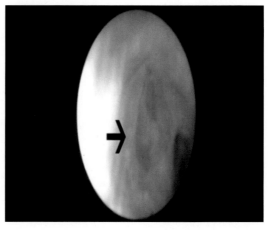

图 2-4-7　光滑的精囊壁

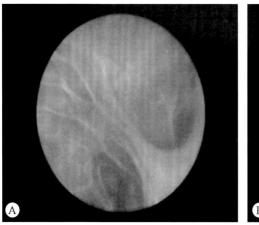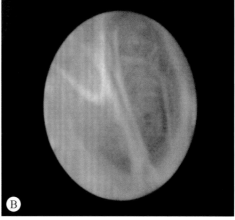

图 2-4-8　精囊壁网格样

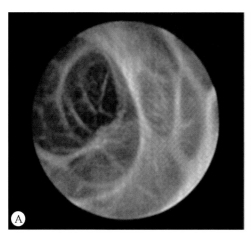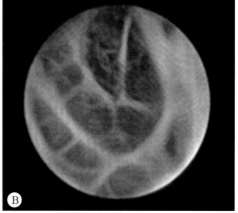

图 2-4-9　输精管壶腹壁网格样结构

3. 血精症患者可以见到新鲜或陈旧性血凝块或者紫红色精浆样物质（图 2-4-6），精囊感染患者可见暗红色或黄白色脓性分泌物，用生理盐水冲出；有些患者前列腺小囊和精囊内可以见到小结石，细小泥沙样结石用生理盐水直接冲出，较大的结石用异物钳取出，若结石过大难以取出，可用钬激光击碎冲出。

4. 对于可疑恶性部位应用活检钳钳取组织送病理检查。

5. 射精管口存在狭窄，可应用钬激光将射精管开口狭窄切开。

6. 对于炎症充血明显者，往往精囊内可见血性囊液，可以应用抗生素溶液低压冲洗精囊。

【术后处理】

1. 留置导尿 1～2 天。

2. 多饮水，避免久坐，避免辛辣食物。

3. 术后口服抗生素 2 周左右，预防逆行感染。

4. 术后精囊水肿期间，禁欲 2 周左右。2 周后开始规律排精，防止射精管道狭窄、精液瘀滞。

【并发症防治】

1. 精道损伤 正常人射精管长 1～2cm。由于射精管开口解剖位置多变异、射精管开口狭小、射精管全程细小等因素，会出现进镜困难，强行进入会造成射精管开口裂开或假道形成。另外损伤后出血会导致视野不清，增加手术难度。严重者精囊穿孔可以导致冲洗液、精液、脓性分泌物等外漏。采用较细的精囊镜或小儿输尿管硬镜可降低精道损伤概率，术中可以采用适度低压脉冲式冲洗保持视野清晰。

2. 睾丸炎、附睾炎、前列腺炎 术中高压冲洗、副损伤等可能造成精道逆行感染。术前半小时静脉应用抗生素，术中精囊液可留取样本送细菌培养，术后常规口服抗生素防治感染，然后再根据药物敏感试验调整抗生素。

3. 射精管堵塞 术中出现精道损伤或者钬激光碎石或射精管切开术后出现射精管口狭窄甚至管道完全性堵塞，术中应注意精细操作，术后注意防治感染，适时规律排精。

4. 精道外损伤 精道外损伤较为少见，单纯的精囊穿孔应及时停止手术，避免高压冲洗，一般不会有严重后果。但如果在视野不清的情况下暴力操作，则可能造成精囊外大血管损伤甚至直肠损伤。术中注意精细操作，时刻保持视野清晰，在视野不清的情况下不要盲目进镜。

（李文吉　郭建华）

第五节　女性膀胱颈部梗阻的内镜手术

一、概述

女性膀胱颈部梗阻（female bladder neck obstruction，FBNO）是指各种原因引起的膀胱出口部位缩窄而产生的泌尿系梗阻症状，表现为进行性排尿困难、残余尿增加、充盈性尿失禁、急迫性尿失禁、泌尿系统感染及上尿路扩张积水等，最终影响肾功能，为中老年女性排尿障碍的原因之一。该症状由 1933 年 Marion 首次报道，因此又被称为 Marion 症。其发病率并不低，临床工作中较为常见，可发生于各个年龄段，其中中老年女性占据绝大部分。Patel 统计 FBNO 发病率为 2.7%～29%，国外研究者报道所有就诊泌尿外科女性患者中 FBNO 占 6.5%～9.6%，患有下尿路症状（lower urinary tract syndrome，LUTS）的女性患者合并 FBNO 高达 20%。最近几年，FBNO 发病率有升高的趋势，原因是随着经济水平及医疗水平的提高，人均寿命延长而导致发病率升高。另外尿流动力学检查的广泛应用使得更多的 FBNO 被确诊。除此之外，随着治疗尿失禁的手术增加，医源性膀胱颈部梗阻数量随之增加。

按照产生原因分类，FBNO 可以分为先天性 FBNO 与后天性 FBNO 两种。先天性 FBNO 产生原因为膀胱颈部内括约肌在胚胎期发育障碍而异常增厚，影响尿液正常流出。后天性 FBNO 又分为功能性及机械性梗阻两类。功能性梗阻为非神经因素导致的膀胱颈部与逼尿肌协同失调而产生的排尿障碍，常见于年轻女性且病程较短，可能由于膀胱内炎症或氧化应激反应使得膀胱超敏引起内括约肌痉挛导致。机械性 FBNO 又可以分为原发性及继发性 FNBO。其中原发性 FNBO 好发于老年妇女,由于女性膀胱出口的尿道周围腺体与男性前列腺组织胚胎上同源,当体内内分泌水平改变时,这些腺体增生而产生与良性前列腺增生类似的症状。除此之外,膀胱黏膜、黏膜下层及尿道周围腺体慢性炎症产生膀胱颈挛缩,慢性炎症加重膀胱颈部括约肌和逼尿肌失调从而加重排尿梗阻症状。继发性梗阻主要是由于盆腔手术及盆腔脏器脱垂引起。

排尿期的压力-尿流率检查是诊断 FBNO 较为准确的方法。Kuo 等研究显示当最大尿流率（Q_{max}）≤15ml/s 且同时逼尿肌压力（pdet）≥35cmH$_2$O 诊断 FBNO 特异度＞80%,敏感度＞90%。其他学者如 Massey 认为当 Q_{max}＜15ml/s 且 pdet＞50cmH$_2$O 作为诊断 FBNO 的标准,可以达到满意的敏感性及特异性。当 pdet 和 Q_{max} 均降低时说明逼尿肌收缩乏力。尿流动力学可以反映梗阻程度改变时膀胱逼尿肌压力的改变,还可以反映膀胱内残余尿量,尿流曲线、逼尿肌的功能及逼尿肌的顺应性、收缩性及稳定性。残余尿量和膀胱颈梗阻程度及逼尿肌压力关系密切。早期 FBNO 时,逼尿肌功能正常,表现为兴奋性增加及代偿性增生,膀胱内压力升高而表现为功能正常或不稳定。FBNO 梗阻症状加重时,膀胱逼尿肌长期收缩导致失代偿而肥厚增生,纤维化严重而产生膀胱憩室,残余尿增加而表现为低顺应性膀胱。最终膀胱内压力持续升高,逼尿肌萎缩,表现为逼尿肌无力。因此早期诊断和治疗可以尽快解除梗阻,避免逼尿肌的进一步受损。随着科学水平的发展,越来越多新技术被应用到诊断 FBNO 中,影像尿动力学可以使用 X 线或 B 超在测量最大尿流率的同时观察膀胱出口尿道的变化,可以将排尿过程与膀胱出口解剖结构结合起来,可

以监测排尿时膀胱出口是否呈漏斗状开放,具有较高的诊断价值,为诊断 FBNO 提供准确而全面的诊断资料。而尿道膀胱镜检查可以提供直观的影像辅助诊断,可以清晰地看到病变部位,了解膀胱颈缩窄情况。检查时,将尿道镜置于膀胱内观察膀胱有无其他继发病变,缓慢退出膀胱颈部有时可看到后唇突然隆起升高,膀胱颈部黏膜呈慢性炎症样改变,膀胱颈苍白缺少血管分布,或有膀胱小梁、小室形成,退到尿道时可见视野突然塌陷,看不到膀胱内形态,可为诊断提供直观参考价值。诊断 FNBO 时需要与尿道狭窄、尿道息肉和神经源性膀胱相区分。

二、内镜手术治疗

【适应证】

（1）中、重度 LUTS 而严重影响生活质量,如尿频、尿急、夜尿增多、排尿费力、排尿等待、尿线变细、排尿时间延长、尿后滴沥、伴有尿频及充盈性或急迫性尿失禁等,非手术治疗无效。

（2）膀胱颈部梗阻造成肾功能损害。

（3）膀胱颈部梗阻造成膀胱小梁、憩室形成。

（4）膀胱颈部梗阻合并下尿路感染。

【禁忌证】

（1）全身情况不能耐受手术者。

（2）凝血功能障碍且不能矫正者。

（3）合并严重尿道狭窄不能进镜者。

（4）泌尿系统感染未能控制的者。

（5）膀胱挛缩,膀胱容量＜50ml,无法充盈膀胱者。

（6）不能配合手术者。

【术前准备】

1. 对于尿潴留患者行留置导尿治疗

或膀胱造口治疗,同时行抗生素治疗,择期手术。

2. 术前行尿流动力学分析,对于膀胱逼尿肌有损伤的患者,行膀胱 3+1 恢复法,即第一个阶段建立个体化的排尿习惯,第二个阶段进行排尿意识和排尿反射训练,对于前两个阶段效果欠佳的患者行第三个阶段治疗,三个阶段为溴吡斯的明口服辅助治疗,待复查尿流动力学显示逼尿肌功能改善后行手术治疗。

3. 术前行尿路 B 超检查,对上尿路有积水患者行留置导尿 1~2 周,对于重度肾积水引流 2 周以上,待肾功能基本恢复、无电解质紊乱酸碱平衡失调后再行手术治疗。

【手术步骤】

1. 膀胱颈梗阻内切开术 该术式适合经膀胱镜检查证实膀胱颈部环形狭窄,不伴有膀胱颈部后唇抬高的患者。

(1)置入电切镜进行全面观察,了解膀胱颈部梗阻情况及膀胱内的情况(图 2-5-1,图 2-5-13),了解膀胱颈部梗阻是单一环形狭窄还是合并膀胱颈部后唇抬高。

(2)一般对膀胱颈部单一环形狭窄是

选择分别进行膀胱颈部纤维组织 9、3 点方向切开,逐步加深,深度应该使膀胱颈部横行纤维彻底切开或切开见到脂肪组织为止(图 2-5-2~图 2-5-5)。

(3)通过膀胱颈部 9、3 二点横行纤维全部切开,狭窄的膀胱颈部呈现宽敞状态(图 2-5-6)。

2. 膀胱颈梗阻钩形电刀内切开 该术式适合后唇无抬高的膀胱颈狭窄患者。

(1)对插入电切镜困难者,先行尿道扩张。

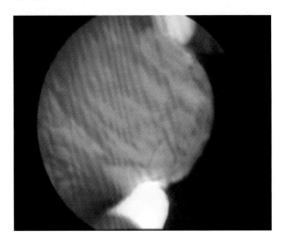

图 2-5-2 切除 9 点膀胱颈部纤维组织

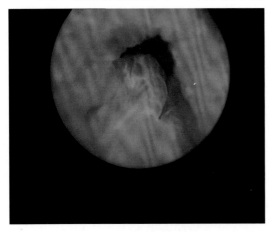

图 2-5-1 女性膀胱颈部梗阻

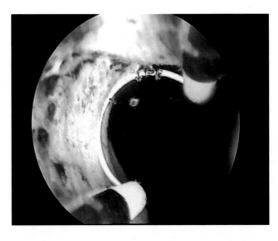

图 2-5-3 加深切除膀胱颈部 9 点纤维组织

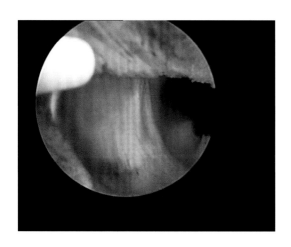

图 2-5-4　进一步加深切开环形纤维环

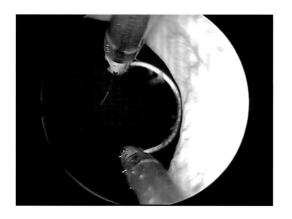

图 2-5-5　切开 3 点膀胱颈部纤维组织

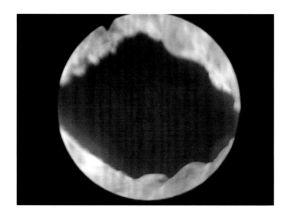

图 2-5-6　宽敞的膀胱颈部

（2）置入电切镜进行观察，了解膀胱颈部狭窄情况及膀胱内的情况。

（3）采用钩形电刀由膀胱内向外拉方法分别逐步由浅入深切开膀胱颈部 3 点和 9 点处（图 2-5-7，图 2-5-11），切割深度是把膀胱颈部纤维环全部切断，可以看见膀胱颈部切开处呈 V 形敞开（图 2-5-8～图 2-5-10，图 2-5-12），直到看见膀胱外脂肪为止（图 2-5-10），切开长度是 1～1.5 cm。

（4）术毕给予充分止血。术后保留导尿 1 周，不行膀胱冲洗。适当应用抗生素。术后次日普通饮食，下床活动。

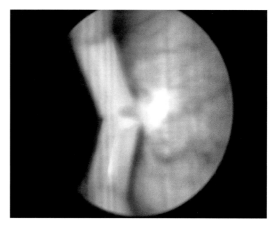

图 2-5-7　电刀由膀胱内向外切开膀胱颈部 3 点

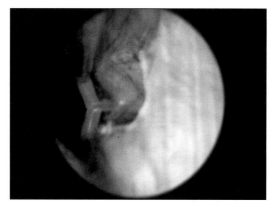

图 2-5-8　钩形电刀切开膀胱颈部

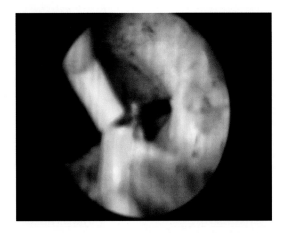

图 2-5-9　加深和延长膀胱颈部切口

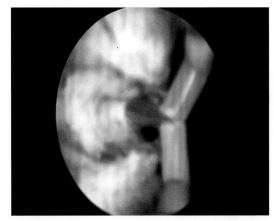

图 2-5-12　加深和延长膀胱颈部 9 点切口

3. 膀胱颈后唇切除术　膀胱颈后唇切除术适合膀胱颈部后唇明显抬高患者。用电切镜全面观察尿道与膀胱后,应用电切环切除膀胱颈部抬高的后唇纤维组织,用 30°膀胱镜置于后尿道处能看到膀胱三角区(图 2-5-14)。

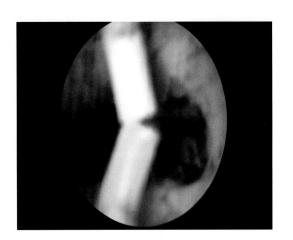

图 2-5-10　完全切断膀胱颈部括约肌,见到脂肪

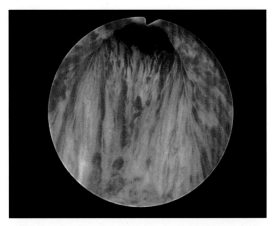

图 2-5-13　膀胱颈部狭小,后唇抬高

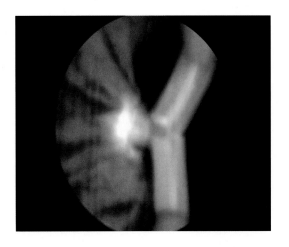

图 2-5-11　电刀由膀胱内向外切开膀胱颈部 9 点

4. 柱状电极在膀胱颈部梗阻的应用　在严重的膀胱颈部梗阻,电切镜难以通过膀胱颈部进入膀胱时,可以采用先把输尿管导管通过挛缩的膀胱颈部,然后用柱状电极沿输尿管导管逐步切割挛缩的纤维组织,可以切除 3 点至 9 点的纤维组织(图

2-5-15,图 2-5-16),直到膀胱颈部敞开,堤坝样后唇消失(图 2-5-17)。做 Hartung 试验,如果排尿通畅,尿线粗而有力,说明手术切割深度、范围适当。

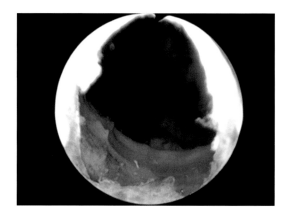

图 2-5-14　宽敞的膀胱颈部

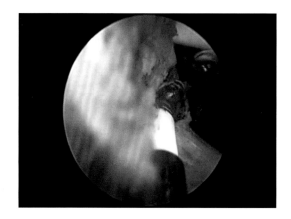

图 2-5-15　柱状电极切割 7 点至 9 点纤维组织

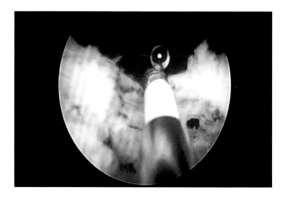

图 2-5-16　柱状电极切除后唇纤维组织

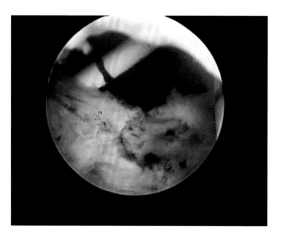

图 2-5-17　宽敞的膀胱颈部(内有输尿管导管)

5. 钬激光在女性膀胱颈部梗阻的应用　钬激光治疗女性膀胱颈部梗阻方法类同于柱状电极在膀胱颈部梗阻的应用,用钬激光光纤切开膀胱颈部的 3 点和 9 点,直到颈部狭窄环切开看到狭窄环外脂肪为止,此时,狭窄的膀胱颈部会敞开(图 2-5-18,图 2-5-19),如膀胱颈部后唇有抬高,同样可用钬激光切除。应用钬激光切开膀胱颈部出血少,效果类同于等离子电切,但钬激光设备的购买价格和使用价格远高于等离子电切。

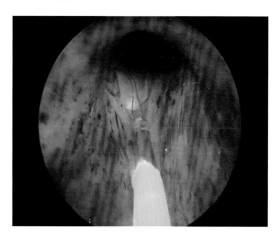

图 2-5-18　钬激光准备切开膀胱颈部 3 点和 9 点

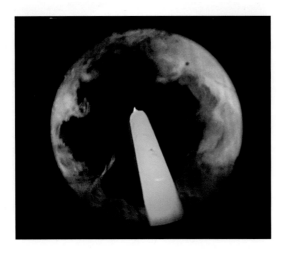

图 2-5-19　宽敞的膀胱颈部

【术后处理】

术后常规留置导尿。可以不行膀胱持续冲洗。

【并发症防治】

1. 尿失禁　主要因术中切除膀胱颈口组织过多、过长，使尿道短缩，进而出现尿失禁。

2. 术后瘢痕增生　主要因术中电凝过多、过深，灼伤邻近组织，发生瘢痕化。术中应尽量准确止血，减少不必要的电灼伤。

3. 膀胱阴道瘘　术中切除膀胱后唇挛缩组织过深所致，如切割膀胱后唇纤维组织中见到脂肪组织时，应立即停止切割，以防切穿到阴道。

（蔡志康　刘　冲　万　祥　刘定益）

参 考 文 献

[1] 郑少波,刘春晓,徐亚文,等.腔内剜除法在经尿道前列腺汽化电切术中的应用.中华泌尿外科杂志,2005,(08):558-561.

[2] 王忠,陈彦博,陈其,等.经尿道前列腺等离子切除术与钬激光剜除术治疗良性前列腺增生的疗效和安全性比较.中华泌尿外科杂志,2014,35(5):349-353.

[3] 谷猛,蔡志康,陈其,等.钬激光剜除治疗良性前列腺增生的新方法——6点隧道法.中华男科学杂志,2015,21(2):132-135.

[4] 赵林,马永宏,陈其,等.铲状电极经尿道前列腺等离子剜除术与等离子切除术治疗BPH的临床比较.中华男科学杂志,2018(2):133-137.

[5] 宋涛,陈文政,张旭.精囊镜技术在泌尿外科的应用.微创泌尿外科杂志,2013,2(2):84-87.

[6] 王进,曾汉青,范民,等.经尿道精囊镜技术在精囊疾病诊断治疗中的临床应用(附52例报告).临床泌尿外科杂志,2014,29(11):960-966.

[7] 肖恒军,刘小彭,张炎,等.顽固性血精症原因分析和治疗对策.中华腔镜泌尿外科杂志,2012,6(5):392-395.

[8] 崔志强,王永传,都靖,等.经尿道精囊镜联合非那雄胺治疗顽固性血精的疗效观察.中华男科学杂志,2014,20(6):536-538.

[9] 刘冠琳,王国耀,吴科荣,等.精囊炎伴精囊结石患者病因初步分析.中华男科学杂志,2018,24(2):128-132.

[10] 张祥生,张士龙,闫天中,等.精囊镜技术在精道结石诊疗中的临床应用.临床泌尿外科杂志,2012,27(11):855-858.

[11] 靳风烁,李彦锋.血精及射精管梗阻的精囊镜诊治技术.临床泌尿外科杂志,2015,30(1):1-5.

[12] 万祥,刘冲,徐欢,等."3+1"膀胱功能恢复法联合剜除术治疗良性前列腺增生合并逼尿肌无力的初步探索.中华男科学杂志,2017,23(10):912-916.

[13] 刘定益,顾炯,王健,等.经尿道等离子双极电切前列腺增生的疗效观察.中国内镜杂志2008,14(12):1303-1305.

[14] 刘定益,顾炯,张翀宇,等.经尿道等离子双极电切术治疗高危前列腺增生的临床观察.中华外科杂志,2009,47(7):545-547.

[15] 刘定益,王健,唐崎,等.等离子双极电切联合

钛激光治疗 BPH 并发膀胱结石的疗效观察.
吉林大学学报医学版,2009,35(3):86-87.

[16] 刘定益,王健,唐崎,等.环形切除膀胱颈部治
疗女性膀胱颈梗阻的体会,中国内镜杂志,
2009,15(4):387-389.

[17] 经浩,刘定益.泌尿腔内诊治图谱.北京:人民
卫生出版社,2017:66-140.

[18] Mebust WK,Holtgrewe HL,Cockett AT,et
al. Transurethral prostatectomy: immediate
and postoperative complications. A cooperative
study of 13 participating institutions evalua-
ting 3,885 patients. J Urol,1989,141(2):
243-247.

[19] Singh H,Desai MR,Shrivastav P,et al. Bipolar
versus monopolar transurethral resection of
prostate: randomized controlled study. J En-
dourol,2005,19(3):333-338.

[20] Ahyai SA,Gilling P,Kaplan SA,et al. Meta-a-
nalysis of functional outcomes and complica-
tions following transurethral procedures for
lower urinary tract symptoms resulting from
benign prostatic enlargement. Eur Urol,2010,
58(3):384-397.

[21] Gilling PJ,Wilson LC,King CJ,et al. Long-
term results of a randomized trial comparing
holmium laser enucleation of the prostate and
transurethral resection of the prostate: results
at 7 years. BJU Int,2012,109(3):408-411.

[22] Zhao Z,Zeng G,Zhong W,et al. A prospec-
tive,randomised trial comparing plasmakinetic
enucleation to standard transurethral resection
of the prostate for symptomatic benign prosta-
tic hyperplasia: three-year follow-up results.
Eur Urol,2010,58(5):752-758.

[23] Zhu L,Chen S,Yang S,et al. Plasmakinetic E-
nucleation versus Bipolar Transurethral Resec-
tion of the Prostate for Prostates Larger than
70ml:a Prospective,Randomised Trial with 5-
Year Follow-up. J Urol,2012.

[24] Qi Chen,Li Zhang,Qi-Liang Fan,et al. Bipolar
transurethral resection in saline vs traditional
monopolar resection of the prostate: results of

a randomized trial with a 2-year follow-up.
BJU Int,2010,106(9):1339-1343.

[25] Chen Y,Xu H,Xu Hui,et al. Comparison of
plasmakinetic enucleation of the prostate with
holmium laser enucleation of the prostate in
the treatment of benign prostate hyperplasia.
Int J Clin Exp Med,2016,9(4):7328-7333.

[26] Gilling PJ,Kennett K,Das AK,et al. Holmium
laser enucleation of the prostate(HoLEP)
combined with transurethral tissue morcel-
lation:an update on the early clinical experi-
ence. J Endourol,1998,12(5):457-459.

[27] Fayad AS,Elsheikh MG,Zakaria T,et al. Hol-
mium laser enucleation of the prostate versus
bipolar resection of the prostate:a prospective
randomized study."pros and cons". Urol,
2015,86(5):1037-1041.

[28] Michalak J,Tzou D,Funk J. HoLEP:the gold
standard for the surgical management of BPH
in the 21st century. American Journal of Clini-
cal ＆ Experimental Urology,2015,3(1):
36-42.

[29] Vincent MW,Gilling PJ. HoLEP has come of
age. World Journal of Urology,2015,33(4):
487-493.

[30] Laguna MP,Alivizatos G,De JJ. Interstitial la-
ser coagulation treatment of benign prostatic
hyperplasia:is it to be recommended?. J En-
dourol,2003,17(8):595-600.

[31] Łukasz Dolowy,Krajewski W,Dembowski J,et
al. The role of lasers in modern urology. Cen-
tral European Journal of Urology,2015,68
(2):175-182.

[32] Chen YB,Chen Q,Wang Z,et al. A prospec-
tive,randomized clinical trial comparing plas-
makinetic resection of the prostate with holmi-
um laser enucleation of the prostate based on a
2-year follow up. J Urol,2013,189(1):
p217-222.

[33] Fayad AS,Sheikh MG,Zakaria T,et al. Hol-
mium laser enucleation versus bipolar resec-
tion of the prostate:a prospective randomized

study. Which to choose?. J Endourol, 2011, 25 (8):1347.

[34] Shimada M, Yoshida H. Ex vivo ultrathin endoscopy of the seminal vesicles. J Urol, 1996, 156(4):1388-1390.

[35] Okubo K, Maekawa S, Aoki Y, et al. In vivo endoscopy of the seminal vesicle. J Urol, 1998, 159(6):2069-2070.

[36] Yang SC, Rha KH, Byon SK, et al. Transutricular seminal vesiculoscopy. J Endourol, 2002, 16(6):343-345.

[37] Ozgök Y, Kilciler M, Aydur E, et al. Endoscopic seminal vesicle stone removal. Urology, 2005,65(3):591.

[38] Cuda SP, Brand TC, Thibault GP, et al. Case report: Endoscopic laser lithotripsy of seminal-vesicle stones. J Endourol, 2006, 20 (11): 916-918.

[39] Manoharan M, Ayyathurai R, Nieder AM, et al. Hemospermia following transrectal ultrasound-guided prostate biopsy: a prospective study. Prostate Cancer Prostatic Dis, 2007, 10 (3):283-287.

[40] Bamberger E, Madeb R, Steinberg J, et al. Detection of sexually transmitted pathogens in patients with hematospermia. Isr Med Assoc J. 2005;7(4):224-227.

[41] Han CH1, Liang Q, Dong BZ, et al. The transurethral seminal vesiculoscopy in the diagnosis and treatment of the seminal vesicle disease. Cell Biochem Biophys, 2013, 66 (3): 851-853.

[42] Song T, Zhang X, Zhang L, et al. Transurethral seminal vesiculoscopy in the diagnosis and treatment of seminal vesicle stones. Chin Med J (Engl), 2012, 125(8):1475-1478.

[43] Liu ZY, Sun YH, Xu CL, et al. Transurethral seminal vesiculoscopy in the diagnosis and treatment of persistent or recurrent hemospermia: a single-institution experience. Asian J Androl, 2009, 11(5):566-570.

[44] Turek PJ, Magana JO, Lipshultz LI. Semen parameters before and after transurethral surgery for ejaculatory duct obstruction. J Urol, 1996, 155(4):1291-1293.

[45] Patel R, Nitti V. Bladder outlet obstruction in women: Prevalence, recognition, and management. Curr Urol Rep, 2001, 2(5):379-387.

[46] Kuo HC. Urodynamic parameters for the diagnosis of bladder outlet obstruction in women. Uro Int, 2004, 72(1):46-51.

[47] Gilling P. Holmium Laser Enucleation of the prostate (HoLEP). BJU International, 2008, 101(1):131-142.

第*3*章

膀胱疾病的内镜手术

第一节　膀胱肿瘤的内镜手术相关解剖

一、膀胱的位置和毗邻

膀胱位于腹膜外的盆腔前部,膀胱空虚时呈三棱锥状,膀胱形态伸缩性较大,其位置、形状和大小可随年龄、性别和膀胱充盈程度的不同而有所变化。成年人正常膀胱容量为 350～500ml,新生儿膀胱容量为 50ml。膀胱分为颈、底、体和顶四部,各部间无明显分界,膀胱底部呈三角形,底部的二个外角处有输尿管进入,膀胱顶部与底部之间为体部,膀胱与尿道连接处称为膀胱颈部。临床上将膀胱分为前壁、顶部、后壁、底部、两侧壁和三角区。膀胱上方完全覆盖腹膜,膀胱充盈时顶部上升,腹膜反折会随着充盈程度而升降。膀胱前方通过膀胱前间隙与耻骨和耻骨联合相邻,其间有粗大的阴茎(蒂)背深静脉通过。膀胱两侧连接肛提肌、闭孔内肌和盆筋膜的壁层,在男性的膀胱后方是直肠,后下方是精囊和前列腺,在女性膀胱的后面是子宫和阴道(图 3-1-1,图 3-1-2)。

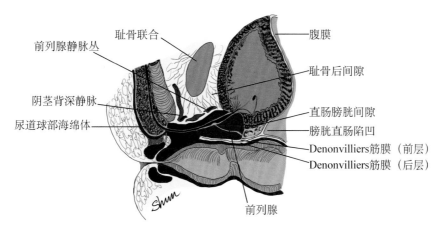

图 3-1-1　男性膀胱与毗邻

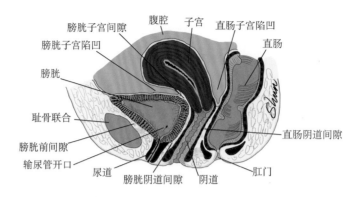

图 3-1-2　女性膀胱与毗邻

二、膀胱壁的结构

膀胱壁由黏膜层、黏膜固有层和肌层组成,肌层外面是浆膜层,浆膜层由蜂窝组织和结缔组织组成,浆膜层与肌层之间比较容易分离。肌层称为膀胱逼尿肌,逼尿肌的外层和内层为纵行肌,中层为环形肌相互交叉,环形肌在膀胱颈部逐渐增厚,形成膀胱括约肌(尿道内括约肌)。膀胱黏膜借黏膜下层松松地连于肌层上,当膀胱充满时膀胱黏膜呈现光滑,当膀胱排空时膀胱黏膜呈皱襞状。两侧的输尿管开口于膀胱底部,输尿管进入膀胱处有 Waldryer 鞘,具有抗膀胱内尿液反流作用。两侧输尿管开口与尿道内口之间形成膀胱三角区,此区黏膜与肌肉层联系甚紧,膀胱黏膜光滑。膀胱三角区上缘,在两个输尿管开口之间有一弧形隆起,称为输尿管间嵴(图 3-1-3)。

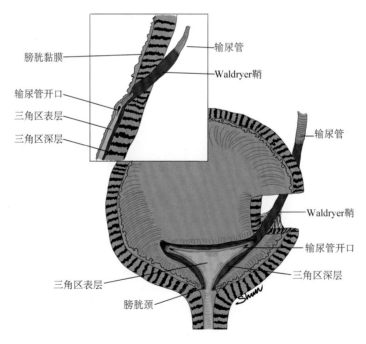

图 3-1-3　膀胱结构

第二节 膀胱肿瘤的内镜手术治疗

一、概述

在我国,膀胱肿瘤(tumor of bladder)是泌尿系统最常见的恶性肿瘤。临床表现为间歇性、无痛性、反复肉眼或显微镜血尿。尿细胞学、尿膀胱癌标志物、超声检查、静脉尿路造影、CT尿路成像和磁共振成像均有利于膀胱肿瘤的诊断。膀胱镜可直接发现膀胱肿瘤的形状、大小、位置和数目,同时可取活组织检查,从病理学上证实膀胱肿瘤类型。近年来应用窄带光成像(narrow band imaging,NBI)技术,更易于发现微小膀胱肿瘤,NBI的原理是采用窄带滤光器代替传统的宽带滤光器,把白光滤过,留下 605nm、540nm 与 415nm 波长的红、绿和蓝窄谱光,狭谱光波穿透膀胱黏膜的深度不同,红色波段(605nm)可深达黏膜下层,可以显示黏膜下血管网,蓝色波段(415nm)穿透膀胱黏膜较浅,绿色波段(540nm)显示红色波段与蓝色波段之间的血管,显示的血管呈棕褐色,膀胱癌的营养血管呈密集而不规则状,NBI通过强化黏膜下血管,明显提高正常膀胱黏膜与膀胱癌之间的对比度,立体感更强,NBI比普通白光可以更好对比正常的膀胱黏膜与富含血管的肿瘤组织(因肿瘤血供丰富,窄带光被血红蛋白吸收,使肿瘤与正常膀胱黏膜的颜色对比更加明显)(图 3-2-1~图 3-2-4),可额外发现 17.1% 的膀胱肿瘤,提高膀胱肿瘤的发现率,在 NBI 指示下进行经尿道膀胱肿瘤电切术(transurethral resection of bladder tumor,TURBt),与白光下 TURBt 相比,能降低至少 10% 的术后 1 年复发率。

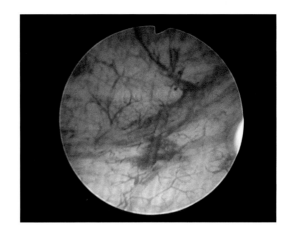

图 3-2-1 普通光源下显示膀胱黏膜充血

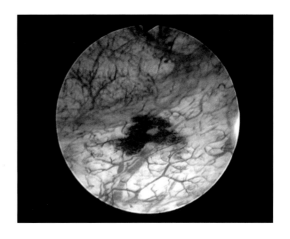

图 3-2-2 NBI 下显示相同部位棕褐色病变,病理为尿路上皮癌

与以往相比,目前临床见到巨大膀胱肿瘤比较少见,且浸润程度较浅,通常患者在被诊断膀胱肿瘤时,70%的初诊患者肿瘤局限在黏膜或黏膜下层,未侵犯到膀胱肌层,称为非肌层浸润性膀胱癌(non-muscle-invasive bladder cancer,NMIBC)。NMIBC包括病理分期CIS(原位癌,约占10%)、T_a(非浸润性膀乳头状胱癌,约占

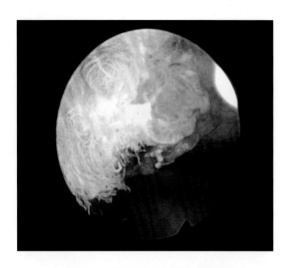

图 3-2-3　普通光源下膀胱顶肿瘤

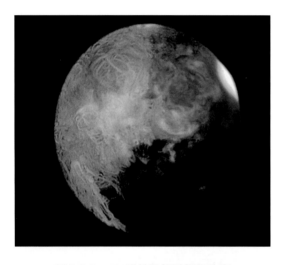

图 3-2-4　NBI 下显示相同部位肿瘤

70％)和 T_1(肿瘤浸润黏膜下组织,约占 20％)。1910 年 Beer 首先应用高频电流电极,通过膀胱镜电灼膀胱乳头状肿瘤获得成功。1932 年 McCarthy 创造了电切镜。1935 年 Greenberg 首先报道应用电切镜切除膀胱小肿瘤。随着经尿道电切器械的不断改进和完善,现在对 NMIBC 金标准治疗方法是经尿道膀胱肿瘤电切术(TURBt)。TURBt 是一种用于诊断和治疗膀胱肿瘤的方法,在诊断方面可获得标本以判断疾病的类型和病变的程度,在治疗方面可以切除肉眼所见的全部膀胱肿瘤。当患者全身情况不适合做根治性膀胱切除时,TURBt 也可以用来治疗表浅浸润性肿瘤,甚至可以治疗浸润较深的膀胱肿瘤。但 TURBt 不足之处是:①TURBt 中膀胱肿瘤碎块化可能是膀胱癌高复发率的原因之一;②TURBt 容易发生闭孔神经反射,造成膀胱穿孔;③TURBt 后肿瘤基底和创面焦痂化,无法进行病理分期,切除的膀胱壁层次不清,肿瘤残留达 33％,患者不得不在短期内进行第二次 TURBt,应用等离子电切,即便在手术中采用全身麻醉,或应用闭孔神经阻滞的方法也难以杜绝闭孔神经反射的发生,且半环状电极接触面积大,手术创面的焦痂引起手术标本缺失肌层,而导致 9％～49％的患者肿瘤分期被低估,建议对 T_1G_3 级、多发或体积较大的肿瘤在术后 2～6 周进行第二次 TURBt,可以使得 T_1 期膀胱肿瘤患者术后复发率由 63.24％下降到 25.68％,肿瘤进展率由 11.76％降到 4.05％。近年来提出膀胱癌整块切除手术方法(en-bloc resection of bladder tumor),该方法采用锐性切割和钝性分离相结合的手法,即边切、边推、边凝,手术视野清晰,推开肿瘤时可以明显显示肿瘤基底的深度,解剖性完整剜除肿瘤,最大限度保留膀胱标本的黏膜、黏膜下层,有利于病理分期,防止肿瘤残留,减少肿瘤复发,膀胱癌整块手术切除方法得到普遍认可和快速发展。

二、膀胱肿瘤的病理分类

(一)原发性膀胱肿瘤

1. 尿路上皮癌　尿路上皮癌占膀胱肿瘤 90％以上。

(1)乳头状瘤:乳头状瘤很少有转移,

但有种植能力,应视为恶性肿瘤。

(2)乳头状癌:是膀胱癌中最多见者,可单独存在,亦可多发。基底部可向膀胱壁浸润,肿瘤表面可见坏死或溃疡。

2. 腺细胞癌 较少见,约占膀胱癌的2%。膀胱黏膜并无腺样组织,可能起源于膀胱三角区的腺体、管状腺或脐尿管的残留组织,因而好发于膀胱三角区及顶部。腺细胞癌的特点是肿瘤能分泌黏液和肿瘤早期向膀胱肌层浸润。

3. 鳞状细胞癌 较少见,约占膀胱癌的5%。膀胱黏膜并无鳞状上皮,可因膀胱内长期炎症或物理刺激,使得移行上皮增生变性而成。肿瘤呈现隆起的溃疡状,基底部宽广,容易发生浸润。

4. 非尿路上皮性肿瘤 非尿路上皮性肿瘤约占膀胱肿瘤的5%,如血管瘤、纤维瘤、纤维肉瘤、平滑肌瘤、平滑肌肉瘤、淋巴肉瘤、神经纤维瘤等间叶组织肿瘤,此外还有畸胎瘤、皮样囊肿、膀胱异位嗜铬细胞瘤等。

(二)继发性膀胱肿瘤

1. 上尿路肿瘤种植 肾盂或输尿管乳头状瘤或乳头状癌的脱落细胞随尿液下行至膀胱,种植于膀胱而发生。

2. 邻近脏器肿瘤直接浸润 如直肠癌、女性盆腔器官的癌肿及前列腺癌是比较常见的原发肿瘤直接浸润到膀胱的来源。

在临床除了膀胱内局部出现肿块外,往往会随着肿瘤的发展、浸润而引起尿路梗阻的病理变化。肿瘤浸润膀胱颈、前列腺后会导致尿路梗阻的病理改变。肿瘤浸润输尿管口,会引起输尿管口梗阻、输尿管扩张、肾盂积水及肾功能减退或丧失。继发肿瘤表面坏死及溃疡形成会导致继发尿路感染及结石形成。当浸润到肠管,可能会出现膀胱肠瘘。

三、膀胱肿瘤内镜手术治疗适应证和禁忌证

1. 适应证

(1)病理证实为尿路上皮细胞癌者。

(2)对电切镜能够到达的临床分期≤T_{2a}者。

(3)超声检查与静脉尿路造影、超声检查与CT尿路成像或超声检查和磁共振尿路成像排除合并上尿路肿瘤者。

(4)符合根治性膀胱切除者,但患者不能耐受或不愿意接受膀胱根治性手术者的姑息性切除。

2. 禁忌证

(1)T_{2b}(肿瘤浸润膀胱深肌层)以上的尿路上皮细胞癌、膀胱腺细胞癌、鳞状细胞癌和继发性膀胱肿瘤。

(2)严重尿道狭窄不能进镜者。

(3)全身情况不能耐受经尿道膀胱肿瘤切除术者。

(4)凝血功能障碍又不能矫正者。

(5)不能配合手术者。

(6)不能控制的泌尿系统感染者。

(7)膀胱挛缩,膀胱容量<50ml,无法充盈膀胱者。

对高龄、高危患者因不能耐受膀胱部分切除或全切除患者,有时仍可采用TURBt作为姑息性手术,以达到减少肿瘤出血和减轻症状的目的。对膀胱憩室内低级别肿瘤(图3-2-5)可行TURBt和基底部电灼,如病理提示高级别肿瘤,可行二次电切,即使有膀胱腹膜外穿孔可能,也要求有足够的肿瘤基底部标本。可同时切开膀胱憩室狭窄的开口。如切除膀胱憩室肿瘤困难,可考虑采用其他手术方式。

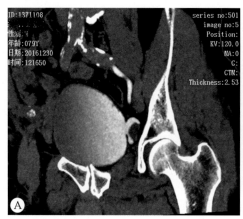
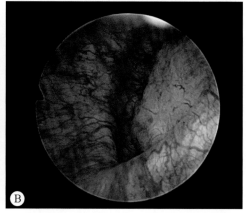

图 3-2-5　膀胱憩室肿瘤

四、内镜手术方法

(一)经尿道等离子膀胱肿瘤切除术 (transurethral plasmakinetic resection of bladder tumor)

随着科学技术的发展,目前应用普通电源的经尿道膀胱肿瘤切除术已很少应用,当前常用经尿道等离子膀胱肿瘤切除术。等离子技术是应用高频电流通过生理盐水形成局部控制回路原理对肿瘤组织进行切割。经尿道等离子膀胱肿瘤切除具有如下优点:①整个手术过程均采用生理盐水冲洗,术中创面即使吸收也是生理盐水,不会发生电切综合征。②由于高频电流在局部控制回路,手术时不用负极板,对装有心脏起搏器的患者没有影响。③等离子电切环与其自身回路电极之间形成一个高热能等离子球体,电切环不需与组织直接接触,只要组织进入这一等离子球体即可被气化切除,因而有很好的止血作用。④手术中电切环上无组织凝块,可以缩短手术时间。

1. 术前准备

(1)手术前对膀胱肿瘤患者应该进行血常规、血清电解质、肌酐、尿素氮及凝血指标检测等。任何检测指标的紊乱均要在手术前得到纠正。手术前必须证实尿液培养无菌。术前应该详细了解患者病史、影像检查资料和体格检查以判断肿瘤侵犯程度。

(2)肺部 X 线摄片、肝肾 B 超检查和静脉肾盂造影,以排除上尿路肿瘤和了解有无远处转移。如患者对造影剂过敏或严重肾功能损害者可行逆行肾盂造影以了解上尿路情况。

(3)盆腔 CT 或 MRI 检查有助于了解膀胱肿瘤的大小、浸润膀胱壁的深度,知晓是否侵犯邻近器官。

(4)常规膀胱镜检查和活检,了解肿瘤数目、大小、部位、肿瘤有无蒂及蒂的大小、肿瘤与输尿管开口的距离,活检了解肿瘤的分级。

(5)术前给予普通灌肠。术前半小时膀胱内灌注抗癌药物。

(6)常规预防性静脉应用抗生素。

2. 麻醉和体位　腰椎管麻醉或喉罩全身麻醉。患者取截石位,臀部尽量靠手术床边缘,两下肢尽量分开,防止腘窝过度受压,妥善固定,便于手术操作。

3. 经尿道等离子顺行膀胱肿瘤切除手术方法

(1)应用 Olympus 等离子双极电切镜(图 3-2-6),Olympus 电视监视系统。先用生理盐水充盈膀胱(通常是 150～200ml),使膀胱皱襞消失即可(图 3-2-7),不能过度充盈膀胱,如膀胱过度扩张,膀胱壁变薄,电切时容易穿孔。手术过程中采用适当流量生理盐水持续冲洗,这样可以保持膀胱内的清晰度,膀胱肿瘤位置也不改变,同时膀胱壁的厚度也无大的变化,从而降低手术中膀胱切穿的危险,在膀胱肿瘤切除前应该仔细全面地检查膀胱,了解膀胱肿瘤的部位、大小、形态、数目及肿瘤与输尿管开口的关系。

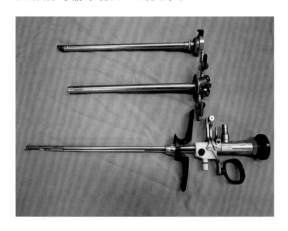

图 3-2-6 Olympus 等离子电切镜鞘和工作柄

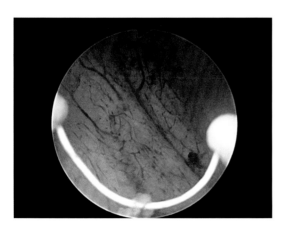

图 3-2-7 正常膀胱黏膜

(2)对肿瘤比较小(<1cm),且肿瘤有蒂,基底部可完全显露者,可将等离子电切环从肿瘤顶部或侧方越过肿瘤,置于肿瘤基底部的后方(图 3-2-9),采用回拉式的顺行切除法,直接从肿瘤基底部切除,切除范围包括全部肿瘤和肿瘤基底部的浅肌层,再补充切除或电灼肿瘤边缘 1～2cm 正常膀胱组织。在处理肿瘤的基底时应是电切到近深肌层,而不是电灼肿瘤的基底,因电灼组织的炭化层会保护肿瘤的基底组织,手术后残留的肿瘤会复发,还有可能刺激肿瘤,引起肿瘤恶性程度的升级。

(3)对比较大的或基底宽的肿瘤手术时要有一定的顺序,先切除肿瘤前面、上面的外凸部分,再切肿瘤后上方的外凸部分,依次一片一片地切下来,也可以从肿瘤的一侧由浅入深,分块、分次逐步切向对侧顺行切除(图 3-2-8～图 3-2-14),如有明显出血,应该充分止血后继续切割残留肿瘤(图 3-2-12),并且仔细观察,切除所有残留的膀胱肿瘤(图 3-2-13)。在切到近膀胱壁时,电切环移动的方向一定要与膀胱弧形轮廓相适应,从深肌层表面弧形移动切除肿瘤(图3-2-14),否则容易切过深或切穿膀胱

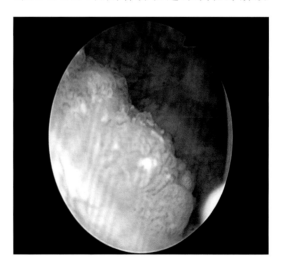

图 3-2-8 膀胱侧壁肿瘤

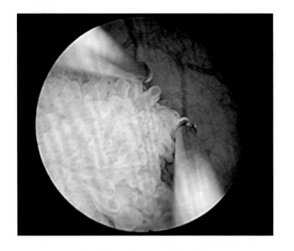

图 3-2-9　电切环放于肿瘤后

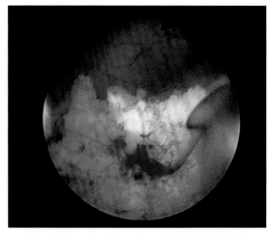

图 3-2-12　肿瘤残余组织出血

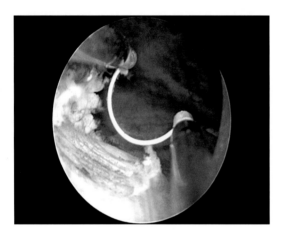

图 3-2-10　顺行切除肿瘤右侧组织近深肌层

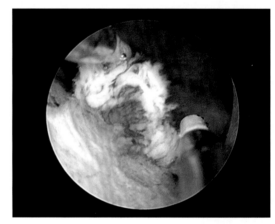

图 3-2-13　切除肿瘤后方残留肿瘤

壁(图 3-2-18～图 3-2-20),肿瘤切除完毕后电灼膀胱肿瘤周边 1.5cm 正常膀胱黏膜,最后观察切除创面无活动出血,确定对输尿管开口无损伤(图 3-2-17),退出电切镜。

(4)如术中肿瘤供应血管出血,影响到手术视野,可凝固肿瘤供应血管后继续切除边缘残留肿瘤组织,当出血明显,又无法看见肿瘤出血的供应血管时,可切除出血处旁边的肿瘤组织,显露出血血管后再进行止血,也可尽快切除掩盖肿瘤基底旁肿瘤组织,显露肿瘤基底后切除大部分肿瘤

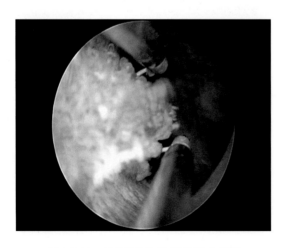

图 3-2-11　依次顺行切除肿瘤残余组织

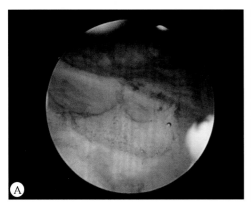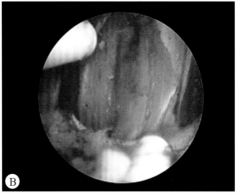

图 3-2-14　切除面已近深肌层

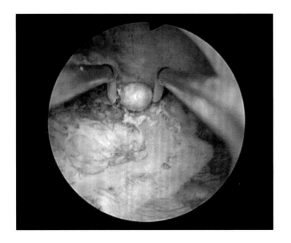

图 3-2-15　电灼肿瘤边缘 1.5cm 正常膀胱黏膜

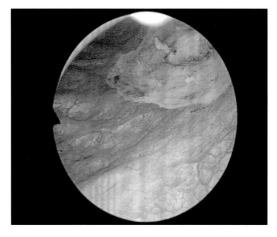

图 3-2-17　左下方输尿管开口无损伤

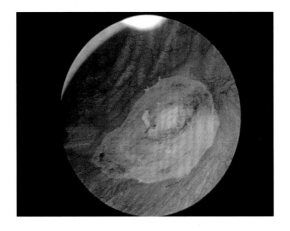

图 3-2-16　切除肿瘤后全貌

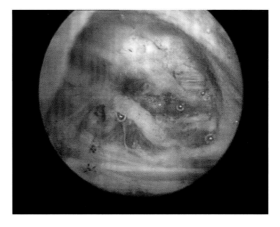

图 3-2-18　膀胱深肌层外组织

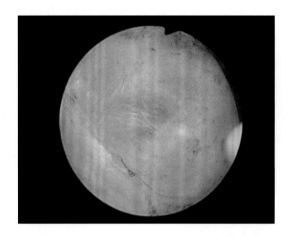

图 3-2-19　膀胱肌层外疏松结缔组织

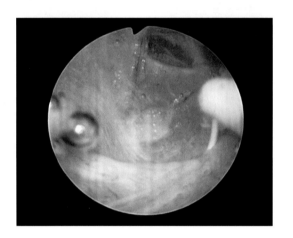

图 3-2-20　膀胱穿孔,可见黄色脂肪,左侧一小气泡

基底部,阻断肿瘤的血供,可以明显减少切除残留肿瘤时的出血。

(5)用 Ellik 冲洗器把切除的肿瘤组织吸出后供病理检查。

(6)待肿瘤切除后在其基底部可再切一层,作为获取的独立标本用于判断肿瘤的浸润深度,肿瘤切除完毕后有时可清楚地显示膀胱的肌层(图 3-2-14)。

4. 经尿道等离子逆行膀胱肿瘤切除手术方法　在切割膀胱肿瘤时把电切环放在肿瘤的近侧(图 3-2-21),采用电切环向肿瘤远侧倒推的方法,依次从前侧向后侧沿膀胱

的弧形面近深肌层表面向前推行,逐步切除肿瘤(图 3-2-22～图 3-2-24),待完全切除肿瘤组织后电灼肿瘤周围 1.5cm 膀胱黏膜(图 3-2-15,图 3-2-25),为了解切除肿瘤边缘有无肿瘤残留,可在术毕对肿瘤切缘进行活检(图 3-2-26)。该方法通常用在肿瘤较大或肿瘤遮盖基底部,而术者想尽早显露肿瘤基底或在切除肿瘤过程中,切割肿瘤时出血又难以发现出血肿瘤血管时,可通过推进式的逆行切除法尽快显露肿瘤蒂,通过显露肿瘤蒂部血管来控制切割肿瘤面的出血(图 3-2-27,图 3-2-28)。

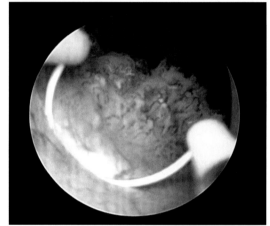

图 3-2-21　电切环放在肿瘤的近侧

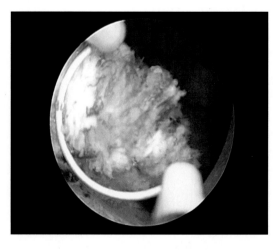

图 3-2-22　从近侧逆行切除膀胱肿瘤

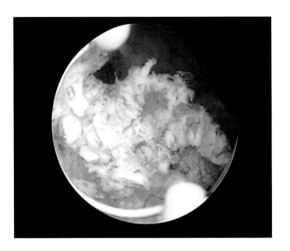

图 3-2-23 膀胱残存肿瘤

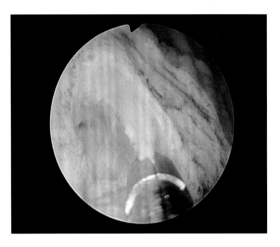

图 3-2-26 肿瘤切缘活检

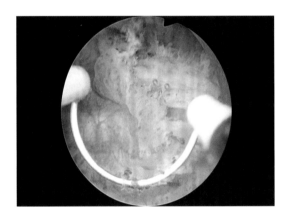

图 3-2-24 逆行切除膀胱残存肿瘤

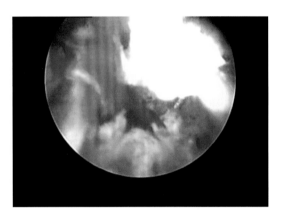

图 3-2-27 肿瘤动脉出血

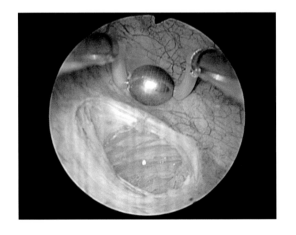

图 3-2-25 电灼肿瘤基底边缘 1 cm 膀胱黏膜

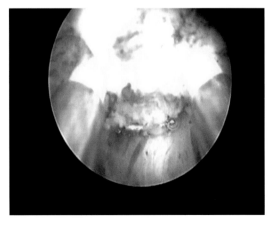

图 3-2-28 逆行切除以显示肿瘤蒂

5. 经尿道膀胱肿瘤整块切除术 应用等离子针状电极整块切除膀胱肿瘤有其独特的优势。优势之一是针状电极的尖端小、组织接触面小(图 3-2-29),闭孔神经反射发生机会明显较少,即使发生损伤也小,不易发生膀胱穿孔。优势之二是解剖性完整切除肿瘤,最大限度保留膀胱标本的黏膜层、黏膜下层和肌层,有利于病理分期。优势之三是最大限度减少破碎肿瘤组织在膀胱内漂浮,减低潜在肿瘤组织在创面种植的机会。根据文献报道,膀胱肿瘤整块切除术与通常的 TURBT 比较 1 年肿瘤复发率差异无统计学意义,24 个月膀胱肿瘤整块切除术组肿瘤复发率显著低于 TURBT 组,但长期效果还有待随访。膀胱肿瘤整块切除术不足之处是此方法不适合大的膀胱肿瘤,因为切除的大肿瘤难以取出,必须用电切环切碎漂浮在膀胱的肿瘤,很费时间,或者应用组织粉碎器才能把肿瘤组织取出。

经尿道膀胱肿瘤整块切除术操作方法如下。

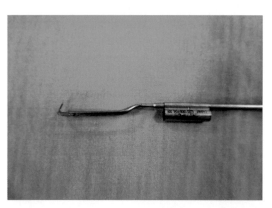

图 3-2-29 针状电极头端

(1)采用 Olympus 等离子电切镜,外鞘 F26,12°观察镜,等离子双极模式电切功率 280 W,电凝功率 100 W。在生理盐水持续冲洗下观察膀胱全貌后用 Olympus 等离子针状电极在显露的肿瘤基底边缘约 0.5 cm 处行环绕点状电切,深度近深肌层达到封闭膀胱肿瘤外周血管的作用,也可作为腔内剜除膀胱肿瘤的标记(图 3-2-30～图 3-2-33)。

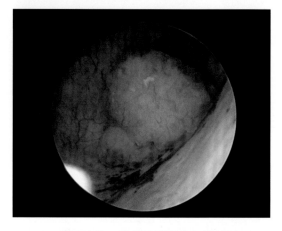

图 3-2-30 膀胱侧壁尿路上皮癌

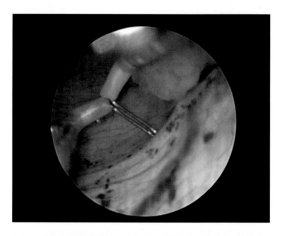

图 3-2-31 针状电极在肿瘤左侧距离肿瘤 0.5cm 做标记

(2)在肿瘤前方横断已点状电切的黏膜和肌层,在标记范围内,利用针状电极在膀胱肌层与半透明纤维结缔组织之间的疏松间隙由近向远逆行推进,进行点、切、推、挑和勾的钝性分离手法和结合锐性切割的方法把膀胱肿瘤基底部完全掀起(图 3-2-34～图 3-2-38),离断膀胱肿瘤蒂部,切断肿瘤与部分正常膀胱黏膜,完整切除膀胱肿瘤,肿瘤游离于膀胱内(图 3-2-39)。

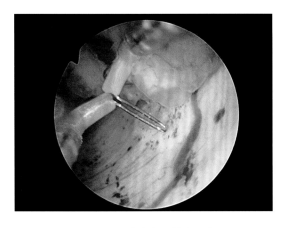

图 2-2-32　肿瘤左侧做标记线

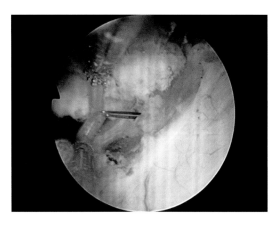

图 3-2-35　继续切、推膀胱肿瘤基底部

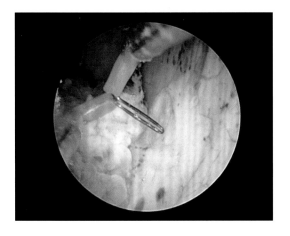

图 3-2-33　肿瘤右侧做标记线

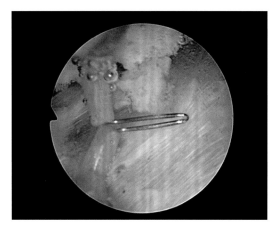

图 3-2-36　继续推、挑膀胱肿瘤基底

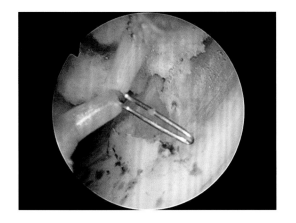

图 3-2-34　切、推、挑膀胱肿瘤基底

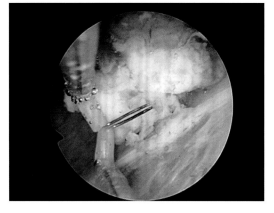

图 3-2-37　仅仅留下一点正常黏膜与肿瘤连接

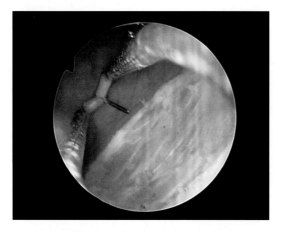

图 3-2-38　肿瘤被完全剜除

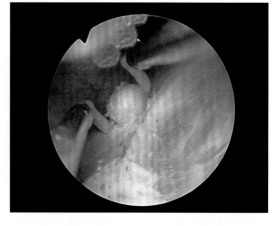

图 3-2-40　用球状电极电灼肿瘤边缘的膀胱黏膜

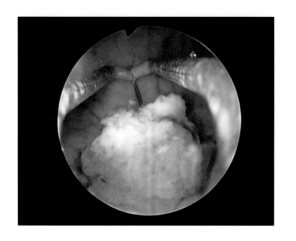

图 3-2-39　游离在膀胱内的肿瘤

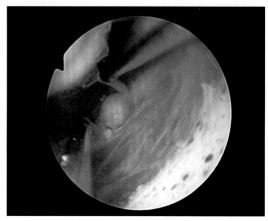

图 3-2-41　球状电极电灼肿瘤基底止血

（3）用针状电极切除肿瘤后，可换用球状电极电凝肿瘤边缘 1～1.5 cm 膀胱黏膜（图 3-2-15，图 3-2-40），如肿瘤切除面有出血可进行球状电极电凝止血（图 3-2-41），对膀胱侧壁、三角区肿瘤的患者术毕必须观察和了解输尿管开口情况（图 3-2-42）。

（4）对小的肿瘤可用针状电极联同镜鞘把肿瘤一起勾出（图 3-2-43），对大的、超过 2cm 的肿瘤在分离肿瘤基底部时，掀起肿瘤后，保留部分黏膜肌层与肿瘤相连，再用电切环在无血状态下分块切除肿瘤和肿瘤残留基底。

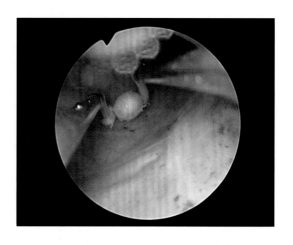

图 3-2-42　观察输尿管开口无损伤

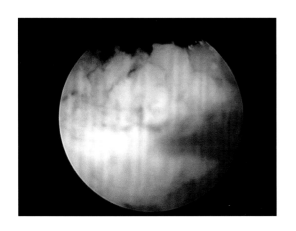

图 3-2-43 针状电极钩住肿瘤连同镜鞘一同拉出尿道(肿瘤已拉到镜头)

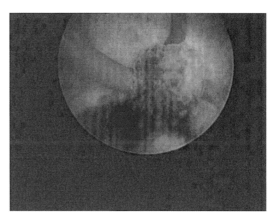

图 3-2-44 输尿管口旁肿瘤,术前置入双J管

(5)保留导尿管,根据手术创面出血情况决定是否膀胱持续冲洗。

6.特殊情况膀胱肿瘤的切除方法

(1)输尿管口旁膀胱肿瘤切除法:切除输尿管口旁膀胱肿瘤要特别小心,要防止电切后因瘢痕增生造成输尿管口梗阻。①治疗前应经输尿管开口插入一段输尿管导管、导丝或置入双J管,可以防止切除肿瘤和部分输尿管壁时过多输尿管口损伤(图3-2-44),同时可避免肿瘤切除后找不到输尿管开口。②在切除输尿管口附近膀胱肿瘤时避免切割超过输尿管壁内段的1/3。③术后经输尿管开口插入双J管(图3-2-45),作为输尿管支架引流,有利于切除输尿管开口的黏膜化,减少输尿管开口狭窄。经输尿管开口插入输尿管导管、导丝或置入双J管后切除输尿管膀胱壁内段肿瘤存在癌细胞反流的风险。

(2)膀胱前壁肿瘤切除法:膀胱前壁肿瘤切除有一定的难度,因头端为12°的电切镜难以观察到膀胱前壁肿瘤的全貌(图3-2-46,图3-2-47)。①操作时要压低电切镜的尾部。②可适当放出一些膀胱冲洗液,减少膀胱充盈,同时请助手在耻骨联合上

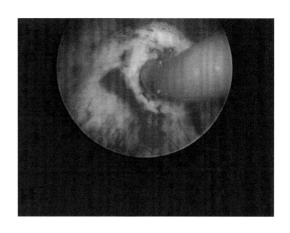

图 3-2-45 切除肿瘤和部分输尿管壁(安置双J管)

方用手向下压迫下腹部,使膀胱前壁肿瘤下移,便于完整顺行切除膀胱肿瘤(图3-2-48,图3-2-49)。

(3)膀胱多发肿瘤经尿道等离子切除方法:①先切除小的或容易切除的肿瘤,大的肿瘤留到后面切除,因为先切大肿瘤会出血而影响视野或出现其他并发症而影响其他部位肿瘤的切除或遗漏小的肿瘤的切除。②注意对先切除肿瘤处彻底止血后再进行下一个肿瘤的切除。③对位于膀胱侧壁肿瘤通常放在最后切除,因切除膀胱侧壁肿瘤时容易引起闭孔神经反射,会导致膀胱穿孔而影响其他肿瘤的切除。

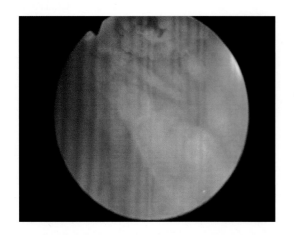

图 3-2-46　显示部分膀胱前壁肿瘤

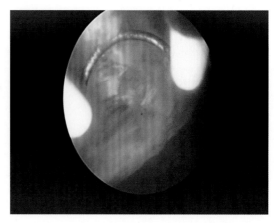

图 3-2-49　完全切除显露的肿瘤

7. 膀胱肿瘤合并其他疾病的内镜手术

（1）膀胱肿瘤合并膀胱结石的内镜手术：因膀胱肿瘤合并膀胱结石患者的膀胱结石往往不很大（图 3-2-50），碎石花费时间也不长，通常是碎石后切除膀胱肿瘤，去除膀胱结石后有利于更好显露膀胱肿瘤，有利于膀胱肿瘤的切除，但术后要注意膀胱肿瘤的病理检查，因膀胱结石合并膀胱肿瘤的患者术后发现有一定比例的膀胱腺细胞癌或鳞状细胞癌患者。

（2）膀胱肿瘤合并前列腺增生的内镜手术：对膀胱肿瘤合并前列腺增生患者（图

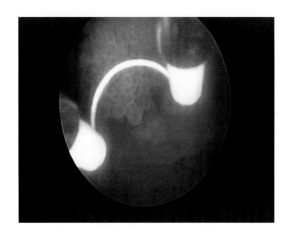

图 3-2-47　电切镜难以观察到膀胱前壁肿瘤全貌

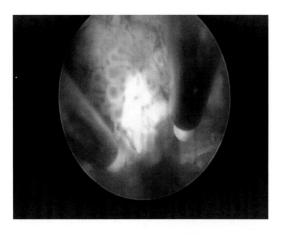

图 3-2-48　设法显示前壁肿瘤

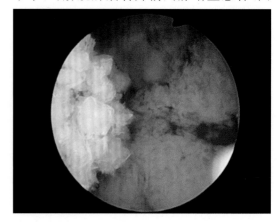

图 3-2-50　膀胱肿瘤合并结石

3-2-51),目前针对两种疾病同时手术还是分期手术尚无准确的风险评估。一般认为在前列腺电切术中发现小的乳头状肿瘤可同期切除,对体积比较大的或浸润性膀胱肿瘤应尽量避免同期手术。对于手术前发现的肿瘤,除非必要,尽量避免同期行前列腺电切术。

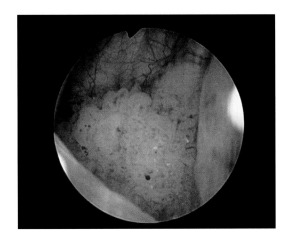

图 3-2-51 膀胱肿瘤合并前列腺增生

8. 经尿道等离子膀胱肿瘤切除术注意要点

(1)对直径<1cm 肿瘤可以把电切环置于肿瘤基底部连同肿瘤下方浅肌层同时切除。对于瘤体大而基底宽的膀胱肿瘤,可从肿瘤表面由一侧到另一侧、由浅入深分块切割,在切除大的血供丰富的宽基底肿瘤时往往出血较多,对大的出血应该立即电凝止血后再进一步手术切割,如果电凝无效,可设法尽快切除肿瘤蒂旁的肿瘤组织,显露肿瘤蒂部,切除大部分肿瘤蒂部,阻断肿瘤血供,可取得很好的止血效果,否则出血会造成视野模糊,影响继续手术。

(2)膀胱前壁肿瘤难以显示,通过助手在耻骨上压迫膀胱帮助显示肿瘤,以利切除。对膀胱顶壁肿瘤可把电切环折成钝角,采用垂直电切方法,小心腹膜内穿孔。

(3)为防止肿瘤切除中闭孔神经反射引起膀胱穿孔,术前应用 1％~2％利多卡因局部阻滞麻醉闭孔神经,虽然不能完全避免闭孔神经反射发生,但可减轻闭孔神经反射的强度。

(4)在多发膀胱肿瘤切除中,先切除小肿瘤,后切除大肿瘤,最后切除膀胱侧壁的肿瘤。一旦发生闭孔神经反射造成膀胱穿孔,难以发现动脉出血处时,可以尽快切除穿孔处部分近侧膀胱壁,扩大膀胱破损处,寻找出血动脉,进行止血。

(5)如手术过程中出现膀胱穿孔,又出现无法进行有效的电凝止血的动脉出血,应该进行开放手术止血。

(6)经尿道切除膀胱肿瘤手术的关键是掌握切除的深度,切除太深会并发膀胱穿孔,切除太浅容易导致复发。掌握深度标准是:将肿瘤连同肿瘤下方的部分肌肉组织同时切除,然后再进行肿瘤基底可疑部分做补充切除和电凝。对 T_{2a} 的肿瘤应切除到达深肌层(图 3-2-15,图 3-2-25),如果切除到膀胱肌层外疏松结缔组织或见到脂肪,则已发生穿孔(图 3-2-19,图 3-2-20)。

9. 手术后处理

(1)术后常规留置三腔导尿管引流膀胱,是否膀胱持续冲洗根据尿液颜色决定,如尿色红则采用膀胱持续冲洗,如颜色淡红或微红则不用膀胱持续冲洗。一般保留导尿5~7天后拔除。

(2)手术后可应用止血药物和抗生素,用于协助止血和预防感染。

(3)术后 7 天应用抗肿瘤药物进行膀胱灌注,以后按常规方法进行抗肿瘤药物膀胱灌注,持续 1~2 年,以预防肿瘤复发。

(4)定期膀胱镜复查。不管应用何种

抗肿瘤药物进行膀胱灌注预防膀胱肿瘤复发，膀胱肿瘤的复发率仍然比较高，因而膀胱镜复查是必不可少的。通常手术后 1 年内每 3 个月复查一次。如 1 年无复发，可改为 6 个月复查 1 次，持续 3 年，以后每 3 年复查 1 次，如随访期间出现镜检或肉眼血尿，应随时进行膀胱镜检查。

10. 并发症处理

（1）术后出血：经尿道等离子膀胱肿瘤切除术后出血常见原因是肿瘤切除不彻底或术中止血不充分引起，在膀胱肿瘤切除后，由于手术创面不整齐，应该注意出血点多隐蔽在凹陷的膀胱壁内，需仔细显露出血点，充分止血。常见术后晚期膀胱出血，多由大面积电凝后形成的焦痂脱落引起。经尿道等离子膀胱肿瘤切除术后出血的临床表现是手术后流出的膀胱冲洗液较红，或患者感到下腹胀，冲洗液从导尿管边流出，提示膀胱内引流不通畅、导尿管阻塞，可采用大的注射针筒进行导尿管抽吸，去除导尿管内小血块，如不成功可更换导尿管，如膀胱出血量少可通过保留导尿便于膀胱收缩，给予膀胱持续冲洗以免血块形成，加以止血药物的应用往往能达到止血的效果。如仍然不能成功止血，则需要在麻醉下通过电切镜用 Ellik 冲洗器把血块抽吸干净，并给予进一步止血处理。如出血仍然较多，通过电切镜又难以找到出血点或电凝无效的大血管出血应改为开放手术。

（2）膀胱穿孔：膀胱穿孔是 TURBt 术中比较常见的并发症，发生率为 1.6% ～ 2.5%。83% ～ 88% 的膀胱穿孔为腹膜外型（图 3-2-52）。切得太深和闭孔神经反射是膀胱穿孔的主要原因，此外膀胱穿孔与膀胱过度充盈，膀胱壁变薄有关，通常膀胱充盈 150 ml 足够手术操作。膀胱腹膜外穿孔不大，膀胱周围渗出不多时，可采用保留导尿 7 ～ 10 天的保守治疗，保持引流通畅，防止尿液继续外渗；当膀胱周围外渗液或后期并发脓肿时应该在 B 超引导下进行穿刺引流。腹腔内型穿孔比较少见，大多是在电切膀胱顶、后壁肿瘤过深引起。腹腔内型穿孔约占膀胱穿孔的 17%。判断腹腔内型穿孔的主要依据是：①视野突然不清，灌注液进入量多于出量。②电切镜可通过膀胱穿孔处进入腹腔，可以看见肠襻、大网膜。③患者感到腹胀，体格检查感到腹部隆起。④如 B 超发现大量腹水即可确诊。发生腹腔内型穿孔应行开放手术处理，吸出腹腔内液体，冲洗腹腔，检查肠道有无损伤，修补膀胱穿孔。

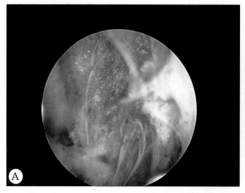
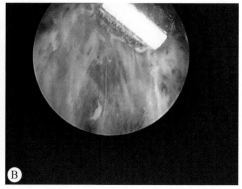

图 3-2-52　膀胱壁外脂肪

（3）膀胱内气体爆炸：电切或电凝组织过程中会产生可燃性气体，通常聚集在膀胱顶部，氧气主要通过空气带入，爆炸的发生是在可燃性气体与氧气按一定比例混合的条件下，往往在对膀胱颈部或膀胱前壁肿瘤进行电切或电凝时发生。如气体爆炸引起膀胱黏膜损伤或腹膜外破裂，无严重出血和尿外渗，只要保留导尿，保持引流通畅即可。如系膀胱腹膜内破裂，往往膀胱裂口比较大而不规则，需要开放手术修补。预防措施是手术中经常排空膀胱和改变手术台倾斜度来减少气泡积聚或使气泡离开手术区域。

（4）肾积水：通常是经尿道等离子切除输尿管开口旁膀胱肿瘤时损伤输尿管开口引起，有时会引起一侧或两侧腰部胀痛，同时伴有少尿或无尿，也有的患者无症状，通过B超发现单侧或双侧肾积水。我们体会经尿道等离子膀胱肿瘤切除输尿管开口旁肿瘤时必须确认肿瘤与输尿管开口之间的关系，如肿瘤距离输尿管开口比较近，可以向输尿管开口逆行插入一段输尿管导管或输尿管导丝，以便在手术过程中辨认输尿管开口和避免输尿管开口损伤。如果手术损伤输尿管开口，可沿导丝放入双J管，保留双J管4～6周，以利膀胱输尿管黏膜的自然愈合，减少输尿管开口的狭窄，避免肾积水。

（二）经尿道钬激光膀胱肿瘤切除术
（transurethral resection of bladder tumor with holmium laser）

钬激光是具有良好的切割和气化功能的脉冲式激光，能量易被水吸收，切割膀胱肿瘤作用确切，又比较安全、止血好、操作便捷，近年来深受青睐，钬激光可同期处理膀胱结石，100W钬激光还可同期处理前列腺增生。手术应用科医人100W钬激光机（图3-2-53），500μm光纤，Olympus等离子电切镜操作手件（图3-2-54），经尿道钬激光膀胱肿瘤切除法是在生理盐水灌注下进行，手术适应证、禁忌证、麻醉方法和体位与经尿道等离子膀胱肿瘤切除术类同，调节钬激光20～40W功率（1.5～2.0J，15～20Hz）。

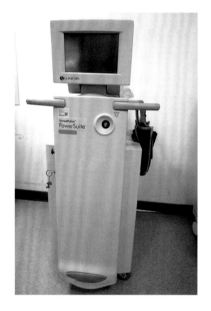

图3-2-53 科医人100W钬激光机

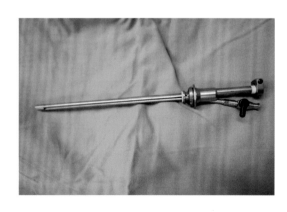

图3-2-54 Olympus激光操作手件

1. 经尿道钬激光膀胱肿瘤切除术

（1）应用Olympus电切镜和激光操作手件进入膀胱时同经尿道等离子膀胱肿瘤

切除手术方法一样全面观察尿道和膀胱，对＜1cm膀胱肿瘤，可用光纤距膀胱肿瘤蒂正前方约1.5cm"正常"膀胱黏膜做标记（图3-2-55），从标记开始逐渐由浅入深地气化切割肿瘤和止血，直到近深肌层（图3-2-56），沿深肌层表面弧形逐步完整切除肿瘤（图3-2-57～图3-2-62）。对大的膀胱肿瘤，尽可能先找到肿瘤蒂，用光纤从蒂边缘开始切割，平行于深肌层表面切割肿瘤，直到近蒂的对侧边缘，让肿瘤处于"缺血"状态下，再从肿瘤表面开始分次切除肿瘤，最后切除残留肿瘤蒂及气化肿瘤边缘1.5cm"正常"膀胱黏膜组织。

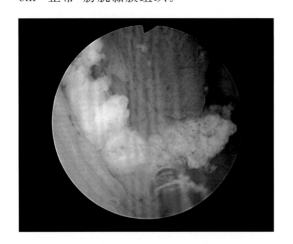

图 3-2-55　肿瘤边 1.5cm 做标记

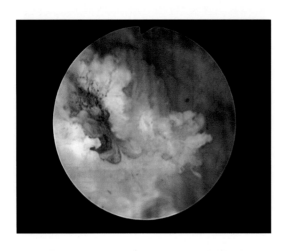

图 3-2-56　由浅入深地气化、切割肿瘤

（2）如肿瘤过大，无法找到肿瘤蒂，则从肿瘤一侧表面开始分块切割，直到发现肿瘤蒂，再按前述方法进行肿瘤切除。

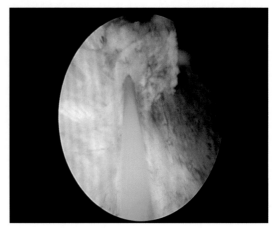

图 3-2-57　肿瘤被翻起

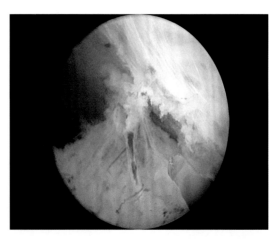

图 3-2-58　残留的肿瘤蒂

2. 并发症处理

（1）出血：切割到肿瘤血管时会有出血，如出血量少，不影响手术操作，可继续进一步切割。如出血影响手术视野，可以采用把光纤稍微拉出离开肿瘤组织2～4mm进行照射出血点旁组织或降低钬激光功率继续照射（图3-2-59，图3-2-60），来达到止血的目的。如止血无效，可以采用

光纤切割出血处边缘肿瘤组织,显露出血的血管,照射血管根部可以达到止血目的。如无法显示出血血管,还可采用钬激光切割肿瘤基底,封闭肿瘤基底血管来达到控制肿瘤出血的目的。

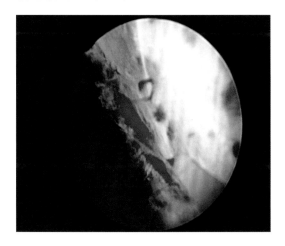

图 3-2-59　切除创面止血

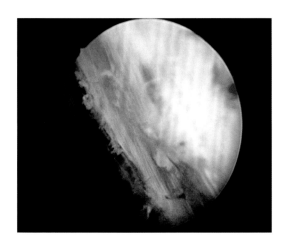

图 3-2-60　创面止血完毕

(2)膀胱穿孔:膀胱穿孔比较少见。在应用钬激光光纤切割膀胱肿瘤时,切割的方向应沿膀胱壁的弧度移动,避免过度应用光纤对膀胱壁的垂直照射。膀胱穿孔容易发生在钬激光膀胱肿瘤剜除术中。如是腹膜外穿孔,可采用保留导尿,保持引流通畅的保守治疗。如发生腹膜内穿孔,应行手术修补。

(三)经尿道绿激光膀胱肿瘤切除术 (transurethral resection bladder tumor with green laser)

绿激光是一种 Nd:YAG 激光,通过磷酸钛氧钾(KTP)晶体把波长为 1064nm 的激光转化为 532nm 的可见绿光,又称为绿激光,具有以下 4 项优点:①无电场效应,安全性高,不会发生闭孔神经反射,也适合安装心脏起搏器的患者。②激光能量可被氧和血红蛋白高度吸收,而水完全不吸收,产生有效的组织气化效果,具有封闭血管的作用,同时形成 1~2nm 的凝固带,提高止血效果,手术几乎可在无血的环境下进行。此外,绿激光适合用于服用阿司匹林及华法林等抗凝药的膀胱肿瘤患者。③能够有效凝固膀胱肿瘤蒂部的微血管和淋巴管,不挤压肿瘤,减少癌细胞的转移和扩散机会,且气化组织充分,无炭化组织脱落过程,为此,术后出血概率很低。④KTP 绿激光纤除了直出式外,还有侧出式光纤,绿激光束与光纤轴成 70°,几乎无盲区,可以处理膀胱前壁和膀胱颈部或膀胱憩室内的肿瘤。经尿道绿激光膀胱肿瘤切除法是在生理盐水灌注下进行,手术适应证、禁忌证、麻醉方法和体位与经尿道等离子膀胱肿瘤切除术类同。术中应注意调节好适当的绿激光能量。

1.手术方法　用瑞尔通(Realton)绿激光系统(图 3-2-63),最大功率 160W,Realton 绿激光纤维,外径 600μm(图 3-2-64),Olympus 电切镜设备和激光操作手件(图 3-2-54)。

(1)经尿道绿激光膀胱肿瘤气化术(transurethral vaporization of bladder tumor with green laser):①安装 Realton 绿激光手

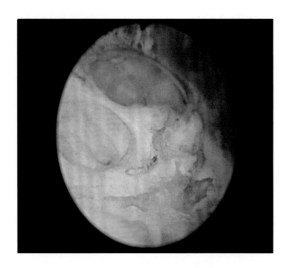

图 3-2-61　切除肿瘤后膀胱深肌层创面

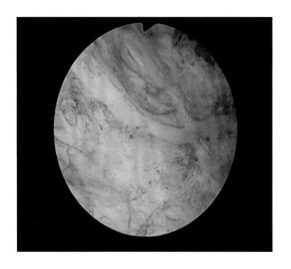

图 3-2-62　肿瘤切除后创面

术设备，用 Realton 绿激光纤及配套智能芯片，安放激光滤光器（滤光片）（图 3-2-65），检查器械与设备无误后启动 Realton 绿激光手术系统，用生理盐水灌注。②在12°镜窥视下进入膀胱，全面观察膀胱各壁，了解肿瘤的部位、数目、大小、基底情况及与输尿管开口之间的关系。③将激光功率调节到 60～80 W，把激光光纤通过工作通道送入膀胱。通常是电切镜与光纤同步移动，绿激光光纤距离肿瘤组织为 0.5～

1mm 的有效距离缓慢转动或移动光纤，不要让绿激光束直接接触肿瘤，使绿激光束似喷漆样均匀气化肿瘤（图 3-2-66，图 3-2-67），避免绿激光束在局部停留时间太长，气化范围包括全部肿瘤和基底的浅肌层及肿瘤基底旁 1～2 cm 的膀胱黏膜（图 3-2-67～图 3-2-69）。④止血时可增加光纤与肿瘤组织距离或把绿激光功率降低到30W。⑤手术完毕后可在手术创面再次取活检，以便了解有无肿瘤残留。⑥冲洗出膀胱内残留组织后保留导尿。通常术后不用膀胱持续冲洗。

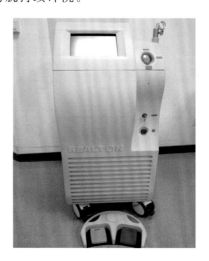

图 3-2-63　Realton 绿激光手术系统

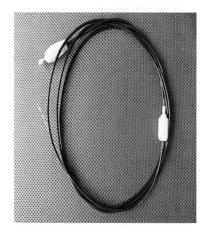

图 3-2-64　Realton 绿激光光纤

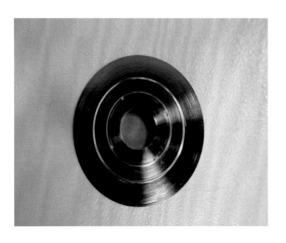

图 3-2-65　CCD 激光滤光器(滤光片)

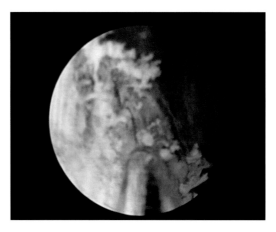

图 3-2-68　用光纤蹭掉表面凝固层后再气化

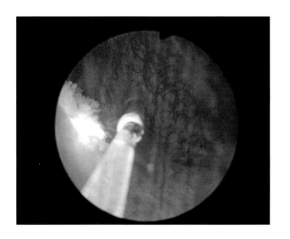

图 3-2-66　喷漆样均匀气化肿瘤

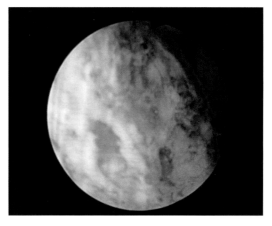

图 3-2-69　绿激光手术后创面

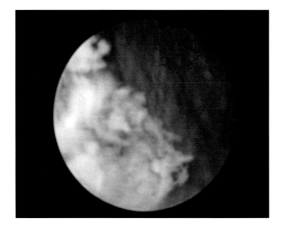

图 3-2-67　绿激光气化肿瘤创面

（2）经尿道直出绿激光膀胱肿瘤剜除术（transurethral en bloc enucleation of bladder tumors with front-firing green laser）：①安装和检查器械与设备无误后用生理盐水灌注。②在 12°镜窥视下进入膀胱，全面观察膀胱各壁，了解肿瘤的部位、数目、大小、基底情况及与输尿管开口之间的关系。③将激光功率调节到 60W，把绿激光直输光光纤通过工作通道送入膀胱。④距肿瘤基地或蒂约 1.5 cm 处标记剜除范围，如有卫星灶可扩大标志范围

（图 3-2-70～图 3-2-72）。⑤从近光纤头端标记开始。向两旁标记线采用掘地式连续切割，边切边推，左右开弓，在沿深肌层表面形成切面，始终沿同一平面在肿瘤基底部施加轻微的上挑动作，逐渐向肿瘤对侧进行气化，可以清晰地观察到肿瘤基底与膀胱壁气化工作面之间的关系，直到完整剜除肿瘤（图 3-2-73～图 3-2-78）。⑥取出肿瘤，气化创面周围 1～1.5 cm 膀胱黏膜后取出肿瘤（图 3-2-79，图 3-2-80）。⑦保留导尿。通常术后不用膀胱冲洗。

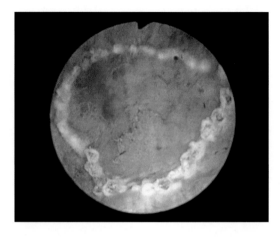

图 3-2-72　在瘤蒂边缘 1.5cm 做标记（包括卫星灶）

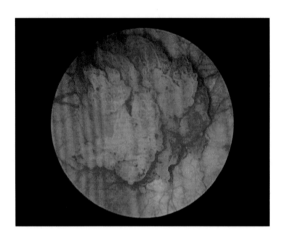

图 3-2-70　绿激光对准肿瘤膀胱尿路上皮癌

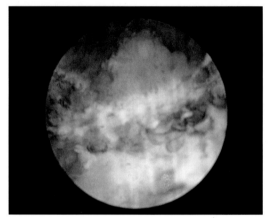

图 3-2-73　从标记处气化

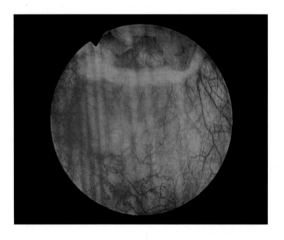

图 3-2-71　在瘤蒂边缘 1.5cm 做标记

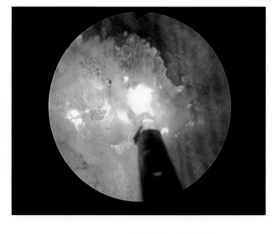

图 3-2-74　绿激光气化肿瘤基底

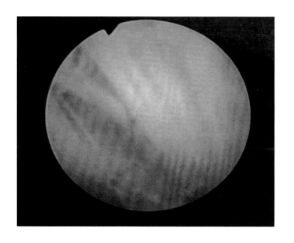

图 3-2-75　推剥肿瘤基底

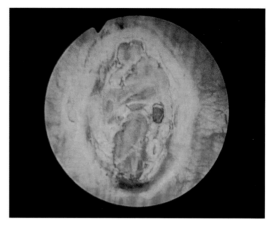

图 3-2-78　肿瘤剜除后深肌层创面

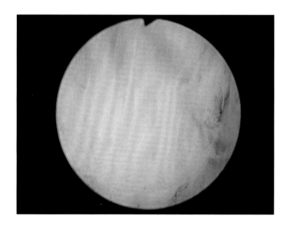

图 3-2-76　进一步推剥肿瘤基底

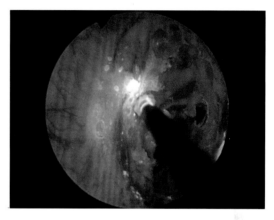

图 3-2-79　气化肿瘤边缘黏膜

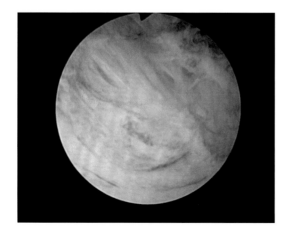

图 3-2-77　肿瘤剜除后膀胱深肌层

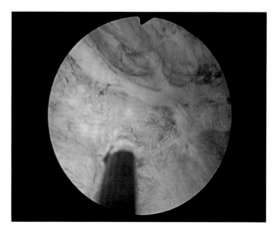

图 3-2-80　气化肿瘤边缘黏膜 1.5cm

如考虑膀胱肿瘤浸润比较深,且肿瘤<2cm又位于膀胱的两侧或膀胱三角区,可行膀胱肿瘤完全剜除手术。

(3)根治性经尿道绿激光膀胱肿瘤气化术(radical transurethral vaporization of bladder tumour with green laser):根治性经尿道膀胱肿瘤电切术治疗肌层浸润性膀胱癌逐渐成为保留膀胱的主要手术方式。根治性经尿道膀胱肿瘤电切术要求全层切除肿瘤到膀胱壁外的脂肪层和肿瘤基底部1~2cm的正常膀胱黏膜。①气化标记线周围1~1.5 cm膀胱黏膜,沿膀胱肿瘤一圈标记处加深气化到深肌层,从肿瘤近侧直接切穿膀胱壁,进入膀胱壁外纤维结缔组织,也可切到脂肪层面,显露膀胱肿瘤壁,用镜鞘前端向前、向上和左右摆动,分离膀胱壁(图3-2-81,图3-2-82),如有出血,可以拉远光纤距离或减少功率进行止血(图3-2-83)。②沿标记线气化切割膀胱壁(图3-2-84)。③直到带肿瘤的膀胱壁与正常膀胱剩下的一点连接,可用光纤在连接处上方或下方切割、离断膀胱肿瘤(图3-2-85~图3-2-87)。④取出肿瘤。⑤保留导尿。通常术后不用膀胱冲洗。

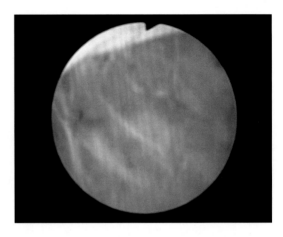

图 3-2-82　膀胱壁后纤维结缔组织

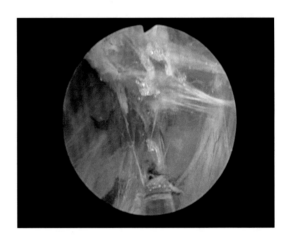

图 3-2-83　绿激光止血

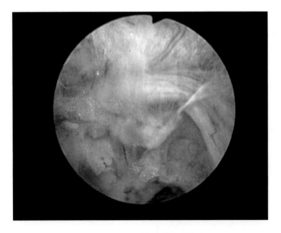

图 3-2-81　分离膀胱壁

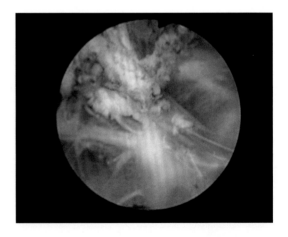

图 3-2-84　沿标记线气化切割膀胱壁

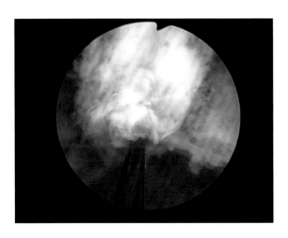

图 3-2-85　肿瘤仅留少许边缘与膀胱壁胱相连，肿瘤已被光纤挑起

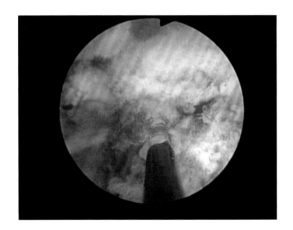

图 3-2-86　在残留肿瘤与正常膀胱壁间切割

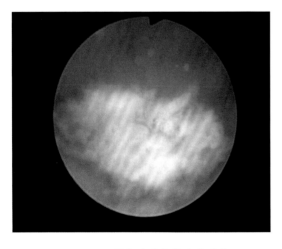

图 3-2-87　漂在膀胱内的膀胱肿瘤

2. 手术注意事项

(1)经尿道绿激光膀胱肿瘤气化术中操作技巧和注意事项：①绿激光适合≤2cm 的膀胱肿瘤，对体积小(≤1cm)、有蒂的小肿瘤，可以从肿瘤蒂气化离断肿瘤。对较大的肿瘤不要先从基底部离断，避免离断大的瘤体在膀胱内漂移，增加手术难度和时间。②对较大的肿瘤的气化从肿瘤的一侧开始，然后向肿瘤的中部和对侧以及肿瘤的基底逐步推进，也不要蜻蜓点水样多处气化，以减少出血风险，避免肿瘤凝固层包裹肿瘤，降低和减慢气化速度。当肿瘤表面凝固层形成而影响绿激光气化速度时，可用光纤或镜鞘头端蹭掉肿瘤表面的凝固层后再气化，可以明显提高对残留肿瘤的气化效果(图 3-2-68)。③当碰到血供丰富的大肿瘤，存在较粗的肿瘤滋养动脉，在肿瘤气化过程中会出现止血困难的情况，应该先用激光气化凝固出血周围组织，再移向出血点，如采用激光直接对着出血点的气化止血效果差。可选择从肿瘤基底或蒂进行气化，从而消除肿瘤出血的来源。绿激光在止血方面不如电凝止血效果的及时和高效。④如是多发肿瘤，应先气化体积比较小的肿瘤，将体积最大的肿瘤放在最后处理，因随着气化的进行，手术创面边缘附近膀胱黏膜下会出现大小不一的出血点，以至于误判为小肿瘤。⑤术后保留导尿管。

(2)经尿道直出绿激光束膀胱肿瘤剜除术中操作技巧和注意事项：①如绿激光纤头端无法接触的膀胱肿瘤则不适合直出绿激光肿瘤剜除术，只能用侧出绿激光束气化切除膀胱肿瘤。②应用激光照射切割的角度不应该平行膀胱壁，而是一个轻微向膀胱壁内的倾斜角度，一旦形成气化工作面，可沿形成气化的工作面向前施加一个十分轻微的上挑动作,这样可以清晰地观察到肿瘤离断面与膀胱壁气化面之间的关系,有利于及时调整光纤角度,确定气化的程度。③剜除肿瘤时避免过度充盈膀胱,注意调整生理盐水灌注速度,以减少膀胱穿孔的风险。④在肿瘤剜除之前应对肿瘤大小进行评估,如肿瘤体积较大,应在近肿瘤基底对侧边缘完全离断前把瘤体表面气化,以缩小肿瘤体积,最后离断肿瘤基底(图3-2-85,图3-2-86),用Ellik把肿瘤完全吸出。

(3)根治性经尿道绿激光膀胱肿瘤气化术中应该注意事项:①注意尽量缩短手术时间,在肿瘤边缘1.5cm处做标记时,把标记线加深到深肌层,在经标记线前端进入膀胱壁外纤维结缔组织,快速经进入膀胱外间隙,分离膀胱后间隙,沿深入深肌层的标记线快速气化、切割,可以用最短的时间沿标记线把肿瘤切除。②为避免膀胱穿孔处的过多冲洗生理盐水吸收可采用降低冲洗液的高度或减少进水速度。③根治性经尿道绿激光膀胱肿瘤气化术后结合化疗或放疗可以达到根治性膀胱切除相似的生存率,同时使得>70%的患者保留膀胱。

(4)Realton绿激光设备使用注意事项:①在设备开机之前连接好脚踏板;②手术前5分钟开机预热;③当光纤退出操作镜,一定要把机器设备处于"待机"模式,避免绿激光对使用者的损伤;④中途更换光纤,应将机器设备定为"待机"模式,再点击"更换光纤"完成光纤的更换。

(5)并发症及处理同钬激光膀胱肿瘤的内镜手术治疗。

第三节　膀胱结石的内镜治疗

【概述】

膀胱结石多见于老年男性和儿童,女性少见。随着泌尿腔内手术技术的不断发展和医疗设备的不断更新,目前几乎所有的膀胱结石均可采用经尿道手术治疗,经尿道碎石的方式有机械碎石、液电碎石、超声碎石、气压弹道碎石和激光碎石等。应注意在膀胱碎石的同时或分期解除尿道或膀胱颈部器质性梗阻。

【适应证】

<2cm的膀胱结石可选用碎石钳机械碎石,>2cm的膀胱结石可应用碎石仪碎石。

【禁忌证】

(1)合并尿路急性感染者。

(2)经尿道扩张,膀胱尿道镜仍然无法插入膀胱的尿道狭窄患者。

(3)出血性疾病。

【术前准备】

1. 检查和消毒相关机械和设备,目前常用的是大力碎石钳(图3-3-1),两齿间距较大,钳碎石力量大;普通碎石钳,两齿间距较小,钳碎石力量较小,都能装配窥镜直视下操作。钬激光碎石仪(图3-2-53)。膀胱尿道镜和Ellik冲洗器等。

2. 术前了解泌尿系统的形态和功能,膀胱结石的大小、数目。

3. 控制尿路感染。

【手术步骤】

病人取截石位,硬膜外麻醉。

1. 机械碎石　用大力碎石钳(图3-3-1)。

(1)通过膀胱尿道镜观察结石的数目、大小、位置及有无其他合并疾患。

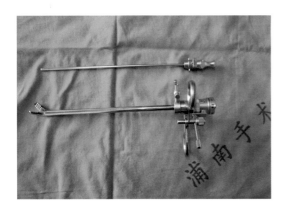

图 3-3-1　大力碎石钳

（2）在膀胱充盈的情况下将碎石钳靠近结石，张开碎石钳从结石边缘开始将结石咬住并逐步碎石，直至每块碎石＜0.5cm。用 Ellik 冲洗器将结石碎粒冲吸出体外。

机械碎石优点是价格低廉、方便。缺点是由于操作时不能持续冲洗，视野不清，容易造成膀胱损伤，且不能用于＞2cm 的膀胱结石。

2. 钬激光碎石　钬激光碎石不受结石大小和结石硬度的限制。由于电切镜管腔较大，≤6mm 的碎粒均可通过内镜腔道冲出体外，所以不必碎得很细，可用 Ellik 冲洗器将碎石吸出。钬激光粉碎膀胱结石，视野清晰，安全、效果好。

（1）用生理盐水作为冲洗液，观察膀胱和结石的大小、数目和位置（图 3-3-2）。

（2）调节好钬激光能量，固定好钬激光光纤，为减少碎石时间，通常选用光纤对准结石边缘开始碎石，把结石逐步粉碎，可以避免寻找整块结石碎成数块大碎石的时间（图 3-3-3，图 3-3-4）。

（3）在多枚结石的情况下可选择其中一枚结石完全碎石后再碎另一枚结石（图 3-3-5，图 3-3-6）。

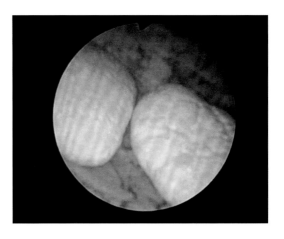

图 3-3-2　二枚膀胱结石

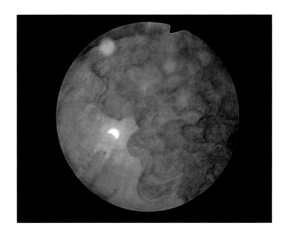

图 3-3-3　从结石边缘开始碎石

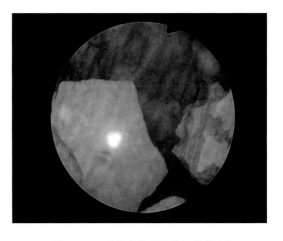

图 3-3-4　对较大的残石进一步碎石

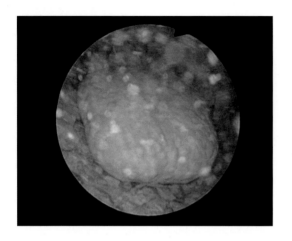

图 3-3-5　准备碎第二枚结石

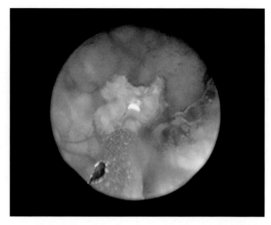

图 3-3-7　先处理结石,后处理前列腺增生

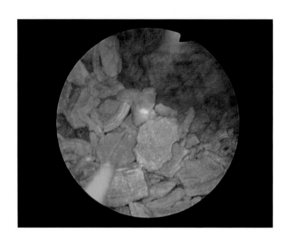

图 3-3-6　已完全击碎两枚结石

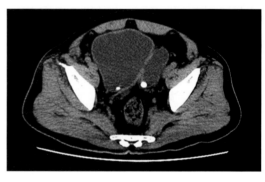

图 3-3-8　合并膀胱结石、膀胱憩室内结石(CT 平扫)

（4）用 Ellik 冲洗器将碎石吸出。

【特殊结石的处理】

老年男性膀胱结石大多数继发于前列腺增生（图 3-3-7），根据患者身体情况决定同期处理还是分期处理。有时合并憩室内结石和尿道结石，只要患者全身情况好，均可同期处理尿道结石、膀胱结石、前列腺增生、憩室内结石和憩室（图 3-3-8～图 3-3-19）。

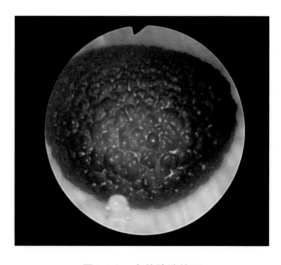

图 3-3-9　合并膀胱结石

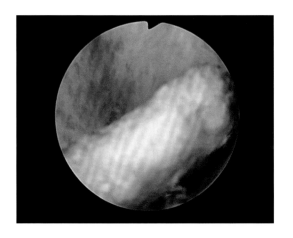

图 3-3-10　同一患者合并尿道结石

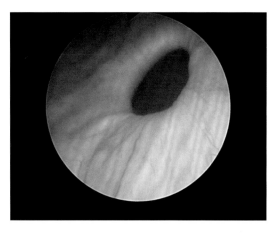

图 3-3-13　同一患者合并膀胱憩室

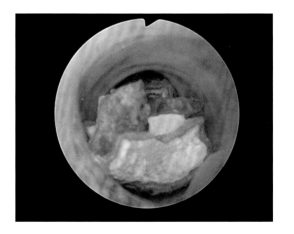

图 3-3-11　钬激光碎尿道结石

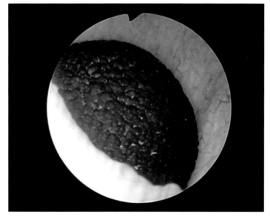

图 3-3-14　憩室内结石外观类似膀胱结石

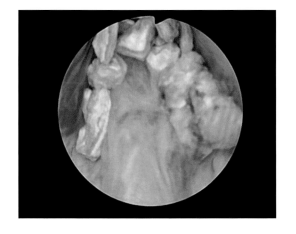

图 3-3-12　碎石堆积在精阜前

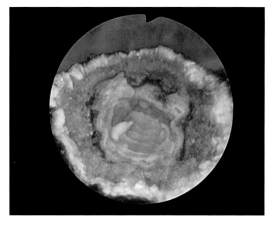

图 3-3-15　碎石一半,结石呈三层结构

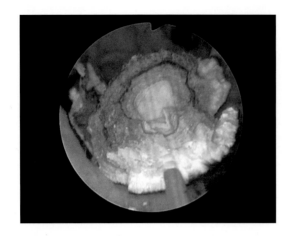

图 3-3-16　进一步碎石

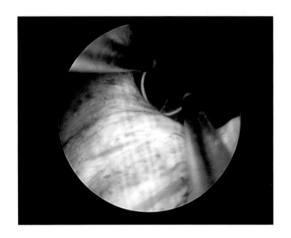

图 3-3-17　同期治疗憩室

【术后处理】

保留导尿 1～2 天,适当应用抗生素。

【并发症防治】

1. 膀胱黏膜损伤　膀胱黏膜损伤多发生在浑浊的膀胱灌注液中操作,视野不清,碎石钳钳夹结石时夹着膀胱黏膜引起。小的膀胱黏膜损伤,无需特殊处理。大的膀胱黏膜损伤,出血严重者要电凝止血。

如能在充盈膀胱下（膀胱黏膜皱襞消失）,随时更换膀胱内灌注液,整个操作在窥视下进行,即可预防膀胱黏膜损伤。

2. 膀胱穿孔　膀胱穿孔比较少见,是严重并发症,如为腹膜外穿孔只需保留导尿,引流尿液;如腹腔内穿孔需行开放手术修补。

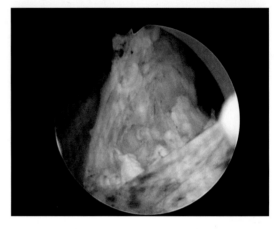

图 3-3-18　切除憩室内侧壁

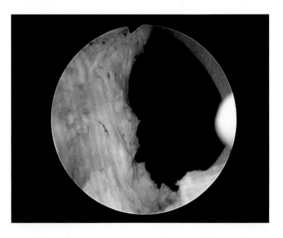

图 3-3-19　扩大憩室切口

（经　浩　刘定益）

参 考 文 献

［1］　梅骅,陈凌武,高新.泌尿外科手术学.3版.北京:人民卫生出版社,2008:664-685.

［2］　经浩,刘定益.泌尿内镜诊治图谱.3版.北京:人民卫生出版社,2017:142-210.

［3］　刘定益,胡桑 王健,等.钬激光与等离子电切治疗浅表性膀胱尿路上皮癌的疗效比较.现代肿瘤医学,2018,26(3):412-415.

［4］　刘定益,胡桑,王健,等.应用窄谱光成像技术经尿道等离子切除非肌层浸润性膀胱癌41例报告.中国微创外科杂志,2018,18(5):1-3.

［5］　刘定益,王名伟,王健,等.经尿道双极等离子电切系统治疗膀胱癌85例报告.中国微创外科杂志,2010,10(10):870-872.

［6］　门群利,李涛,罗晓辉,等.经尿道等离子针状电极剜除术治疗非肌层浸润性膀胱肿瘤的临床分析.现代泌尿外科杂志,2017,22(5):365-372.

［7］　范晋海,吴开杰,曹建伟,等.直出绿激光膀胱肿瘤剜除术在非肌层浸润性膀胱癌中的应用及技术探讨,2015,20(4):211-213.

［8］　刘定益,王健,王名伟,等.碎石钳与钬激光在前列腺增生合并膀胱结石的疗效比较.中国内镜杂志,2011,19(9):966-968.

［9］　刘定益,王名伟,王健,等.等离子双极电切联合钬激光治疗BPH并发膀胱结石的疗效观察.吉林大学学报医学版,2009,15(4):387-389.

［10］　杨玉帛,刘振华,韩平.经尿道膀胱肿瘤整块切除术的研究进展.临床泌尿外科杂志,2017,3(10)775-778.

［11］　李昭夷,侯瑞鹏,李健.根治性经尿道绿激光气化术联合化疗治疗肌层浸润性膀胱癌的临床观察.中华泌尿外科杂志,2015,36(7):487-489.

［12］　王行环,贺大林.经尿道膀胱肿瘤等离子电切安全共识.现代泌尿外科杂志,2018,2(12):895-901.

［13］　He D,Fan J,Wu K,et al. Novel gree-light KTP laser en bloc enucleation or non-muscle-invasive bladder cancer:technique and initial clinical experience. J Endourol,2014,28(8):975-979.

［14］　Chen J,Zhao Y,Wang S,et al. Green-light laser an bloc resection for primary non-muscle-invasive bladder tumor versus transurethral electroresection:A prospective,nonrandomized two-center trial with 36-month follow-up. Laser Surg Med,2016,48(9):859-865.

［15］　Naselli A,Puppo P. En Bloc transurethral resection of bladder tumors:Anew standard? J Endourol,2017,31(S1):S20-S24.

［16］　Han B,Lian S,Jing Y,et al. Organ preservation for muscleinvasive bladder cancer by preoperative intra-arterial chemotherapy and tresurethral rsection. Med Oncol,2014,31(4):912.

［17］　Maarouf AM,Khalil S,Salem EA,et al. Bladder preservation multimodality therpy as an alternative to radical cystectomy for treatment of muscleinvasive bladder cancer. BJU Int,2011,107(10):1605-1610.

［18］　Krause FS,Walter B,Ou OJ,et al. 15-year survival rates after transurethral resection and radiochemotherapy or radication in bladder cancer treatment. Anticancer Res,2011,31(3):985-990.

第4章

输尿管疾病的内镜手术

第一节　输尿管的外科解剖

输尿管位于腹膜后间隙,左右各一,成人输尿管全长 20～30 cm。输尿管由黏膜、平滑肌和结缔组织外膜 3 层组成,输尿管壁比较薄,输尿管黏膜为移行上皮,约有 6 条纵行的皱襞,当尿液通过时皱襞消失。尿液是通过输尿管有节律地由上而下的蠕动送入膀胱。输尿管蠕动频率为每分钟 2～10 次,每次收缩时间是 2～3 秒,蠕动速度约每秒 3cm。输尿管管径粗细不同,平均管径 0.4～1.0cm。

根据 X 线片把输尿管分为上、中、下 3 段,上段为肾盂输尿管连接部到骶髂关节上缘,中段是骶髂关节上下缘之间,下段是骶髂关节下缘到输尿管膀胱开口处;在输尿管镜下将输尿管分为上段、下段和壁内段,输尿管上段与下段以髂血管为界,上段包括肾盂输尿管连接部和跨越髂血管处,沿腰大肌前方斜向下行。下段从髂血管交叉处到膀胱壁。壁内段指从膀胱后壁斜行经膀胱到输尿管开口段,长约 2.5cm。

输尿管有 3 个生理性狭窄和 3 个生理性弯曲。3 个生理性狭窄分别是肾盂输尿管连接部、输尿管跨越髂血管处和输尿管膀胱壁内段,生理性狭窄处平均 0.2～0.3cm,是输尿管镜相对难以通过的地方。

3 个生理性弯曲分别是肾曲、界曲和骨盆曲,肾曲位于肾盂和输尿管交界处,是凸向上外侧的弯曲,界曲位于输尿管跨越髂血管处,呈 S 形,骨盆曲是输尿管在骨盆内斜向内下方弯曲(图 4-1-1)。了解输尿管这些生理性狭窄和弯曲可以减少或避免输尿管镜操作时对输尿管的损伤。

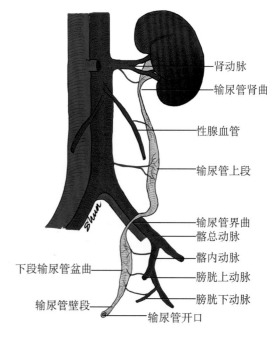

肾动脉
输尿管肾曲
性腺血管
输尿管上段
输尿管界曲
髂总动脉
髂内动脉
膀胱上动脉
膀胱下动脉
下段输尿管盆曲
输尿管壁段
输尿管开口

图 4-1-1　输尿管的生理狭窄、弯曲和血供

上 1/3 段输尿管血液主要由肾动脉分支供应，中 1/3 段由腹主动脉、髂总动脉、髂内动脉、精索内动脉或卵巢动脉供应，下 1/3 输尿管由膀胱上、下动脉分支或子宫动脉分支供应（女）。动脉进入输尿管浆膜下后形成广泛的动脉交通网（图 4-1-1），因此，只要不广泛剥离输尿管结缔组织外膜，不会引起输尿管坏死。输尿管静脉与动脉伴行。

第二节　输尿管镜及辅助器械

一、输尿管镜

1. 输尿管硬镜　目前常用的输尿管硬镜有国产输尿管硬镜，Olympus、Richard Wolf、Karl Storz 输尿管硬镜等（图 4-2-1～图 4-2-4），电子输尿管硬镜采用芯片技术，图像更清晰。输尿管硬镜视角为 0°～12°。目前常用的是输尿管硬镜（8/9.8Fr、6.5～7.5Fr）和超细输尿管硬镜（4.0/4.5Fr、4.5/6.5Fr）。具有完整的观察、冲洗和手术操作功能。通常用的输尿管硬镜的头端为 8/9.8Fr，从输尿管镜的头端到目镜端，镜体的直径不断增大到 9.8Fr，这样的设计，有助于操作时对输尿管逐渐扩张。具有多通道，以保证手术器械通过和液体灌注（可同时满足放入安全导丝或阻石器械及 $500\mu m$ 钬激光光纤、液体灌注的需要）。超细输尿管硬镜可用于儿童和输尿管径细的成人输尿管、精囊疾病的诊断和治疗，由于管腔小，操作时只能放入导丝或 $200\mu m$ 钬激光光纤，也可放入细活检钳进行活检（图 4-2-1～图 4-2-4）。

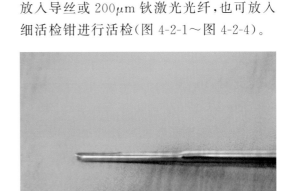

图 4-2-2　输尿管硬镜头端(8/9.8Fr)

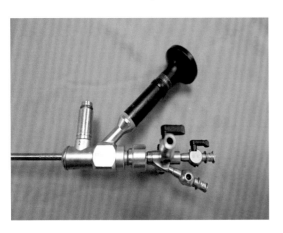

图 4-2-1　输尿管硬镜(8/9.8Fr)操作端

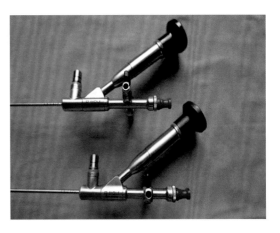

图 4-2-3　输尿管硬镜(4.0/4.5Fr,4.5/6.5Fr)操作端

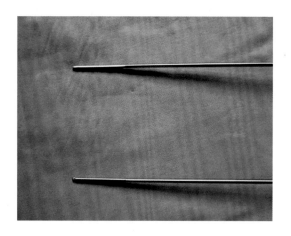

图 4-2-4　输尿管硬镜头端(4.0/4.5Fr,4.5/6.5Fr)

2.软性输尿管镜　软性输尿管镜头端具有弯曲功能,外径为 8.5～11.9 F。根据成像方式不同分为纤维镜和电子镜,按能否可拆卸分为一体式软性输尿管镜(图5-3-73)和可拆卸软性输尿管镜(图 4-2-5～图 4-2-8)。根据镜体和末段弯曲性能分为全软镜和末段可弯曲镜。电子软性输尿管镜图像较纤维软性输尿管镜更清晰,且克服了纤维软镜光纤容易损坏的缺点。可拆卸输尿管镜较一体式输尿管软镜耐用,但较一体式输尿管软镜粗。软性输尿管镜镜体最大弯曲度可达 270°,长度为 65～86 cm,视角为 52°～75°,具有观察、冲洗和腔内手术功

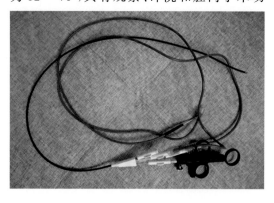

图 4-2-5　德国铂力可拆卸软镜配件

能。软性输尿管镜主要用于输尿管上段和肾盂病变的诊断和治疗。国产孙氏输尿管镜除了具备输尿管硬镜、软性输尿管镜的功能之外,最大特点是应用过程中无需输尿管扩张鞘的帮助(图 4-2-9,图 4-2-10)。

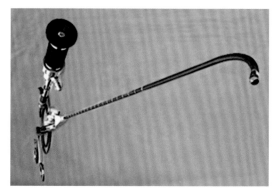

图 4-2-6　德国铂力可拆卸软镜

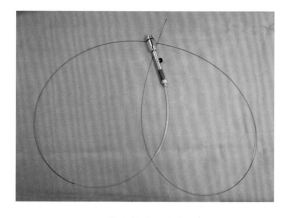

图 4-2-7　德国铂力可拆卸软镜内芯

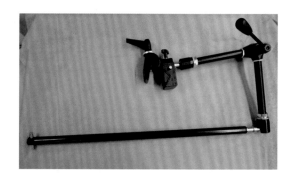

图 4-2-8　德国铂力可拆卸软镜支架

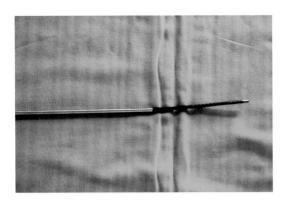

图 4-2-9　孙氏输尿管镜可弯曲头端

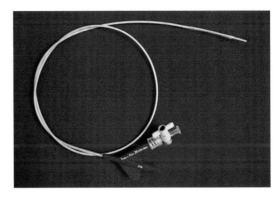

图 4-2-11　COOK 扩张球囊导管

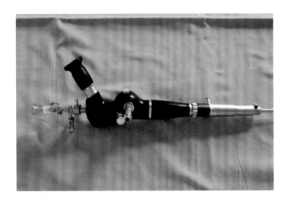

图 4-2-10　孙氏输尿管镜操作端

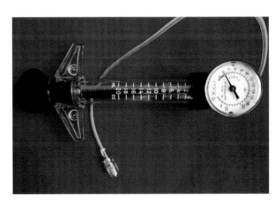

图 4-2-12　扩张球囊导管压力表

二、输尿管镜辅助器械

(一)输尿管扩张管和输尿管扩张鞘

输尿管扩张管用于扩张输尿管开口，包括锥形头的 Teflon 或聚乙烯扩张管、橄榄头的金属扩张管、拉杆套叠式金属扩张管和不同管径的输尿管扩张球囊导管等（图 4-2-11，图 4-2-12）。

输尿管导入鞘（ureteral access sheath，UAS）用于输尿管软镜，由聚乙烯材料制成，可以方便输尿管软镜置入肾盂、减少输尿管壁对输尿管软镜的旋转阻力，延长输尿管软镜的使用寿命和降低手术操作时肾盂内的压力（图 4-2-13，图 4-2-14）。

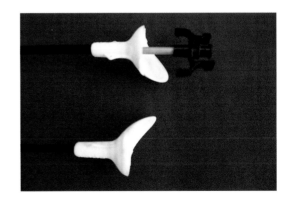

图 4-2-13　Flexor UAS 尾端

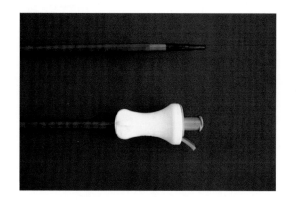

图 4-2-14　UAS 头端、尾端

(二)灌注泵

灌注泵(图 4-2-15)用于输尿管镜操作过程中注水,可控制输尿管腔内手术时灌注压力和流量。

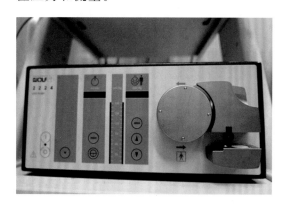

图 4-2-15　灌注泵

(三)导丝、输尿管支架

导丝为软头金属导丝,长 145cm、直径 2.7 F 或 2.9 F,外层包有聚四氟乙烯涂层和亲水聚合物(图 4-2-16),用于输尿管镜手术中引导方向。输尿管支架有 4.5～8 F 不同外径,由复合材料做成,内添加不透 X 线的金属盐,外表有亲水涂层,具有输尿管引流和支架作用。输尿管支架两头呈"J"形,称双 J 管(图 4-2-17)。输尿管支架除了可以克服输尿管腔内、腔外梗阻引流尿

液作用之外,还能起到被动扩张输尿管、帮助修复输尿管、减少输尿管狭窄的作用。另有金属输尿管支架和镍钛合金输尿管支架,可以在体内留置 1 年。

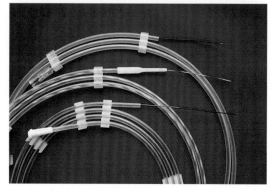

图 4-2-16　各种导丝

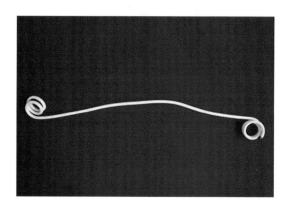

图 4-2-17　双 J 管

(四)辅助手术器械

1. 手术器械　不同型号和大小的异物钳(图 4-2-18,图 4-2-19)、活检钳(图 4-2-20)、三爪钳和套石篮(图 4-2-21)等设备,可完成取异物、活检工作,或起到套石或阻挡输尿管结石漂移的作用。

2. 腔内碎石器　腔内碎石器有超声碎石器、液电碎石器、气压弹道碎石器、气压弹道超声联合动力碎石清石系统(图 4-2-22)和钬激光碎石器(图 3-2-53)等。

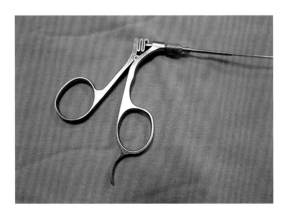

图 4-2-18　**异物钳手柄**

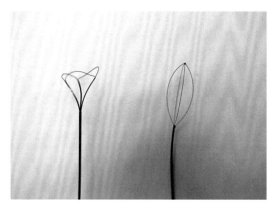

图 4-2-21　**不同类型套石篮头端**

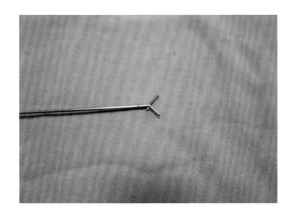

图 4-2-19　**异物钳头端**

（1）气压弹道碎石器：优点是使用安全，碎石的效力是超声碎石的 20～30 倍，有较好的性价比。但是，碎石过程中结石或碎片易向尿路近端移位，从而降低结石的清除率。

（2）超声碎石器：优点是有负压泵，可以不断灌洗及抽吸，视野比较清晰。但能量相对比气压弹道小。气压弹道超声联合动力碎石清石系统具有气压弹道碎石器和超声碎石器的功能（图 4-2-22）。

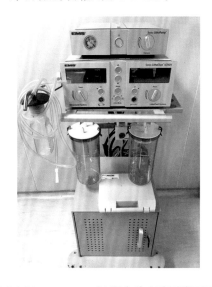

图 4-2-22　**EMS-LCM21 混合动力碎石清石系统**

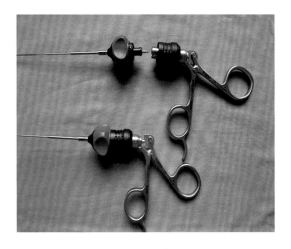

图 4-2-20　**可拆卸活检钳**

（3）钬激光碎石器（图 3-2-53）：碎石时形成颗粒小，不易引起结石移位。钬激光的光纤有多种外径，可弯曲。用于硬性和软性输尿管镜的治疗。

（4）阻石器械：阻石器械有拦截网篮、结石锥形导丝、多层折叠阻塞膜等。

①拦截网篮（N-trap）当网篮张开时，呈曲棍球杆样弯曲的网兜，直径 8mm，可阻止结石上移并帮助取出小结石碎块（图4-2-23）。

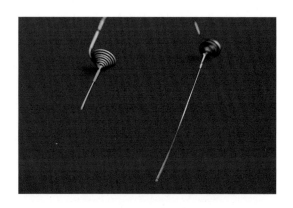

图 4-2-24　结石锥形导丝前端

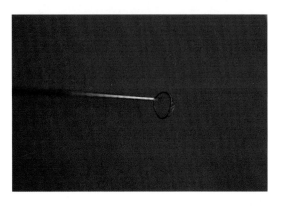

图 4-2-23　N-trap 拦截网篮

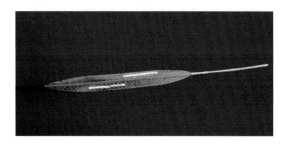

图 4-2-25　多层折叠阻塞膜

②结石锥形导丝（stone cone）当前部导丝插过结石 1～2cm 时，向前推内导丝，导丝在结石近端张开成锥型或盘状，以此阻止结石上移（图 4-2-24）。

③多层折叠阻塞膜（percsys accordion）可形成多层折叠状膜，直径 7mm，能阻止结石上移（图 4-2-25，图 4-2-26）。

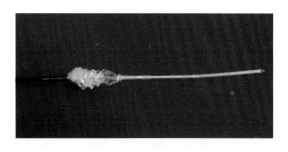

图 4-2-26　多层折叠阻塞膜（收缩状态）

第三节　输尿管结石的内镜手术

一、概述

输尿管镜技术是膀胱镜技术在上尿路应用的延伸。1978 年 Lyon 报道成功应用取石钳通过小儿膀胱镜为一位妇女取出输尿管结石。1979 年 Lyon 与 Richard Wolf 公司合作研制出 23cm 长输尿管硬镜。此后在欧美国家广泛应用输尿管镜技术，吴开俊教授在我国积极开展和推广输尿管镜技术，1992 年吴开俊报道应用输尿管镜治疗输尿管结石2986例,取石成功率达到98%以上。由于现代科技的发展,输尿管硬镜、软镜外径更细,清晰度更高,加上超声碎石器、液电碎石器、气压弹道碎石器、气压弹道超声联合动力碎石清石系统(图4-2-22)和钬激光碎石器(图3-2-53)等设备的出现,使得输尿管镜临床应用适应证进一步扩大,手术效果进一步提高,手术并发症也逐步减少。输尿管镜技术除了常规用于输尿管检查和碎石外,目前在输尿管镜下切割技术已广泛应用于输尿管梗阻病变的治疗。

二、经尿道输尿管镜检查技术

(一)适应证和禁忌证

1. 适应证 ①上尿路血尿原因不明者;②上尿路尿液脱落细胞阳性,而影像学阴性者;③影像学提示上尿路充盈缺损或梗阻者;④腔内手术治疗上尿路肿瘤随访者。

2. 禁忌证 ①严重出血性疾病;②不能耐受手术或麻醉者;③急性尿路感染者;④膀胱容量<50 ml者。

(二)术前准备

1. 麻醉 蛛网膜下腔麻醉、硬膜外麻醉或全身麻醉。

2. 体位 通常采用截石位。也可采用健侧下肢抬高,患侧下肢放低的改良截石位,骨盆向患侧倾斜,可使输尿管开口与输尿管镜的角度由锐角变成钝角,导丝和输尿管镜相对容易插入输尿管。

(三)手术步骤

1. 输尿管镜进镜方法 输尿管是比较脆弱的组织,操作者应熟悉输尿管的解剖。输尿管镜进入输尿管腔后,推进过程中始终要保持输尿管腔或部分管腔位于视野中,以减少并发症。

(1)选用适当口径的输尿管硬镜,头端涂有润滑油后,经尿道进入膀胱,沿输尿管间嵴找到患侧输尿管开口(图4-3-1)。

(2)输尿管镜靠近输尿管开口,由工作通道向输尿管口内置入导丝(图4-3-2)。

(3)旋转镜体180°,头端斜面向上,挑起导丝,拉长输尿管开口(图4-3-3),在持续灌注下输尿管口会张开,输尿管镜可进入输尿管壁内段(图4-3-4),此时术者有一定程度的紧束感。

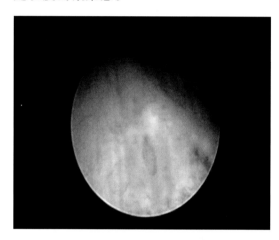

图4-3-1 输尿管开口

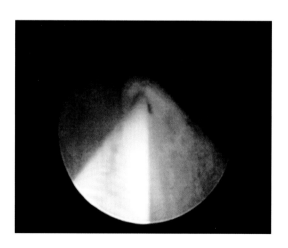

图4-3-2 导丝插入输尿管口

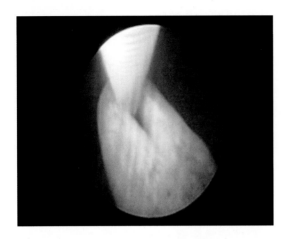

图 4-3-3　挑起导丝,拉长输尿管开口

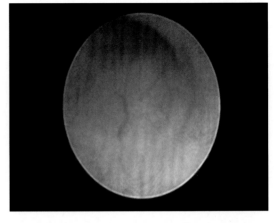

图 4-3-5　骨盆曲管腔

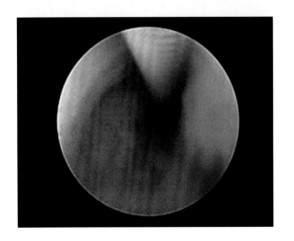

图 4-3-4　输尿管壁内段

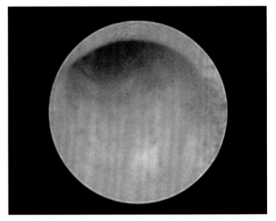

图 4-3-6　输尿管界曲管腔

　　(4)进入输尿管口后,由于输尿管镜面紧贴输尿管黏膜,会出现视野不清,此时可增加灌注压力,输尿管镜再进入 1.5～2 cm,可见宽敞、光滑的输尿管腔,这是通过输尿管壁内段的重要标志(图 4-3-4)。

　　(5)进入输尿管骨盆曲,管腔比较大(图 4-3-5),可降低灌注流量。始终保持输尿管腔在视野中,逐渐推进输尿管硬镜。当看到输尿管后壁有脉冲式搏动时,这是输尿管界曲的标志(图 4-3-6),此时下压输尿管镜操作端,使输尿管镜头端抬高,即可看清输尿管界曲管腔。

　　(6)越过界曲,进入输尿管上段近肾曲处,可以观察到输尿管随着呼吸移动,吸气时输尿管随肾脏下移而成角,呼气时输尿管伸直。此时,应加压灌注液或放低患者上半身,使肾脏向头侧移动再显输尿管管腔。有时输尿管镜前进时,可见输尿管黏膜呈环状隆起并弯曲,形成环形缩窄,这是输尿管肾曲的标志(图 4-3-7)。

　　(7)肾曲处输尿管镜一般难以进入,可采用头低位,沿导丝推进,肾曲会环抱导丝,推进输尿管有阻力(图 4-3-8,图 4-3-9),如不能进入肾盂,可插入两根导丝(图 4-3-10,图

4-3-11),肾曲处会出现间隙,此时输尿管镜沿两根导丝推进,可安全进入肾盂。

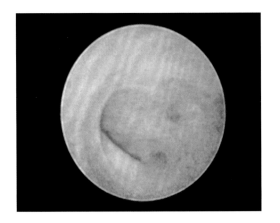

图 4-3-7 输尿管肾曲管腔

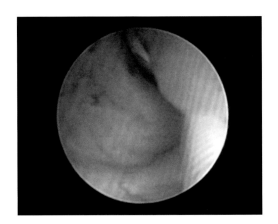

图 4-3-8 一根导丝通过肾曲

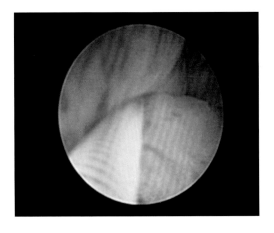

图 4-3-9 肾曲环抱导丝

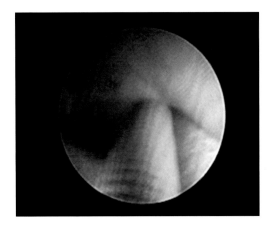

图 4-3-10 二根导丝通过肾曲后出现腔隙

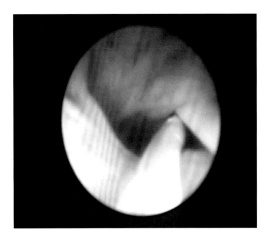

图 4-3-11 肾曲处通过二根导丝后出现腔隙

(8)超越肾曲即进入肾盂,进入肾盂后可以观察到大部分肾盂和肾上盏(图 4-3-12,图 4-3-13)。

2.经尿道输尿管镜检查注意事项

(1)输尿管镜进镜困难的原因:如输尿管开口较细,进镜困难,可用输尿管扩张管或用输尿管扩张鞘的内芯沿导丝直接扩张输尿管开口(图 4-3-14)。如果直接扩张输尿管开口无效,可留置双J管1~2周,进行被动扩张,择日再进行输尿管内检查或手术操作。对特别小的输尿管开口或输尿管壁内段狭窄者也可采用超细输尿管肾镜(4.5/6.5Fr),或采用沿导丝扩张输尿管开口和扩张输尿管壁内段的方法后进镜。输尿管局部狭窄,通过置入导丝后用输尿管镜扩张,如输尿管镜无法超越狭窄,可采用气囊扩张或输尿管狭窄内切开后进镜,对严重、长段输尿管狭窄或输尿管壁僵化的患者应终止输尿管镜手术,若强行推进输尿管镜会引起输尿管黏膜撕脱、穿孔、撕裂或离断等意外(图 4-3-15,图 4-3-17~图 4-3-19)。

(2)输尿管镜视野不清:遇有视野不清多因光源或镜体的问题,如输尿管镜头端紧贴输尿管壁,输尿管扭曲,输尿管黏膜出血也会导致视野不清,可分别通过调节光源、更换输尿管镜、增加灌注压力、调节体位或插入导丝、取出血块的方法多能解决问题。

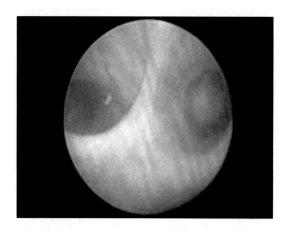

图 4-3-12　肾盏

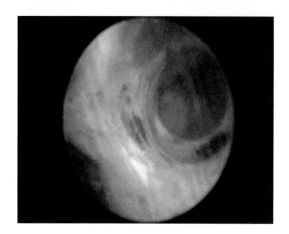

图 4-3-13　肾上盏

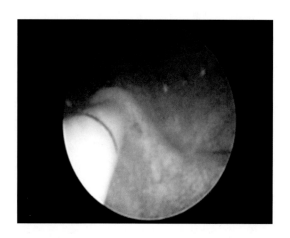

图 4-3-14　输尿管扩张管扩张

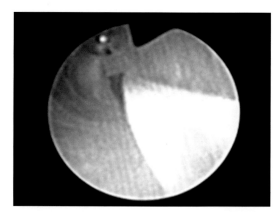

图 4-3-15　输尿管狭窄,黏膜苍白、僵硬(内有导丝)

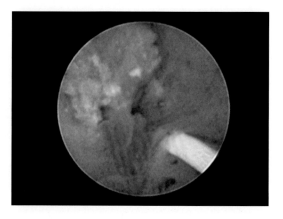

图 4-3-16　导丝从结石下方黏膜下假道通过

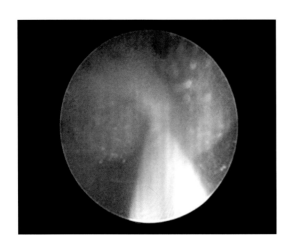

图 4-3-17 输尿管穿孔,看见输尿管腔外脂肪(内有导丝)

三、经尿道输尿管镜碎石术

　　输尿管结石的治疗原则是去除结石,恢复输尿管腔的通畅性,缓解肾绞痛,控制尿路感染,保护肾功能。98%＜5mm 的结石可以自行排出,直径 5～10mm 的输尿管结石可以药物排石或 ESWL 治疗,＞10mm 的输尿管结石或非手术治疗无效的输尿管结石患者通常需要采用输尿管镜碎石术或 ESWL 等外科治疗。输尿管镜进入输尿管后,应仔细检查,发现问题及时处理。在输尿管镜行进过程中,如遇有血块,可用异物钳取出。操作过程中有时可见输尿管黏膜苍白、僵硬、狭窄(图 4-3-15),如病变范围小,可采用输尿管扩张或切开后继续进行操作,当病变范围大时应终止手术,放入双 J 管,待择期手术或改换其他手术方式。如强行操作会造成输尿管假道、穿孔、黏膜撕脱或断裂(图 4-3-16～图 4-3-19),对小的输尿管穿孔,只要有安全导丝存在,可继续进行碎石,因为碎石后可沿导丝推入双 J 管,保证尿液的充分引流。在经尿道输尿管镜碎石术中,有时可见输尿管内双开口

畸形(图 4-3-20),一定要看清方向,确认有结石的输尿管腔避免进入歧途。

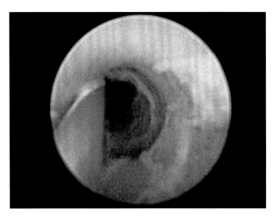

图 4-3-18 输尿管狭窄,部分黏膜撕脱(内有导丝)

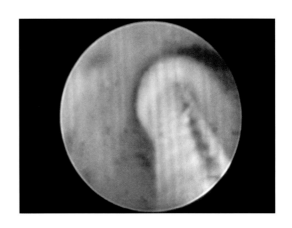

图 4-3-19 膀胱输尿管连接处完全断裂(内有导丝)

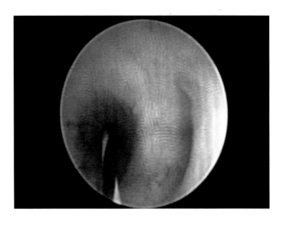

图 4-3-20 输尿管内双开口(内侧开口已置入导丝)

【适应证】

1. 结石>10mm。

2. 输尿管结石伴肾盂积水,非手术治疗无效。

3. ESWL 治疗失败或石街形成。

【禁忌证和术前准备】

同本章经尿道输尿管镜检查技术。

【碎石方法】

1. 输尿管中、下段结石碎石方法

(1)边缘蚕食碎石法:蚕食碎石法是沿结石边缘开始逐步碎石。经尿道插入输尿管镜,找到输尿管开口后插入导丝(图 4-3-2~图 4-3-4);输尿管镜沿导丝上行寻找结石,了解结石的数目、大小、位置和结石旁输尿管壁情况;小心移动导丝,设法把导丝超越结石(作为安全导丝)(图 4-3-21,图 4-3-22,图 4-3-27);将光纤头露在输尿管镜外,把钬激光光纤靠近结石,找到结石后要控制灌注速度,减小灌注压力,避免结石上移及灌注液外渗;碎石时光纤轻轻接触结石,看清后再发射激光碎石,避免盲目碎石损伤输尿管,造成穿孔;轻柔操作,防止折断光纤;先用小功率钬激光从结石边缘开始逐步碎石,尽可能把结石碎成粉末状,以利碎石排出(图 4-3-23~图 4-3-27)。若发现患者是脓性尿液,应停止手术,留置双J管,等待消炎后再择期手术。

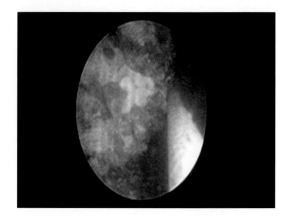

图 4-3-21　导丝从结石旁通过

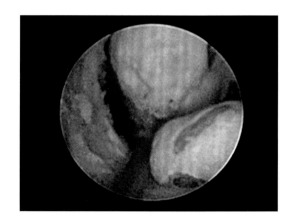

图 4-3-22　导丝超越两枚结石

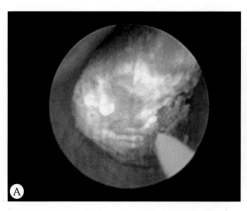

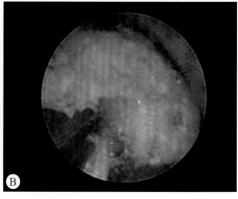

图 4-3-23　从结石边缘开始碎石

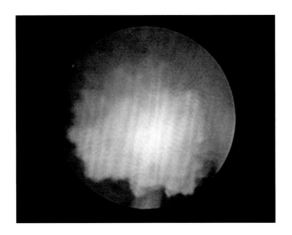

图 4-3-24　进一步边缘碎石

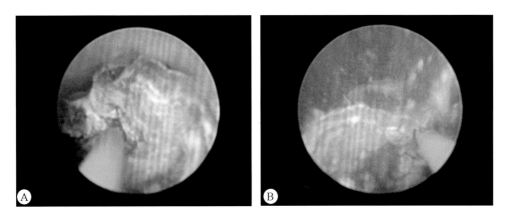

图 4-3-25　从结石边缘碎石

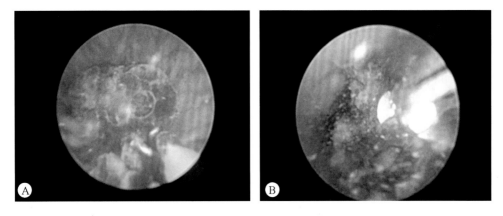

图 4-3-26　进一步碎石

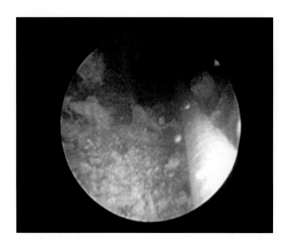

图 4-3-27　粉末样碎石

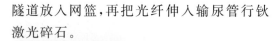

隧道放入网篮,再把光纤伸入输尿管行钬激光碎石。

（2）中央钻洞碎石法:中央钻洞碎石法是先用钬激光在结石中央钻一小洞,逐步向周边碎石(图 4-3-28～图 4-3-30)。优点是操作方便,碎石快,但在操作过程中结石碎块容易向上漂移,造成结石残留。通常是在结石上方安置网篮的情况下采用该方法。

（3）侧面开凿碎石法:从结石的一边开凿,逐渐向结石另一边碎石。一般用在输尿管结石伴有息肉情况下,由于结石被输尿管息肉掩盖,此时该先在结石侧面切除部分息肉,显露结石(图 4-3-31～图 4-3-34),然后从结石边缘碎石,通过结石边缘

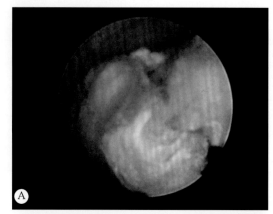

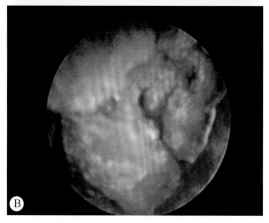

图 4-3-29　结石从中心裂开

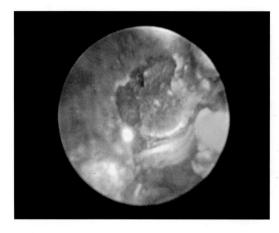

图 4-3-28　从结石中央开始碎石

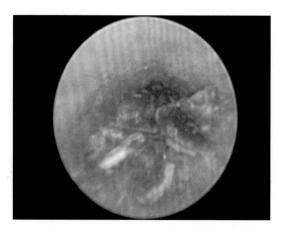

图 4-3-30　结石被粉碎

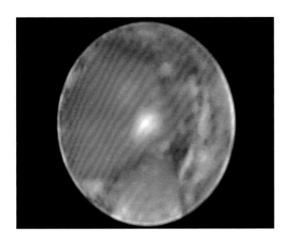

图 4-3-31 从息肉边缘尝试插导丝

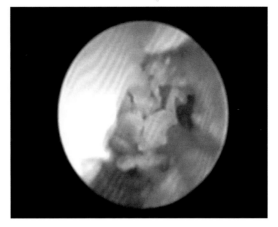

图 4-3-34 伸入输尿管腔碎石

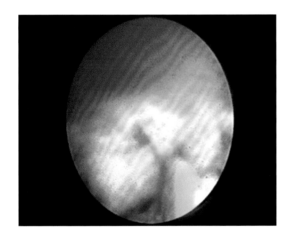

图 4-3-32 切除部分息肉,显露结石

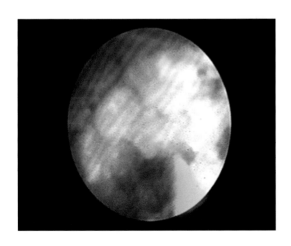

图 4-3-33 从显露结石处碎石

（4）输尿管壁切开碎石法：有时会遇到因输尿管壁内段结石长时间嵌顿，造成输尿管开口处水肿，改变输尿管开口方向，无法看清输尿管开口；有时不能窥见结石，盲目用导丝试插或盲目开凿隧道，会导致输尿管口、膀胱黏膜损伤、出血，使视野更加模糊；有时输尿管开口处结石仅仅显露出一点，同时改变输尿管开口方向（图 4-3-35）。此时，应该用电切镜的钩状电极、电切环或钬激光，在输尿管壁内段最隆起处按输尿管下行方向切开或清除部分输尿管膀胱壁（图 4-3-36），显露部分结石后再逐步伸入输尿管碎石（图 4-3-37），只有完全显露结石，才能完全粉碎结石。术毕，妥善安置双 J 管（图 4-3-38），保留双 J 管 6 周，有利于切口的黏膜愈合，减少输尿管开口处的狭窄。

2. 输尿管上段结石的碎石手术步骤

输尿管硬镜碎石术治疗输尿管上段结石，最常见的困扰是结石向肾盂漂移。结石向上漂移的程度取决于术中灌注压力、结石梗阻上端的输尿管扩张程度、用于碎石设备能量大小、结石嵌顿位置和程度等因素。液电碎石与弹道碎石导致结石上移

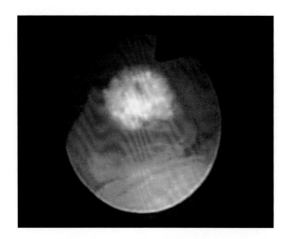

图 4-3-35　输尿管口嵌顿结石

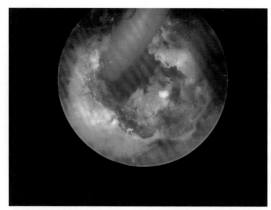

图 4-3-38　放置双 J 管

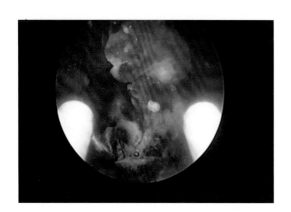

图 4-3-36　切除部分输尿管膀胱壁

的可能性明显大于钬激光碎石和超声碎石。结石越小、结石越近肾盂、输尿管越扩张，则结石越容易向肾盂漂移。

应用阻石器械能起到良好的封堵或阻止结石、碎石向肾盂漂移的作用。当遇到输尿管重度扩张，阻石器械不能完全封闭输尿管时，可采用头高臀低位，减低灌注压力，先处理露在阻石器械外部分结石的方法，以减低结石或大的碎石漂移到肾盂的概率，一旦结石或大碎石漂移入肾盂，可同期应用输尿管软镜进一步碎石或二期软性输尿管镜碎石或 ESWL 治疗。

在操作中由于阻石器械的头端没有导丝头端光滑和柔软，有时难以越过嵌顿性输尿管结石，可先用导丝超越结石，再沿导丝的边缘空隙旋转推入阻石器械头端；如不成功，可采用两根斑马导丝交替旋转推进，待其中一根超越结石，再沿导丝边缘空隙放入阻石器；如果仍然不成功，可采用结石中央钻洞法或结石侧面开凿碎石的方法，在结石中央或边缘形成一隧道，即可放入阻石器。目前常用拦截网篮（N-trap）（图 4-2-23）、锥形导丝（图 4-2-24）或多层折叠阻塞膜（图 4-2-25，图 4-3-26）来防止或减少结石或碎石的漂移。

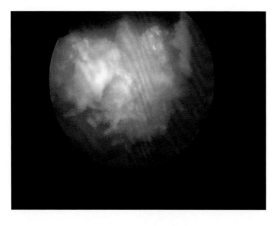

图 4-3-37　钬激光碎石

（1）多层折叠阻塞膜的应用：在输尿管内发现结石后，从结石边缘伸入多层折叠阻塞膜，当多层折叠阻塞膜通过结石有困难时，可设法用导丝超越结石后，再沿导丝的边缘放入多层折叠阻塞膜（图 4-2-25，图4-3-26）。当多层折叠阻塞膜完全超越结石后，在结石的上方收紧多层折叠阻塞膜（图4-3-39），多层折叠阻塞膜可以在碎石过程中起到封堵结石或碎石漂移的作用（图 4-3-40，图 4-3-41）。

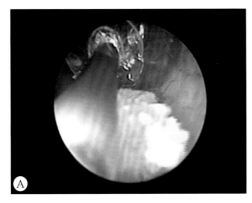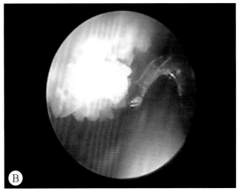

图 4-3-39　在结石上方收紧多层折叠阻塞膜，封堵结石

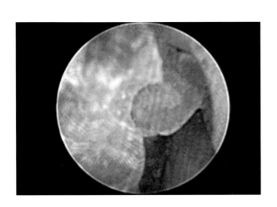

图 4-3-40　多层折叠阻塞膜下碎石

（2）结石锥形导丝的应用：找到结石后把锥形导丝头部超越结石，松开锥形导丝，导丝头端呈蚊香状或锥形在结石的上方（图 4-3-42），可以防止碎石中结石或碎石漂移到肾盂（图 4-3-43～图 4-3-45）。

（3）拦截网篮（N-trap）的应用：采用直接推进或旋转的方法把 N-trap 的头端超越输尿管结石，当 N-trap 超越结石后即可松开 N-trap（图 4-3-46，图 4-3-47），以防止

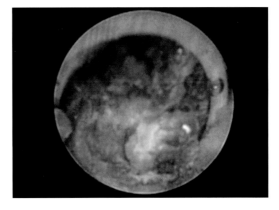

图 4-3-42　锥形导丝超越并封堵结石

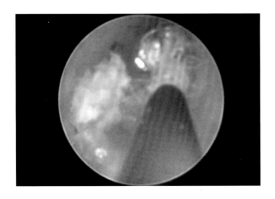

图 4-3-41　进一步碎石

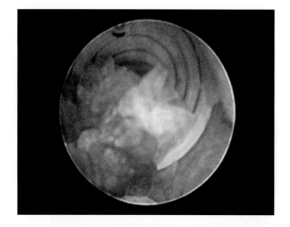

图 4-3-43 钬激光碎石

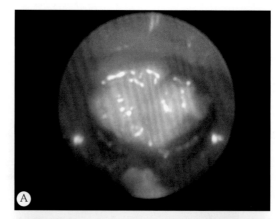

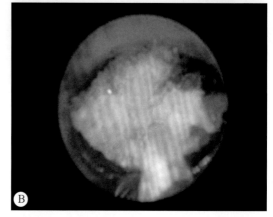

图 4-3-46 N-trap 拦截网篮内结石

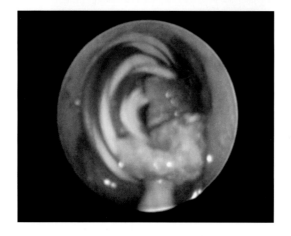

图 4-3-44 钬激光进一步碎石

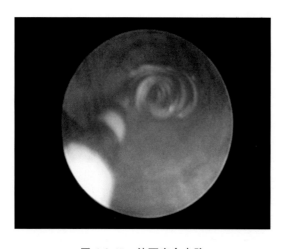

图 4-3-45 结石完全去除

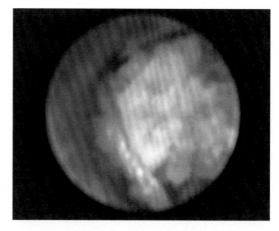

图 4-3-47 准备钬激光碎石

碎石过程中结石或碎石的向上漂移(图4-3-48,图4-3-49),用钬激光光纤对准结石碎石,在碎石时注意钬激光光纤接触结石碎石,但对N-trap保持一定的距离,避免钬激光对N-trap的损伤,直到把结石碎石到

2mm左右,即可收紧N-trap,把小的碎石联同N-trap一同拉出体外。即使N-trap受到钬激光的损伤,造成N-trap的边缘断裂,最多影响部分阻挡碎石漂移作用,不会造成输尿管的损伤。

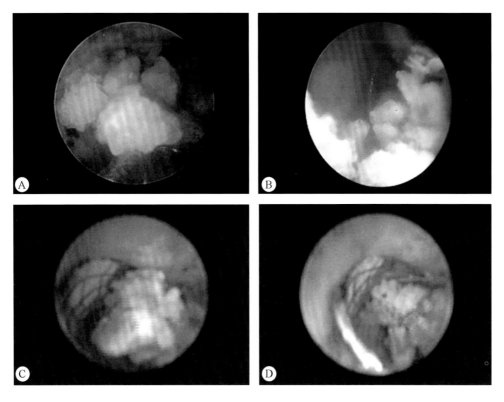

图 4-3-48　钬激光碎石

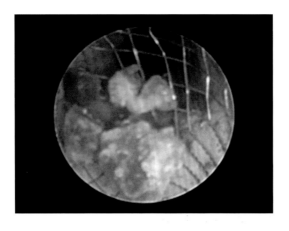

图 4-3-49　N-trap 内小碎石

3. 异物钳取石 异物钳通过输尿管镜取出结石,也是输尿管镜碎石术中清除碎石的方法之一。在输尿管镜碎石术中,异物钳可以帮助钳碎小的碎石或帮助取出小的输尿管结石(图 4-3-50～图 4-3-52),以缩短碎石时间。此外,收紧 N-trap 可协助取出网篮内小的碎石,但耗材费用较高。

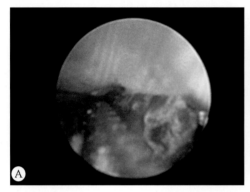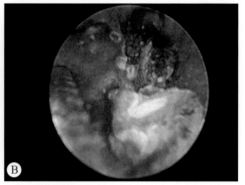

图 4-3-50　异物钳碎小结石

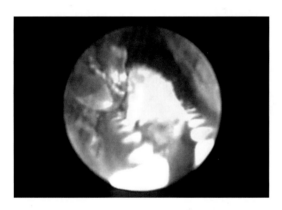

图 4-3-51　异物钳取小结石

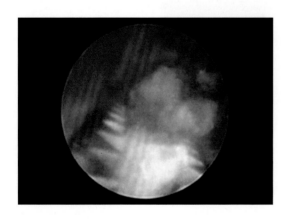

图 4-3-52　异物钳取出碎石

【术后处理】

1. 输尿管镜碎石术留后置双 J 管。用输尿管镜进行手术操作后会引起输尿管的水肿,为了尿液的引流通畅,在输尿管镜手术后通常要留置双 J 管 1～2 周。术后留置 J 管超过 2 周指征:①术中发现输尿管穿孔;②切除结石继发性息肉后或合并输尿管炎性狭窄;③残留结石直径＞0.5 cm;④合并尿路感染。置入双 J 管的远端应卷曲于患侧输尿管开口旁,以双 J 管单环暴露在输尿管口外为最合适。

2. 保留导尿 1～2 天。

3. 常规抗生素。

【并发症防治】

1. 输尿管黏膜撕脱 由于操作暴力所致,部分或短段黏膜撕脱,可以置入双 J 管观察,长段输尿管黏膜撕脱需要开放手术治疗。

2. 输尿管穿孔 小的输尿管穿孔可放置双 J 管引流,给予观察,如严重输尿管穿孔又无法安全置入双 J 管者,应进行开放手术修补。

3. 感染性休克 术前控制尿路感染，术中应该避免高压灌洗，手术中发现输尿管中流出浑浊、黄尿液应停止手术，及时放置双J管引流，等待择期手术。

4. 输尿管狭窄 术中应尽量避免医源性输尿管损伤，如有损伤应放置双J管，尽可能降低输尿管狭窄的发生率。如术后发生短的输尿管狭窄可行球囊扩张、内切开或开放手术治疗（见本章第四节输尿管狭窄的内镜手术）。

（刘定益 经 浩）

第四节 输尿管狭窄的内镜手术

【概述】

输尿管狭窄分为先天性输尿管狭窄和继发性输尿管狭窄，先天性输尿管狭窄包括肾盂输尿管连接部梗阻、输尿管口膨出、输尿管瓣膜等先天性输尿管疾病；继发性输尿管狭窄主要由输尿管损伤和炎症引起，输尿管炎症中以继发于结石、慢性炎症、放射、肿瘤和腹腔炎症者比较常见；输尿管损伤中以输尿管手术、输尿管镜检查、输尿管镜碎石、输尿管插管及体外冲击波碎石等因素引起的比较常见，而在外科、妇科的直肠癌根治术、子宫切除术损伤输尿管形成的继发狭窄也是常见因素之一。目前治疗输尿管狭窄的常用工具是冷刀、输尿管镜扩张、气囊导管扩张、钬激光内切开和电刀内切开等。冷刀内切开总体成功率是 62%～80%，虽然冷刀无热损伤，但无止血效果，且需要比较粗的输尿管镜（F10-11）。钬激光穿透深度浅，气化切割性能好，可以很好地气化切割瘢痕组织，而且创面修复快，不容易复发，还可同期治疗输尿管结石。一般钬激光治疗输尿管狭窄成功率在 76.5%～83%。Gnessin 等报道用钬激光治疗输尿管狭窄，经平均 27 个月随访，总有效率 82.0%，Xu 等用气囊导管扩张法治疗输尿管狭窄，经平均 24 个月随访，总有效率 71.0%。

1. 适应证

（1）输尿管良性狭窄。

（2）输尿管狭窄段长度＜2cm 者。

2. 禁忌证

（1）输尿管狭窄长度＞2cm 或完全闭塞。

（2）输尿管腔外因素引起的输尿管管腔狭窄。

（3）输尿管狭窄侧肾的肾小球滤过率＜10%。

（4）肾重度积水。

【术前准备】

IVP、CTU、逆行肾盂输尿管造影、肾盂顺行造影或逆行肾盂输尿管造影联合肾盂顺行造影，了解输尿管狭窄的部位、长度、程度和范围。麻醉方法和体位与本章输尿管镜检查技术类同。

【手术步骤】

1. 输尿管硬镜镜体扩张法 在输尿管硬镜窥视下，用导丝通过输尿管狭窄段，输尿管硬镜沿导丝上行至狭窄处，输尿管硬镜头端缓慢沿导丝向前推进，让镜体超过狭窄段，并且在狭窄处保留 5 分钟，再退出输尿管镜，术毕安放 7～8Fr 双J管，保留 4～6 周。该方法适合输尿管狭窄程度较轻和狭窄段比较短的患者，有报道对输尿管狭窄段小于 1cm 扩张成功率 97.1%，狭窄长度在 1～2cm，扩张成功率是 79.6%。

2. 输尿管狭窄段切开术

（1）钬激光治疗输尿管狭窄：在输尿管

镜窥视下用导丝通过输尿管狭窄段,作为安全导丝(图 4-4-1),用钬激光光纤头端沿导丝由浅入深逐步切开狭窄段(图 4-4-2,图 4-4-3),切开深度以看到输尿管周围脂肪组织为止(图 4-4-4),输尿管硬镜无阻力通过狭窄段伸入到肾盂(图 4-4-5),把第二根导丝通过切开的狭窄段宽敞的管腔(图 4-4-6,图 4-4-7),体外固定导丝,用推进管把两根 5Fr 双 J 管沿导丝推入输尿管,通过切开段达到肾盂内,两根双 J 管在输尿管口外露在膀胱内一个环(图 4-4-8)。

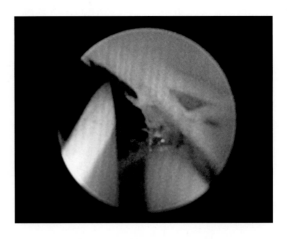

图 4-4-3　进一步切割狭窄段

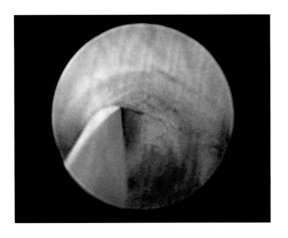

图 4-4-1　导丝通过狭窄段

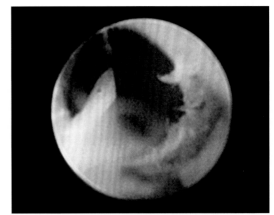

图 4-4-4　切割到狭窄段外脂肪

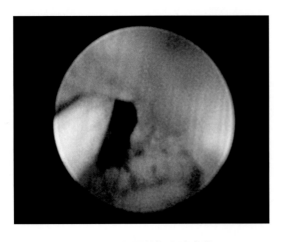

图 4-4-2　沿导丝切开狭窄段

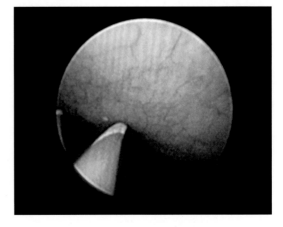

图 4-4-5　肾盂黏膜

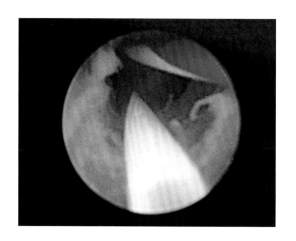

图 4-4-6 二根导丝通过狭窄段

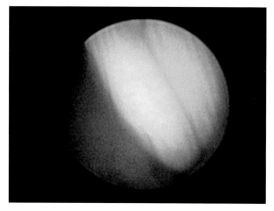

图 4-4-8 膀胱内见两根双 J 管

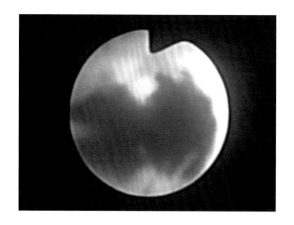

图 4-4-7 切开后宽敞的管腔

根导丝(图 4-4-6,图 4-4-10,图 4-4-12)。分别沿两根导丝先后或同时沿导丝留置二根 5 F 双 J 管 6～8 周,有利于切开部分输尿管膀胱开口处正常黏膜的生长(图 4-4-8),安置双 J 管合适位置是外露在膀胱内双 J 管的一个环。对输尿管膀胱吻合口狭窄或假道的患者,可通过狭窄口或假道口放入两根导丝或两根输尿管导管后,用钩状电刀在两根导丝或两根输尿管导管之间切开狭窄的输尿管膀胱吻合口或假道(图 4-4-13,图 4-4-14),然后分别沿两根导丝留置两根 5 F 双 J 管。

(2)输尿管壁内段狭窄切开术:用导丝或 5Fr 输尿管导管通过狭窄的输尿管壁内段(图 4-4-9,图 4-4-11),在导丝或导管上方用钬激光(图 4-4-10)或电刀(图 4-4-12)按输尿管走行方向切开膀胱上侧壁的膀胱全层 1.5～2 cm,可解除输尿管壁内段狭窄(图 4-4-10,图 4-4-12),狭窄的壁内段切开后,如仍然不能解决梗阻,可沿导丝通过切开的狭窄口,在窥视下放入输尿管扩张鞘或扩张球囊导管进一步扩张,当输尿管镜在输尿管内无阻力通过时,说明输尿管梗阻已解除,可放入第二

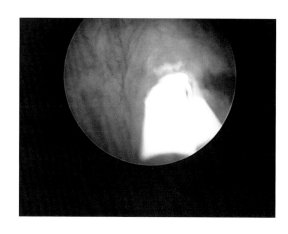

图 4-4-9 输尿管导管通过狭窄段

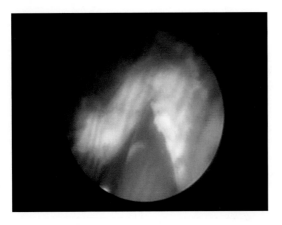

图 4-4-10　钬激光切开狭窄段(内含双 J 管、导丝各一根)

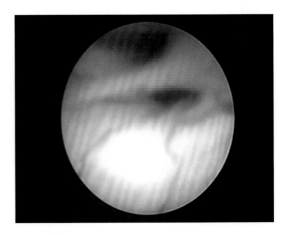

图 4-4-13　输尿管末端假道

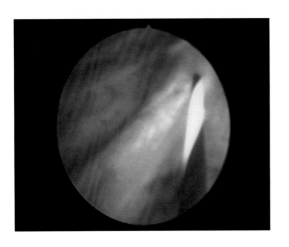

图 4-4-11　导丝通过狭窄段

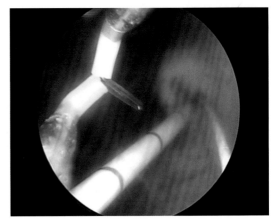

图 4-4-14　在导管和导丝之间的假道

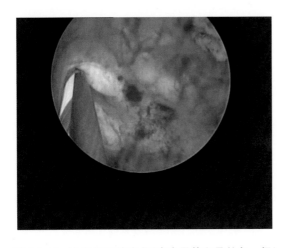

图 4-4-12　电刀切开狭窄段(内含导管和导丝各一根)

3. 气囊导管扩张法　导丝通过狭窄段后,在 C 臂 X 线机监视下,沿导丝伸入扩张球囊导管,使输尿管狭窄段位于扩张球囊导管的球囊中间,然后向气囊内注入造影剂,扩张压力为 12～14 个大气压,在 C 臂 X 线机监视下观察狭窄段"蜂腰征"完全消失,扩张至少超过狭窄段两端 5mm,每次持续 5 分钟后抽出造影剂,排空气囊。用输尿管硬镜复查扩张后狭窄段,如通过狭窄段阻力较大,间隔 5 分钟之后可用同样步骤进行气囊反复扩张,通常扩张不超过 3 次,直到输尿管硬镜可顺利、无阻力通过狭窄段,术毕安放一根 7～8Fr 或两根 5Fr 双 J 管,保留 4～12 周。如果沿导丝伸入扩张球囊导管有困难,可沿导丝用钬激光治疗输尿管狭窄的方法,切开少许狭窄输尿管后再进行气囊导管扩张输尿管狭窄。如为输尿管末端或输尿管开口狭窄,可以在窥视下观察输尿管气囊扩张情况(图 4-4-15,图 4-4-16)。气囊导管扩张治疗输尿管狭窄成功率在 33％～100％,气囊导管扩张对输尿管损伤小,术后康复快,不会造成髂血管损伤等优点,但气囊导管扩张器价格高。

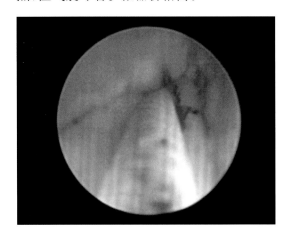

图 4-4-15　输尿管末端狭窄(内插入两根导丝)

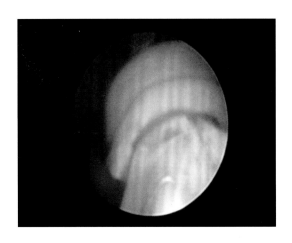

图 4-4-16　气囊扩张输尿管末端狭窄

【术后处理】

1. 术后保留导尿 1～2 天。

2. 术后应用抗生素。

3. 术后 KUB 了解双 J 管位置。

4. 术后 3 个月拔出双 J 管,复查 IVP 或 CTU,了解输尿管狭窄治疗效果。

【并发症防治】

1. 为防止手术时输尿管外周血管的损伤,应注意在不同输尿管狭窄段的切开方向有所不同:在输尿管肾盂输尿管交界处狭窄应切开外侧壁;在界曲处狭窄,应切开搏动输尿管的外上方,以避开损伤输尿管下方的髂血管;在盆曲段,应该选择切开输尿管狭窄处外侧壁。术毕安放一根 8 Fr 双 J 管或两根 5Fr 双 J 管(图 4-4-8),根据狭窄的程度和范围保留双 J 管 4～12 周。

2. 对输尿管狭窄内切开时注意假道形成,用导丝或输尿管导管通过输尿管狭窄段时遇到阻力可采用旋转导丝或导管的方法,如强行应用导管或质地较硬的导丝会出现假道,误把双 J 管通过假道放入输尿管,同样不能解决输尿管的梗阻。有一位输尿管膀胱吻合术后吻合口狭窄的女性患者,经内镜治疗后肾盂积水加重,同时出现腰胀和面部水肿,经输尿管镜检查系输尿管膀胱吻合口假道所致,经电刀切开假道,置入两根 5Fr 双 J 管,术 6 周拔出双 J 管后痊愈。

3. 输尿管狭窄的内镜手术治疗其余并发症和防治见第 4 章第三节“输尿管结石的内镜手术”。

(刘定益　经　浩)

第五节　输尿管口膨出的内镜治疗

先天性输尿管狭窄包括肾盂输尿管连接部梗阻、输尿管口膨出、输尿管瓣膜等先天性输尿管疾病。从临床观察对肾盂输尿管连接部梗阻进行内镜梗阻处切开效果差，主要原因是肾盂输尿管连接部梗阻处切开后，引起梗阻的动力性因素未能去除。输尿管口膨出又称为输尿管囊肿，是指输尿管末端呈囊状扩张。原因不明，可能是先天性输尿管口狭窄及输尿管管壁发育不全，引起输尿管的膀胱壁内段囊状突起，囊肿外层为膀胱黏膜，中层为肌层及结缔组织，内层为输尿管黏膜。输尿管口膨出在女性多见，男女比为1∶4，10％～15％为双侧膨出，有时伴有重复肾及双侧输尿管畸形，此时膨出多发生于上肾的输尿管开口处。在膀胱镜或电切镜下可以发现膀胱内相当于输尿管开口处有气球状或囊状物突入膀胱，膨出表面可见细小的开口，间断尿液喷出，喷尿后气球状囊状物会塌陷（图4-5-1，图4-4-8）。

对输尿管口膨出的治疗应该选择个性化的治疗方法，如无明显上尿路梗阻可给予观察，如输尿管口膨出引起上尿路梗阻或并发结石应给予手术治疗，治疗原则是解除梗阻，防止反流。经尿道内镜治疗输尿管口膨出安全有效，创伤小，康复快。适应证、禁忌证和术前准备类同第3章第二节。

【手术步骤】

在囊状物膨胀时用钩形电极伸入囊肿的开口（图4-5-2），切开囊壁（图4-5-2～图4-5-4），囊肿会迅速塌陷（图4-5-10），再用电切环切除部分囊壁，解除梗阻，切除囊肿下方的部分囊壁（图4-5-5，图4-5-6，图4-5-11，图4-5-12），保留上方的部分囊肿壁，可起到预防术后输尿管反流作用（图4-5-5，图4-5-6，图4-5-14），如输尿管口膨出合并结石可在囊肿壁切开后同时进行碎石或取石（图4-5-13），术毕放置双J管（图4-5-7）。

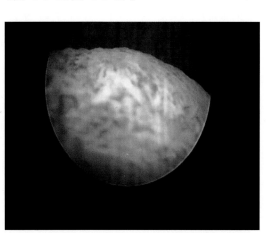

图4-5-1　右侧侧输尿管囊肿囊壁

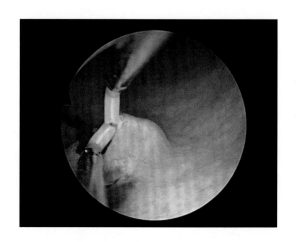

图4-5-2　准备切开囊肿左侧壁

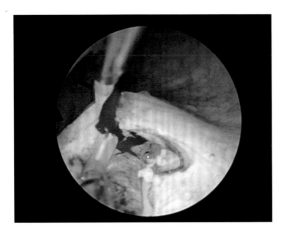

图 4-5-3　切开囊肿左侧壁

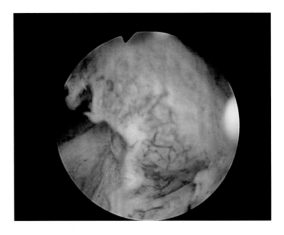

图 4-5-6　保留囊肿上方的部分囊壁

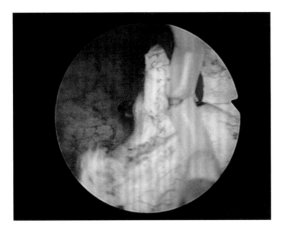

图 4-5-4　切开囊肿右侧壁

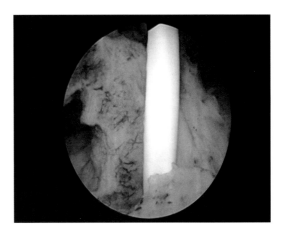

图 4-5-7　安置双 J 管

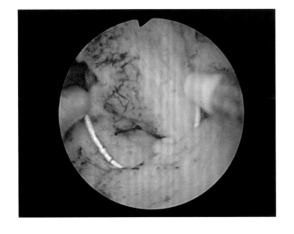

图 4-5-5　切除囊肿下方的部分囊壁

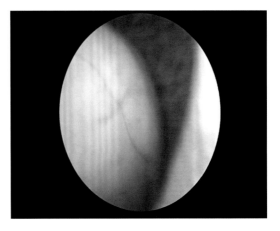

图 4-5-8　右侧输尿管囊肿

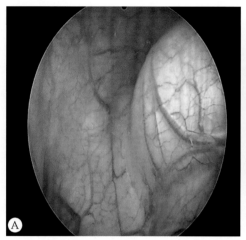
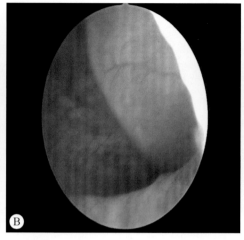

图 4-5-9 左侧输尿管囊肿

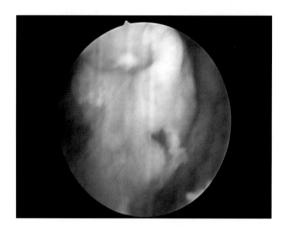

图 4-5-10 切开囊壁,囊肿塌陷

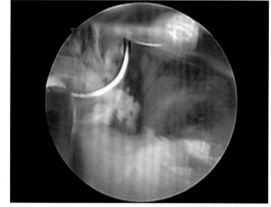

图 4-5-12 切除囊肿下方囊壁

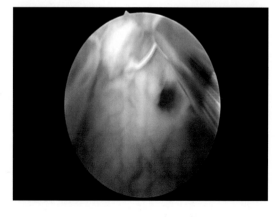

图 4-5-11 准备切除部分囊壁

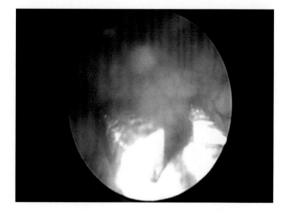

图 4-5-13 进入囊腔内取石

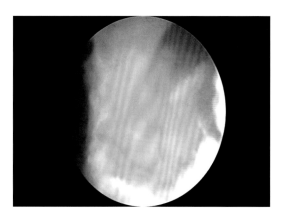

图 4-5-14 保留部分囊壁

【术后处理】

1. 术后应用适当抗生素预防感染。

2. 术后留置双J管,2～4周后拔除双J管。

【并发症防治】

同第3章第二节"膀胱肿瘤的内镜手术治疗"。

(刘定益 经 浩 周文龙)

第六节 输尿管肿瘤的内镜手术

【概述】

输尿管肿瘤比较少见,50％～73％发生在输尿管下1/3。近20年来输尿管尿路上皮癌的发病率有上升的趋势。输尿管鳞状细胞癌和腺癌少见,输尿管乳头状瘤也较少见。输尿管良性肿瘤分为:输尿管原发性息肉、乳头状瘤和囊肿(图 4-6-1～图 4-6-4)、输尿管纤维上皮息肉(图 4-6-5,图 4-6-6)和输尿管炎性息肉(图 4-6-7,图 4-6-8)等。输尿管炎性息肉往往外形不规则,呈淡红色,有菊花瓣状、肉柱状、分支状,长

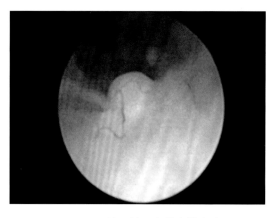

图 4-6-2 输尿管原发性囊性息肉

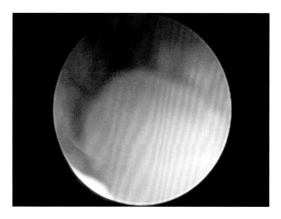

图 4-6-1 输尿管原发性囊性息肉

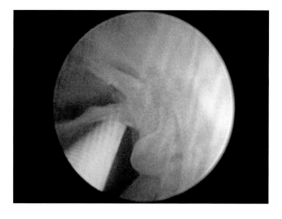

图 4-6-3 分支状息肉

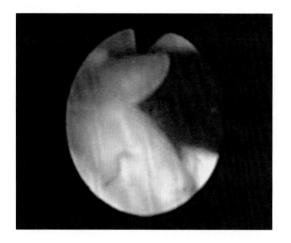

图 4-6-4　输尿管原发性息肉

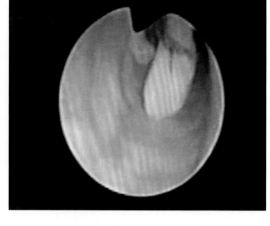

图 4-6-7　输尿管炎性息肉

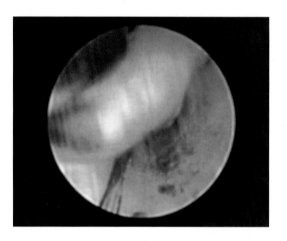

图 4-6-5　输尿管纤维上皮息肉

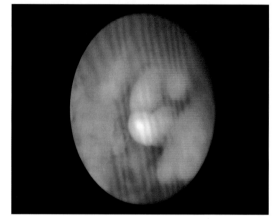

图 4-6-8　输尿管炎性息肉

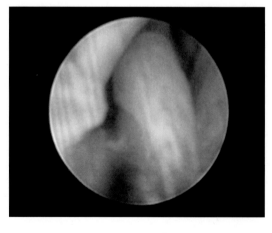

图 4-6-6　输尿管纤维上皮息肉(活检)

短不一,有蒂(图 4-6-3,图 4-6-5,图 4-6-7,图 4-6-8),可能与慢性刺激、炎症、损伤等因素有关。输尿管纤维上皮息肉最长可达 20cm。

【适应证和禁忌证】

1.适应证　输尿管内原发性或继发性息肉、囊肿、纤维上皮息肉和乳头状瘤等良性肿瘤。

2.禁忌证　类同输尿管镜碎石手术禁忌证者。

【术前准备、麻醉方法和手术体位】
与输尿管镜碎石手术类同。

【手术步骤】

1. 输尿管良性肿瘤的治疗

（1）原发性息肉的内镜手术：找到患侧输尿管开口，放入导丝作为安全导丝（图 4-6-9），生理盐水灌注下用输尿管镜沿导丝进入输尿管，寻找输尿管息肉，息肉一般有蒂（图 4-6-3，图 4-6-5，图 4-6-7，图 4-6-8），先取息肉标本用于病理检查（图 4-6-10，图 4-6-11），用钬激光光纤沿息肉蒂周黏膜平行输尿管长轴进到黏膜层，进行浅表切割和止血，逐步深入，到完全切除息肉（图 4-6-12～图 4-6-14），再次对创面复查，如无息肉残留或出血（图 4-6-15），退出输尿管镜。沿导丝放入双 J 管，保留导尿 2～3 天，4～6 周后拔出双 J 管。

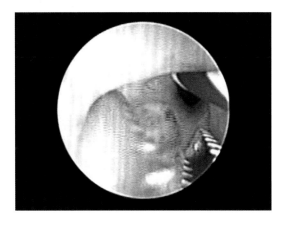

图 4-6-11　输尿管息肉活检

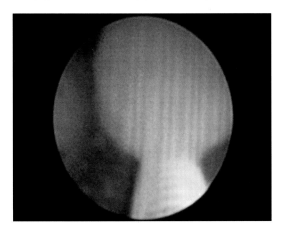

图 4-6-9　息肉下放置安全导丝

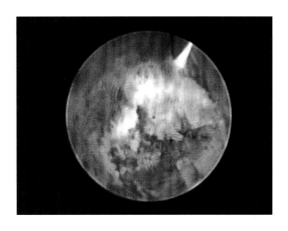

图 4-6-12　钬激光切割输尿管息肉

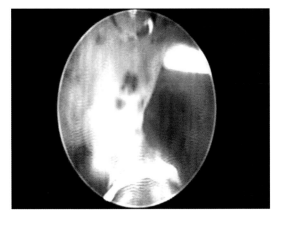

图 4-6-10　息肉活检

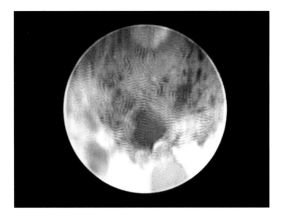

图 4-6-13　钬激光切割输尿管息肉

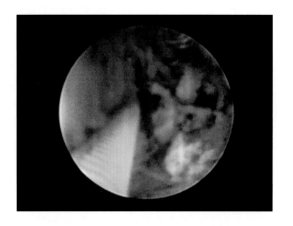

图 4-6-14　钬激光从黏膜面切割息肉

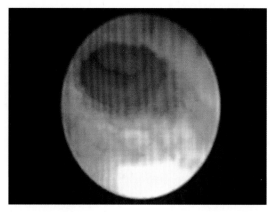

图 4-6-16　纤维上皮息肉头端

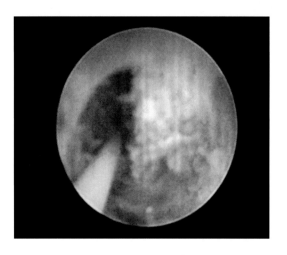

图 4-6-15　创面无活动出血

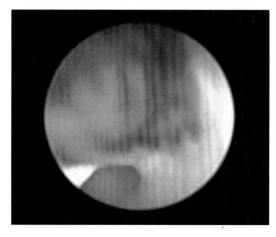

图 4-6-17　输尿管腔上方纤维上皮息肉蒂

（2）输尿管纤维上皮息肉的内镜手术：经病理证实为输尿管纤维上皮息肉后，通过患侧输尿管开口，放入导丝作为安全导丝，生理盐水灌注下用输尿管镜沿导丝进入输尿管，寻找输尿管肿瘤（图 4-6-16），沿输尿管纤维上皮息肉上行，找到输尿管纤维上皮息肉的蒂，纤维上皮息肉的蒂清晰地显示在输尿管腔的上方（图 4-6-17），用钬激光光纤沿息肉蒂周 2mm 按输尿管长轴方向平行切开黏膜（图 4-6-18），进行逐步切割和止血，直到纤维上皮息肉蒂完全离断（图 4-6-19～图 4-6-21），用活检钳取

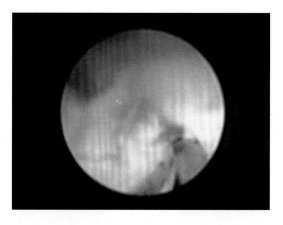

图 4-6-18　从蒂周 2mm 黏膜切割

出息肉后送病理检查（图 4-6-22，图 4-6-23），再次对创面复查，如无息肉残留或出血，退出输尿管镜。沿导丝放入双 J 管，保留导尿 2～3 天，6 周后拔出双 J 管。

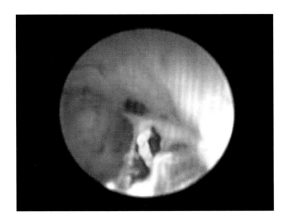

图 4-6-19　部分黏膜被切开

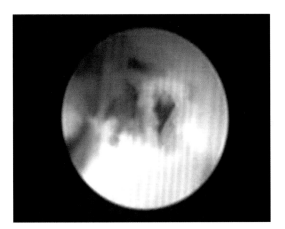

图 4-6-20　切开蒂上方黏膜

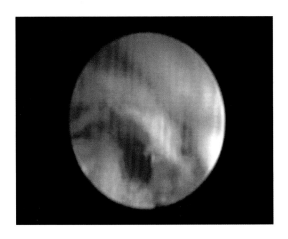

图 4-6-21　完全离断息肉蒂

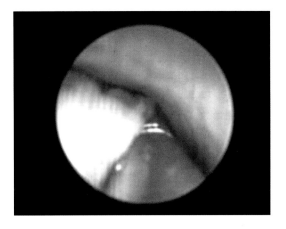

图 4-6-22　活检钳取息肉

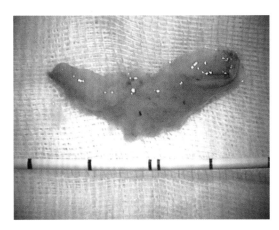

图 4-6-23　4cm 纤维上皮息肉

（3）继发性息肉的治疗：继发性息肉通常继发于输尿管结石，由于结石的长期嵌顿，会刺激输尿管黏膜反应增生，形成息肉。继发输尿管结石的息肉一般发生在结石的下方，且绝大部分继发息肉发生在输尿管上段。继发于输尿管结石息肉的大小、多少和范围变化比较大。对继发于结石的小息肉可以不用处理，待结石去除后大部分小息肉会自行消失或萎缩,只有少部分小息肉无变化。但大的继发息肉在碎石时必须同期处理,否则不但会影响碎石的排出,而且还会导致结石的复发。通常在息肉不影响碎石的情况下,先碎结石,后处理息肉。当息肉影响观察结石或妨碍阻石网篮的安放时,可以先处理部分息肉,待完成碎石后再处理残留的息肉(图 4-3-31~图 4-6-33,图 4-6-24~图 4-6-27)。如果先切除息肉有两个不利因素:①先处理息肉会引起出血,而影响下一步的碎石;②在切割息肉的过程中可能引起结石漂移,导致碎石的失败。在处理结石继发息肉时,先切除向输尿管管腔内突出的息肉,不要对息肉基底进行过分和过深的切割,不要追求输尿管壁的平整,否则过分的息肉切除会引起输尿管瘢痕的形成,后期导致输尿管狭窄。切除输尿管息肉术后安置双 J 管。根据切除息肉的大小、范围,可保留双 J 管 4~6 周。

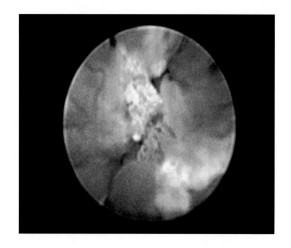

图 4-6-24　息肉包裹结石

2. 输尿管尿路上皮癌的内镜手术治疗　在输尿管镜窥视下输尿管恶性肿瘤表面外观毛糙,蒂宽,容易出血(图 4-6-28,图 4-6-30),但确定诊断要靠病理检查(图 4-6-29)。对输尿管恶性肿瘤传统的治疗方法是

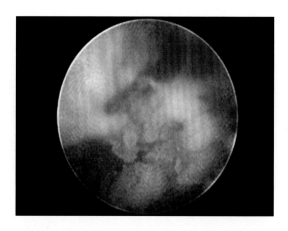

图 4-6-25　钬激光切除部分息肉后显露更多结石

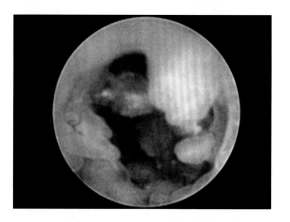

图 4-6-26　息肉包裹多发结石

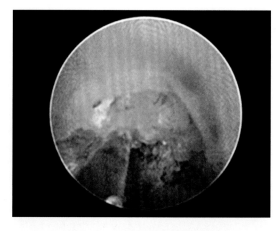

图 4-6-27　钬激光切除部分息肉

肾、输尿管和部分膀胱切除。随着输尿管镜制造技术的改进和相应的配套设备的完善、

泌尿内镜手术水平的提高，部分输尿管尿路上皮癌治疗可以在输尿管镜下完成。

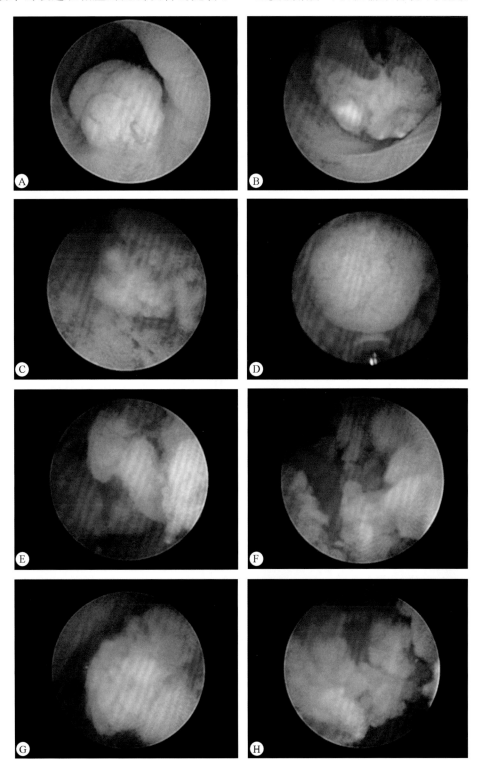

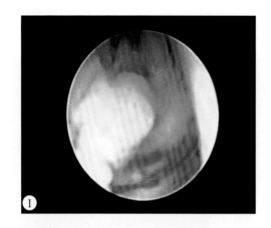

图 4-6-28　尿路上皮细胞癌

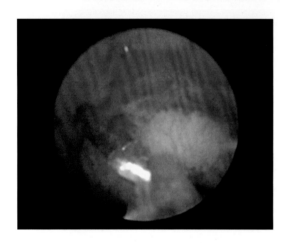

图 4-6-29　输尿管肿瘤活检

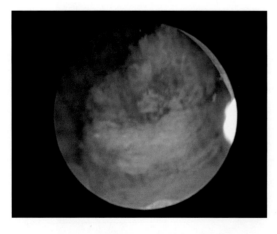

图 4-6-30　输尿管开口尿路上皮细胞癌

（1）适应证

解剖性或功能性

①孤立肾或双侧肾功能损害或慢性肾脏疾病。

②双侧输尿管尿路上皮癌。

③乳头状瘤，分化较好、分期低的尿路上皮癌（$G_{1\sim2}$ 级，Ta～T_1 期）。

④单发病灶：肿瘤大小＜2cm。

⑤CTU 检查无侵犯征象。

⑥患者身体情况无法耐受大手术。

（2）术前准备

①静脉尿路造影或增强 CTU 检查了解双侧上尿路情况。

②术前输尿管镜检查，对肿瘤活检，了解肿瘤病理分级和分期。

（3）麻醉和体位：与输尿管镜碎石术类同。

（4）输尿管尿路上皮癌手术步骤

①防止肿瘤种植：为减少反流可能引起的肿瘤种植，治疗时应采用＜40cmH_2O 低压灌注，灌注液为蒸馏水，同时应用利尿药物来减少灌注液对肾静脉、肾淋巴管和肾小管的反流。

②切除肿瘤：可采用电灼、电切或激光切除输尿管肿瘤。用输尿管硬镜沿肿瘤寻找肿瘤基底部（图 4-6-31，图 4-6-32），将输尿管镜

头端固定在肿瘤基底部下方,伸出钬激光光纤,用钬激光光纤头距离肿瘤基底 2 mm 按输尿管长轴方向平行切开肿瘤基底部黏膜,切除深度要达到肌层。因为输尿管壁比较薄,切割过程中注意避免输尿管穿孔。用绿激光气化切除输尿管尿路上皮癌方法类似于钬激光的输尿管肿瘤切除,绿激光的直出绿激光光纤气化切除输尿管肿瘤几乎不出血(图 4-6-33,图 4-6-34)。

③输尿管口尿路上皮癌的内镜手术:尽可能手术前在输尿管口尿路上皮癌旁安放输尿管导管、导丝或插入双 J 管,用电刀头端推开肿瘤,找到肿瘤蒂部(图 4-6-35,图 4-6-36),采用逆行切除结合顺行切除的

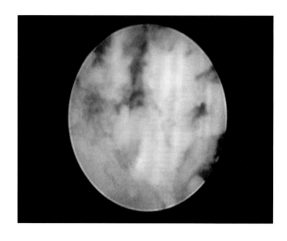

图 4-6-33　直出绿激光光纤气化输尿管肿瘤基底部

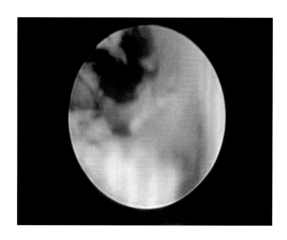

图 4-6-34　输尿管肿瘤术后创面

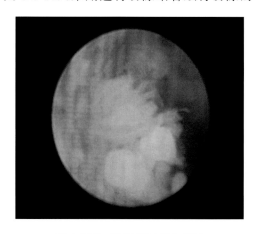

图 4-6-31　输尿管尿路上皮癌

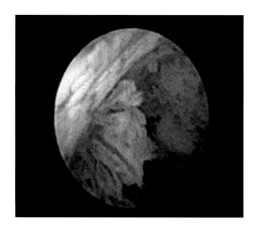

图 4-6-32　窄光下输尿管尿路上皮癌

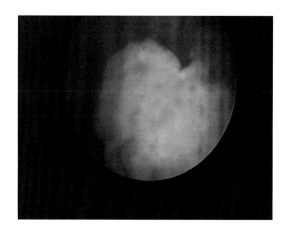

图 4-6-35　输尿管口处肿瘤

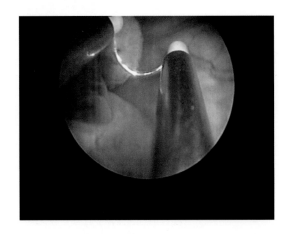

图 4-6-36 推开肿瘤,显示肿瘤蒂来源于输尿管口

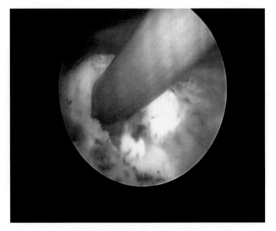

图 4-6-38 完全切除肿瘤后保留双 J 管

手法,用电刀完整切除肿瘤和部分输尿管(图 4-6-37),保留双 J 管(图 4-6-38)。

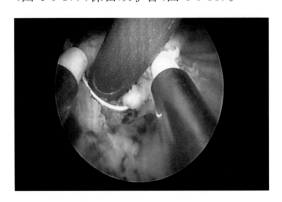

图 4-6-37 插入双 J 管后切除肿瘤

(5)术后处理

①保留导尿 1 周。

②留置双 J 管 4～8 周。

③术后早期通过膀胱镜插入输尿管导管,按膀胱肿瘤术后常规膀胱内灌注方法进行化疗。

④术后 3 个月复查 IVP 或 CTU。

⑤每 3 个月复查膀胱镜或输尿管镜。

(6)并发症防治

与第 4 章第三节"输尿管结石的内镜手术"类同。

(刘定益　经　浩)

参 考 文 献

[1] 刘定益,王健,唐崎,等.输尿管镜钬激光治疗输尿管结石 1015 例疗效分析.中国微创外科杂志,2015,15(8):695-698.

[2] 郭应禄,周利群.坎贝尔-沃尔什泌尿外科学.北京:北京大学医学出版社,2009:1439-1645.

[3] 那彦群,叶章群,孙颖浩,等.中国泌尿外科疾病诊断指南.北京:人民卫生出版社,2014:245-340.

[4] 黄健,孙颖浩.泌尿外科微创技术标准化教程.武汉:华中科技大学出版社,2013:41-94.

[5] 梅骅,陈凌武,高新.泌尿外科手术学.3 版.北京:人民卫生出版社,2008:686-709.

[6] 刘定益,巢志复,经浩,等.膀胱镜下肾盂输尿管连接处狭窄内切开的初步报告.内镜,1992,9(1):48-49.

[7] 刘定益,王健,唐崎,等.输尿管软镜在治疗输尿管上段漂移结石中的应用.中国微创外科杂志,2013,19(148):603-605.

[8] 中华医学会泌尿外科分会,中国泌尿系结石联盟.软性输尿管镜术中国专家共识.中华泌尿

外科杂志,2016,37(8):561-565.

[9] 刘定益,王健,唐崎,等.输尿管肿瘤19例临床分析.现代泌尿外科杂志,2011,16(6):563-564.

[10] 刘定益,王健.输尿管镜下钬激光碎石肾包膜下血肿漏诊1例分析.中国误诊杂志,2010,10(27):6624.

[11] 刘定益,王健,唐崎,等.输尿管硬镜联合软镜钬激光治疗肾盂2～3cm结石42例报告.中国微创外科杂志,2015,15(9):827-829.

[12] 刘定益,陈其智.腔内手术治疗输尿管狭窄(附11例报告).中华泌尿外科杂志,1995,1:15-17.

[13] 刘定益,王健,唐崎,等.输尿管镜下钬激光治疗输尿管阴性结石.南昌大学学报(医学版),2013,53(6):49-51.

[14] 刘定益,王健,王名伟,等.提高输尿管镜钬激光治疗输尿管上段结石成功率的体会.临床泌尿外科杂志,2010,25(3):189-191.

[15] 刘定益,王健,张狆宇,等.输尿管镜钬激光治疗输尿管结石合并息肉.中国微创外科杂志,

2011,11(8):741-742.

[16] 经浩,刘定益.泌尿内镜诊治图谱.3版.北京:人民卫生出版社,2017:210-296.

[17] Liu Dingyi,He Hongchao,et al. Ureteroscopic lithotripsy using holmium laser for 187 patients with proximal stones. Chin Med J,2012,125(9):1542-1546.

[18] Gnessin E,Yossepowitch O,Holland R,et al. Holmium laser endourterotomy for benign ureteral stricture:a single center experience. J Urol,2009,182(6):2775-2779.

[19] Xu N,Chen SH,Xue XY,et al. Comparison of retrograde balloon dilatation and laparoscopic pyeloplasty for treatment of ureteropelvic junction obstruction:results of a 2-year follow-up. Plos One,2016.11(3):e0152463. DOI:10.1371/journal. Pone.0152463.

[20] 刘定益,俞家顺,黄滔,等.6种微创方法治疗598例输尿管上段结石的疗效比较.蚌埠医学院学报.2018,44(5):585-588.

第 *5* 章

肾盂疾病的内镜手术

第一节　经皮肾造瘘的相关外科解剖

一、肾脏的形态和毗邻

肾脏是一个高度血管化的器官,即使在微创经皮肾镜手术治疗过程中也容易发生血管损伤,因此详细了解肾脏的体表投影位置、肾盏的立体解剖位置和血管供应,对于选择适当的肾穿刺径路、降低严重出血并发症有极为重要的意义。肾脏位于腹膜后脊柱的两侧,左右各一,左侧肾脏位置稍高,呈外八字排列,包绕在肾周筋膜内。肾脏位置不固定,可随呼吸运动略有上下移动,范围一般不超过 1 个椎体,由平卧位转为侧卧位时,肾的位置和轴向也会有相应改变(肾前、后组肾盏的方向)。左肾上极平第 11 胸椎体下缘,左肾下极平第 2 腰椎体下缘;右肾上极平第 12 胸椎体上缘,右肾下极平第 3 腰椎体上缘。肾脏的毗邻器官左、右侧不同,肾脏的上方借疏松的结缔组织与肾上腺相邻,肾上腺左右各一,与肾共同包在肾筋膜内,两侧肾脏的后方均贴近腰方肌、腰大肌。右肾自

上而下与肝右叶、结肠肝曲、十二指肠相邻;左肾自上而下与胃、胰尾、空肠和结肠脾曲相邻。

二、肾脏的血管供应

肾动脉由腹主动脉发出,经肾门入肾。右肾动脉走行于下腔静脉后方和肾静脉的后方,左肾动脉位于左肾静脉的后上方。肾动脉分前、后两支进入肾窦,后支于肾盂后方经过,供应肾后段;前支于肾盂和肾静脉间走行,分支供应肾上、中、下段。肾的动脉间无明显的交通支,每支肾动脉分布到一定的区域的肾实质,称为肾段。肾的节段动脉在肾乳头附近分支为叶间动脉,在皮质髓质交界处成为弓状动脉,进入皮质后成为小叶间动脉。肾静脉从肾门开始,由 3～5 支集合而成的粗短静脉干,经肾动脉前方横行向内,注入下腔静脉。弓形静脉、叶间静脉、节段静脉之间均有丰富的交通支,即使一处受到损伤,也不会引起回流障碍(图 5-1-1)。

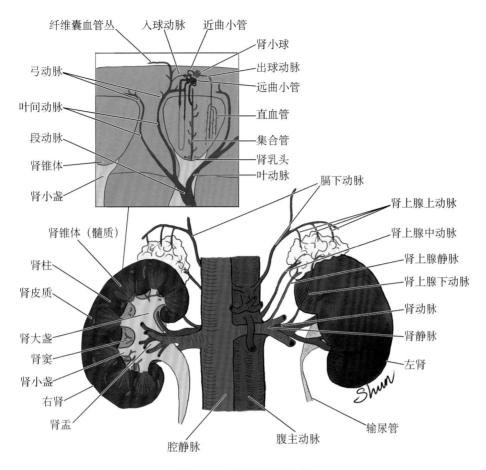

图 5-1-1　**肾与肾上腺血供**

第二节　经皮肾镜及辅助器械

一、肾镜

传统的肾镜多为大口径，F26～F30，工作通道相对较大，可以直接应用取石钳取出直径近 1cm 的结石碎片，由于需要建立较大口径的皮肾通道，损伤及出血风险大，一般很少推荐应用。现在临床上应用较多的是 F20 标准肾镜（图 5-2-1）和微创肾镜（李逊镜，F12），大多数临床医生也习惯应用输尿管镜来作为肾镜应用于 PC-NL。近年来，随着器械的不断发展和改

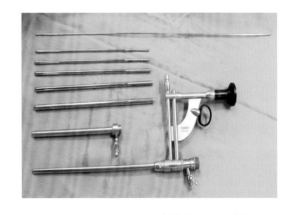

图 5-2-1　**标准肾镜和套叠式金属扩张器**

进,已陆续出现应用于微通道 PCNL
(SMP、UMP)的可视肾镜和超细 Mini
肾镜。

二、经皮肾镜手术相关的辅助器械

1. 建立皮肾通道用的辅助器械:肾穿
刺造瘘套装[含带外鞘的穿刺针、金属导
丝、不同口径的筋膜扩张器(图 5-2-2)、剥
皮鞘、肾造瘘管],套叠式金属扩张器(类似
拉杆天线,含一套 8F、10F、12F、14F、16F、
18F、20F、24F 的筋膜扩张器,相应肾镜外
鞘),Ampltaz 筋膜扩张器。

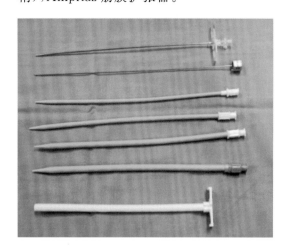

图 5-2-2　带外鞘的穿刺针和不同口径的筋膜扩张器

2. 碎石设备及器械:常用的 20～60W
钬激光,EMS 超声弹道碎石清石系统,气
压弹道碎石设备(图 5-2-3,图 5-2-4)。

3. 电视监视系统:摄像系统,视频转
换系统,监视器。

4. 腔内灌注泵(图 4-2-15)和取石钳
(图 4-2-18,图 4-2-19)。

5. 肾穿刺定位引导用 B 超系统(图 5-
2-5)。

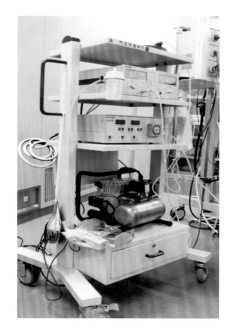

图 5-2-3　超声气压弹道碎石清石系统

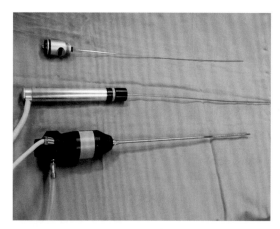

图 5-2-4　超声、弹道碎石手柄

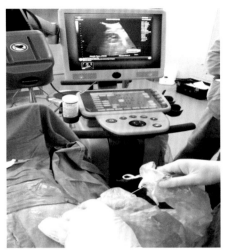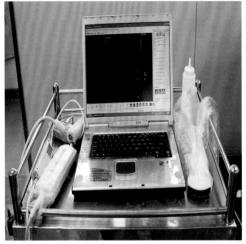

图 5-2-5　带 GPS 导航的 B 超系统和便携 B 超

第三节　肾盂结石的内镜手术

一、经皮肾镜碎石术

【概述】

经皮肾镜技术是泌尿系统结石微创治疗的一个里程碑，也是微创泌尿外科的重要组成部分，通过影像学定位引导经皮穿刺进入肾集合系统，通过扩张建立皮肾通道，导入气压弹道、激光、超声等碎石工具在肾内进行碎石、取石。早在 1976 年，Ferstrom 和 Johnnosn 首先报道了通过经皮肾造瘘进行取石手术，1982 年引进经皮肾镜技术推广至我国，率先在广州、北京、上海等地开展，吴开俊教授在 1984 年于广州举办国内第一届全国经皮肾镜学习班，同期开展输尿管镜技术的传授，为我国开展上尿路内镜手术奠定了良好的基础，但由于早期经验不足和皮肾通道口径都较大（一般在 24F 和 30F），术中和术后严重出血、损伤、尿外渗及严重感染等并发症发生率较高，没能在临床得到很好的应用和普

及。之后广州医科大学吴开俊、李逊教授提出了应用小口径的输尿管镜替代传统肾镜，创新性地提出了微通道（16F）经皮肾镜技术（mPCNL），使一期 PCNL 的并发症发生率大为降低，为国内经皮肾镜技术的广泛开展奠定了基础。在 mPCNL 的基础之上，近来又有学者提出超微通道的 PCNL（SMP、UMP）处理肾下盏或软输尿管镜也无法处理的结石。经皮肾通道的建立是 PCNL 手术的关键，之前的大多数临床医生都借鉴国外经验，习惯于应用 X 线定位来引导进行肾穿刺，手术中需要长时间的放射性暴露，令很多临床泌尿外科医生对此项技术望而却步，此后陆续有国内学者开始在国内倡导使用 B 型超声定位来帮助建立皮肾通道，实时、方便、快捷的 B 超定位肾穿刺方法，很快在临床得到广泛推广。B 超定位具有操作简便、精准、安全的特点，可以实时观察肾脏和邻近器官，防止周围脏器损伤，采用彩色多普勒技术可以明

确血管位置,防止肾脏较大血管的损伤,对特殊患者无体位要求,无放射性损伤。近年来又有学者提出应用球囊扩张的"一步法"建立皮肾通道和"两步法"建立标准皮肾通道,使得皮肾通道的建立更加简单、安全和快捷,"两步法"即穿刺成功后,首先逐级扩张建立 14F 或 16F 微造瘘通道,在此基础上应用输尿管镜观察通道的位置并进行调整,将微造瘘通道镜鞘调整到目标肾盏的恰当位置,然后继续扩张至所需标准通道,对于需要建立大通道来处理大体积肾结石的患者,两步法建立标准通道过程中增加了一次通道位置的调整机会,避免了在位置不合适的状况下盲目扩张,提高了手术的安全性。现在随着微创器械的不断改进,初学者也可以采用可视穿刺肾镜进行穿刺,以确定安全导丝置入集合系统,确保后续经皮肾通道的安全建立。

【适应证和禁忌证】

1. 适应证 ①完全鹿角形结石和部分鹿角形结石。②直径>2.0cm 的肾结石和肾多发结石。③直径>1.5cm 输尿管上段结石并严重肾积水(第 4 腰椎中部以上)。④ESWL 或 F-URL 治疗失败的输尿管结石或肾下盏结石。⑤输尿管结石合并肾结石或输尿管上段梗阻需要经皮肾造瘘一并处理的。

2. 禁忌证 ①未经纠正的泌尿系统感染。②未经纠正的全身出血性疾病或未控制的严重糖尿病、高血压。③严重的心、肺功能不全,无法耐受麻醉、手术者。④严重的凝血功能障碍者。⑤极度肥胖、严重脊柱畸形影响经皮肾穿刺。⑥活动性肾结核。⑦同侧肾脏并发肿瘤。

【术前准备】

1. 术前常规检查全面评估患者的全身状况及重要器官功能,接受抗凝治疗的患者,术前需停药 10~14 天。

2. 完善 KUB、IVP 和 CTU(图 5-3-1)检查了解结石形状、大小、数目、位置分布及集合系统的形态有无异常,肾脏周围器官的解剖关系。为设计手术方式、穿刺通道的选择提供依据。

3. 术前常规进行尿液常规及中段尿培养检查,并选择敏感抗生素控制感染,降低尿源性脓毒败血症的发生。

4. 对术前严重感染,诊断为肾积脓或者严重梗阻导致肾功能不全的患者,可先行肾穿刺造瘘引流,待感染控制或者肾功能改善之后,再行二期 PCNL 治疗。

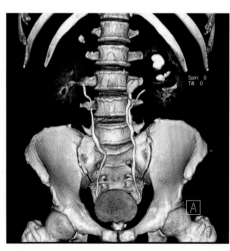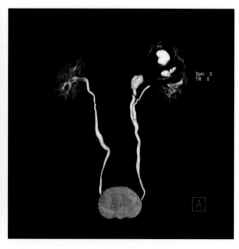

图 5-3-1 CTU 检查了解结石位置分布及集合系统形态(左侧双输尿管)

【患者体位】

1. 俯卧位　为最常用的体位,软枕适当垫高腹部,以减少肾脏的活动度。

2. 斜卧位　患侧垫高 30°,可使后组肾盏更接近垂直线,穿刺针与手术床垂直方向进针即可穿入后组肾盏。

3. 其他体位　侧卧位、斜仰卧位等,对呼吸和循环系统影响较小,适用于部分不能俯卧或需要联合应用输尿管软镜同期碎石的患者,并未作为常规手术体位。

【手术步骤】

1. 先取截石位,膀胱镜或输尿管镜下,患侧逆行插入 5F 或 6F 输尿管导管至肾盂(图 5-3-10)或结石梗阻部位(对于积水少的患者,可以逆行注入生理盐水,制造人工肾积水,以便于肾穿刺;对于重度积水,顺行肾镜寻找输尿管困难时,可通过输尿管导管推注亚甲蓝,作为寻找输尿管口的标示;碎石过程中,可防止结石碎屑落入输尿管)。

2. 改俯卧位,在 X 线或者超声定位的引导下(图 5-3-2),经皮穿刺至目标肾盏,穿刺点一般选择在 12 肋下或 11 肋间进针,可以在 B 超实时监测下调整穿刺针的方向和深度(也可以在 B 超穿刺引导线指示下进行穿刺),根据手术医师的习惯,可以从超声探头的侧方穿刺进针,也可以从探头的端侧进针。拔出针芯见有尿液流出即说明穿刺成功(图 5-3-3)。

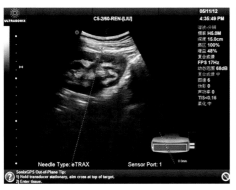
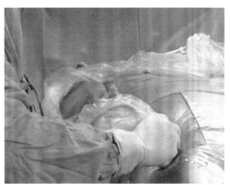

图 5-3-2　超声定位引导穿刺

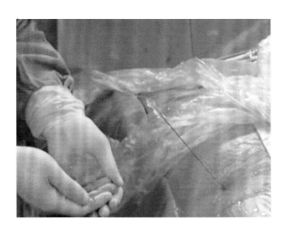

图 5-3-3　穿刺成功后有尿液流出

3. 经针鞘将导丝置入目标肾盏,拔出针鞘,沿导丝做皮肤小切口(图 5-3-4),可先测量针鞘穿入深度(有些穿刺针鞘和筋膜扩张器表面标明长度刻度),可以作为穿刺和扩张深度的参照。

4. 沿导丝,用筋膜扩张器逐级扩张经皮肾通道至所需大小口径(图 5-3-5),做标准肾镜碎石手术,可以在筋膜扩张到 F16 时更换金属叠套式扩张器进一步扩张到 F24(图 5-3-6),退出扩张管,并保留 Peel-away 外鞘或金属外鞘作为工作通道(图 5-3-7)。

5. 经工作通道置入肾镜或输尿管镜碎石(图 5-3-8,图 5-3-9)。

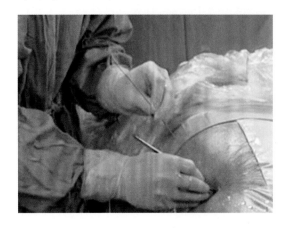

图 5-3-4　留置导丝并做皮肤切口

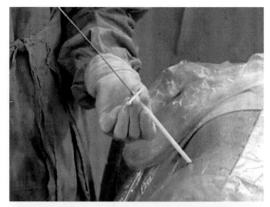

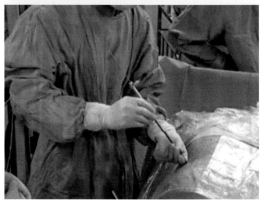

图 5-3-6　置入叠套式扩张器进一步扩张

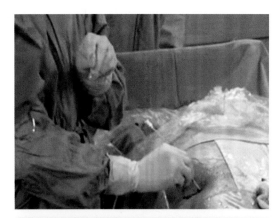

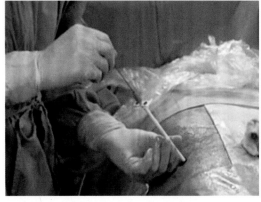

图 5-3-5　筋膜扩张器逐级扩张至所需大小口径

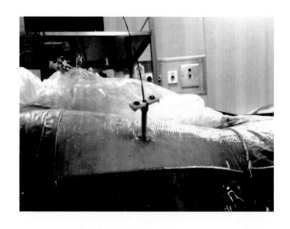

图 5-3-7　皮肾通道的建立(留置 Peel-away 外鞘)

(1)经工作通道输尿管镜钬激光治疗肾盂结石:①注意灌注速度,在保证视野清晰的情况下,保持灌注液的进出量

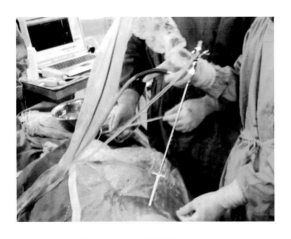

图 5-3-8　输尿管镜 mPCNL

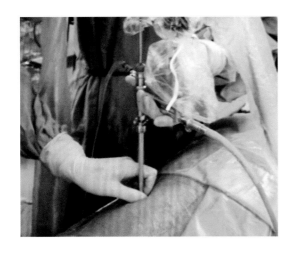

图 5-3-9　标准肾镜 PCNL

石形成,对质硬、较大体积的结石可以适当调高钬激光的功率,以提高碎石效率。④可以通过 Peel-away 外鞘将结石碎片经工作通道冲出或用取石钳取出(图 5-3-33、图 5-3-34)。⑤检查确认肾盂、肾盏及输尿管上段无＞4mm 碎石。⑥拔出输尿管导管,将斑马导丝顺行插入输尿管至膀胱,顺行置入双 J 管至膀胱(图 5-3-35、图 5-3-36),退出斑马导丝。⑦置入适当外径的肾造瘘管至肾盂,拔出外鞘,固定肾造瘘管。

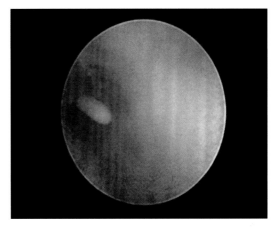

图 5-3-10　逆行插入 6F 输尿管导管至肾盂

平衡。②检查肾盂和各个肾盏,观察肾盂、各个肾盏和肾盂输尿管交界处(图 5-3-10～图 5-3-15),寻找结石,了解结石的大小、数目和所在位置(图 5-3-16～图 5-3-21)。③发现结石后,钬激光光纤抵住结石,从结石边缘开始向结石中心采用钬激光小功率逐步碎石(图 5-3-22～图 5-3-27)。也可从结石中心开始钬激光小功率逐步碎石(图 5-3-28～图 5-3-32)。在碎石过程中可采用小功率钬激光逐渐把结石碎成泥沙样,减少大的碎

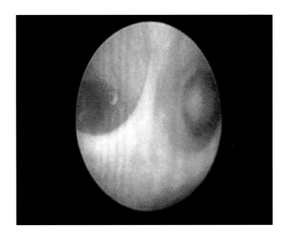

图 5-3-11　肾盏

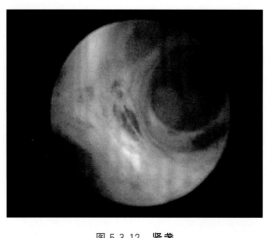

图 5-3-12 肾盏

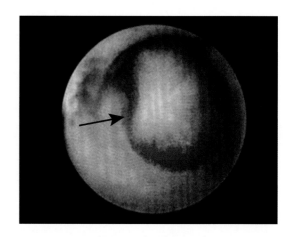

图 5-3-15 肾乳头

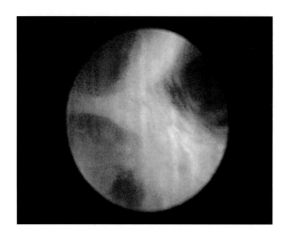

图 5-3-13 肾盏

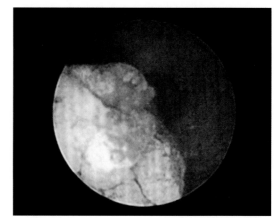

图 5-3-16 肾盂结石

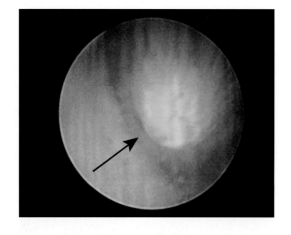

图 5-3-14 肾乳头

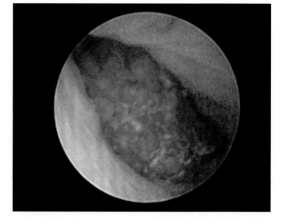

图 5-3-17 肾盂结石

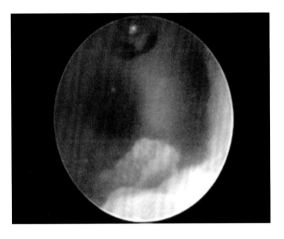

图 5-3-18 肾盂结石

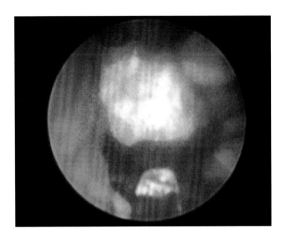

图 5-3-21 肾盂多发结石

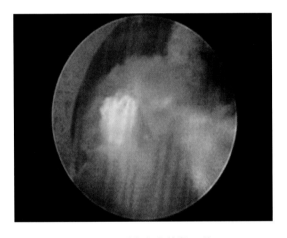

图 5-3-19 覆盖息肉的肾盂结石

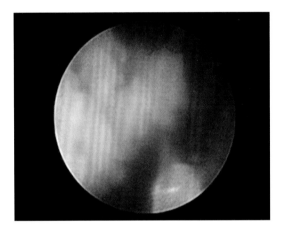

图 5-3-22 从结石边缘开始钬激光碎石

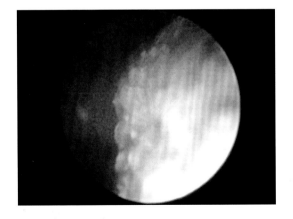

图 5-3-20 肾盂结石

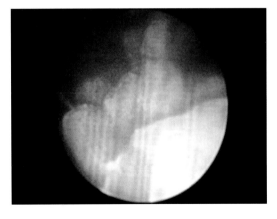

图 5-3-23 继续肾盂内钬激光碎石

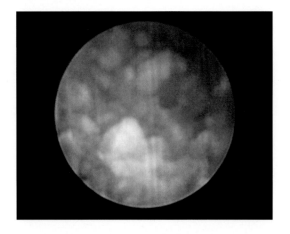

图 5-3-24　肾盂内钬激光碎石

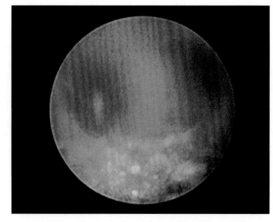

图 5-3-27　肾盂内结石呈粉末状

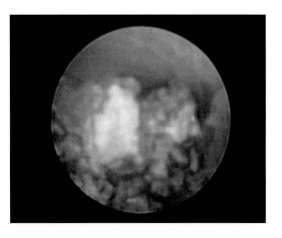

图 5-3-25　肾盂内结石逐渐变小

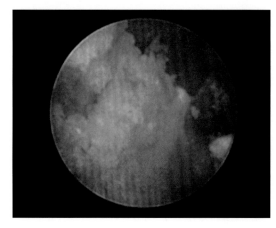

图 5-3-28　肾盂内钬激光从结石中央碎石

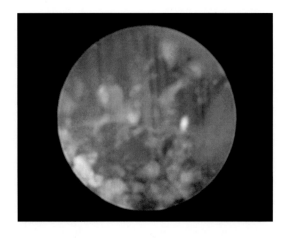

图 5-3-26　肾盂内结石逐渐变小

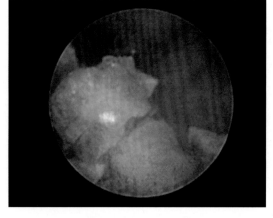

图 5-3-29　肾盂内结石被碎裂

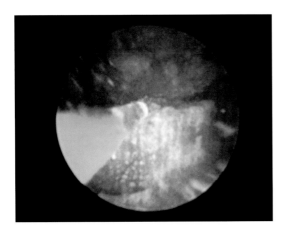

图 5-3-30 钬激光进一步碎石

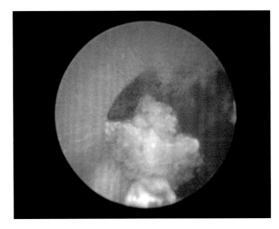

图 5-3-33 Peel-away 外鞘下进一步碎石

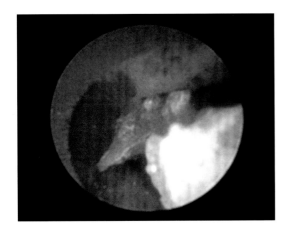

图 5-3-31 钬激光进一步碎石(左上 Peel-away 外鞘)

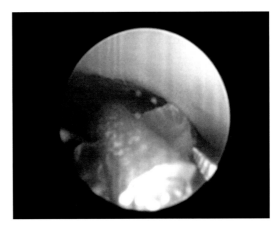

图 5-3-34 取石钳取出碎石

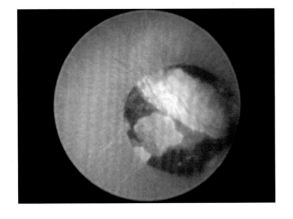

图 5-3-32 Peel-away 外鞘下的碎石

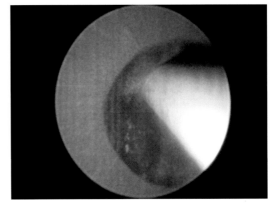

图 5-3-35 从肾盂顺行置入双 J 管至膀胱

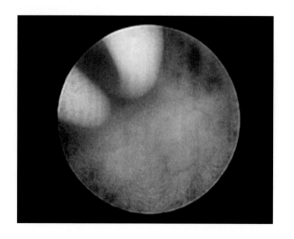

图 5-3-36　双 J 管双环在肾盂内

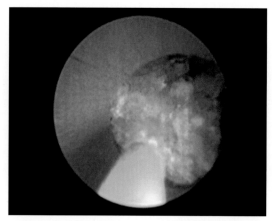

图 5-3-37　Peel-away 外鞘抵达输尿管结石上方

（2）经工作通道输尿管镜钬激光治疗输尿管结石：经工作通道输尿管镜钬激光治疗输尿管结石比较适合输尿管 L_4 以上较大的结石；尤其适合息肉包裹、输尿管纡曲、输尿管镜碎石失败和 ESWL 治疗无效的患者。

①进入肾盂观察肾盂、肾盏后寻找肾盂输尿管开口处（图 5-3-10）。②进入输尿管用钬激光碎石，为了防止输尿管碎石漂入肾盂，增加寻找碎石的时间，可以把 Peel-away 外鞘沿输尿管镜推入到输尿管，直达结石上方（图 5-3-37）。③从结石中央开始碎石（图 5-3-38、图 5-3-39），小的碎石会随着灌注液冲出体外，也可用取石钳把稍大点的碎石从 Peel-away 外鞘内取出。④对明显输尿管腔内的继发息肉（图 5-3-40）可用钬激光切除，以去除输尿管结石复发的因素。⑤确认输尿管结石粉碎后，顺行放入导丝，沿导丝放入双 J 管（图 5-3-35、图 5-3-36）。⑥拔出导丝，置入适当外径的肾造瘘管至肾盂。⑦拔出外鞘，固定肾造瘘管。

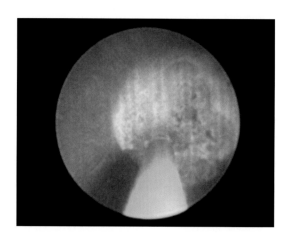

图 5-3-38　从输尿管结石中央开始碎石

（3）经工作通道气压弹道联合超声碎石清石系统碎石：气压弹道碎石的工作原理是通过气体压缩机压缩气体所产生的能量来驱动碎石手柄内撞子，撞子再冲击碎

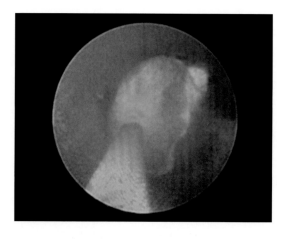

图 5-3-39　逐步碎石

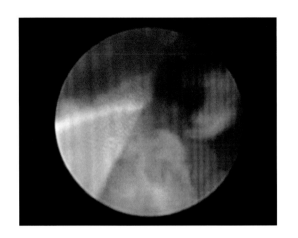

图 5-3-40 明显突出输尿管腔的息肉

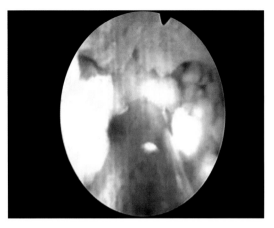

图 5-3-41 气压弹道肾盂内碎石

石探针,探针冲击力作用于结石而将结石击碎,气压弹道碎石没有热效应,对组织仅仅为轻微机械性损伤,但气压弹道碎石无清除碎石作用,必须靠术者取石或患者自己排石。超声碎石原理是超声发生器产生连续 24~26kHz 频率超声波,在转换器内产生机械震动能,驱动超声探针形成纵向震动冲击结石。由于探针头端振幅为 30~100μm,会产生热能,为避免热损伤,把探针设计为中空,把灌注液从中空的探针中吸出体外起到冷却的作用,同时把碎石也吸出体外,又能保持肾收集系统处于低压状态,降低了碎石过程中对毒素和致热原的吸收,减少尿外渗。尽管超声碎石具备碎石和清除碎石的功能,但对质地比较硬的结石碎石效果差。瑞士 EMS 公司把气压弹道碎石系统与超声碎石系统相结合,术者可以分别使用或在数秒之内交替使用两种能源系统,可明显提高碎石和清石作用。通常先采用气压弹道碎石,把大的结石碎成 0.5~1cm 小结石,再换用超声碎石,把小结石进一步粉碎并吸出到收集器内(图 5-3-41~图 5-3-46)。其碎石方法类同经工作通道输尿管镜钬激光治疗肾盂结石。

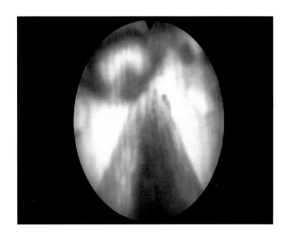

图 5-3-42 气压弹道肾盂内碎石

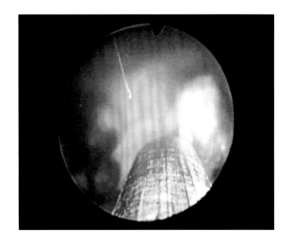

图 5-3-43 气压弹道肾盂内碎石

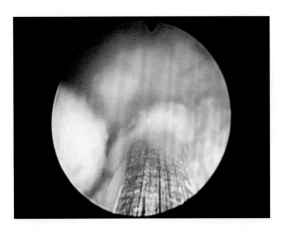

图 5-3-44　气压弹道肾盂内碎石

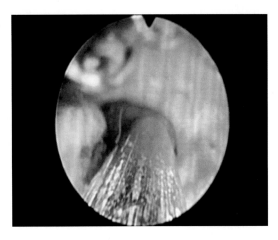

图 5-3-45　气压弹道碎肾盂多发结石

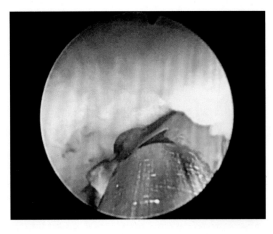

图 5-3-46　超声碎石吸出小碎石

【术后处理】

1. 术后肾造瘘管常规夹闭 2～4 小时（合并肾积脓除外）。

2. 手术当天卧床,禁止下床活动。

3. 复查血常规、肾功能、电解质,结石碎片送结石成分分析。

4. 若肾造瘘管与导尿管引流未发现有活动性出血,可在术后 2～3 天拍 KUB 平片。

5. 肾造瘘管一般留置 5～7 天,视引流液颜色而定。若发现引流液突然转为持续鲜红色,须立即将肾造瘘管夹闭,建立静脉补液通道,留置三腔气囊导尿管,生理盐水持续冲洗膀胱,密切观察冲洗液颜色变化。急查血常规、凝血常规,交叉配血,嘱患者绝对卧床,加强扩容、止血治疗。若加快膀胱冲洗速度,冲出液仍为持续鲜红色,备血后立即送放射介入科行肾血管造影检查,必要时进行超选择性肾动脉栓塞止血。

6. 拔除肾造瘘管前先夹闭 12～24 小时,观察有无不适。拔除时先开放肾造瘘管,慢慢旋转拔出,若发现引流液转为鲜红色,须立即将造瘘管插回,并及时向上级医师报告。拔出后若闻及气体声,或患者出现胸闷、气促,须立即用凡士林纱布填塞造瘘,取半卧位、吸氧,拍床旁胸片了解有无气胸。

7. 出院时必须填写出院确认书(一式二份),确认是否有内支架管(口径、数目)及回院拔管时间。

【并发症防治】

1. 胸膜损伤并引起液、气胸　经皮肾镜取石手术出现胸膜损伤并引起液、气胸的并发症的发生率相对较低,主要与胸膜的解剖结构和肺的呼吸运动影响有关。理论上在 12 肋缘上或 12 肋下进行经皮肾穿刺术,出现胸膜损伤的机会还是比较少的，第 10 肋间（第 11 肋上缘）的经皮肾穿刺，则不可避免地要经过胸膜腔，如进一步地扩张容易发生胸膜或肺的损伤。经皮肾镜取石术中如患者出现明显胸痛、胸闷、气促、呼吸困难等症状，应该及时停止手术，留置适当口径的肾造瘘管，防止冲洗液的进一步外渗，加重液、气胸，床边胸片检查明确诊断后，可放置胸腔闭式引流，及时使用抗生素预防胸膜腔感染。如术中未能及时发现并处理，术后 24 小时内可能出现胸部疼痛向肩部放射、胸闷、呼吸困难等液、气胸表现，可伴有高热。也有患者发生胸膜的损伤裂口不大，恰好被术中留置的外鞘封堵并未引起液、气胸。而在术后 1 周拔除肾造瘘管时造口出现明显的进出气声，封堵不当可出现皮下气肿和气胸表现。拔除肾造瘘管时出现气胸者，即刻用无菌多层凡士林纱布压迫封堵封闭肾造瘘口。

对于 PCNL 术中、术后液、气胸的预防，尽量避免选择第 10 肋间穿刺建立皮肾取石通道，12 肋上径路穿刺也应注意胸膜损伤的可能，特别是上盏径路穿刺，术中穿刺定位一定要准确，有条件的话一般采用 B 超实时定位下穿刺，这样可以清楚地观察到胸膜的移动位置，在穿刺中、上组肾盏时，应在患者呼气末闭气后进针以减少胸膜损伤的机会，避免反复穿刺进针。

2. **肠道损伤** PCNL 术中出现肠道损伤并发症较为少见，如穿刺点选择在腋后线过于偏腹侧，还有在那些有解剖异常的肾后位结肠患者，穿刺扩张过程都容易损伤结肠。此外，一些肾脏先天性畸形，如马蹄肾、异位肾患者和既往有肾脏开放手术史者，由于患肾与邻近结肠解剖关系的变异，在 PCNL 穿刺过程中也容易出现结

肠的损伤。PCNL 术中冲洗液发现有肠液或粪水样液体流出，则提示有肠道损伤。

PCNL 术后若出现腹痛、腹胀、恶心、呕吐，肠鸣音减弱等不完全性肠梗阻表现，应考虑有肠道损伤的可能。站立位腹部平片检查肠腔可出现液、气平面和膈下游离气体的存在。确诊需行经肾造瘘管注入造影剂检查或结肠造影检查，如出现造影剂自肾造瘘管外溢至肠腔内，或结肠造影检查中造影剂外溢至肾内均提示合并有结肠的损伤。

PCNL 术中发现小的结肠穿孔、损伤，一般可行保守处理治愈。出现较大的结肠损伤应立即留置输尿管内支架管保证患侧肾脏尿液引流通畅，并将肾造瘘管置于肠腔内引流肠液，予以禁食，静脉给予广谱抗生素、生长抑素和全胃肠外营养，3～5 天后再行肠道造影，若发现肠内壁瘘口已愈合，可将造瘘管拔出到结肠外，造瘘管每天向外拔出一点，使瘘道由里向外慢慢愈合，至最后痊愈，2～3 天后再拔除造瘘管。感染是导致结肠外瘘患者治疗失败的主要原因，若不能有效控制感染，腹膜炎加重，则需开放手术探查。高位结肠穿孔若发现穿孔时间短，创口污染较轻，穿孔局部组织水肿轻，可考虑一期肠修补，而绝大部分患者都应行结肠外置造口引流，3 个月后行再肠吻合。

PCNL 术前尽量完善必要的影像学检查，为尽可能避免结肠的损伤，推荐采用 B 超实时定位下穿刺，控制扩张深度。术中注意观察病人全身情况、腹部和呼吸情况，及早发现和处理结肠损伤并发症。

3. **肾集合系统穿孔和撕裂伤** 在 PCNL 手术中，穿刺通道扩张或碎石过程中损伤穿透肾集合系统。有时在肾穿刺成功导丝置入时就已经穿透集合系统，这时顺

导丝扩张往往穿透集合系统。此外使用叠套式金属扩张器扩张时,力量过大,深度掌握不当也容易穿破对侧肾盂壁。在腔内碎石过程中,超声碎石探针不是轻触结石而是用较大力量将结石抵向肾盂壁,结石粉碎过程中金属的超声探针穿破肾盂或输尿管而造成穿孔损伤。目前使用较为普遍的气压弹道碎石,碎石探杆硬直不能弯曲,同一个位置连续撞击碎石容易引起集合系统穿孔、损伤。激光碎石光纤较细,使用不当,也容易刺破或切割肾盂壁引起穿孔损伤。

肾集合系统出现较小的穿孔,如果手术时间短,出血和尿外渗程度较轻,患者可无明显不适;较大的集合系统穿孔或撕裂伤,大量的出血和冲洗液外渗,可以出现发热,患侧腰背胀痛、腹胀、恶心、呕吐等后腹膜刺激的症状。

一旦 PCNL 术中出现集合系统穿孔或撕裂伤,应避免高压灌注冲洗,并尽快终止手术,首先要保证充分引流,留置双"J"输尿管支架和肾造瘘管保持肾盂内低压和肾内尿液引流通畅。小的肾盂穿孔,保守治疗后一般可以自行愈合。如果集合系统损伤较大,出血明显,应及时终止手术,更不能为了保持视野清晰而用大量、高压冲洗液持续灌洗,尽快放置好输尿管内支架管及肾造瘘管持续开放引流,术后加强止血和抗感染治疗,待二期取石手术。

PCNL 手术合并集合系统穿孔、损伤重在预防,手术操作要轻柔,穿刺扩张和术中碎石都不要使用暴力。

4. 尿外渗 在 PCNL 手术中,尿液或冲洗液经穿刺扩张的皮肾通道渗至肾周,多半与冲洗液引流不通畅致肾盂内高压有关,也可因术中留置的外鞘脱出肾外致冲洗液直接冲至肾周。

PCNL 术后尿外渗可以通过术后 B 超或 CT 检查明确诊断,轻度的尿外渗一般不用处理,可自行吸收。如发现肾周大量的液性暗区,须做肾周穿刺抽液或置管引流。

PCNL 术后常规留置输尿管内双 J 管,可明显减少尿外渗发生。肾积水严重的病例,术后拔除造瘘管时间太早,可因肾皮质较薄失去收缩功能,瘘口不易闭合而致尿外渗,一般在 7～10 天后拔管。术中 B 超动态检查,可以了解尿外渗的程度,如尿外渗不严重,可小心操作,尽量缩短手术时间,继续完成取石手术。

5. 术中大出血和术后迟发性出血 PCNL 术中大出血多半由于术中通道扩张或碎石过程中肾镜摆动、碎石探针等引起肾实质的损伤出血。术后突然的较大量出血称为继发或迟发性出血,可在 200～500ml 以上,有时也发生在术后拔除肾造瘘管时。

术中的大出血,手术视野受出血的影响无法清楚观察和碎石,术中大出血的最好处理方法是马上终止手术,经肾镜外鞘插入相应口径的造瘘管,夹闭 30～60 分钟,同时密切观察患者生命体征,腹部情况,止血治疗等对症处理后,出血一般可自行停止,一般可待 5～7 天后行二期取石手术。PCNL 术后的大出血,指突发或反复的肾造瘘管大出血,常见的原因为假性动脉瘤和动静脉瘘,出血量在十几毫升到百余毫升,可表现为造瘘管持续流出深红色尿液,或夹闭肾造瘘管后导尿管持续流出深红色尿液,持续的药物止血效果不明显,血红蛋白和血细胞比容进行性下降,患者可出现血压的波动。如果迟发性出血发生在术后拔除肾造瘘管时,一般在移出肾造瘘管后即出现肾造瘘通道出血或大量的血尿,严重的病例可以表现为肾造瘘通道喷鲜血。

术后轻微的出血经适当的抗炎、止血处理可缓解。PCNL术后大出血和术后迟发性出血,夹闭肾造瘘管压迫止血(一般切忌肾造瘘管冲洗)、肾造瘘管向外牵拉以压迫止血等对症止血处理仍难以奏效的情况下可以尽早行介入超选择性肾动脉栓塞止血处理(图5-3-47～图5-3-52)。

预防术中、术后严重出血,在术前应该了解患者的凝血功能,控制尿路感染,控制糖尿病的病情,对有血管病变的患者术前进行详细评估。术前完善CTU检查,帮助了解患肾集合系统的解剖情况和结石的分布,帮助制定恰当的取石径路,提高穿刺成功率。术中尽量选择经后组中盏,肾外侧缘相对少血管区进行穿刺,尽量在超声实时引导下一次穿刺成功,避免在同一区域做反复的穿刺。有糖尿病、血管病变的老年患者,尽量选择小通道取石(扩张至F14～F16),以尽量减少肾实质的损伤及大出血的可能性。

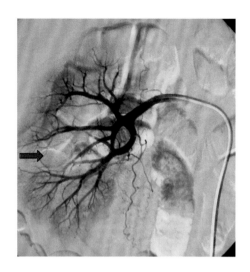

图 5-3-48 假性肾动脉瘤超选择性栓塞后肾动脉造影显示肾动脉分支血管显影清晰,造影剂外溢消失

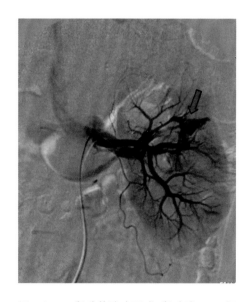

图 5-3-49 肾动静脉瘘形成:肾动脉 3～4 级分支血管出血,造影剂外溢的同时腔静脉显影图

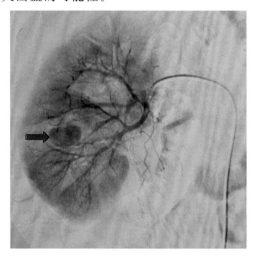

图 5-3-47 假性肾动脉瘤形成:肾动脉 3～4 级分支血管出血,肾实质局部造影剂外溢

6. 术后发热、感染 发热是经皮肾镜取石术后最常见的并发症之一,发生率高达 25%～27%。PCNL 碎石过程中,为保持清晰的手术视野,持续的灌注可致肾盂

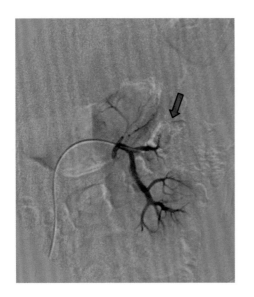

图 5-3-50　肾动静脉瘘超选择性栓塞后肾动脉造影显示造影剂外溢消失

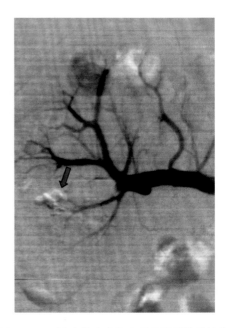

图 5-3-52　肾动静脉瘘栓塞后造影剂外溢消失

PCNL 术后低于 38.5 ℃的发热,主要考虑为手术反应热,一般无需特殊处理,给予常规抗生素预防感染和对症支持治疗即可。术后的高热超过 38.5 ℃,应进行仔细的有针对性的体检和必要的辅助检查,如血和尿常规检查、尿培养、B 超、KUB、胸片等检查,体温超过 39℃,还应行血培养检查。如果 PCNL 手术时间较长,术后常规给予速尿 20mg、地塞米松 5～10 mg 静脉推注,利尿、促进外渗的吸收,可以明显减少术后发热和感染的机会。术前常规行中段尿培养和药敏试验,对于穿刺后尿液浑浊的患者,还需行肾盂尿的培养和药敏试验,这样即便患者在术后出现持续发热的时候,可以帮助我们选择有针对性的抗生素。结石合并感染患者,虽然在应用抗生素后,尿中白细胞消失,但结石中的细菌或菌体成分仍可能有残留,容易导致尿路感染的反复发作,因此围术期常规使用抗生素预防感染显得尤为重要。对于术前已有尿路感染的患者,应在尿路感染控制后,再考虑行 PCNL。

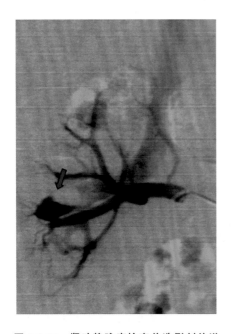

图 5-3-51　肾动静脉瘘栓塞前造影剂外溢

内压增高,导致冲洗液大量吸收入血,从而引发术后高热。另外长时间的灌注冲洗,大量的冲洗液外渗吸收,也是引发术后感染的主要原因。

对于合并有糖尿病、肾功能不全、全身情况差的患者,术前予以积极纠正,以提高患者手术耐受力。手术中控制好灌注泵的压力与流量,保持肾盂内低压和皮肾通道进出水的通畅,并尽可能地缩短手术时间,以减少冲洗液的外渗和吸收。

（刘建河）

二、经尿道输尿管硬镜碎石术

【概述】

自 Chaussy 首先报道 ESWL 后,ESWL 广泛应用于尿路结石的治疗,但 ESWL 对＞2 cm 肾结石清除率仅为 33％～65％,且 ESWL 对肾功能有一定损害。目前经皮肾镜碎石已作为治疗＞2cm 肾结石的首选方法,但因并发症较多,其中特别严重的并发症是肾大出血和邻近脏器的损伤,一定程度上限制了经皮肾镜碎石的应用。经尿道软性输尿管镜治疗上尿路结石安全、可靠,肾结石清除率达 71％～92％,该项技术效果与肾结石大小呈负相关,随着肾结石的增大,操作风险也会随之增加。软性输尿管镜价格高、易损坏,通常应用 3～25 次或累计应用超过 105～494 分钟需要维修一次,且维修成本高、周期长。尽管德国铂立可拆卸组合式软性输尿管镜具有 polyscope 套管系统,可以减少软镜损伤的机会,降低维修成本。但 polyscope 套管系统必须在 14 Fr UAS 中应用,而对不少患者 14 Fr UAS 只能在留置双 J 管 2 周以上才能放入输尿管,因此限制了 polyscope 套管系统在碎石手术中的同期应用。此外,该镜头端可弯曲度有限,难以完成肾下盏的碎石工作。

经尿道输尿管肾镜碎石术（ureteroscopeic lithotripsy,URL）,采用经尿道输尿管硬镜钬激光碎肾盂结石,应用导丝或套石篮辅助,可以直接治疗部分肾盂结石,效果满意;如有≥0.4 cm 碎石落入中或下肾盏或残留结石患者,也可同期结合软性输尿管镜或择期辅以 ESWL 治疗,同样可以取得满意的治疗。

【适应证和禁忌证】

1. 适应证

（1）≤2cm 的单发肾结石。

（2）肾上盏结石。

（3）轻度肾盂积水。

2. 禁忌证

（1）肾盂畸形。

（2）尿道或输尿管严重狭窄。

（3）中、重度肾积水。

（4）严重心、肺功能障碍。

（5）截石位困难者。

【手术步骤】

1. 导丝或拦截网篮（N-trap）辅助输尿管硬镜钬激光碎石

（1）头低臀高位,同时抬高身体的肾结石侧,把整个手术床向健侧肾倾斜。

（2）输尿管硬镜沿斑马导丝放入肾盂,进入肾盂困难者,可沿两根导丝之间腔隙放入肾盂（图 4-3-10,图 4-3-11）。

（3）观察肾盂、肾盏并寻找结石（图 5-3-53～图 5-3-55,图 5-3-59）。

（4）见到结石后调整导丝或拦截网篮（N-trap）的头端,使导丝头端盘旋或松开 N-trap 头端在肾盏与结石之间（图 5-3-55,图 5-3-60,图 5-3-61）,以防止碎石过程中大的碎石落入中、下肾盏而无法进一步碎石。

（5）钬激光功率设定为 0.6～1.2 J/8～12Hz,从结石内侧缘（肾盂侧）开始碎石（图 5-3-56）。

（6）调整导丝或 N-trap 的位置,使被碎结石始终保持在视野中（图 5-3-55,图 5-3-60,图 5-3-61）。

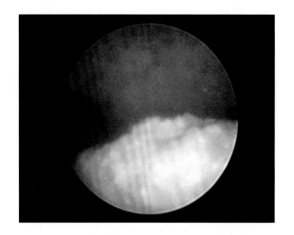

图 5-3-53　肾盂结石

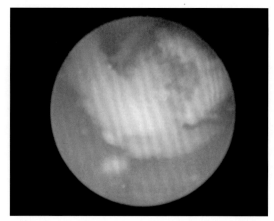

图 5-3-56　钬激光碎石

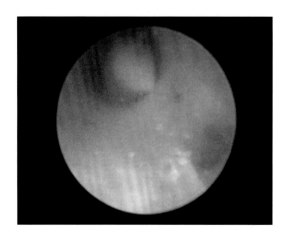

图 5-3-54　肾上盏结石

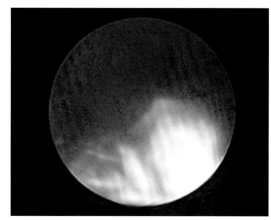

图 5-3-57　异物钳取碎石

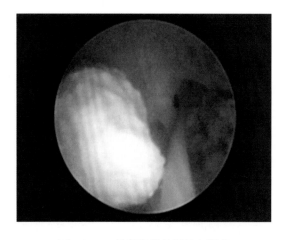

图 5-3-55　导丝阻挡结石进入肾盏

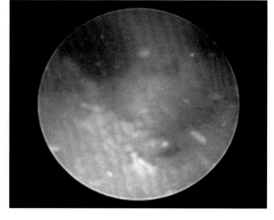

图 5-3-58　成功碎石

（7）由于头低臀高位，大部分残留结石会落入上肾盏（图 5-3-54），进一步碎肾上盏残留结石，直到结石完全粉碎为止（图 5-3-58，图 5-3-62）。

（8）在钬激光碎石期间，配合异物钳或套石篮取碎石（图 5-3-57）。

（9）术后常规安放双 J 管引流管。

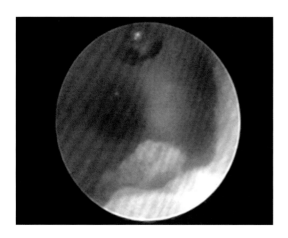

图 5-3-59　肾盂结石

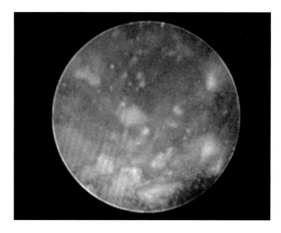

图 5-3-62　成功碎石

2. 套石篮辅助输尿管硬镜钬激光碎石

（1）头低臀高位，同时抬高身体的肾结石侧，把整个手术床向健侧肾倾斜。

（2）输尿管硬镜沿导丝放入肾盂。

（3）观察肾盂、肾盏情况并寻找结石（图 5-3-63）。

（4）见到结石后松开套石篮，调整和旋转套石篮，使套石篮紧紧套住结石（图 5-3-64～图 5-3-66），结石可按照需要跟随套石篮转动或移动。

（5）钬激光功率设定为 0.6～1.2 J/8～12 Hz，从结石内侧缘（肾盂侧）开始逐步碎石（图 5-3-67～图 5-3-69）。

（6）尽可能避免钬激光打断套石篮，如打断套石篮（图 5-3-69），可进一步收紧套石篮，防止残石滑脱，离断的网篮在退出过程中对泌尿腔道并无影响。

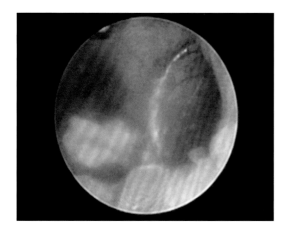

图 5-3-60　N-trap 网篮阻挡结石近肾上盏

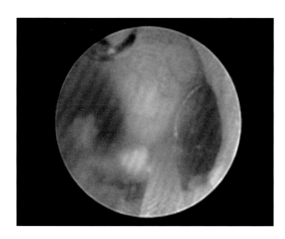

图 5-3-61　钬激光碎石

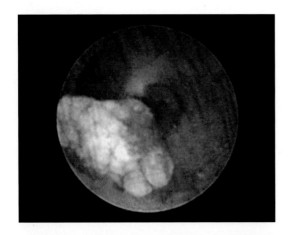

图 5-3-63 肾盂结石

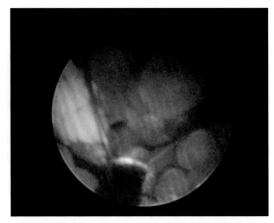

图 5-3-66 结石被套石篮套住

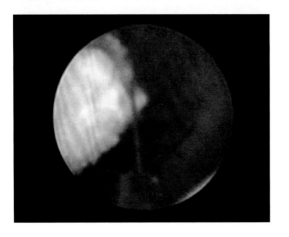

图 5-3-64 肾盂结石右下方套石篮

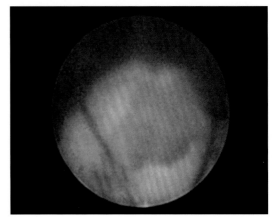

图 5-3-67 钬激光从边缘碎石

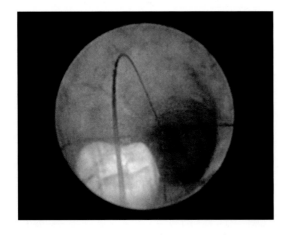

图 5-3-65 张开网篮

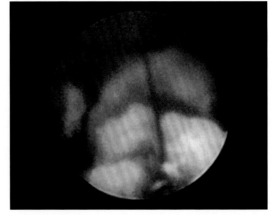

图 5-3-68 套石篮中结石逐渐碎裂

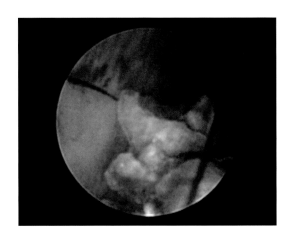

图 5-3-69 结石左上方一网篮已断

（7）结石粉碎后，在套石篮中心的小碎石可随同输尿管硬镜同时退出到体外，用作结石分析（图 5-3-70）。

（8）术后常规安放双 J 管引流管。

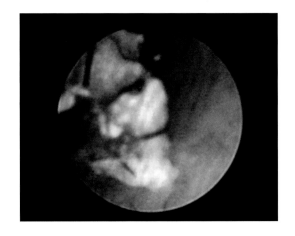

图 5-3-70 套石篮中小碎石随同输尿管硬镜退出

【术后处理】

1. 输尿管镜碎石术后留置双 J 管。完成碎石手术后，向输尿管内放入导丝，在输尿管镜观察下或从输尿管镜内腔沿导丝推入合适外径的双 J 管，当双 J 管末端在膀胱颈部时固定推进管，抽出导丝，双 J 管远端应卷曲位于患侧输尿管开口旁，以单环显露在输尿管口外最为合适（图 4-4-8，图

5-3-71）。

2. 术后应用适当抗生素。

3. 保留导尿 1～2 天。

4. 术后 CT 或腹部 X 线检查，了解双 J 管位置和碎石情况。如有比较大的碎石，可 1 周后行 ESWL 碎石。

5. 如手术过程顺利、手术时间短无术中并发症，在碎石后 1～2 周可拔出双 J 管。

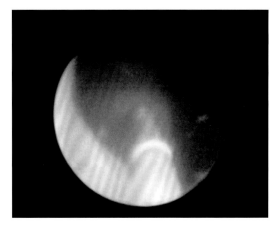

图 5-3-71 双 J 管和推进管在膀胱颈部

【并发症防治】

1. 输尿管穿孔 对输尿管小穿孔（图 5-3-72）可能会造成腹膜后外渗，患者可能有痛感，只要放置双 J 管位置正确，引流通畅，手术中外渗液体很快会吸收，小穿孔也会自然修复，无大的影响，只要对症处理即可。如严重输尿管穿孔（图 4-3-17），又无法安全置入双 J 管者应进行开放手术修补输尿管和腹膜后引流，否则尿液外漏，得不到引流，延期手术会有更多、更严重的并发症发生。

2. 输尿管黏膜撕脱 由于操作暴力所致，如撕脱输尿管黏膜较少或比较短者可置入双 J 管（图 4-3-18），等 6～8 周后拔出双 J 管后观察，对严重输尿管黏

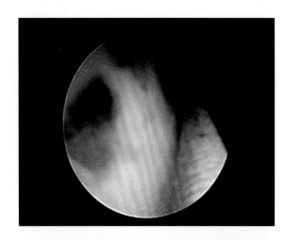

图 5-3-72　管壁小穿孔(管腔内侧有导丝)

膜撕脱或长段输尿管黏膜撕脱者,如能放入双 J 管者,可在术后 8～12 周拔出双 J 管后观察。通常损伤输尿管黏膜较少或比较短者有望自行修复,而严重输尿管黏膜撕脱或长段输尿管黏膜撕脱者会形成输尿管狭窄或输尿管腔闭塞,往往需要开放手术治疗。

3. 输尿管断裂　如果输尿管腔内手术操作时间过长,长时间的输尿管内手术会造成输尿管黏膜水肿,引起输尿管镜与输尿管之间摩擦力加大,造成退镜困难,或患者输尿管本身比较细,强行把输尿管镜上行会造成输尿管嵌顿,如强行退镜会造成输尿管的断裂。如果是肾盂输尿管交界处断裂,退镜时可以看到输尿管断端与同输尿管镜一起拉出尿道口,由于上段输尿管已无血供,输尿管管壁苍白,无蠕动,此时采用撕脱输尿管端端再吻合或外加大网膜包裹输尿管已无再生可能,如患者全身情况好,手术前进行过肠道准备,可行肠道代输尿管手术,如果患者全身情况差或未行肠道准备,则行患侧肾盂造瘘,等待择期肠道代输尿管术。如输尿管膀胱连接处完全断裂

(图 4-3-19),输尿管下段血供无大影响,可同期进行下段输尿管膀胱抗反流吻合。为避免或减少输尿管黏膜撕脱或输尿管断裂,最好手术前 2 周在手术侧输尿管内安置双 J 管,进行输尿管被动扩张,或在手术中选择细外径的输尿管镜。

4. 感染性休克　手术前控制尿路感染,术中避免高压灌洗,如手术中发现引流尿液为脓性,应立即放置双 J 管引流后延期手术。

5. 输尿管狭窄　术中应尽量避免医源性输尿管损伤,如有输尿管损伤,可置入双 J 管 6～8 周,以减少输尿管狭窄的发生。如手术后发生输尿管狭窄可根据输尿管狭窄段的长度和范围决定行球囊扩张、内切开或开放手术治疗(见第 4 章第四节"输尿管狭窄的内镜手术")。

(陈惠方　刘定益　经　浩)

三、经尿道输尿管软镜肾盂碎石术

【概述】

尿路结石的传统治疗方法主要包括体外冲击波碎石、输尿管镜、经皮肾镜、腹腔镜及开放取石手术等。近年来,随着手术器械的进步及技术的提高,输尿管软镜下碎石处理肾内结石以较高的安全性和有效性在临床得到广泛应用。

1964 年 Marshal 首次将输尿管软镜应用于泌尿外科,利用 9F 输尿管软镜成功插入输尿管并发现输尿管内结石。近年来,随着科学技术的进步,输尿管软镜成像质量、视野范围大为提高(图 5-3-73),超细钬激光光纤、套石网篮的应用(图 5-3-74),使输尿管软镜治疗上尿路疾病的适应证逐渐扩大。分体式、可拆卸式输尿管软镜(图 4-2-5～图 4-2-8)的出现大大减低了软镜的使用、维修及保养成本。

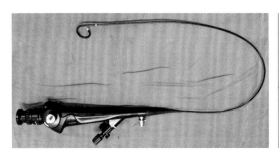
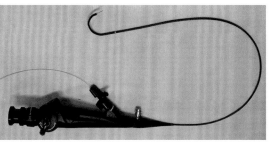

图 5-3-73 F6.0 输尿管软镜(钬激光光纤置入前、后)

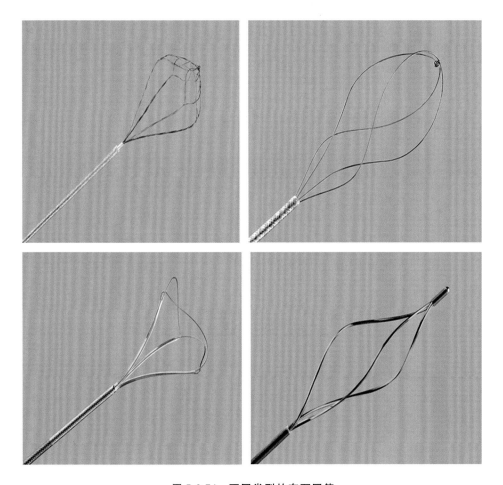

图 5-3-74 不同类型的套石网篮

【适应证和禁忌证】

1.适应证 ①输尿管走行纡曲,硬镜无法到达结石部位者;②≤2cm 的肾盂结石或肾下盏结石;③肾盏憩室结石;④ES-

WL 治疗失败或 PCNL 术后残留的肾结石;⑤严重肥胖、脊柱畸形或出血性疾病等不适合 PCNL 的肾结石;⑥肾解剖异常如马蹄肾、异位肾、多囊肾、重复肾、髓质海绵肾等合并结石者。

2. 禁忌证 ①未控制的泌尿系统感染；②严重尿道狭窄，无法置入观察镜者；③严重心肺功能障碍无法耐受手术者；④凝血功能障碍及未纠正的全身出血性疾病；⑤严重骨盆、髋关节畸形，无法完成截石位者。

【术前准备】

1. 实验室检查 ①完善血常规、尿常规、血生化、凝血功能及传染病筛查；②中段尿培养、药物敏感试验。若尿培养有细菌存在，应该选择敏感抗生素治疗；③对于复发肾结石应收集 24 小时尿液分析等代谢评估。

2. 影像学检查 ①泌尿系统超声检查：均可发现 2mm 以上阴性结石及阳性结石，同时可以了解结石及上尿路扩张的程度；②IVP 或 CTU 检查：帮助确定结石的位置、大小及与集合系统的解剖关系，了解尿路解剖；③胸部 X 线片、心电图，必要时做超声心动图，评估心肺功能；④必要时同位素肾动态检查了解分肾功能情况。

【手术步骤】

1. 截石位，如需联合 PCNL，可采用斜仰卧截石位。窥视下经尿道置入输尿管硬镜（图 5-3-75），在导丝引导下进入患侧输尿管，主动扩张输尿管并全程探查输尿管，发现输尿管内有结石、息肉、狭窄等可先期处理。

2. 留置导丝，沿导丝置入软镜输送鞘（图 4-2-13，图 4-2-14，图 5-3-76）。

3. 在恒压灌注泵 200～300mmHg 压力下或手推注射器灌注下沿输送鞘置入输尿管软镜，观察肾盂及各个肾盏，找寻结石（图 5-3-80）。

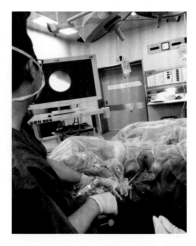

图 5-3-75 输尿管硬镜观察输尿管

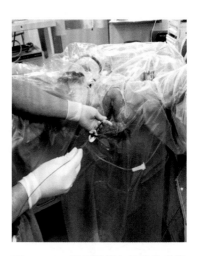

图 5-3-76 沿导丝置入软镜输送鞘

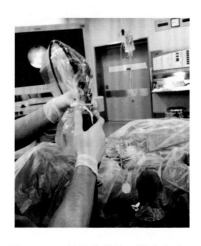

图 5-3-77 输尿管软镜下钬激光碎石

4. 参照患者CTU和CT平扫照片（图5-3-78,图5-3-79）,伸直软镜镜头,从操作孔置入200μm钬激光光纤并超出软镜头,找到结石后（图5-3-80）,用钬激光光纤直顶结石（避免钬激光纤损伤肾盂或肾盏）,调整好激光频率和能量,进行逐步碎石,直到结石呈沙粒样或粉末状（图5-3-77,图5-3-81～图5-3-85）,术后KUB平片显示双J管位置良好,已无大的碎石（图5-3-86）。

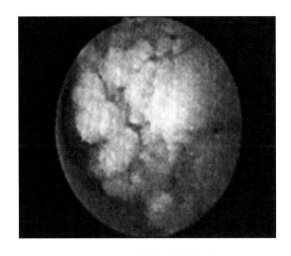

图 5-3-80 肾结石软镜外貌

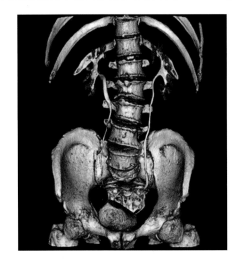

图 5-3-78 右侧多发肾结石(CTU)

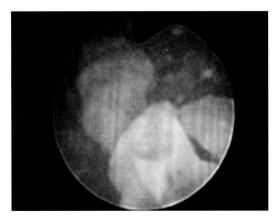

图 5-3-81 软镜钬激光击碎的肾结石

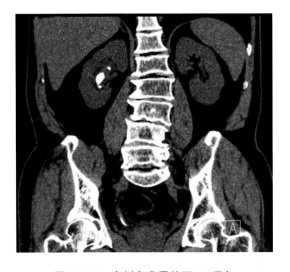

图 5-3-79 右侧多发肾结石 CT 平扫

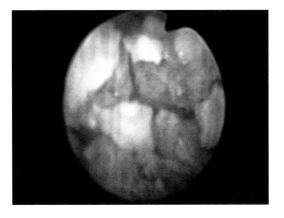

图 5-3-82 钬激光逐步碎石

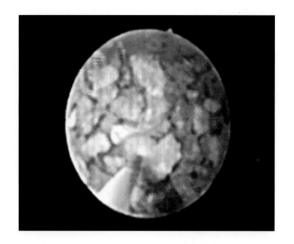

图 5-3-83　碎石逐步变小

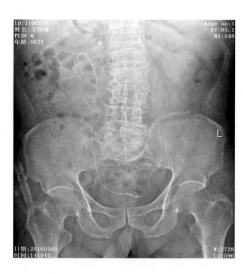

图 5-3-86　KUB 显示肾结石完全粉碎

5. 用通常功率钬激光碎石从结石边缘开始逐步碎石,碎石的同时取头低脚高位,以避免大的碎石漂入下肾盏。如软镜发现肾下盏结石(图 5-3-87)或较大碎石,而用钬激光光纤又无法触及结石或碎石时,可应用套石网篮伸入肾盏,把肾盏内的结石或大的碎石套住,拉到肾盂内再碎石(图 5-3-88)。

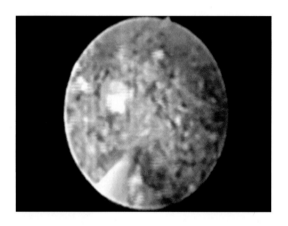

图 5-3-84　碎石呈沙粒样

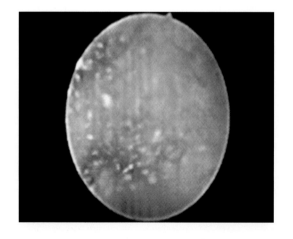

图 5-3-85　碎石呈粉末样

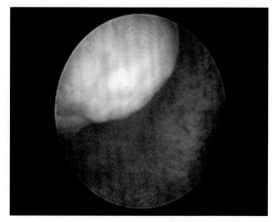

图 5-3-87　肾下盏结石

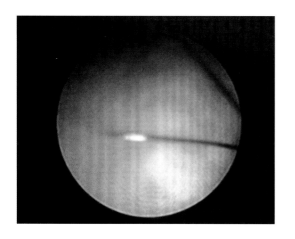

图 5-3-88 软镜窥视下用网篮拉出肾下盏结石到肾盂

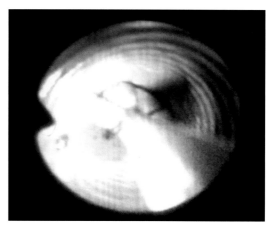

图 5-3-90 套取结石后从软镜输送鞘内拉出

6. 把结石碎成沙粒样,有时为缩短手术时间或获取结石标本,可用套石篮取出较大块结石碎片(图 5-3-89～图 5-3-91),送结石分析。

7. 碎完肾盂结石后把输尿管软镜伸入各肾盏进一步复查,如有大的结石或碎石需要进行碎石处理(图 5-3-92～图 5-3-94)。

8. 碎石结束后,撤出光纤,经软镜输送鞘置入导丝,退出软镜和软镜输送鞘,沿导丝置入双J管。

9. 留置导尿管。

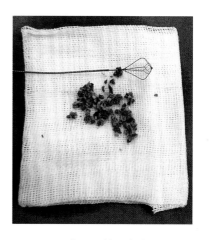

图 5-3-91 套石网篮取出的结石碎片

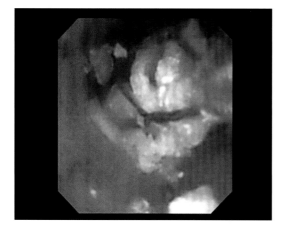

图 5-3-89 套石网篮取石

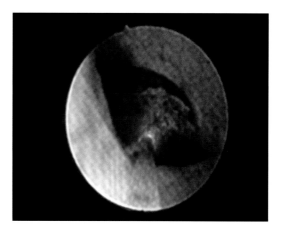

图 5-3-92 肾中盏结石

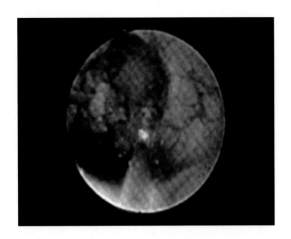

图 5-3-93　钬激光碎石

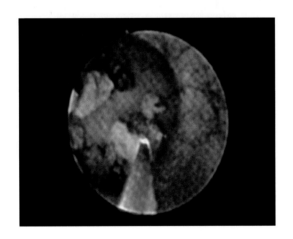

图 5-3-94　把肾盏结石碎成沙粒样

【术后处理】

1. 术后第 1 天复查 KUB，了解结石粉碎情况及双 J 管位置。

2. 预防性应用抗生素预防感染。

3. 术后第 1～2 天即可出院，术后 1 个月复查 KUB，了解有无结石碎片残留情况，拔除双 J 管。

【并发症防治】

1. 输尿管损伤　由于输尿管狭窄、走行纡曲成角，在放置输尿管输送鞘和钬激光碎石过程中操作不当，都可能引起输尿管的损伤，单纯的输尿管黏膜损伤、穿孔，

仅术后留置 D-J 管 1～2 个月、保证引流通畅即可。严重的输尿管损伤，如输尿管断裂、撕脱，条件许可的情况下则可以行开放端端吻合手术，无法一期吻合修补者则需要经皮肾造瘘。术者术中操作应尽量轻柔，输尿管狭窄置镜困难的话，避免暴力操作，可以预先留置双 J 管扩张 2～4 周后再行输尿管软镜手术。

2. 尿源性脓毒血症　输尿管软镜手术过程中，手术时间过长或输送鞘引流不通畅致肾盂内压力升高，都可以导致术中灌注液吸收，尤其在感染性结石或结石合并感染的患者，术中由于灌注压力过高可以导致尿液内细菌直接吸收入血，症状轻微患者可表现为发热、寒战、血常规白细胞升高或降低等，严重患者由于短时间大量细菌进入血循环并释放毒素，可出现寒战、高热等脓毒血症表现，如病情发展迅速甚至出现血压下降等感染性休克表现。对于感染性结石或结石合并感染的患者，术前合理应用抗生素控制感染，术中尽量保持灌注冲洗通畅并控制好手术时间，较大结石负荷患者可以分期手术处理。一旦出现尿源性脓毒血症，应早期、尽快给予抗生素治疗，并积极抗休克治疗。

3. 输尿管石街　在较大体积的肾盂结石碎石，软镜术后结石碎片较多，术后残留的结石碎片排出过程中容易形成输尿管石街（图 5-3-95，图 5-3-96）。可采用输尿管扩张药物结合排石药物保守治疗，石街末端有较大体积碎片梗阻患者也可以考虑体外冲击波碎石。对于保守治疗 3～4 周仍然没有改善的患者，局部黏膜的水肿致结石碎片更难以自行排出，可以尽早应用输尿管镜碎石、取石来处理。软镜手术中尽量应用套石网篮等取石工具取出较大结石碎片，或尽量粉末化碎石以预防术后输尿

管石街形成。

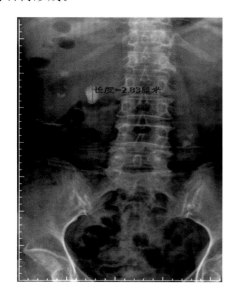

图 5-3-95 左肾结石

4. 输尿管狭窄 软镜钬激光碎石过程中激光操作不当极易引起输尿管壁的损伤,拔除双 J 管术后出现输尿管狭窄,严重的患者可导致输尿管腔闭锁,治疗方法包括<2cm 输尿管狭窄行输尿管镜内切开、球囊扩张,对≥2cm 输尿管狭窄行狭窄段切除再吻合等。

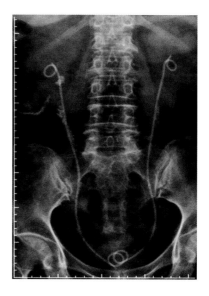

图 5-3-96 F-URL 后输尿管石街形成

(刘建河)

第四节 肾盂输尿管交界处狭窄的内镜手术

【概述】

肾盂输尿管连接部梗阻(ureteropelvic junction obstruction,UPJO)是泌尿外科常见的疾病之一,是各种原因引起的肾盂与输尿管连接处狭窄,尿液引流不畅导致患者出现各种症状、体征及肾脏功能改变的先天性输尿管异常疾病。治疗方法较多,外科手术目的主要是切除病变部位、解除梗阻、缓解症状、保护肾功能。随着微创泌尿外科技术的发展,肾盂输尿管交界处狭窄的外科治疗已经发生了巨大的变化,相比传统的开放手术而言,内镜手术治疗具有微创的优势。UPJO 的内镜治疗包括输尿管镜下球囊扩张,输尿管镜下狭窄内切开、经皮肾镜下球囊扩张及经皮肾镜下狭窄内切开。临床上输尿管狭窄内切开术包括冷刀、电刀和钬激光内切开术,已有的文献报道治疗成功率为 55%～88%,输尿管镜下冷刀内切开无热损伤,可避免继发瘢痕和纤维化形成,但需要特殊的内切开手术器械,而且术中无法同时止血,临床上应用受限。电刀和钬激光均可在切割的同时凝固小血管止血,但因为钬激光为非接触式切割,而电刀为接触式切割,故钬激光较电刀在操作上更方便,切割更为精确。输尿管球囊扩张术安全性高、损伤小、易操作、可重复治疗。但是,输尿管球囊扩张术远期效果较差,狭窄容易复发,单纯气囊扩张有时无法扩开局部的狭窄环,术后狭窄复发率高达30%。单纯的内切开或球囊扩张,手术效果不太满意,都容易出现再狭窄,所以大多数临床医生建议联合应用内切开和球囊扩张来处理 UPJO,既可以有效切开狭窄环全层,也可以将 UPJ 扩张至足够的宽度。肾盂输尿管连接部狭窄段长度是影响狭窄腔内治疗效果的关键,狭窄段长度<2 cm,采用输尿管镜内切开效果更佳,狭窄段>2 cm 采用腹腔镜离断性肾盂成形术更恰当。肾盂积水程度也是决定术式选择的要素,轻中度肾积水,采用输尿管镜内切开效果更佳;重度肾积水因肾盂明显扩大、纤维化明显,连接部狭窄为占位病变压迫或异位血管的牵拉压迫,选择腹腔镜离断性肾盂成形术更恰当。腹腔镜离断式肾盂成形术不仅适用于原发性肾盂输尿管连接部狭窄,而且适用于继发性连接部狭窄、孤立肾及合并肾结石患者。

【适应证和禁忌证】

1. 适应证

(1)肾盂扩张积水,利尿肾动态提示输尿管机械性梗阻。

(2)随访过程中患肾功能进行性下降。

(3)随访过程中肾积水进行性增大。

(4)有症状性肾积水(反复泌尿系感染、发热、腰痛、血尿等)。

(5)UPJO 继发肾结石。

(6)UPJO 术后再次梗阻患者。

2. 禁忌证

(1)心、脑、肺等脏器功能异常。

(2)患者营养状况差、不能耐受麻醉和手术。

(3)合并严重泌尿系感染。

(4)凝血功能障碍。

(5)狭窄段长度>2 cm 的患者不适宜行腔内手术治疗。

(6)重度肾积水患者。

(7)异位血管造成肾盂输尿管连接部严重成角的患者。

【术前准备】

1. 实验室检查

(1)完善血常规、尿常规、血生化、凝血功能及传染病筛查。

(2)中段尿培养、药物敏感试验。若尿培养有细菌存在,应该选择敏感抗生素治疗。若尿培养阴性,手术前也应选用广谱抗生素预防感染。

(3)尿脱落细胞检查及尿中找结核杆菌,排除肿瘤及结核疾病所引起。

2. 影像学检查和评估

(1)术前进行胸部 X 线片、心电图,必要时做超声心动图检查,对全身状况进行全面评估,了解心、肺、肝、肾等重要脏器功能情况,明确有无合并其他脏器相关畸形及手术禁忌证。

(2)常规影像学检查包括肾脏 B 超和 CTU 了解肾积水程度、明确梗阻部位,结合三维重建影像可明确输尿管狭窄的位置及输尿管周围组织情况。进行狭窄段长度的测量和肾积水程度的评估。

(3)利尿性肾动态显像评估双肾分肾功能情况。

(4)充分的术前告知:所有腔内手术前都需做好中转开腹准备,术前向患者及家属说明中转开腹的可能性。电刀和钬激光内切开术损伤大血管引起术中大出血是最严重的并发症,也是中转开放手术的主要原因。

【手术方法】

1. 经尿道输尿管镜肾盂输尿管连接部狭窄

(1)连续硬膜外或全身麻醉,患者取截石位,在斑马导丝引导下,置入输尿管硬镜达梗阻部位,观察狭窄段情况,导丝通过狭窄段,进入肾盂(图5-4-1)。

(2)从操作孔置电钩或钬激光光纤(设置好钬激光能量和频率),在斑马导丝或输尿管导管的引导下,窥视下通过钩状电刀或钬激光于狭窄段后外侧将UPJ全层切开(图5-4-2、图5-4-3、图5-4-4),直至见到输尿管周脂肪,范围稍超出狭窄上、下段。

(3)术毕常规留置6F双J管(也可以留置两根6F双J管,图5-4-5)。

(4)患者于术后6～8周拔除双J管,术后每3个月复查尿常规、肾功能。

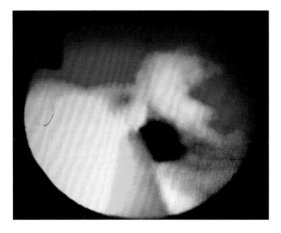

图5-4-3 后外侧切开

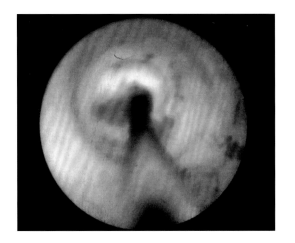

图5-4-1 导丝通过UPJO

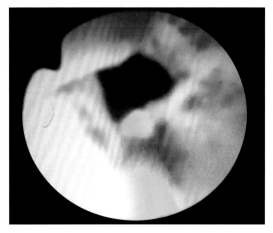

图5-4-4 切开至见脂肪

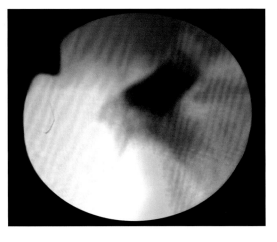

图5-4-2 钬激光UPJO内切开

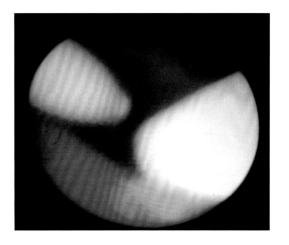

图5-4-5 留置两根双J管

2. 经尿道腔内气囊扩张治疗肾盂输尿管连接部狭窄

（1）连续硬膜外或全身麻醉，患者取截石位，在斑马导丝引导下，置入输尿管硬镜达梗阻部位，观察狭窄段情况。

（2）将斑马导丝逆行置入左输尿管内，通过狭窄段进入肾盂。

（3）导丝引导下将不透 X 线标记的扩张球囊置入（球囊扩张长度约 8 cm），向球囊内注入造影剂，在 X 线定位下使狭窄段位于球囊的中部，采用加压器将压力加至 2～5 个大气压，保持球囊处于扩张状态 2～3min。

（4）在 C 臂 X 线机透视下，观察扩张后狭窄处消失，缓慢拔出扩张球囊。去除扩张球囊后再用输尿管镜观察，如仍然有狭窄，可重复上述观察，直到输尿管镜可无阻力通过狭窄段。

（5）于输尿管内留置导丝，沿导丝留置双 J 管一根或者两根 6 F 双 J 管。

（6）术后 6～8 周拔除双 J 管，术后每 3～6 个月复查 CTU。

3. 经皮气囊扩张治疗肾盂输尿管连接部狭窄

（1）患者先取截石位，输尿管镜下向患侧输尿管逆行置入 F5 输尿管导管，输注生理盐水，制造人工肾积水以利于穿刺。

（2）改俯卧位，彩色多普勒超声定位引导下穿刺目标肾盏，逐级扩张皮肾通道，建立 F16～F18 皮肾通道，使用微创肾镜或输尿管镜操作，对于合并肾脏结石患者，先应用钬激光彻底清除结石，然后向输尿管顺行置入导丝（先撤除先前留置的输尿管导管）。

（3）在肾镜外鞘内沿导丝顺行置入球囊扩张器，将球囊部置于狭窄处，加压器加压至 2～5 个大气压，球囊充分扩张并保持

5 分钟（图 5-4-6、图 5-4-7）。

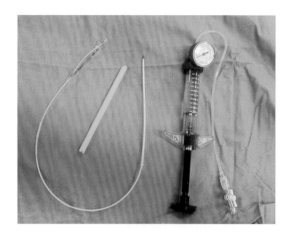

图 5-4-6　气囊扩张设备

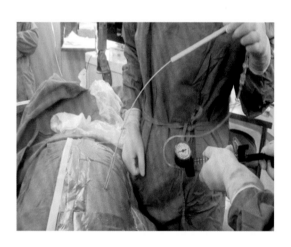

图 5-4-7　气囊扩张处理肾盂输尿管连接部狭窄

（4）也可在应用球囊扩张以后，以电钩或钬激光进一步切开狭窄段后外方管壁直至管壁外脂肪组织（因为单纯的球囊扩张对于瘢痕严重的狭窄段难以奏效）。

（5）皮肾通道留置 F14 气囊肾造瘘管 5～7 天，F6 输尿管支架管保留 3 个月后拔除。

（6）拔输尿管支架管后 1 个月复查泌尿系超声或 CTU。之后每 6 个月进行随访。

4.经皮肾镜狭窄内切开术

（1）先取截石位，输尿管镜下向患侧输尿管逆行置入 F5 输尿管导管通过肾盂输尿管连接处（图 5-4-8）。

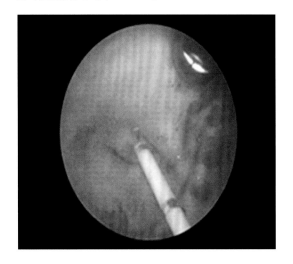

图 5-4-8 通过 UPJO 的输尿管导管

（2）改俯卧位，彩色多普勒超声定位引导下穿刺目标肾盏，逐级扩张经皮肾通道，建立 F24 皮肾通道，应用肾镜操作，对于合并肾脏结石患者，先应用钬激光彻底清除结石，然后向输尿管顺行置入导丝（先撤除先前留置的输尿管导管）。

（3）用钩状内切开刀沿导丝伸入肾盂输尿管交界处，通过狭窄段输尿管，采用回抽动作切开狭窄段的后外侧壁，可反复进行类似切割动作，直到切开肾盂输尿管连接处全层，看到管壁外脂肪为止（图 5-4-9）。

（4）在肾盂镜窥视下沿导丝放入 7F 双J管或者两根 5F 双J管。

（5）留置肾造瘘管和导尿管。

（6）术后 5～6 天，顺行肾盂造影，如无造影剂外渗，可拔出肾造瘘管。

（7）术后 7～8 天，肾造瘘口愈合，拔除导尿管。

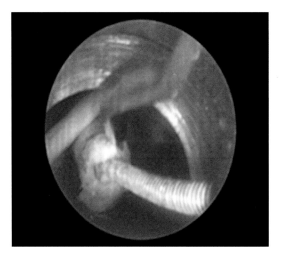

图 5-4-9 冷刀回抽切开 UPJO 后外侧全层

【术后处理】

术后密切观察生命体征、尿量及引流情况，确保尿管及肾造瘘管通畅，观察导尿管和肾造瘘管尿色情况，导尿管保留 2～3 天后拔除，肾造瘘管一般 5～7 天后拔除（拔除肾造瘘管前先夹闭肾造瘘管 24 小时，如患者无发热、患侧腰痛加重、切口渗尿等情况，则拔除肾造瘘管）。狭窄切开处尿外渗可引起患侧腰部不适、发热，可以及时行 B 超检查了解有无尿外渗，UPJ 周围有无血肿情况。合并有尿路感染时，可根据尿培养药敏试验及时应用敏感抗生素。双 J 管留置 3 个月后经膀胱镜取出。术后半年、1 年复查 B 超、IVP 或逆行肾盂造影，以了解手术效果。

【并发症防治】

1.术后血尿 大多由于肾盂输尿管连接部球囊扩开后局部输尿管壁或黏膜损伤所致，或是由于电钩、钬激光内切开后局部的小血管损伤出血（内切开方向应朝向连接部后外侧，尽量避免可能存在的异位血管）。一般予以充分补液、多饮水、少活动等保守观察治疗可好转。

如出血较多应考虑输尿管壁外迷走血管的损伤出血,可适当给予止血药物处理。对肉眼血尿较重,可以行膀胱持续冲洗保持导尿管引流通畅,同时密切监测血红蛋白变化情况,必要时给予输血或再次手术探查出血原因。

2. 腰痛和尿路刺激症 一般与体内输尿管支架管刺激或引流不畅有关,必要时可应用解痉药物缓解症状,术后 3 个月拔除双 J 管后可自行缓解。

3. 感染和发热 术前合并有泌尿系感染的患者未能彻底控制,尿液中的细菌和毒素经内切开的伤口直接入血可以引起术后高热,严重者可导致败血症和感染性休克,此外术后输尿管内支架管反流或堵塞,也可增加感染风险。术后感染的处理及预防,对于术前合并泌尿系感染的患者,应在感染积极控制后再行手术治疗。一旦发生术后感染和发热,应积极行抗感染治疗,同时寻找原因,根据尿液及血培养结果选择敏感抗生素,保持尿管引流通畅和膀胱低压状态。

4. 尿外渗和肾周积液 肾盂输尿管连接部经球囊扩开或内切开后,在局部输尿管伤口完全愈合之前,尤其在输尿管支架管引流不畅的情况下,容易出现尿液外渗至输尿管周或肾周,少量的外渗可以经后腹膜吸收。若大量尿液外渗持续存在,可能会引起感染,并影响伤口愈合,如保守观察治疗后症状改善不明显可予以 B 超引导下肾周穿刺引流。一般保持留置导尿管和输尿管支架管引流通畅,膀胱低压防止输尿管反流可减少尿外渗的发生。

5. 肾盂输尿管连接部再狭窄 钬激光切割作用的同时对输尿管壁及周围组织产生的热损伤可能加重术后局部瘢痕形成和输尿管周纤维化,是 UPJO 内切开术后再狭窄的主要原因。此外,术后引流不畅引起肾盂输尿管连接部的尿外渗,输尿管周围反复的感染、炎性增生,伤口的水肿、缺血、瘢痕增生都可以引起连接部再狭窄,另外内切开手术中连接部的狭窄段过长、狭窄环未完全切断,亦可引起术后再次梗阻。预防的方法可在狭窄段内切开前,先行狭窄段球囊扩张,或在狭窄段切开后联合应用球囊扩张可以提高疗效,特别是对于狭窄段较长的患者,单纯的电刀和钬激光内切开并不能完全保证狭窄段全长均充分切开,联合狭窄球囊扩张术不仅可以避免因切割过深、范围过宽致大出血和尿外渗的风险,而且可减少电钩或钬激光对连接部管腔过多的热损伤,降低术后再狭窄的复发率。内切开方向应选择朝向后外侧避免多点切开,尽量减少局部瘢痕形成,切开深度应贯穿输尿管壁全层。

一部分原发性 UPJO 患者肾盂输尿管连接部管腔无明显狭窄,主要由于连接部肌层组织发育不良或被纤维组织所替代,输尿管蠕动传递在此受阻。此种情况腔内治疗效果比较差,术后再狭窄的发生率可能较高。

(刘建河 经 浩 刘定益)

第五节 肾盂旁囊肿的内镜手术

【概述】

肾脏囊性疾病是以肾脏出现囊肿为特征的一类疾病,其包括肾盂旁囊肿、单纯性肾囊肿、多囊肾和髓质海绵肾等。随着年龄的增大,肾脏囊性疾病的发病率也随着增加。肾脏囊性疾病的大部分患者没有临床症状,无需治疗,但症状明显或囊肿体积较大,且影响到肾脏,造成肾盂或肾的压迫、出现梗阻影像学改变,则需要手术治疗。手术治疗的目的是切除囊肿,引流囊液,去除囊肿对正常肾组织的压迫,也可同期处理囊肿合并的肾盂结石。以往对肾盂旁囊肿的治疗有开放肾囊肿去顶术、B超引导下经皮肾囊肿穿刺加硬化剂注入术、腹腔镜肾囊肿去顶术。前两种方法分别因创伤大和复发率高,目前临床已比较少应用。腹腔镜治疗肾囊肿的治愈率为60%～90%,但腹腔镜手术的并发症发生率为15%～37%,包括血尿、尿外渗、胸膜损伤、肠道损伤、感染和切口疝等,且有些肾盂旁囊肿很少突出肾表面,若行腹腔镜肾囊肿去顶术,去除囊肿的范围有限,复发的可能性比较大,术后一旦囊肿复发,由于手术周围组织广泛粘连,再次手术的难度会明显增加。2011年Basiri等首先报道成功应用半硬性输尿管镜下肾盂旁囊肿内切开引流手术治愈一例肾盂旁囊肿患者,无手术并发症,随访3个月,患者肾盂旁囊肿和症状消失。Luo等2014年报道应用输尿管软镜成功治疗15例肾盂旁囊肿患者,手术中囊肿开窗直径2～4cm,术后随访6个月,囊肿消失13例,2例囊肿缩小50%,无严重并发症。应用输尿管镜内切开引流术治疗肾盂旁囊肿短期疗效明显,具有损伤小、相对安全、康复快、并发症少和复发率低的优点,但该方法的长期疗效还有待进一步更长时间随访。

【适应证和禁忌证】

1. 手术适应证

(1)具有肾盂旁囊肿密切相关症状的患者。

(2)肾盂旁囊肿>4cm,从影像学观察对肾盂或肾有明显压迫改变、且紧邻肾盂的囊肿患者。

2. 手术禁忌证

(1)不能排除肾盂旁囊肿恶变的患者。

(2)有输尿管镜检查禁忌证的患者。

【前准备术】

术前2周预置双J管。

【手术步骤】

1. 术前仔细阅读患者资料(图 5-5-1,图 5-5-2)。全身麻醉下,取截石位。

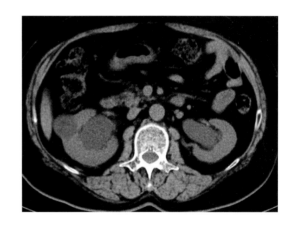

图 5-5-1 右侧肾盂旁和肾囊肿(左肾盂积水)

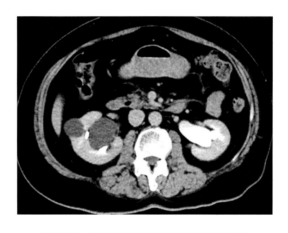

图 5-5-2 右侧肾盂明显受压(左肾盂积水)

2. 由患侧输尿管开口置入导丝到肾盂作为安全导丝。

3. 输尿管硬镜沿导丝上行,观察输尿管腔,逐步上行进入肾盂进一步观察,可以发现肾盂旁囊肿是一少血管纹理黏膜或有略呈淡蓝色的囊性隆起,有时在比较厚的囊肿壁看不到淡蓝色的囊肿壁,但至少可以看见明显凸起的囊肿壁(图5-5-3),有时可以发现部分囊壁呈现蓝色(图5-5-4~图5-5-6),尤其在窄光下在囊肿最薄处可以显示明显的蓝色(图5-5-5)。

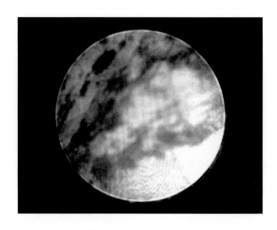

图 5-5-5　窄光下显示囊壁最薄处为蓝色

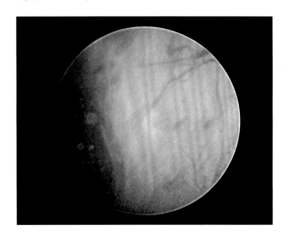

图 5-5-3　囊肿壁明显凸起,表面少血管

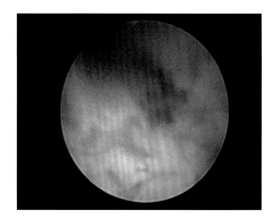

图 5-5-6　下方肾盂旁囊肿壁呈浅蓝色

4. 用美国科医人公司100W钬激光,设定参数为 0.8J/25~35Hz,先用 $500\mu m$ 激光传导光纤,对准肾盂最突出的囊肿壁或明显淡蓝色的囊肿壁打一个小洞(图5-5-7),证实是囊肿壁后,用钬激光光纤十字形切开囊肿壁、环形切除囊肿壁或用钬激光沿囊肿壁洞口切割,进一步扩大切口达 2 cm 左右,使囊肿与集合系统充分相通(图5-5-7~图5-5-12),对切开的囊肿壁出血处进行止血(图5-5-10)。

5. 输尿管硬镜进一步伸入囊肿内探查,了解囊肿内是否合并其他病变(图5-5-13~图5-5-17)。

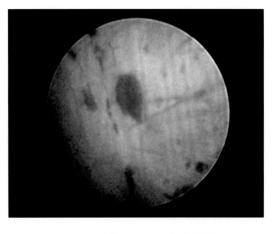

图 5-5-4　薄的囊肿壁部分呈浅蓝色

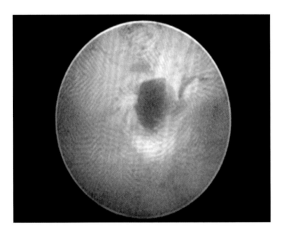

图 5-5-7　在最薄处黏膜打洞

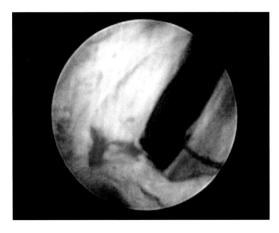

图 5-5-10　切开的囊壁 7 点处出血

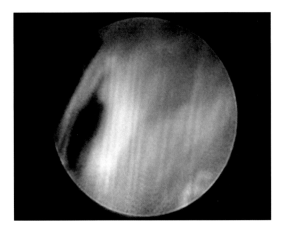

图 5-5-8　切开囊壁纤维膜

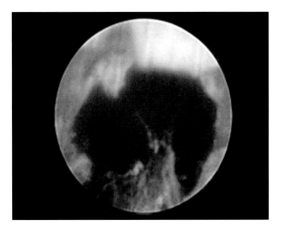

图 5-5-11　扩大的囊切口

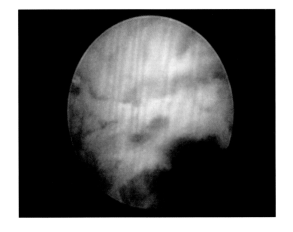

图 5-5-9　进一步切除囊肿壁

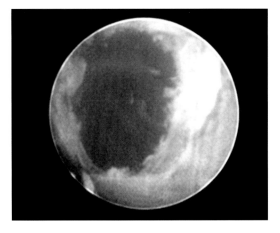

图 5-5-12　扩大的囊切口

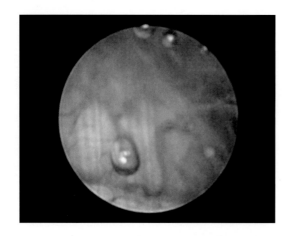

图 5-5-13 进入囊肿内观察囊肿内壁

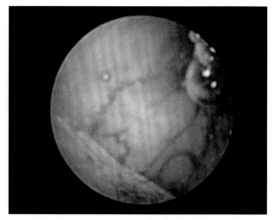

图 5-5-16 囊肿内左顶部气泡

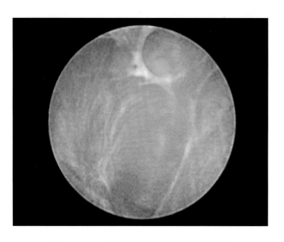

图 5-5-14 进入囊肿内观察囊肿内壁

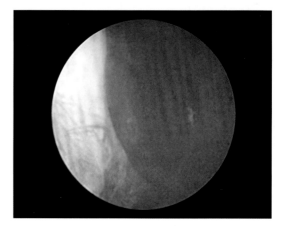

图 5-5-17 囊肿内侧壁

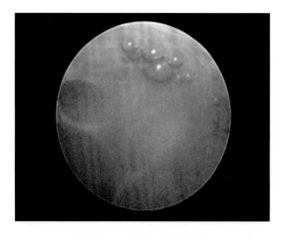

图 5-5-15 囊肿内顶部气泡

6. 观察切开的囊壁足够大,无活动性出血,可通过输尿管镜把导丝送入囊肿腔内(图 5-5-18),沿导丝把双 J 管头端经输尿管腔送入囊腔内(图 5-5-19),最好设法安置两根 F5 的双 J 管放入囊腔,然后在膀胱内调节双 J 管位置(图 5-5-20)。

【术后处理】

1. 保留导尿 1~2 天。

2. 适当应用抗生素。

3. 留置双 J 管 2~3 个月。

4. 拔出双 J 管后 2~3 个月复查 CTU(图 5-5-21,图 5-5-22)。

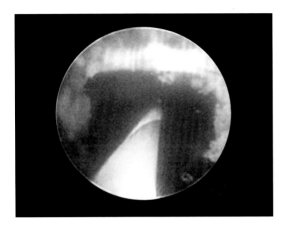

图 5-5-18　导丝置入囊肿腔内

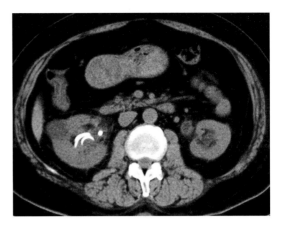

图 5-5-21　术后 1 个月余,两根双 J 管于囊肿内

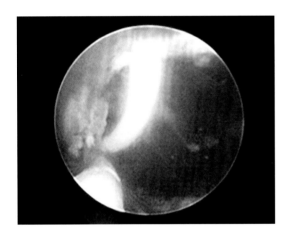

图 5-5-19　双 J 管头端置入囊腔

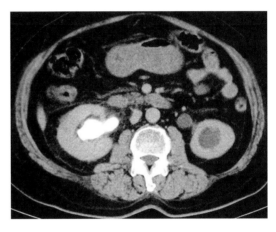

图 5-5-22　术后 3 个月 CTU 显示右侧肾盂旁囊肿消失

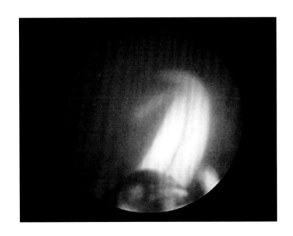

图 5-5-20　调节膀胱内双 J 管头端位置

【并发症防治】

与经尿道输尿管镜碎石手术类同。

【手术注意事项】

1. 最好在手术前 2 周在肾盂旁囊肿侧输尿管安置双 J 管。通常应用输尿管硬镜可以完成肾盂旁囊肿的内镜手术。如术中应用输尿管软镜进行手术,可比输尿管硬镜在肾盂内观察和操作范围更大。

2. 如在比较厚壁的肾盂旁囊肿,术前可在 CT 或 B 超引导下向囊腔内注射亚甲蓝,以便术中更容易发现肾盂旁囊肿的薄弱位置。

3. 在囊肿最薄处切开（在窄光下显示最明显），尽可能把开窗做大，但要注意避免在肾盏颈部或有血管搏动处切开，造成大出血。

4. 双 J 管头端应该置入囊肿内，而且保留 2 个月以上，一方面便于囊肿内引流，另一方面有利于开窗边缘的黏膜化，减少开窗边缘的再闭合。

（刘定益　陈惠方　经　浩）

第六节　肾盂肿瘤的内镜手术

【概述】

上尿路上皮细胞癌占所有尿路上皮细胞癌的 5%～10%，发病年龄段为 70－90 岁，男性发病率是女性的 3 倍。其中肾盂癌约为输尿管癌的 2 倍，17% 的患者初诊时合并膀胱癌，手术后 22%～47% 的患者会有继发膀胱癌，2%～6% 的患者会出现对侧上尿路上皮细胞癌。肾盂肿瘤以尿路上皮癌为主，鳞状细胞癌和腺癌少见，偶尔可见良性肿瘤（图 5-6-1）。尿路上皮癌大多数是多灶性，20% 以上的患者在确定诊断时已有多处病变（图 5-6-2～图 5-6-8）。上尿路上皮细胞癌分为高危和低危 2 类，低危尿路上皮癌为单发病灶、肿瘤＜2cm、尿脱落细胞学显示为低级别尿路上皮癌、计算机断层扫描尿路造影（CTU）表现为

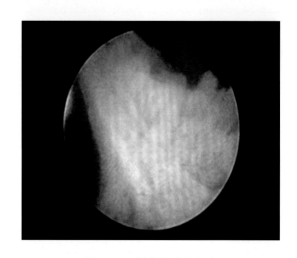

图 5-6-2　肾盏尿路上皮癌

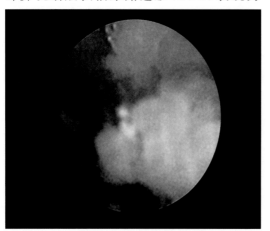

图 5-6-1　肾盂原发性息肉

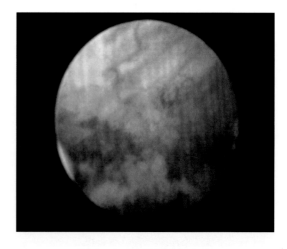

图 5-6-3　肾盂尿路上皮癌

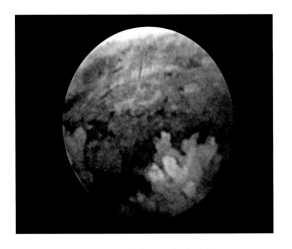

图 5-6-4 窄光显示多发病灶

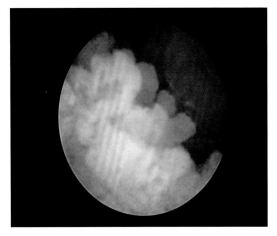

图 5-6-7 肾盂尿路上皮癌

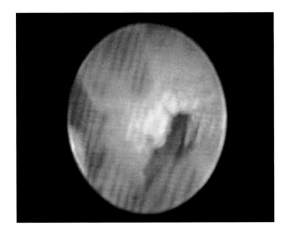

图 5-6-5 肾盂尿路上皮癌

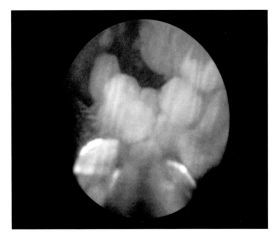

图 5-6-8 肾盂肿瘤活检

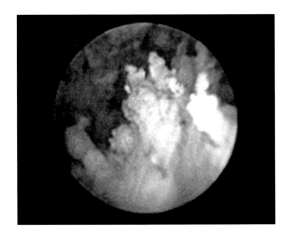

图 5-6-6 肾盂尿路上皮癌(窄光)

非浸润性肿瘤。而多发病灶、肿瘤＞2cm、尿路上皮癌合并肾积水、尿脱落细胞学检查或输尿管镜活检、有根治性膀胱癌切除病史或 CTU 提示为侵袭性肿瘤的高级别尿路上皮癌为高危尿路上皮癌。根治性肾输尿管膀胱袖状切除术是传统的治疗金标准,而对孤立肾或功能性孤立肾、双侧肾盂尿路上皮癌或手术耐受性差的患者,通常采用姑息性肿瘤切除。文献报道低级别尿路上皮癌采用根治性肾输尿管膀胱袖状切除术与泌尿内镜治疗的肿瘤特异性生存率和无肿瘤存活率无显著性差异。Hugh Hampton Young 首先在 1912 年报道上尿路的内镜检查；1982 年由 Tomera 首先报道经皮肾盂镜肾盂肿瘤切除术；2004 年 Palou 报道经皮肾盂镜手术治疗上尿路尿路上皮癌 34 例的长期随访结果，经过平均随访 51 个月，病灶切除率为 41.2%，平均 24 个月复发，其中因肿瘤复发死亡 2 例。国内一组 19 例经尿道输尿管镜治疗上尿路上皮癌中，经 9～66 个月，平均(32.6±13.3 个月)随访，有 8 例共 11 例次复发，复发时间为 3～42 个月，平均(15.5±13,4)个月，总体复发率是 42.1%，其中低级别肿瘤复发率 30%(3/10)，高级别复发率 55.6%(5/9)，两者复发率无显著性差异($P=0.260$)。Cornu 等随访 35 例一期输尿管软镜治疗的上尿路尿路上皮癌，平均随访 30 个月(12～66 个月)，肿瘤复发率达 60%，平均无复发时间是 10 个月。用经皮肾盂镜或输尿管镜治疗肾盂肿瘤长期疗效肯定，但肿瘤容易复发，术后需要终身进行影像学和内镜检查随访。由于该方面的文献数量比较少，为此，肾盂肿瘤的内镜手术的作用仍然需要更多深入研究和长期随访。

【适应证与禁忌证】

1. 适应证

(1)局限性、低危尿路上皮癌。

(2)孤立肾或功能性孤立肾。

(3)双侧肾盂尿路上皮癌。

(4)对侧肾功能损害。

(5)单发病灶；肿瘤<2cm。

(6)CTU 检查无侵犯征象。

(7)姑息性肿瘤切除。

2. 禁忌证

(1)患肾无功能者。

(2)难以治疗的凝血功能障碍者。

(3)高危尿路上皮癌。

(4)合并下尿路无法切除的尿路上皮癌。

(5)肿瘤直径>2 cm 者。

(6)远处转移者。

【术前准备】

1. 术前应行 IVP 或增强 CTU 检查。

2. 双肾 ECT，了解双侧肾功能。

3. 输尿管镜检查和活检(图 5-6-1～图 5-6-8)，输尿管镜检查完毕，置入双 J 管 1～2 周。

结合影像学、镜检和病理资料判断肾盂肿瘤的性质、大小、数目、范围及浸润程度决定治疗方法。

麻醉方法和手术体位与经皮肾镜钬激光碎石手术类同。

【手术方法】

1. 经皮肾盂镜肾盂肿瘤切除术

(1)经皮肾盂镜穿刺点的选择：经皮肾盂镜穿刺点应该选择在尽可能离肿瘤远的部位，可以提供比较好的手术视野。通过影像学和输尿管镜了解肿瘤位置，肿瘤位于肾盂、肾下盏者，应选择穿刺肾中盏；肿瘤位于肾上、中盏者，应选择下肾盏穿刺。

(2)细针穿刺肾盏成功后，沿导丝扩张并且建立经皮肾通道。

(3)寻找肿瘤：用蒸馏水肾盂灌注，灌注压力控制<40 cmH$_2$O，经皮肾通道置入肾盂镜后寻找肾盂肿瘤，了解肾盂肿瘤的位置、数目和大小。

(4)切除肿瘤：切除肿瘤的范围应包括肿瘤及肿瘤边缘 0.5cm 正常肾盂黏膜。对有蒂的肾盂肿瘤可直接用异物钳去除肿瘤(图 5-6-9，图 5-6-10)，然后用钬激光、绿激光进行气化切除和止血。如肾盂肿瘤蒂较宽，最好用电切镜切除肿瘤，或用钬激光、绿激光气化切除肿瘤。如用前列腺电切镜切除肾盂肿瘤时，应注意肾盂壁比较薄,如切除肿瘤过深切除会切穿肾盂,引起穿孔,造成冲洗液体的外渗。此外,要注意在切除肾盂肿瘤时避免切伤肾实质的动脉血管。如遇见瘤体较大、多发肿瘤或术中出血影响视野,可采用二次分期手术。

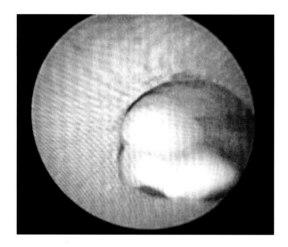

图 5-6-9　有蒂的肾盂肿瘤

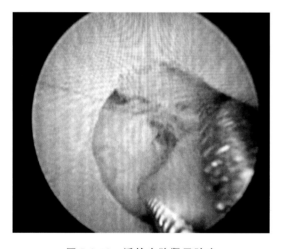

图 5-6-10　活检去除肾盂肿瘤

(5)安置引流管:肿瘤切除完毕后,经皮肾通道顺行在输尿管安放双J管和安置肾盂引流管。

2. 经尿道输尿管镜肾盂肿瘤切除术

(1)膀胱截石位。

(2)经尿道用输尿管镜向患侧输尿管置入导丝,沿导丝放入输尿管导入鞘,如不能放入输尿管导入鞘,可沿导丝放入双J管1~2周再行手术。

(3)用蒸馏水肾盂灌注。从输尿管导入鞘放入软性输尿管镜,寻找肾盂肿瘤,了解肾盂肿瘤的位置、数目和大小。

(4)对小肿瘤,用钬激光沿肾盂面完整切割肿瘤(图 5-6-11,图 5-6-12)。如肿瘤体积比较大可分片切除或套石篮套住肿瘤,尽可能显示肿瘤蒂再切割。如肿瘤为多发、或切割过程中明显出血影响观察,可采用二次分期手术。

(5)用异物钳或套石篮取出肿瘤。

(6)置入双J管。

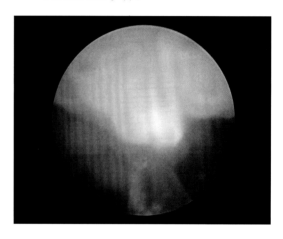

图 5-6-11　钬激光沿肾盂面准备切割肿瘤

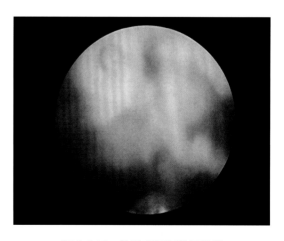

图 5-6-12　钬激光切割肾盂肿瘤

【术后处理】

1. 经皮肾盂镜切除肾盂肿瘤术后处理与 PCNL 类同。

2. 术后 4～14 天，通过原经皮肾通道进行二期肾盂镜或输尿管镜复查。如有残留肿瘤，可再次电灼、钬激光或绿激光治疗；如无残留肿瘤，可行切除肿瘤边缘组织活检。在二期复查后 2～4 天，拔除肾造瘘管，换入 8 Fr 肾盂引流管，作为手术后期肾盂内灌注化疗之用。

3. 滴注化疗可从肾盂镜或输尿管镜手术后 1 周开始，通过肾盂引流管滴注化疗药物，滴注压力＜25cmH$_2$O，每周一次，共 6 次。滴注药物是表柔比星 30～50mg 加入蒸馏水 100ml，持续滴注 1 小时，或丝裂霉素 40mg 加蒸馏水 100ml，持续滴注 1 小时，或卡介苗（Pasteur 菌株 BCG 150mg 加生理盐水 250ml 持续滴注 3 小时；Connaught 菌株 BCG 81mg 加生理盐水 250ml，持续滴注 3 小时）。经尿道输尿管镜手术患者可通过逆行输尿管插管化疗。

4. 随访。术后第一年每 3 个月复查一次 IVP 或 CTU、膀胱镜或输尿管镜检查，此后每年复查一次。如有血尿可随时进行 IVP 或 CTU、膀胱镜或输尿管镜检查。

【并发症防治】

经皮肾盂镜手术治疗肾盂肿瘤并发症与 PCNL 相同，经尿道输尿管镜治疗肾盂肿瘤并发症与经尿道输尿管镜碎石术类同。滴注化疗最常见的并发症是菌血症，每次滴注化疗前应评估患者是否存在活动性感染，同时注意应低压滴注。还会出现滴注化疗药物相关的反应。此外有经皮肾通道肿瘤种植和血供播散可能，术中应用蒸馏水、低压灌注可以减少肿瘤种植和血供播散的机会。术后应用化疗药物可以减少向输尿管或膀胱种植可能。

（刘定益　陈惠方　经　浩）

参 考 文 献

[1] 杨嗣星,吴旭,廖文彪,等.输尿管软镜下钬激光内切开引流术治疗肾囊性疾病的安全性及疗效.中华泌尿外科杂志,2016,37(1):17-20.

[2] 刘定益,巢志复,车文骏,等.经皮肾造瘘取石31例报告.临床泌尿外科杂志,1988,3:179～182.

[3] 刘定益,巢志复,何小舟,等.经皮肾穿刺取石的并发症及其防治.临床泌尿外科杂志,1989,4(3):135～136.

[4] 刘定益,张祖豹,吴瑜璇,等.B超引导下经皮肾盂穿刺造瘘临床应用体会.江苏医药,1998,24(12):901.

[5] 张戈,于澄钒,俞波,等.输尿管镜治疗上尿路尿路上皮癌的中期随访结果.现代泌尿外科杂志,2018,23(10):735-738.

[6] 中国抗癌协会泌尿男生殖系肿瘤专业委员会微创学组.上尿路尿路上皮癌外科治疗中国专家共识.现代泌尿外科杂志,2018,23(11):826-829.

[7] 祖雄兵,庄乾元,叶章群,等.钬激光腔内治疗输尿管肾盂连接处狭窄.中国内镜杂志,2005,11(12):1255-1256.

[8] 刘广华,肖河,谢焱,等.肾盂腔内切开术在肾盂输尿管交界狭窄中的适应证探讨.基础医学与临床,2013,33(12):1611-1613.

[9] 李建业,郭和清,孙斌,等.经皮腔内顺行球囊扩张结合内切开术治疗肾盂输尿管连接部梗阻.现代泌尿外科杂志,2014,19(3):157-160.

[10] 何永忠,李逊,杨炜青,等.电刀内切开联合球囊扩张治疗输尿管狭窄.中华腔镜泌尿外科杂志(电子版),2017,11(2):37-40.

[11] 李逊,曾国华,袁坚,等.经皮肾穿刺取石术治

疗上尿路结石(20年经验). 北京大学学报(医学版),2004,36(2):124-126.

[12] 何永忠,刘建河,曾国华,等. 微创经皮肾镜取石术后迟发出血原因及介入治疗. 中华泌尿外科杂志,2006,27(6):371-373.

[13] 夏术阶. 微创泌尿外科手术学. 济南:山东科技出版社,2006.

[14] 刘建河,齐隽,陈建华,等. 复杂肾结石经皮肾镜取石术后结石残留的原因与处理. 临床泌尿外科杂志,2007,20(3):147-149.

[15] 刘建河,齐隽,陈建华,等. 超声引导微创经皮肾镜钬激光碎石联合肾盏憩室颈切开治疗肾盏憩室结石. 中国激光医学杂志,2010,19(2):110-113.

[16] 周文龙. 泌尿外科手术并发症的早期诊断和处理. 上海:世界图书出版公司,2014:390-420.

[17] 李瑞鹏,齐隽,刘建河. F16单通道微创经皮肾镜联合输尿管软镜治疗复杂鹿角形肾结石. 中国微创外科杂志,2015,02:115-117.

[18] 李涛,李权,刘建河,等. 一期与分期输尿管软镜治疗双侧上尿路结石的疗效比较. 中国微创外科杂志,2016,16(9):816-819.

[19] Basiri A,Hosseini SR,Tousi VN,et al. Ureteroscopic management ofsymptomatic,simple parapelvic renal cyst. J Endourol,2010,24:537-540.

[20] Luo Q,Zhang X,Chen H,et al. Treatment of renal parapelvic cysts with aflexible ureteroscope. Int Urol Nephrol,2014,46:1903-1908.

[21] Grasso M,Fishman AI,Cohen J,et al. Ureteroscopic and extirpativetreatment of upper urinary tract utothelial carcinoma:a 15-year comprehensive review of 160 consecutive patients. BJU Int,2012,110(11):1618-1626.

[22] Roupret M,Hupertan V,Traxer O,et al. Comparison of open nephroureterectomy and ureteroscopic and percutaneous management of upper urinary tract trasitional cell carcinoma. Urology,2006,67(6):1181-1187.

[23] Cornu JN,Roupret M,Carpentier X,et al. Oncologic control obtain after exclusive flexble ureteroscpicmanagement of upper urinary tract urothelial cell carcinoma. World J Urol,2010,28(2):151-156.

[24] Giddens JL,Grasso M. Retrograde ureteroscopic endopyelotomy using the holmium:YAG laser. J Urol,2000,164(5):1509-1512.

[25] Hibi H,Yamada Y,Mizumoto H,et al. Retrograde ureteroscopic endopyelotomy using the holmium:YAG laser. Int J Urol,2002,9(2):77-81.

[26] Lewis-Russell JM,Natale S,Hammonds JC,et al. Ten years' experience of retrograde balloon dilatation of pelvi-ureteric junction obstruction. BJU International,2004,93(3):360-363.

[27] Taniguchi M,Kamei S,Takeuchi T,et al. Successful management of lower pole moiety ureteropelvic junction obstruction in a partially duplicated collecting system using retrograde endoureteropyelotomy with the Holmium:YAG laser. Int J Urol,2005,12(3):313-315.

[28] Ost MC,Kaye JD,Guttman MJ,et al. Laparoscopic pyeloplasty versus antegrade endopyelotomy:Comparison in 100 patients and a new algorithm for the minimally invasive treatment of ureteropelvic junction obstruction. Urology,2005,66:47-51.

[29] Stein RJ,Gill IS,Desai MM. Comparison of surgical approaches to ureteropelvic junction obstruction:Endopyeloplasty versus endopyelotomy versus laparoscopic pyeloplasty. Curr Urol Rep,2007,8:140-149.

[30] Elabd SA,Elbahnasy AM,Farahat YA,et al. Minimally-invasive correction of ureteropelvic junction obstruction:do retrograde endo-incision techniques still have a role in the era of laparoscopic pyeloplasty? Ther Adv Urol,2009,1(5):227-234.

[31] Elabd SA,Elbahnasy AM,Farahat YA,et al. Minimally-invasive correction of ureteropelvic junction obstruction:do retrograde endo-incision techniques still have a role in the era of laparoscopic pyeloplasty? Ther Adv Urol,2009,1(5):227-234.

［32］ Samarasekera D，Chew BH. Endopyelotomy still has an important role in the management of ureteropelvic junction obstruction. Can Urol Assoc J，2011，5（2）：134-136.

［33］ Parente A，Angulo JM，Romero RM，et al. Management of ureteropelvic junction obstruction with high-pressure balloon dilatation：long-term outcome in 50 children under 18 months of age. Urology，2013，82（5）：1138-1143.

［34］ Khan F，Ahmed K，Lee N，et al. Management of ureteropelvic junction obstruction in adults. Nat Rev Urol，2014，11（11）：629-638.

［35］ Yang B，Hu H，Wang J，et al. Percutaneous "sandwich" endopyeloplasty technique：a new endourological measure forureteropelvic junction obstruction. Beijing Da Xue Xue Bao Yi Xue Ban，2015，18，47（4）：634-637.

［36］ Xu N，Chen SH，Xue XY，et al. Comparison of Retrograde Balloon Dilatation and Laparoscopic Pyeloplasty for Treatment of Ureteropelvic Junction Obstruction：Results of a 2-Year Follow-Up. PLoS One，2016，28，11（3）：e0152463. doi：10. 1371.

［37］ McDougall EM，Liatsikos EN，Dinlenc CZ，et al. Urinary lithiasis and endourology：percutaneous approaches to the upper urinary tract. In：Walsh RC，Retik AB，Vaughan ED，Wein AJ，et al. Campbell's urology，8th edit. London：Saunders，2002，3320-3360.

［38］ Kukreja R，Desai M，Patel S，et al. Factors affecting blood loss during percutaneous nephrolithotomy：prospective study. J Endourol，2004，18：715-722.

［39］ Lallas CD，Delvecchio FC，Evans BR，et al. Management of nephropleural fistula after supracostal percutaneous nephrolithotomy. Urology，2004，64：241-245.

［40］ Srivastava A，Sighn KJ，Suri A，et al. Vascular complications after percutaneous nephrolithotomy：are there any predictive factors? Urology，2005，66：38-40.

［41］ Lojanapiwat B，Prasopsuk S. Upper pole access for percutaneous nephrolithotomy：Comparison of supracostal and infracostal approaches. J Endourol，2006，20：491-494.

［42］ El-Nahas AR，Shokeir AA，El-Assmy AM，et al. Colonic perforation during percutaneous nephrolithotomy：study of risk factors. Urology，2006，67：937-941.

［43］ Lee KL，Stoller ML. Minimizing and managing bleeding after percutaneous nephrolithotomy. Curr Opin Urol，2007，17：120-124.

［44］ Michel MS，Trojan L，Rassweiler JJ. Complications in percutaneous nephrilithotomy. Eur Urol，2007，51：899-906.

［45］ El-Nahas AR，Shokeir AA，El-Assmy AM，et al. Post-percutaneous nephrolithotomy extensive hemorrhage：a study of risk factors. J Urol，2007，177：576-579.

［46］ Andreas S，Jean DR. Prevention and treatment of complications following percutaneous nephrolithotomy. Curr Opin Urol，2008，18（2）：229-234.

［47］ Li X，He Z，Wu K，et al. Chinese minimally invasive percutaneous nephrolithotomy：the Guangzhou experience. J Endourol，2009，23：1693-1697.

［48］ Sabnis RB，Ganesamoni R，Doshi A，et al. Micropercutaneous nephrolithotomy（microperc）vs. retrograde intrarenal surgery for the management of small renal calculi：a randomized controlled trial. BJU Int，2013，112：355-361.

［49］ Wang Y，Wang Y，Hou Y，et al. Standard-tract combined with mini-tract in percutaneous nephrolithotomy for renal staghorn calculi. Urol Int，2014，92：422-426.

［50］ El-Nahas AR，Elshal AM，El-Tabey NA，et al. Percutaneous nephrolithotomy for staghorn stones：a randomized trial comparing high-power holmium laser versus ultrasonic lithotripsy. BJU Int，2016，118：307-312.

［51］ Gao XS，Liao BH，Chen YT，et al. Different tract sizes of miniaturized percutaneous nephrolithotomy versus retrograde intrarenal surgery:a systematic review and meta-analysis. J Endourol,2017,31:1101-1110.

[52] Hennessey DB,Kinnear NK,Troy A,et al. Mini PCNL for renal calculi:does size matter? BJU Int,2017,119:39-46.

[53] Hyams ES,Munver R,Bird VG,et al. Flexible ureterorenoscopy and holmium laser lithotripsy for the management of renal stone burdens that measure 2 to 3 cm:a multi-institutional experience. J Endourol,2010,24:1583-1588.

[54] Bryniarski P,Paradysz A,Zyczkowski M,et al. A randomized controlled study to analyze the safety and efficacy of percutaneous nephrolithotripsy and retrograde intrarenal surgery in the management of renal stones more than 2 cm in diameter. Journal of Endourology,2012,26(1):52-57.

[55] Akman T,Binbay M,Ozgor F,et al. Comparison of percutaneous nephrolithotomy and retrograde flexible nephrolithotripsy for the management of 2-4 cm stones:a matched-pair analysis. BJU International,2012,109(9):

1384-1389.

[56] Hamamoto S,Yasui T,Okada A,et al. Endoscopic combined intrarenal surgery for large calculi:simultaneous use of flexible ureteroscopy and mini-percutaneous nephrolithotomy overcomes the disadvantageous of percutaneous nephrolithotomy monotherapy. Journal of Endourology,2014,28(1):28-33.

[57] Miernik A,Schoenthaler M,Wilhelm K,et al. Combined semirigid and flexible ureterorenoscopy via a large ureteral access sheath for kidney stones＞2 cm:a bicentric prospective assessment. World Journal of Urology,2014,32(3):697-702.

[58] Giusti G,Proietti S,Luciani LG,et al. Is retrograde intrarenal surgery for the treatment of renal stones with diameters exceeding 2 cm still a hazard? Canadian Journal of Urology,2014,21(2):7207-7212.

[59] 夏樾,廖文彪,杨嗣星. 软镜技术诊治上尿路上皮癌的研究进展. 中华泌尿外科杂志,2019,40(9):711-714.

第 **6** 章

腹腔镜及辅助设备

第一节　气腹设备

气腹机是向腹腔内充气的机械装置，是建立和维持气腹必不可少的设备（图 6-1-1）。CO_2 气腹形成系统由气腹机、CO_2 钢瓶、气体输出管道和穿刺器械组成。最初的气腹机多为半自动，流量低，对于诊断性操作已经足够；但是腹腔镜手术操作时有多个工作通道，且需不断更换器械，或行术野冲洗、吸引等，使 CO_2 泄漏较快，若不能及时补充，会影响手术野的显露，加大手术难度和风险。全自动气腹机根据预设的腹内压力和充气速度，能自动向腹腔内充气。当达到预设腹内压力时，充气停止。手术中气腹压力下降时，能自动向腹腔内充气至预设压力。目前使用的全自动气腹机充气速度多达到 15L/min 以上，最高达到 40L/min，有助于保持气腹压力。有些全自动气腹机还有气体加温功能，从而减少腹腔镜镜头气雾的形成，保持术野清晰。另有气腹机可同时实现：①自动循环滤除烟雾，保证手术视野清晰；②实时监测气腹压力保证气腹压力恒定；③配有过滤器，杜绝烟雾排放到手术室，保证医护人员的健康。

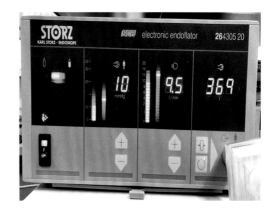

图 6-1-1　Storz 气腹机

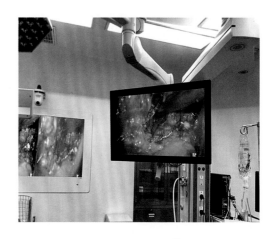

图 6-1-2　显示器

第二节　腹腔镜摄像系统

(一)腹腔镜

电子腹腔镜光源与摄像头一体。光学腹腔镜是硬质的光学透镜,前端有物镜,尾端侧方接光源提供照明,目镜与摄像头相连,可以将手术图像传递给摄像头以供术者观察。常用的腹腔镜直径有 10mm 和 5mm 两种,10mm 腹腔镜传递的光线强度比 5mm 腹腔镜强 5 倍,能提供较大的视野和更好的放大倍数,适合开展较复杂的手术,临床最为常用 5mm 腹腔镜视野相对较小、光线偏暗,但更具微创特点,适合诊断或简单手术。腔镜的放大倍数与镜头和目标物体间距离成反比,距离 1～2cm 放大 4～6 倍;距离 3～4cm,放大 2～3 倍。

腹腔镜因其前端斜面不同而使视野的中心与镜身的长轴形成不同的夹角,即视角。视角以内的区域为镜下的手术野,视角以外的区域是视野的盲区。根据需要可使用不同口径和视角的腹腔镜。按角度有 0°、30°、120°等不同视角的腹腔镜。0°镜视野小,方向固定,操作时无须旋转镜身,适合初学者应用,30°镜为前斜视,视野大,其视野不在镜头的正前方,而与镜身长轴有一定的角度,可通过旋转镜身改变视野方向,减少盲区,有助于术者形成立体印象,减少器械的碰撞,适合开展比较复杂的腹腔镜手术和经验丰富的操作者。

(二)监视器

医师通过观察监视器图像进行手术操作。一般监视器分辨率为 450～900 线,高分辨率监视器超过 750 线,监视器大小为 36～54cm。监视器放置高度与术者水平目视高度平行为宜。目前的高清显示器,一般能输出 1080P 的高清图像,16∶9 模式,分辨率可达到 1920×1080 像素,是普通摄像的 6 倍,为术者带来更多的图像细节(图 6-1-2)。

(三)摄像机

摄像机由摄像头、摄像电缆及信号转换器组成。摄像头与腹腔镜目镜相接,根据光学原理将光学图像转换成电信号,摄像头产生的电信号经摄像电缆传至信号转换器。信号转换器将摄像头传入的电信号转换为视频信号,以术野图像的形式输出到监视器或录像机上。信号转换器配有色彩调谐和增强功能,预先应进行白平衡调节(图 6-2-1)。三晶片数码彩色摄像头,分辨率可满足不同的腹腔镜手术要求。

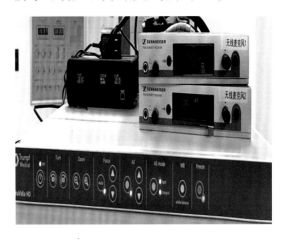

图 6-2-1　摄像机、信号转换器

(四)光源

腹腔镜外科手术的先决条件是清晰明亮的腹内照明,光源为手术视野提供照明。光源目前均为冷光源,其基本设备包括冷光源机和冷光源线。常用的冷光源有四种,即氙气灯、金属卤灯、卤素灯及低温弧光冷光源。氙灯光源因其亮度高、使用寿命长、光线更接近自然光,是比较理想的光源,300W 氙气灯泡已成为多数腹腔镜手术用的标准光源,可为获得腹腔内解剖结构的最佳成像质量和精确的图像色彩提供最佳的照明。导光束通常有玻璃纤维和液态水晶两种类型。腹腔镜手术通常使用4.8mm 的导光束,由上万根可弯曲具有全反射特性的光导纤维组成,当光线自冷光源发出,经过导光束的一端射入时,由于反复的全反射,光线由纤维的另一端射出,光不至于泄漏。每种光导束适用的冷光源与腹腔镜不至于泄漏。每种光导束适用的冷光源与腹腔镜不同,需配套使用,且所有的连接处均应妥善固定,防止光线泄漏及滑

脱,导光束要轻拿轻放,粗暴操作可使光导纤维断裂,影响光线传输(图 6-2-2)。

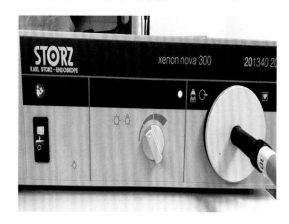

图 6-2-2　Storz 光源设备

第三节　切割止血系统

(一)电凝器

高频电流发生器产生的电流不刺激肌肉及神经,不引起心室颤动,但可使组织升温、炭化甚至气化,产生凝固及切开的效果。切割部分有单纯切割电流及切割加电凝混合输出电流,电凝部分有单极电凝和双极电凝两种功能。单极电流在电流集中处(通常是手术野内接触的组织)产生热量而负极板与人体接触因接触面积大、电流分散,热效率很低,是目前手术中最为广泛应用的一种形式。在单极电流环路中,有效电极位于手术部位,回路电极连结接地衬垫。因此,电流通过患者的躯体形成环路。电流的波形可以设置为连续或间断(电切或电凝)的高电压低电流,电流通过人体组织时,因为电阻大,产生 100～200℃高温,使组织细胞瞬间发生变性－坏死－干燥皱缩－气化－组织焦痂的变化,从而达到止血或者切割组织的目的。电切模式有单纯切割电流或切割加电凝混合输

出电流。最常用的单极电刀为电凝钩,也可在分离或剪刀上通电进行电操作。双极电凝是通过双极镊子的两个尖端向机体组织提供高频电能使双极镊子两端之间的血管脱水而凝固,达到止血的效果(图 6-3-1)。它的作用范围只限于镊子两端之间,最大限度地降低了由于弥散的能量所造成副损伤的危险性。其止血效果优于单极电凝,能封闭直径<4mm 的小血管。对肿瘤表面、骨盆壁及前列腺表面出血疗效最佳。

高频电切及电凝系统使用时需注意以下几点:①负极板要紧贴在患者肌肉丰富处,妥善固定,保证与皮肤间导电性好;②在做一般的切割分离时,尽量不使用单纯电凝,避免焦痂包裹电凝头而致绝缘性增加,有焦痂包裹时应及时剔除;③通电时间不宜过长,电刀头不能接触其他金属器械和夹闭在血管及其他组织上的金属钛夹。重要组织器官附近或明确的大血管附近慎用或禁用电刀,腹腔镜手术时必须在

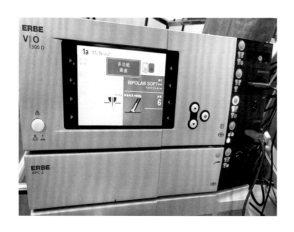

图 6-3-1 单、双极能量平台

直视下使用;④器械绝缘层要完好,以免损伤其他组织。操作时要拿稳器械接触好待处理的组织后再通电,带电器械在腹内移动时有损伤其他组织的危险;⑤工作电极接触的组织不能太多,标准单极电凝所能闭合的血管以直径<3mm 为宜,有些双极电凝能闭合直径 7mm 及以下的血管。

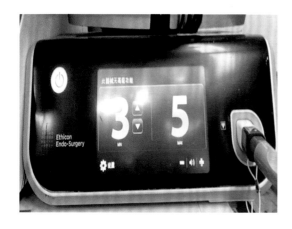

图 6-3-2 超声刀平台

(二)超声刀

超声刀的工作原理是通过超声发生器使金属刀头以 55.5kHz 的超声频率进行机械振荡,使与刀头接触的组织内的水分子汽化、蛋白质氢键断裂、细胞崩解、组织被凝固后切开、血管闭合,达到切割组织和止血的目的

(图 6-3-2)。其工作温度 50～100℃,热损伤深度在 0.3mm,侧向热损伤 1～2mm,均远低于电刀,组织不会被烧焦或炭化,视野清晰。超声刀能够切割除骨组织以外的任何人体组织,且其凝血效果比较好,可以安全凝固 3mm 以下的血管,技巧得当可以凝固粗至 5～7mm 的静脉(将血管完全游离,近心端和远心端用慢挡凝固至血管变黄,中间用慢挡切断)。和电刀相比,超声刀在腹腔镜外科手术中的应用具有明显的优点,如其精确的切割作用,使它可安全地在重要的脏器和大血管旁边进行分离切割;少烟少焦痂使腹腔镜手术视野更清晰、缩短手术时间;无电流通过人体使手术更安全减少了并发症的发生。

(三)结扎血管闭合系统(ligasure vessel sealing system,LigaSure 系统)

LigaSure 系统是由美国威利公司(Valleylab™)于 1999 年在美国推出的一种新型止血设备(图 6-3-3)。在腹腔镜手术中常用的有 5mm 和 10mm 两种,文献报道可以封闭直径<7mm 的血管与组织束(作者不推荐用于直径>3mm 的动脉)。形成的闭合带可以抵挡 3 倍于正常动脉收缩压的冲击。发生器设备产生持续的低电压低电流,形成脉冲式电能传导至被器械钳夹的组织。主机可以自动识别组织阻

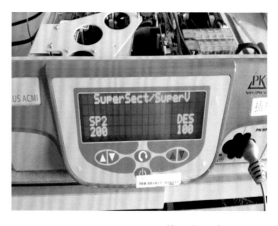

图 6-3-3 LigaSure 血管闭合系统

抗,调整输出的电压与时间,并自动识别血管闭合是否结束,以决定何时停止能量的输出。血管壁的胶原与弹性蛋白融合形成永久性的闭塞,从而使管腔消失。待听到凝结完毕的信号后,按压弹出刀片切断组织(或用剪刀剪断)。它在处理大血管方面,有明显的优越性,术时无需结扎,减少操作,节省手术时间。但它不能作精细的解剖:作用时间较长,闭合一个血管大约需要 20 秒,而超声刀只需 4～8 秒。

(四)超脉冲等离子电刀(PK 刀)

PK 刀是新一代的外科手术器械,采用超脉冲等离子输出系统,这种脉冲电流可以减少热损伤,使组织和器械不易粘连,所产生的烟雾很少。手术器械凝、切功能为一体化的设计,适合不同手术的需求。此外,主机可同时连接两把器械同时操作,减少器械更换次数,节约手术时间。腹腔镜手术热损伤＜2mm;开腹手术热损伤＜1mm;腔内电切热损伤＜0.5mm。腹腔镜手术器械可以闭合、切割 0～7mm 的血管,开放手术器械可以闭合、切割 0～10mm 的血管(图 6-3-4)。

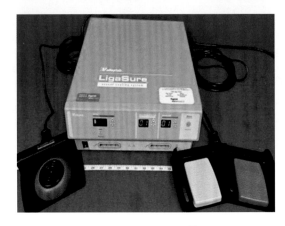

图 6-3-4　PK 刀系统

第四节　冲洗及吸引系统

腹腔镜手术时必须要有良好的冲洗吸引设备,以保证术野的清晰。冲洗吸引系统包括冲洗吸引装置和冲洗吸引管。冲洗系统有的与全自动气腹机结合,有的则用普通输液瓶或采用加压包装的密闭式输液瓶来进行。单纯依靠流体的重力作用其压力是不够的,一般冲洗压力应达到 250～700mmHg,才能将血凝块冲起,故可采用血压计加压袖带和特殊设计的加压冲洗袋来提高冲洗系统的压力。在手术中,通常使用的冲洗液是生理盐水,也有使用 5000U/L 肝素盐水以阻止术野血凝块形成,也有术者在冲洗液中加入广谱抗生素冲洗、吸引与电外科结合在一起的冲洗吸引系统,操作开关均设置在操作手柄上,由术者控制,操作方便。冲洗吸引系统除了其冲洗与吸引作用外,还可帮助术者显露手术野,进行钝性分离,但吸引过程中也可吸出大量气体,降低腹压以致影响手术野的显露,增加 CO_2 用量,所以吸引应准确,且间歇进行。吸引器也经常用来进行钝性分离(图 6-4-1)。

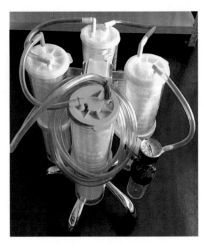

图 6-4-1　冲洗及吸引系统

第五节　腹腔镜手术常用器械

(一)气腹针

1938 年匈牙利肺科医师 Veress 设计了一种胸腔穿刺针(图 6-5-1),能刺破胸壁而不损伤肺组织;随后演变成现代腹腔镜外科手术制备气腹所用的气腹针。气腹针外径为 2mm,针芯前端圆钝、中空、有侧孔,可以通过针芯注水、注气和抽吸,针芯的尾部有弹簧保护装置,穿刺腹壁时,针芯遇阻力回缩针鞘内,针鞘刺入腹腔内落空、阻力消失,针芯因弹簧作用再弹入腹腔,圆钝针芯有助于避免损伤腹腔内脏器。

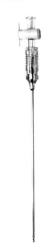

图 6-5-1　Veress 气腹针

(二)分离钳

分离钳有直头与弯头两种(图 6-5-2)。钳杆及柄绝缘,尖头及尾端导电,不通电时作组织分离用,通电时可用作电凝止血。分离钳外径 5mm 或 10mm,一般可作 360° 旋转,便于操作。分离钳主要用于分离、止血、牵引及缝合打结。10mm 直角分离钳有助于分离大血管,如肾动静脉。

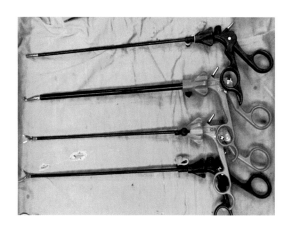

图 6-5-2　直头与弯头分离钳

(三)穿刺器与转换帽

穿刺器包括穿刺锥和套管。按材料不同,有两类:一种为金属穿刺器,可反复使用,另一种为一次性使用塑料穿刺器。套管鞘的前端有平头和斜头两种,手术中套管鞘不慎脱出时,斜头套管容易重新插入腹腔或后腹腔、穿刺锥有圆锥型和多列型,各有优缺点:前者穿刺时不易损伤腹壁血管,但较钝,穿刺时较费力;后者穿刺时省力,但对腹壁损伤较大,可伤及肌肉和血管。穿刺器尾端有自行关闭的阀门防止漏气。穿刺器尾端侧面有带开关的接口,可连通气腹管进气或术中放气。穿刺器内径有 3～33mm 不等,腹腔镜外科最常用有 5mm、10mm 和 12mm 3 种。转换帽与穿刺器尾端相接,可在不同外径之间变换,容纳不同外径的手术器械通过(图 6-5-3)。

(四)抓钳

抓钳根据对组织抓持损伤程度分有创和无创两类。杆柄可无绝缘层。常用有锯齿形抓钳、鼠齿形抓钳、匙形咬口抓钳(图 6-5-4)。前端中空的无损伤抓钳方便抓持

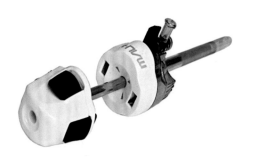

图 6-5-3　穿刺器

输尿管,保护输尿管及其血供。抓钳外径有 5mm 和 10mm 两种,长度为 320mm,器械手柄处常有棘轮结构状锁扣,有助减轻手术时手控疲劳。抓钳用于对组织的钳夹、牵引及固定,常可拆卸便于清洗和消毒。

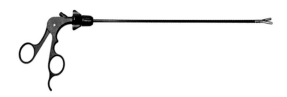

图 6-5-4　腹腔镜抓钳

(五)持针器

分直头和弯头两种,一般外径 5mm,长度 450mm,不带绝缘层,夹持面有螺纹。手柄也分为直把和弯把,常为弹簧结构或棘轮锁扣结构。弯头针持不遮挡视野,更为常用(图 6-5-5)。

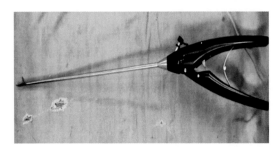

图 6-5-5　腹腔镜持针器

(六)电凝钩

电凝钩是腹腔镜手术常用而重要的器械,可用于解剖、分离、电切和电凝止血。电凝钩有"L"形和直角形,电凝钩是一种消耗性器械,使用时间久后绝缘层易磨损,应注意定期检查(图 6-5-6)。

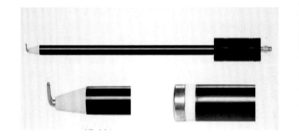

图 6-5-6　电凝钩

(七)标本袋

腹腔镜手术标本取出时装进标本袋(图 6-5-7),可以避免污染术野和减少切口长度,便于取出。理想的标本袋应结实不透水。市面上有不同型号的一次性标本袋,有时也可根据手术标本大小用安全套、塑胶手套、一次性尿袋、普通塑料胶袋等自制。我们应用自制的标本袋,内侧和外侧颜色不同,开口为缩口设计,牵拉绳索可收紧袋口,根据需要可制成各种尺寸,该标本袋成本低,适合我国国情。

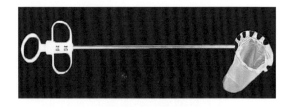

图 6-5-7　标本袋

(八)施夹器与血管夹

腹腔镜手术的血管、输尿管等可用血管夹夹闭后离断、以替代结扎。常用的血管夹有钛金属夹、连发钛金属夹、带锁的塑料夹（Hem-o-lock）等，有不同型号，可根据组织的宽度灵活选用。可吸收夹为多聚噁烷（polydioxanone）制成 180 天内可在体内分解吸收。Hem-o-lock 夹由不可吸收的多聚合物材料制成，具有夹持界面防滑设计，远端带有锁扣样结构，不易脱落；组织相容性好，可透射线，影像学干扰小。常用的为 M、ML、L 和 XL 等规格分别对应不同颜色的施夹器。施夹器带有锁扣装置，夹闭时可以感觉到或听到声音以确定施夹成功，夹闭血管时要看到夹子的锁扣再施夹，以确认将血管完全夹闭且锁扣中未包含其他组织。常用 Hem-o-lock 施夹器外径为 11mm，也有外径 5mm 的施夹器，方便经不同大小的穿刺器进入，在不打结的肾部分切除术中固定缝线非常方便。钛夹的施夹器外径为 10mm。一次性使用的施夹器内装多个钛夹，可连续使用，减少漏气的机会，缩短手术时间，特别是对于动脉出血，可以抓住机会明确出血部位后连续钳夹几次，达到有效止血的目的（图 6-5-8）。

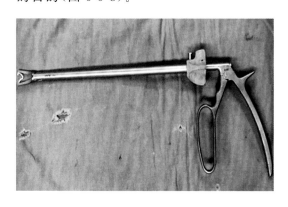

图 6-5-8　单发钛夹的施夹器

（九）剪刀

根据剪刀头部形状、大小及长度有所不同。手术剪外径有 5mm 和 10mm 两种，头端剪切面长 16mm，最大张开范围

8mm。常用 5mm 剪，一般都带有绝缘层和电极头，可同时止血。常见有直头剪、弯头剪、钩形剪，弯头剪有左弯剪、右弯剪，大多可 360°旋转（图 6-5-9）。

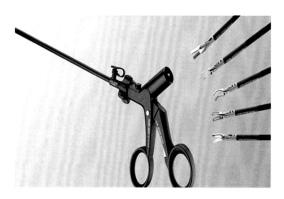

图 6-5-9　腹腔镜剪刀

（十）腹腔镜直线型切割吻合器（Endo-GIA）

腹腔镜直线型切割吻合器是腹腔镜手术的重要工具，应用于切割大的血管（如肾动静脉），行吻合手术等（图 6-5-10）。可打出相互咬合成排的钉子，每侧三排互相错开，在钉合后中间的刀片同时将组织切断。钉合时需看到刀头前端的安全线，确认要切断的组织都在安全线之内，且其中未包含其他组织，以防漏钉而出血，或误伤周围组织。钉子的高度为 2.0～4.8mm 不等，钉仓的长度有 35mm、45mm、60mm 不等，可根据组织的厚度与宽度灵活选用。部分直线型切割吻合器前端可弯曲，方便经特殊角度使用。

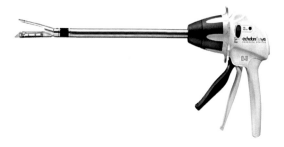

图 6-5-10　直线切割器

（十一）牵开器与腹腔镜拉钩

在施行腹腔镜手术时，有些组织器官会影响手术野的显露，给手术带来困难，因此设计了各种类型的牵开器。在很多情况下，抓钳可用作牵开器，最简单的牵开器为一支带有无损伤头的金属杆，可用来推挡肠及肝缘，更复杂的为扇形牵开器，有三叶、五叶及多叶等不同的类型。一次性扇形牵开器的五叶扁平、圆钝，不易引起组织损伤，且其扇形叶部分可通过手柄上的旋钮偏转45°，更有利于显露手术野。在应用扇形牵开器时，当扇叶部分还在套管内，不要拧手柄上的开启旋钮。同时，当取出牵开器时，一定要注意扇形叶之间是否夹有组织，以免引起损伤。现在有用于盆腔淋巴结清扫时的髂外静脉牵开器及其他些如钩形和杠杆式牵开器。有时常用带锁扣抓钳夹持于腹壁上以牵开肝脾，也可将组织用线缝至腹壁上以牵开组织。

（十二）腹腔镜机器人系统

机器人手术过去泛指采用 ZEUS 系统、Da Vinci 系统（图 6-5-11）和 AESOP 系统进行的手术。由于 Intuitive Surgical 公司的 Da Vinci 系统更为先进，在欧美市场占据主导地位，因此，现在所谓机器人手术多由 Da Vinci 系统完成。它与传统腹腔镜手术相比，突出优点在于实现了三维腔

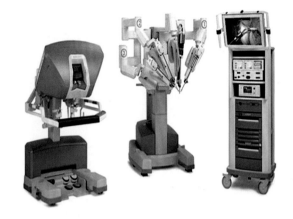

图 6-5-11　Da Vinci 手术系统

镜视野，避免视觉误差和手眼失调；Endo Wrist 技术可超越人手限制；计算机控制系统消除器械抖动，使操作更加精确稳定。即使没有任何腹腔镜手术经验的医师，经过短期培训也能迅速学握机器人手术，学习曲线明显缩短。在泌尿外科领域，欧美学者已利用机器人施行了大量前列腺癌根治术、肾癌根治术、肾盂成形术、全膀胱切除术及活体供肾切除术等手术，效果甚至优于传统腹腔镜手术。由于机器人设备智能化程度高、费用贵，现阶段在我国迅速推广尚不现实，但是国内部分大型综合医院已购入或拟购入此设备。然而机器人手术的巨大优越性是显而易见的，是未来的发展方向。

（李文智）

参 考 文 献

[1] 马潞林，黄毅，田晓军，等.后腹腔镜根治性肾癌切除术的解剖标志.中国微创外科杂志，2005,5(3):216-218.

[2] 黄健.下尿路腔镜手术——术式改进及手术技巧介绍.临床泌尿外科杂志，2006,21(8):561.

[3] Amaral JF. Electrosurgery and ultrasound for cutting and coagulating tissue in minimally invasive surgery. Zuckder KA. eds. Surgical Lap-

aroscopy. 2nd ed. Philadelphia: Lipincott Williams and Wilkins,2001:47-75.

[4] Kourambas J, Preminger GM. Advances in camera,video and imaging technologies in laparoscopy. Urolclin North Am,2001,28:5-14.

[5] Kumar U, Albala DM. Newer techniques in intracorporeal tissue approximation: suturing, tissue adhesives and microclips. Urolclin North

Am,2001,28:15-21.

[6] Gold Stein DS. Chandhoke PS Kavoussi LR. Laparoscopic Equipment. Clayman RV,Mcdougall EM. eds. Laparoscopy Urology. St Louis:Quality Medical Publishing Inc,2001:86-121.

[7] Beaghler MA，Grasso M. Instrumentation. Sosa RE Albala DM,Jenkins AD. Textbook of Endourology Philadelphia：W. B. Saunders Company,1997:361-377.

[8] Gaur DD. Laparoscopic Operative Retroperitoneoscopy:Use of a New Device. J Urol,1992, 148:1137-1139.

第 7 章

腹腔镜前列腺癌根治术

第一节　前列腺手术的相关解剖

一、前列腺的基础解剖

（一）前列腺的形态、位置和毗邻

前列腺形态类似小章鱼（图 7-1-1）。前列腺上端宽大称为前列腺底，邻接膀胱颈，其前部有尿道穿入，后部则有双侧射精管向前下穿入；下端尖细，称为前列腺尖，位于尿生殖膈上，两侧有前列腺提肌绕过，尿道从尖穿出。底与尖之间的部分为前列腺体，体有前面、后面和两外侧面。前面有耻骨前列腺韧带使前列腺鞘与耻骨后面相连。体的后面平坦，中间有一纵行浅沟，称前列腺中央沟，直肠指诊可扪及此沟，患前列腺肥大时，此沟消失。后面借直肠膀胱膈与直肠壶腹相隔。直肠指检可触及前列腺大小、硬度及前列腺沟的状态，以协助疾病诊断。

前列腺分为五叶：前叶、中叶、后叶和两侧叶（图 7-1-2）。前叶很小，缺乏腺体组织，位于尿道前方，左、右侧叶之间。中叶呈楔形，位于尿道前列腺部、射精管和两侧叶之间，又称前列腺峡。左、右侧叶位于后叶前方，前叶、尿道前列腺部和中叶的两侧，紧贴尿道壁。中叶和侧叶为老年人因激素平衡失调导致前列腺结缔组织增生而引起前列腺肥大的好发部位，因压迫尿道，从而造成排尿困难甚至尿潴留。后叶位于中叶和左、右二侧叶的后下面，射精管的后下方是前列腺肿瘤的易发部位。

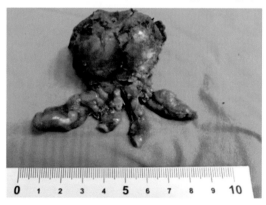

图 7-1-1　前列腺解剖形态

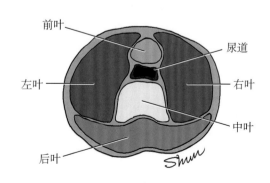

图 7-1-2　前列腺分叶

McNeal 的研究认为,人的前列腺包膜内的结构并不是都是腺体组织,而是腺体和纤维肌肉基质两部分组成。前列腺分区:①前列腺前纤维肉膜基质区:主要位于前列腺的腹侧,约占前列腺的1/3,完全不是腺体,主要是由平滑肌纤维组成,虽然对前列腺功能与疾病没有明显关系,但它的存在却很重要;②外周区:占腺体部分的 70%。组成前列腺外侧、后侧或背侧部分,形似漏斗,其尖端组成前列腺的尖部而楔状的中央区远端邻接,外周区的腺导管开口于尿道前列腺部的远端;③中央区:占腺体部分的25%,类似楔形并包绕射精管,其楔形尖部位于精阜处,底部位于膀胱颈之下,中央区的远端被外周区包绕,中央区亦似漏斗状包绕尿道前列腺部的近端。此区导管开口于精阜外的尿道前列腺部;④移行区:最小,占腺体组织不到 5%,生理作用很小。前列腺中央区及外周区总体积占前列腺腺体的 95%,因此,从根本上说,前列腺有功能的腺体组织的全部导管均起于精阜的基底部或它的远侧(图 7-1-3)。

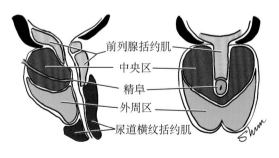

图 7-1-3 前列腺分区

（二）前列腺尿道部

前列腺尿道部是前列腺解剖学上的一个重要部位,从膀胱颈伸展至尿生殖膈,平均长约 3cm,是男性尿道最宽大、最扩张的部分。在前列腺尿道部的冠状切面上,其后壁正中有一纵长的隆起,称为尿道峰,尿道峰中部膨大,称为精阜。峰的后端达尿道膜部时减小或消失。精阜基底部在前列腺部尿道的中点,在前列腺尖部与膀胱颈中间,以前列腺尖部和膀胱颈距离的中点为分界线,靠近膀胱颈者为近尿道部,远离膀胱颈者为远尿道部。精阜近底的后缘处,有一对射精管穿入前列腺,斜向前下方,开口于尿道前列腺部后壁的精阜上。精阜长 2～4mm,其中央约在膀胱颈平面下方 1.6cm 处,精阜的中央有圆形或细长的纵列状小孔,为前列腺小囊的开口。前列腺小囊由开口处向后上方伸入前列腺中叶后方,深 4～6mm,是副中肾管(输卵管、苗勒管)下部融合端的遗留物。而精阜从基底向远侧逐渐缩小,约占这一段尿道长度的一半,因此射精管的开口及前列腺中心区与外周区导管的分泌物均排入这一段,称之为前列腺部尿道部。

尿道在前列腺中几乎是垂直穿行,或稍向后凸,上端和下端稍窄,中部最宽。临床上常将尿道的前列腺部和膜部称为后尿道。由精阜基底部向近侧,尿道的方向突然发生改变,后壁向前弯,近侧段尿道与远侧段尿道的长轴约呈 35°角。因中部有弯曲,故仅有矢状切面才能看到全部的前列腺部尿道。在矢状切面几乎不能看到一条完整的前列腺导管,但射精管的全程都可以看到。由于近侧段尿道向前成角,射精管的方向几乎是与远侧段(前列腺段)尿道呈直线方向,在这一直线的适当深度作一冠状切面,可以看到中心区与外周区的大部分腺体组织,并能完整地看到很多大的导管。

前列腺尿道部管壁可分为黏膜层、黏膜下层和肌层。黏膜层上皮为移行上皮,与膀胱黏膜相似。在黏膜层的深面有固有筋膜,为疏松结缔组织,含有丰富的弹力纤维网和血管。黏膜下层为疏松结缔组织,与固有筋膜分界不清,含有散在的平滑肌细胞,多呈纵行排列。前列腺尿道部平滑肌分为内纵层和外环层,是膀胱颈部平滑肌的延续,来自膀胱颈部的外纵层肌,围绕尿道向下延续,形成该部尿道的外环层,该层的外侧部则与前列腺的纤维肌质相融合。来自膀胱颈部的内纵层肌向下延伸,形成尿道的内纵层肌,此肌层一直延续至尿道膜部的大部分。位于会阴深间隙的会阴深横肌前部——尿道膜部括约肌向上伸展,与尿道前列腺部的环层平滑肌相融合,向上伸展的长度达尿道前列腺部的1/2或2/3,亦有报道达膀胱颈部。亦有学者认为,尿道前列腺部平滑肌是一个完全独立的肌系统,与膀胱平滑肌在发生上并无关系。

(三)前列腺的膜性结构

前列腺的表面有一层薄而致密的前列腺固有包膜,称为"真被膜"。前列腺前部被突向上的新月形横纹括约肌覆盖,外侧被前列腺两侧的筋膜包被,此筋膜向前附于横纹括约肌后部边缘,向后分散止于盆丛。在精囊进入前列腺水平,侧方筋膜逐渐包被前列腺后外侧与前列腺后面筋膜融合。包膜前壁为肌性成分,侧壁和后壁为筋膜性成分。尿道横纹肌向上突起的部分附着于前列腺前壁,并借助前列腺的筋膜加强固定。盆筋膜位于前列腺筋膜外侧,在精囊及前列腺的上部,两者被盆丛及其分支分开,在前列腺中下部两者贴在一起。包膜向前列腺深部发出许多小隔把前列腺分成若干小叶。前列腺包膜的外面尚有一层筋膜包绕,称为前列腺鞘,又称为"假被膜",由盆筋膜增厚的脏层构成。在前列腺的真假被膜之间有前列腺静脉丛、动脉和神经分支,静脉丛接受来自阴茎背深静脉的血液。前列腺包膜在外科手术中具有重要意义(图7-1-4)。

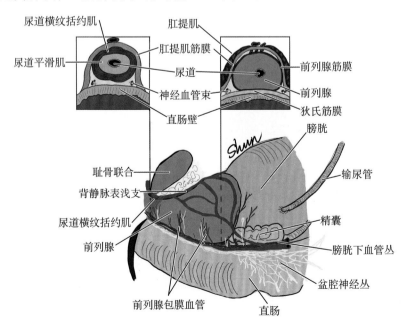

图 7-1-4　前列腺膜性结构、血管、神经

狄氏筋膜（Denonvilliers fascia，DF）：DF位于精囊和前列腺的后方（图7-1-5），上部起自直肠膀胱凹的腹膜折返处，据Uchimoto等研究，认为DF下层止于直肠尿道肌、腹膜外直肠固有筋膜的前方，在冠状位上几乎垂直地连接于直肠膀胱凹陷的腹膜返折和盆底之间，两侧终止于盆腔侧壁的神经血管束，把腹膜外盆腔脏器官分成了前后两部分。DF在前列腺的后表面，由胶原纤维和（或）肌肉纤维组成，是多层筋膜相交而成的肌束。其与前列腺包膜在前列腺后面正中融合，在前列腺后面两侧，DF与前列腺包膜分离，留下纤维部分连接，中间充以脂肪组织。DF在外科手术中具有十分重要的意义。特别是前列腺癌累及直肠或直肠癌累及前列腺的时候，DF都是一个重要的解剖分界结构，侵及与否直接决定手术方法。

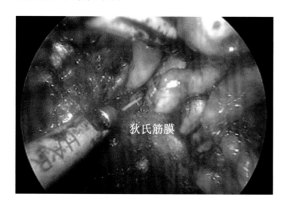

图7-1-5 狄氏筋膜

筋膜鞘在前面增厚形成耻骨前列腺韧带与耻骨联合筋膜相连接，对前列腺起固定作用。韧带的纤维呈扇形展开，附着于膀胱前列腺接合部的前外侧缘，外侧部的纤维与闭孔内肌筋膜融合。前列腺后面的筋膜与直肠膀胱筋膜相连接，两侧的筋膜与膀胱后韧带相连接。肛提肌的前部肌束由耻骨后附着于筋膜鞘两侧，因部分肌组织紧邻前列腺尖部的侧面筋膜，又称为前列腺提肌，对前列腺亦起到固定作用。尿生殖膈亦与前列腺尖部相互融合，同时也是肛提肌的附着点之一，组织相互移行，具有重要的生理意义。肿瘤侵犯或者手术误伤该组织会导致患者出现尿失禁等症状，将对患者的生活造成极大困扰。

二、前列腺癌根治术控尿和性功能相关超微解剖及应用

前列腺癌根治术（radical prostatectomy，RP）是局限性前列腺癌的标准治疗方法，在切除肿瘤的同时，应尽可能地保护尿控功能及性功能。文献报道，RP术后尿失禁发生率达到30%～80%，其原因可能与尿道外括约肌损伤、膀胱颈部挛缩、神经血管束（neurovascular bundle，NVB）损伤及膀胱逼尿肌功能不稳定相关，患者年龄与术后尿失禁也具有相关性。只有熟练掌握相关解剖学知识，尤其是前列腺周围的多层筋膜结构，才能保证术中层次清楚地解剖性分离前列腺，在达到完整切除前列腺肿瘤的同时，预防尿道外括约肌和神经的损伤，从而保护尿控功能。

（一）解剖学基础

1. 控尿相关神经 盆丛，又称下腹下丛，在男性中，主要控制勃起、射精及控尿功能。盆丛的神经纤维以笼状结构主要围绕在膀胱颈、前列腺近端和精囊的外侧面，然而在这些器官的前面神经纤维相对较少。这些神经纤维仅在显微镜下可见，手术中很难发现，而且腹腔镜术野放大的作用使RP中能更清楚地辨认这些神经结构。Costello指出盆丛中形成的海绵体神经和控制尿道外括约肌的神经纤维主要位于后侧，这些神经位于精囊的后外侧，与精囊蒂贴得很近，常与血管结构伴行，呈片状分布，因此

称为神经血管束。这些神经根据以下解剖标志的最短距离分别为：与精囊和前列腺基底部直接接触（0mm），距膀胱颈部4mm，距肛提肌2mm，距前列腺侧蒂仅有0～7mm。散在分布于前列腺的1点到11点位置，前列腺外侧为主，2/3的神经纤维分布在前列腺后外侧，剩余的1/3分布在前外侧，在前列腺尖部水平分布于前列腺和尿道的后外侧，在3－5点、7－9点方向穿出尿生殖膈，支配阴茎海绵体、前列腺、尿道内括约肌和外括约肌中的平滑肌，负责勃起、射精和控尿功能（图7-1-4，图7-1-6）。

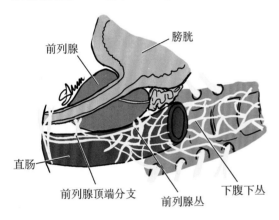

图7-1-6　控尿相关神经

2. 盆底肌群（pelvic floor muscles）前部盆壁的最内层肌肉结构是肛提肌，肛提肌及其筋膜组成上提平台（levator plate）或吊床（hammock），其前内侧与尿道外括约肌贴近的肌肉称为耻骨会阴肌，是肛提肌增厚的部分，犹如两条带状肌肉起始于耻骨，经双侧前列腺尿道连接部向后延伸与会阴中心体连接。耻骨直肠肌位于耻骨会阴肌的外侧，两者的主动收缩使尿道向前上提起，导致尿道的关闭和排尿的终止，与排尿时主动的快速终止机制相关，在维持尿控功能中起重要作用。

3. 尿道外括约肌　尿道外括约肌位于前列腺尖部的远端，它与耻骨会阴肌关系密切，但并不相连，是独立于盆壁的肌肉组织。外括约肌是由横纹肌组成，在横断面上呈现马蹄形或ω形（图7-1-4），插入前列腺尖部及前面，此肌肉纤维主要是慢收缩型，与耻骨会阴肌的快收缩型不同，在尿控功能中是被动起效的。尿道括约肌的内层完全环绕尿道，主要由平滑肌和弹性纤维构成。外括约肌的前面和前外侧肌肉较厚，而后外侧较薄，其后侧肌肉中断由背侧中央腱嵴替代，后者在尾侧与会阴中心体延续，在头侧与pPF/SVF延续。目前观点认为，此背侧中央嵴及其周围组织作为外括约肌收缩的支点，允许尿道向背侧及尾侧移动。外括约肌和耻骨会阴肌以双重机制控制尿道的关闭。

4. 膀胱颈前列腺交界处前列腺近端腹侧由来源于膀胱外纵肌层的肌纤维（即逼尿肌围裙）覆盖　位于前列腺前方，几乎覆盖前列腺全长，呈倒三角形分布，在前列腺底部分布范围为10－2点，在前列腺尖部分布范围为11－1点。中间最厚，向两侧移行时逐渐变薄乃至消失。膀胱前列腺肌位于膀胱颈后侧、精囊与前列腺的连接处和输精管壶腹部之间，此结构包含两种组织，内层结构直接位于膀胱黏膜下方，由来源于膀胱外层纵行逼尿肌的平滑肌纤维构成，这些肌纤维纵行插入前列腺基底部。此层结构被认为是腹侧逼尿肌围裙的对称结构。膀胱前列腺肌的后层结构与内层结构紧密接触，由纤维脂肪组织构成，与膀胱外膜相延续。膀胱颈与前列腺底的接触面并非一个平面，而是一个中间向前列腺凹陷的曲面，术中一般从中间向两侧分离膀胱颈和前列腺底部，应注意该曲面关系，避免分离过程中触及前列腺，使切缘阳性率升高（图7-1-7）。

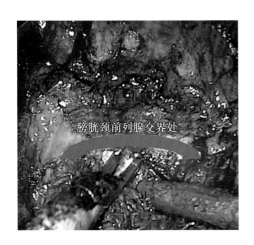

图 7-1-7　膀胱颈前列腺交界处

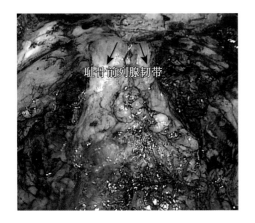

图 7-1-8　耻骨前列腺韧带

5. 耻骨前列腺韧带（puboprostatic ligaments，PPLs）　来源于盆筋膜脏层增厚的成对纤维束，连接耻骨后面远端 1/3 和尿道外括约肌，位于前列腺前方，连接前列腺和耻骨，左右各一，大致位于 10－11 点和 1－2 点位置，中间有 DVC 通过，韧带呈沙漏形，两头宽，中间窄，耻骨端测得宽约 7.5mm，中间宽约 6mm，前列腺端宽约 12mm，自耻骨端至前列腺端长约 9mm，将前列腺、尿道、膀胱稳定于耻骨，形成双侧倒 V 字形的结构，被认为是尿控机制中支持系统的重要部分。耻骨前列腺韧带并非

单一的一条韧带，而是从耻骨端向前列腺及膜部尿道呈扇形发出若干条韧带，以起到固定前列腺及尿道的作用。PPLs 仅连接前列腺两侧，与尿道之间并无明显的连接，而真正对尿道起到悬吊作用的是耻骨尿道韧带，此韧带连接耻骨下部与前列腺尖部，分离时保护耻骨尿道韧带才是手术的关键。可将连接前列腺的韧带剪断而保留连接膜部尿道的部分韧带（图 7-1-8）。

6. 膜部尿道（membranous urethra）　LRP 术后控尿功能依赖于此段尿道。LRP 术中在离断前列腺尖部时，MUL 会有不同程度的缩短，进而影响外括约肌功能（图 7-1-9）。

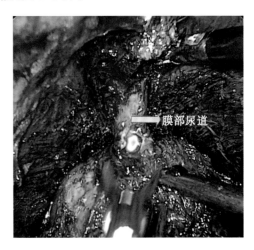

图 7-1-9　膜部尿道

7. 尿道两侧筋膜　位于膜部尿道括约肌表面，两侧较为明显，背部因覆盖有 DVC，解剖中并未分离出明显的筋膜。

8. 膜部尿道出盆底的角度　膜部尿道出盆底的角度可用耻骨联合下端及阴茎球的连线与膜部尿道的交角表示，平均 82°（70°～87°），膜部尿道出盆底的角度可能会影响到肛提肌及尿道括约肌收缩时膜部尿道的运动方向及位移，从而影响控尿。RP 术后该角度亦可用来判断各解剖结构的相对位置的是否发生变化,由此提示前悬吊的必要性。

9. 应用控尿贯穿于术中的分离和重建 在保证肿瘤切除的前提下尽可能地保留和重建功能性的结构。①保留控尿神经;②保护盆底肌;③保留耻骨尿道韧带;④保留膀胱颈;⑤保留功能尿道长度;⑥保护尿道两侧的组织筋膜和尿道后壁;⑦膀胱颈口吻合重建;⑧前方悬吊重建:将膀胱前壁缝合到耻骨前列腺韧带及腱弓上;⑨后方重建:将尿道直肠肌和肛提肌及膀胱颈部后方残留的狄氏筋膜等组织缝合在一起,重建一个新的肌肉筋膜"后方三角",填补尿道外括约肌和膀胱颈部后方的空缺,增强弹性悬吊及支持机制。

10. LRP 术后尿失禁发生的其他影响因素 文献报道,比较不同年龄组 LRP 术后尿失禁发生率的差异时发现,年轻患者可以获得更好的尿控率,年龄是影响 LRP 术后尿控的重要因素。同时,研究发现肥胖患者导致手术操作较难而影响患者术后尿控的恢复,BMI 过高会降低患者术后尿控恢复率,BMI>30 和<30 的术后尿失禁率分别是 25.8% 和 8.7% ($P<0.05$),提示肥胖对 RP 术后尿控恢复不利。此外,对既往行 TURP 术的患者中发现,RP 术后 3 个月内尿控率比无 TURP 手术史的患者差,尿控率分别是 61% 和 91%,但远期疗效差异不大。

11. 体会 保留解剖结构的完整性,主要包括尿道括约肌及其周围组织。解剖性分离前列腺膀胱,显露尿道,辨认外括约肌,可更好地保护尿道外括约肌的正常解剖,避免外括约肌损伤,同时保持膀胱颈口的解剖功能,减轻尿控功能损伤。缝合时采用单针连续缝合,先收紧后壁,这样使吻合口基本达到解剖复位而不至于吻合口松

弛或狭窄,完整地保留了血管神经束。术后尿管移除后,施行我们的技术可以为病人提供良好的控尿,并且没有任何尿路和(或)膀胱颈的并发症。

(二)性功能方面解剖

1. 神经 1981 年 Patrick C. Walsh 和 Pieter J. Donker 发现支配阴茎勃起的阴茎海绵体神经源于盆丛,走行于前列腺后外侧,与前列腺被膜血管共同组成神经血管束(NVB)。在此基础上,1982 年 4 月 26 日,Patrick C. Walsh 在俄亥俄州克利夫兰的一位 52 岁的心理学教授身上进行了第一例有目的地保留神经的前列腺根治性切除术,患者在 1 年内完全恢复。支配前列腺的神经自后面伴随着射精管进入,一些神经轴突平均分布在前列腺的基底部支配中央带,另一些散在分布于前列腺被膜,还有一些伴随血管神经束分布在前列腺尖部。前列腺周围神经分布是可变的,在腹外侧和背侧位置神经所占比例很高。由于神经离开血管神经束分支进入前列腺,前列腺周围神经的总表面积从基部向顶部逐渐减小。前列腺接受的神经递质主要来源于交感神经、副交感神经,部分还来源于躯体神经。

(1)交感神经:支配前列腺的盆丛神经元约有 2/3 释放去甲肾上腺素。交感神经支配前列腺的大部分神经冲动,此类交感神经的节前神经元位于 $T_{10} \sim L_2$ 的胸腰段脊髓中。交感神经的节前神经纤维源自中间外侧细胞柱及中间核,传递来自交感神经链及腰内脏神经的冲动,并通过腹下神经丛和腰骶神经链将冲动传至盆腔。神经纤维在盆腔神经中穿行,或与腹下神经融合支配前列腺。

(2)副交感神经:前列腺的副交感神经源于骶尾端脊髓的脊神经前支分支,

通过盆神经传导冲动。节前神经轴突起源于 S_2～S_4 脊髓节段中间外侧柱的骶副交感神经核。神经元位于前列腺的被膜和腺体上，部分位于膀胱颈周围。节后神经纤维从这些神经元上发出并分布在前列腺的细胞受体上，这种神经元紧邻其靶器官的支配类型是前列腺副交感神经的特征。

（3）躯体神经：前列腺被膜内的少量平滑肌由阴部神经支配，阴部神经主要成分是躯体传入和传出神经纤维，也含有少量交感和副交感传出纤维和内脏传入纤维。

（4）传入神经：前列腺向中枢神经系统的传导通路是经过腹下神经和盆神经丛到胸腰段和骶段脊髓背根神经节，再到中枢神经。通过直肠向前列腺被膜注入局部麻醉药可以消除前列腺的感觉。前列腺的传入神经可传递前列腺的痛觉和牵拉觉，并可向神经中枢传递如勃起和射精等生理现象的信息。传入神经也可在前列腺内释放一些能影响免疫功能、血管通透性、平滑肌紧张度的物质等。前列腺所造成的耻骨上及腹股沟的牵涉痛由腹下神经传导，会阴部的牵涉痛由盆神经传导。

前列腺的神经支配只是神经网络活动中的一部分，主要涉及排尿和性交的反射通路。与前列腺相关的神经元存在于大脑及脊髓的许多地方，如脑中的巴林顿核（Barrington nuckus）、网状神经系统、中脑导水管周围灰质、红核及胸腰段及骶段脊髓的背侧角。与膀胱、尿道及阴茎相反，在室旁核未发现其踪迹。

术中分辨前列腺周围神经，避免术后尿失禁和勃起功能障碍有着重要意义，Durand M 的一项研究利用多光子显微镜（multiphoton microscopy，MPM）不同组织不同荧光在受到激光激发后发出不同光子的特点，实时示踪体内前列腺周围神经。将 MPM 整合至腹腔镜装置中可为外科医生提供实时的组织学图像，帮助医生分辨组织（如神经和前列腺），从而分辨手术切缘前列腺组织，最终减少切缘阳性率和保留神经，减少并发症。

2. 血管

（1）动脉：前列腺的血供很丰富，由膀胱下动脉、直肠下动脉及阴部内动脉组成，其中膀胱下动脉是最主要的血供来源（图7-1-10）。膀胱下动脉的分支分别供应精囊的下后方、膀胱底部及前列腺。除营养精囊外，走行在膀胱两个侧面，在进入前列腺前又分为两组：前列腺尿道组和前列腺包膜组。前列腺尿道组血管于膀胱颈部后外侧 4 点、5 点和 7 点、8 点与前列腺底部相连接处进入腺体，之后在靠近尿道的前列腺组织中向下走行，供应深部前列腺和尿道周围的腺组织，还发出侧支供应膀胱颈部。前列腺包膜组血管则位于盆侧筋膜深面，沿盆壁下行，经前列腺的背外侧向下发出分支供应前列腺外周部分腺体和前列腺被膜。

（2）静脉：前列腺静脉的主要构成为前列腺静脉丛，起源于阴茎背深静脉，在前列腺周围筋膜和纤维肌性的被膜之间，在穿过尿生殖膈后于耻骨弓状韧带下分为 3 个主要分支：浅表支及左、右静脉丛，后两者组成了前列腺的 Santorini 静脉丛。浅表支走行于耻骨与前列腺之间的耻骨后间隙中，其汇入来自前列腺及膀胱中部的血液。左、右静脉丛分别走行于两侧前列腺的背外侧，与阴部静脉、闭孔静脉和膀胱静脉丛有广泛的交通，任何意外损伤均可能造成严重出血，手术时应小心谨慎。前列腺静脉与痔静脉丛的吻合，通过直肠上静脉引流到门静脉系，这是前列腺癌可引起肝转

移的主要原因。前列腺静脉与椎内静脉及髂骨的静脉有许多交通，这是前列腺癌在

骨转移时首先表现为骶骨、腰椎和髂骨转移的原因。

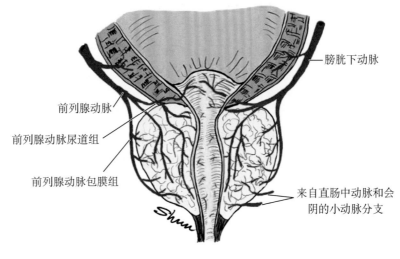

图 7-1-10　前列腺血供

（李文智）

第二节　腹腔镜前列腺癌根治术

一、经腹途径腹腔镜前列腺癌根治术

【概述】

前列腺癌（prostate cancer，PCa）是临床最常见的肿瘤之一，在欧洲其长期位于致死性肿瘤的第二位，仅次于肺癌，在美国其已超越肺癌成为男性发病率最高的恶性肿瘤。中国前列腺癌的发病率在过去几十年也有了大幅度的提高，年龄标准化发病率（age-standardized incidence rate，ASIR）已经从 2002 年的 1.6/100 000 上升到 2012 年的 5.3/100 000；同时年龄标准化死亡率（age-standardized mortality ratio，ASMR）也从 2002 年的 1.0/100 000 上升到 2012 年的 2.5/100 000。

根治性前列腺切除术是局限性前列腺癌的标准治疗方案。腹腔镜手术尤其适用于这种需要在盆腔狭小空间进行的手术，由于前列腺血供丰富、解剖关系复杂、需要进行精确的缝合技术重建尿道等原因，腹腔镜前列腺根治性术仍是泌尿科难度较高的手术。但是腹腔镜下前列腺癌根治术（laparoscopic radical prostatectomy，LRP）具有切口小、手术视野清晰、术中出血少、能较好地保护器官功能、术后恢复快及并发症少等优点。

腹腔镜下前列腺癌根治术包括经腹腔、腹膜外两种途径，无论经腹腔 LRP 还是腹膜外 LRP，两者在围术期并发症无统计学差异。经腹腔 LRP 的优势是：①该入路方式手术视野宽大，便于操作，解剖结构标准、清楚。②膀胱尿道吻合时两者间的张力较小，缝合较简单，更加便于行淋巴结清扫。③经腹腔 LRP 腹腔镜镜头可位于脐上，手术视野宽大，并且避免了如经耻骨

后 LRP 中损伤腹膜导致气腹后,操作空间变小,使手术难度增加的风险。所以经腹腔 LRP 操作空间较腹膜外 LPR 有明显的优势,尤其在骨盆径普遍较小的亚种人群,经腹腔的空间优势更加显著,良好的暴露使得解剖标志清楚,降低了淋巴结清扫的难度,手术并发症则较少。目前欧美国家仍以经腹腔途径为主。

【适应证和禁忌证】

1. 手术适应证

(1)临床分期:$T_1 \sim T_{2c}$ 的临床局限性前列腺癌,即可以通过手术达到彻底切除的前列腺癌。对于高剂量外照射治疗、放疗或者化疗后没有远处转移的患者,若发现局部复发,经过严格筛选,可以施行补救性的前列腺根治性切除术。

(2)年龄:随着年龄的增长,手术合并症的发生率会大幅升高。预期寿命在 10 年及以上的患者推荐选择根治性前列腺癌切除术,以根治性切除肿瘤为目标。

(3)健康状况:患者需要具备一定的身体承受能力,即没有严重的合并疾病。这和一般的腔镜手术要求是类似。

2017 中国前列腺癌外科治疗专家共识指出:中、低危前列腺癌、预期寿命≥10 年的患者可行 RP;术前有勃起功能、前列腺癌突出包膜风险较低的患者(T_{1c} 期、Gleason 评分＜7 分和 PSA＜$10\mu g/L$)实施保留性神经的手术;中、高危前列腺癌患者采用多参数 MRI 决定是否保留性神经;高危局限性前列腺癌和预期寿命＞10 年的患者可行包括综合治疗在内的 RP;经高度选择的局部进展性前列腺癌 cT_{3a}、$cT_{3b} \sim T_4N_0$ 或 T_xN_1 期和预期寿命＞10 年的患者可行包括综合治疗在内的 RP;RP 前不建议常规行新辅助内分泌治疗。对于局部进展、前列腺体积较大、手术难度较高的患者,新辅助内分泌治疗可以缩小前列腺体积,使肿瘤降期;pN_0 期患者无需新辅助内分泌治疗。欧美国家前列腺癌高发,腹腔镜前列腺癌根治术至今已非常成熟。

就解剖结构而言,前列腺体积太小(＜20g)或太大(＞80g)会影响手术操作,太小时前列腺的解剖标志不是很明显,太大时则游离前列腺两侧壁视野会较小,如果盆腔又深又窄难度则更为明显,而且前列腺体积太大会有一部分突入到膀胱颈内,这在切断膀胱颈时要保留膀胱颈括约肌纤维难度就会增加。

另外,既往有腹腔手术、盆腔手术、前列腺手术、盆腔放疗史及肥胖的患者,手术操作的难度也会有所增加。新辅助内分泌治疗后由于会使前列腺体积变小及前列腺同周围组织解剖结构不清而增加手术难度。

目前国内高清腹腔镜、3D 腹腔镜、达芬奇机器人辅助腹腔镜层出不穷,只要达到根治的目的,适应证已放宽。近年来,前列腺癌根治术患者的选择范围从 T_{2c} 扩大到 T_{3b}。对于寡转移前列腺癌,有选择性地进行腹腔镜前列腺癌根治术也逐渐开展。

2. 手术禁忌证

(1)患有显著增加手术危险性的疾病,如严重的心血管疾病、肺功能不良等。

(2)患有严重出血倾向或血液凝固性疾病。

(3)已有远处淋巴结转移(术前通过影像学或淋巴活检诊断)或多处骨转移或明显前列腺包膜外组织侵犯。

(4)预期寿命＜10 年。

【术前准备】

1. 术前需全身和泌尿系统检查及评估,重要脏器(心、肺、肝、肾)功能情况、有无骨转移情况,肿瘤其他局部或全身转移情况。

2.手术前三天开始口服抗生素预防感染,术前晚上清洁灌肠,术晨灌肠一次。

3.术前预防性静脉使用抗生素。

【腹腔镜专用器械】

10～12mm穿刺器3套、5mm穿刺器2套、光纤、气腹管、单极线、10mm镜子、弯钳、平钳、针持、吸引器、气腹针、剪刀、百克钳、超声刀、开腹电刀、引流管等。

【患者体位】

患者取20°～30°角头低脚高位(图7-2-1),术者位于患者左侧,助手位于右侧,监视器置于患者脚侧,并调整其屏幕高度与术者眼睛保持在同一水平面上。脐上缘/下缘正中/环脐切口(A)常规制备气腹(开放切入或气腹针),保持压力在12～14mmHg,放置10～12mm Trocar及30°观察镜。然后在右侧髂前上棘上内2cm(D)、左侧麦氏点与脐连线中点(C)分别放置5mm Trocar,左侧髂前上棘上内2cm(E)、右侧麦氏点与脐连线中点处放置(B)10mm Trocar(图7-2-2,图8-2-1)。

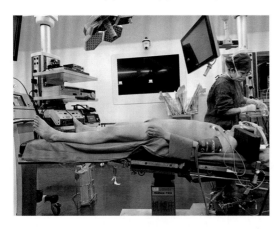

图7-2-1　手术体位

【手术步骤】

首先行腹腔探查,了解有无Trocar损伤、出血、转移和粘连等病变。寻找如下解

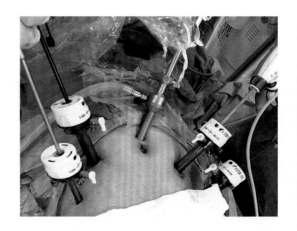

图7-2-2　Trocar位置分布

剖学标志:脐正中韧带、脐内侧韧带、膀胱内的尿管气囊和尿管尖部的位置、输精管。如要行盆腔淋巴结清扫术,则在此时进行,根据患者的临床分期决定盆腔淋巴结的清扫范围(图7-2-3,图7-2-4)。淋巴清扫术的腹膜切口不需缝合。

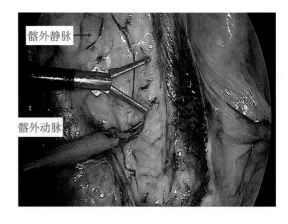

图7-2-3　盆腔左侧淋巴结清扫

1.打开前腹膜及两侧盆底筋膜　于前腹膜正中横向打开前腹膜,向左右游离,并转至前腹壁下,使膀胱区转至下方,沿该腔隙游离耻骨弓上缘周围组织。沿耻骨弓状韧带外侧缘打开两侧的盆底筋膜,沿前列腺包膜游离(图7-2-5)。

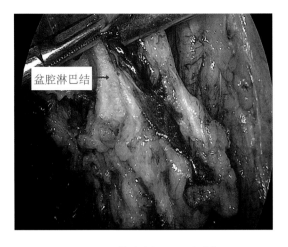

图 7-2-4　盆腔右侧淋巴结清扫

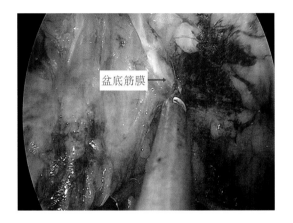

图 7-2-5　打开右侧盆底筋膜

2. 处理耻骨后复合体　沿膀胱前间隙向远端游离至前列腺部,小心分离耻骨前列腺韧带,以超声刀行该处止血,接近阴茎背血管复合体。以 2-0 可吸收线(弯针将弧度拗大)从阴茎背血管复合体一侧进针,另一侧出针,缝扎该处(缝扎时助手上提前列腺)(图 7-2-6)。

3. 离断膀胱颈部　显露出膀胱与前列腺边界,分离出该平面后切开膀胱与前列腺连接处前壁,显露出导尿管后将导尿管夹起向上提起,显露出尿道侧壁和后壁并切断,离断膀胱颈后壁后切开狄氏筋膜。

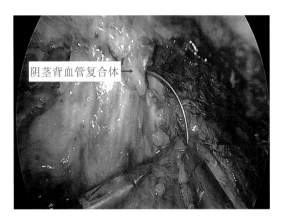

图 7-2-6　缝扎 DVC

见到输精管和精囊,以超声刀切断输精管,将精囊游离,并离断两侧前列腺侧韧带,并以双极电凝止血(图 7-2-7,图 7-2-8)。

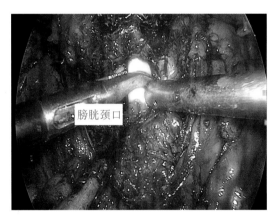

图 7-2-7　离断膀胱颈

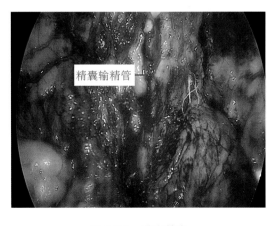

图 7-2-8　游离精囊

4. 离断前列腺尖部 在已缝扎的阴茎背血管复合体近端,用弯剪刀剪开阴茎背血管复合体、尿道前壁,显露出尿道侧壁和后壁并切断,将前列腺组织切除,并取尿道切缘活检送病理(图 7-2-9)。

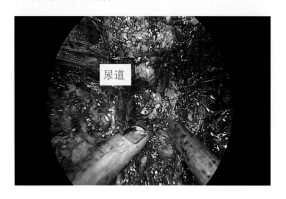

图 7-2-9 离断前列腺尖部

5. 膀胱尿道吻合 采用连续缝合,从 3 点钟(膀胱截石位)开始,转向后壁(经 6 点至 9 点),再逐渐转向前壁,最后缝合前壁,并将膀胱颈部前壁间断缝合以缩小近端吻合口,此时更换 F20 或 F22 号三腔导尿管(图 7-2-10)。

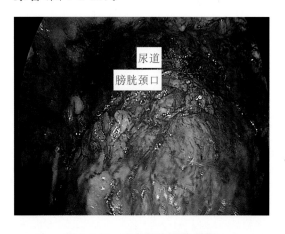

图 7-2-10 吻合好的尿道-膀胱

6. 完成手术 经 D 点留置负压球一根,取出各点 Trocar,打开 A 点缝线,取出前列腺(含精囊),标本固定送检病理,缝合

A 点腹膜、肌肉、皮下、皮肤,缝合其余各点皮下、皮肤,术毕(图 7-2-11,图 7-2-12)。

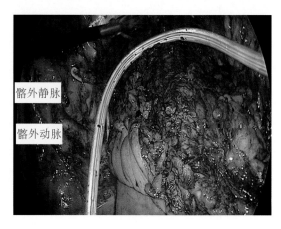

图 7-2-11 留置负压引流管

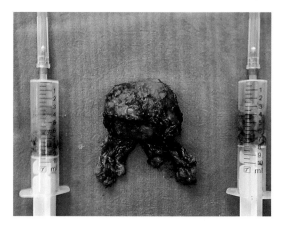

图 7-2-12 术后大体标本及盆腔淋巴结

【术后处理】

术后静脉补液,使用抗生素及止血药物。注意观察患者生命体征、腹部体征及盆腔引流、尿管引流情况,保持引流通畅,避免尿瘘。术后 6 小时可少量饮水,肛门排气后可流质饮食,排便后可半流质饮食并逐渐过渡到普食。根据引流量变化,通畅术后 3~5 天拔除引流管,术后 7~14 天拔除导尿管。

术后 4~6 周随访 tPSA。术后 3 个月、6个月随访患者,以后每隔 6 个月继续随访,定期复查血 PSA;随访患者排尿状况;若病检发现前列腺切缘癌细胞阳性、精囊或前列腺外脂肪组织有癌细胞侵袭或高危前列腺癌患者须立即进行辅助内分泌治疗或放射治疗。

【并发症防治】

通常前列腺癌根治术并发症分为近期并发症和远期并发症。

1. 近期并发症　包括术中出血、神经损伤、直肠损伤及吻合口瘘等,手术时间长还可能合并血栓形成,此外经腹途径腹腔镜前列腺癌根治术还容易并发输尿管损伤、气腹针建立气腹或 Trocar 导致的腹腔脏器及大血管损伤等。

(1)术中出血:术中大出血是 LRP 最常见的并发症,也是转开放手术的最主要的原因之一。术中处理好阴茎背深静脉复合体是预防大出血的关键。此外还需要警惕前列腺侧韧带内,血管神经束分出的数支小动脉出血、膀胱下动脉的前列腺分支及相应静脉出血、阴部内血管分支出血、Trocar 腹壁戳口损伤内面的腹部下血管引起出血等。

(2)直肠损伤:发病概率较小,该并发症的治疗涉及肠道和转流等方面的问题。若出现直肠损伤并发证,评估损伤的大小、严重程度、有无热损伤、是否可以进行一期的修补、是否需要做肠道的转流手术等显得尤为重要。因此,术前要做好充分肠道准备和评估,如有直肠损伤,术中做好一期仔细地双层缝合,术后做好肠道或改道减压的手段。直肠损伤防重于治,术前充分评估肿瘤分期,肛指检查了解直肠壁是否与前列腺固定,严格遵循解剖层次,关键部位适当减慢速度,直肠损伤主要发生部位在精囊部及前列腺尖部,术中应该精细解剖、锐性与钝性分离相结合。

(3)吻合口漏:其原因可能与吻合口张力、切缘阳性、术中吻合欠佳、患者自身血糖及营养情况有关。男性血肌酐正常值:$44 \sim 133 \mu mol/L$,如术后查引流液肌酐明显高于正常值要引起注意,并且要注意与淋巴瘘相鉴别。一旦发生,要确保患者的引流管通畅,引流液计量准确,引流管固定牢固,对患者的引流管指导到位。

(4)输尿管损伤:输尿管下段与输精管交叉紧贴精囊进入膀胱壁,在处理前列腺膀胱交接部位,包括膀胱下动脉分支的前列腺侧韧带时位置靠上或偏内,都容易损伤紧贴走行的输尿管。切除膀胱颈范围过大,还容易损伤膀胱三角区的输尿管开口。若术中证实输尿管损伤,应行输尿管膀胱再植,输尿管内留置双 J 管 4~6 周。

(5)血栓形成:血栓栓塞是盆腔大手术重要并发症之一。主要表现为心肌梗死、肺栓塞和深静脉血栓形成。这主要是由于静脉血流滞缓和血液高凝状态所致。对于年老、肥胖及既往有血栓性静脉炎的患者,尤其加强预防。围术期链激酶、尿激酶、低分子肝素、华法林合理运用。血栓形成应卧床休息,抬高患肢。

(6)建立气腹造成的腹腔脏器及大血管损伤:腹腔镜入路损伤包括肠道、血管、肝脏、胃、膀胱及其他器官结构,多为肠道和大血管损伤。建立气腹或第一穿刺孔时最易发生损伤,大血管损伤是严重的并发症,是腹腔镜手术死亡的主要原因。需要正确了解气腹针穿刺方法及适应证,过胖或过瘦的患者、小儿及有腹部手术史者可以采用开放式置入法,从腹壁切一小口进入腹腔,直视下将气腹针放入腹腔;此外还应熟悉解剖方位,注意控制穿刺力度。

2. 远期并发症　包括吻合口狭窄、性

功能障碍和尿失禁等问题。

(1)尿道狭窄:尿道狭窄是前列腺癌根治术后影响患者正常排尿功能的并发症,包括膀胱吻合口狭窄和膀胱颈挛缩,其发生率为0.48%～32%,一般在术后1～6个月出现。膀胱吻合口狭窄和膀胱颈挛缩与吻合欠佳、尿漏、吻合口处血肿密切相关,此外,吸烟、术前患有冠状血管病变、原发性高血压及糖尿病的患者术后尿道狭窄的发生率明显增加,这可能与其造成吻合口的微血管病变、局部缺血,使吻合口愈合过程中瘢痕形成有关。

(2)性功能障碍:尽管手术技术不断改进,性功能障碍(ED)仍然是前列腺癌根治术后主要的并发症之一,严重影响患者和伴侣的生活质量,术前评估、术中保护、术后早期阴茎康复是治疗和预防RP术后ED的有效措施。影响术后勃起功能恢复的因素包括年龄,术前勃起功能情况及术中勃起神经是否保留等。低年龄段患者术后勃起率相对较高。腹腔镜手术改善术后勃起功能要优于开放手术,机器人辅助腹腔镜创伤虽小,但对性功能的保护并无明显优势。术后勃起功能恢复在保留双侧NVB者通常优于NVB单侧保留或不保留者。PDE5-Is、负压吸引装置是目前公认的RP术后早期阴茎康复的一线治疗方法,阴茎假体植入是终极解决方案。

(3)尿失禁:其发生率为2%～66%,不同文献报道差异较大,有些尿失禁患者程度较严重,长时间未改善,严重影响了患者的生活质量及心理健康。但多数在术后6个月内好转,大部分在1年内可恢复或部分恢复。术中尽可能保证足够长的尿道,进针时切忌过深而伤及括约肌,宜采用连续缝合方法,减少吻合口张力,可避免对外括约肌的损伤。离断前列腺膀胱连接部时,避免使用电钩,应用超声刀锐性、钝性结合离断,可以保留膀胱颈部肌肉,以保存部分近端括约肌功能。目前认为在围术期进行规范的盆底肌功能锻炼可以有效改善RP术后尿失禁症状,另外还可用外收集器(如阴茎套、集尿器)、外控制器(阴茎夹、阴茎袖带)等方法暂时缓解尿失禁。术后1年以上尿失禁仍然较重者,可采用干细胞治疗或手术治疗,主要手术方法包括:骶神经刺激、尿道悬吊术、人造尿道括约肌植入术等。

二、经耻骨后腹膜外途径腹腔镜前列腺癌根治术

【概述】

腹膜外经耻骨后LRP对腹腔干扰更小、患者术后肠道功能恢复更快的优势也已得到广泛认可。经腹膜外途径具有以下优点:可减少因经腹膜途径而导致的肠道损伤,即使有直肠损伤,肠漏也发生在腹腔外,避免术后肠梗阻及由气腹引起的疼痛,患者术后可较早恢复正常饮食,如发生术后漏尿,亦可避免尿液漏入腹腔。

【适应证和禁忌证】

同经腹途径腹腔镜前列腺癌根治术。

【术前准备】

同经腹途径腹腔镜前列腺癌根治术。腹腔镜专用器械同经腹途径腹腔镜前列腺癌根治术。

【患者体位】

患者取20°～30°角头低脚高位,术者位于患者左侧,助手位于右侧,监视器置于患者脚侧,并调整其屏幕高度与术者眼睛保持在同一水平面上(图7-2-13)。脐下正中做4～5cm切口(A点),切开皮肤、皮下至腹直肌后鞘,于腹膜外以手指向两侧钝性分离,建立出腹膜外腔操作腔隙;在A

点右下方（腹直肌旁）处（B点）切开皮肤1.5cm，将手指从A点切口伸入至B点腹膜外间隙，在手指引导下将12mmTrocar从B点穿刺入腹膜后间隙内；在A点左下方（腹直肌旁）处与B点对称处（C点）切开皮肤1.5cm，同样将手指从A点切口伸入至C点后腹膜间隙，在手指引导下将12mm Trocar从C点穿刺入腹膜后间隙内；将12mmTrocar从A点穿刺入腹膜后间隙内，并缝合该处腱膜、皮肤；将腹腔镜沿A点穿刺套管伸入至腹膜后间隙，在腹腔镜直视下分别将分离钳和超声刀沿B点和C点穿刺套管伸入至腹膜后间隙；游离腹壁与膀胱前间隙，使操作腔隙扩大；再沿双侧髂前上棘内上方2～3cm处切开1cm皮肤（D点和E点），分别穿入5mm Trocar，主刀改为C、E点操作，助手使用B、D点（图8-2-1）；保持压力在12～14mmHg，放置10～12mm Trocar及30°观察镜。

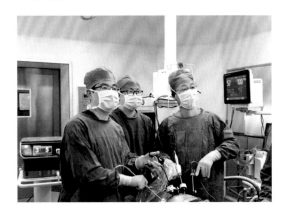

图 7-2-13　术者位置

【手术步骤】

首先行腹膜外腔探查，了解有无 Trocar 损伤、出血、肿瘤转移和粘连等病变。如需局限性淋巴清扫：首先于左侧髂窝位置分离出髂血管，游离髂血管周围，沿闭孔神经旁行局限性淋巴清扫，将淋巴结送检病理，同样再处理右侧闭孔区淋巴组织。

第一步，游离前列腺两侧：于前列腺外侧小心切开盆底筋膜，并予超声刀止血（图7-2-14）。

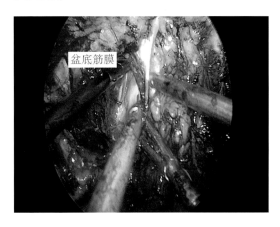

图 7-2-14　游离前列腺两侧，打开盆底筋膜

第二步，处理耻骨后复合体：沿膀胱前间隙向远端游离至前列腺部，小心分离耻骨前列腺韧带，以超声刀该处止血，接近阴茎背血管复合体；以 2-0 可吸收线（弯针将弧度拗大）从阴茎背血管复合体一侧进针，另一侧出针，缝扎该处（缝扎时助手上提前列腺），并将尿道残端悬吊于耻骨联合下方（图 7-2-15）。

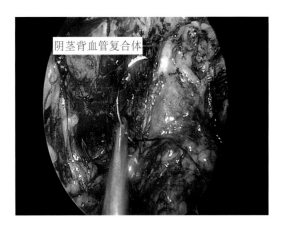

图 7-2-15　缝扎 DVC

第三步,离断膀胱颈部:显露出膀胱与前列腺边界,分离出该平面后切开膀胱与前列腺连接处前壁(图 7-2-16),显露出导尿管后将导尿管夹起向上提起,显露出尿道侧壁和后壁并切断,离断膀胱颈后壁后切开狄氏筋膜,见到两侧的输精管和精囊(图 7-2-17),以超声刀切断输精管(图 7-2-18),将两侧精囊游离(图 7-2-19),并离断两侧前列腺侧韧带(可 Ham-lock 多处结扎)(图 7-2-20),并以双极电凝止血。

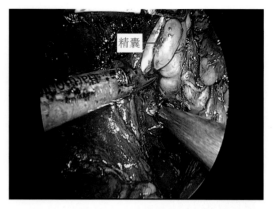

图 7-2-18　离断输精管

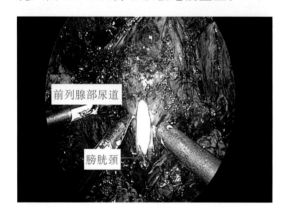

图 7-2-16　离断膀胱颈

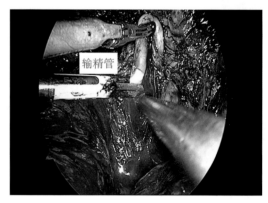

图 7-2-19　游离精囊

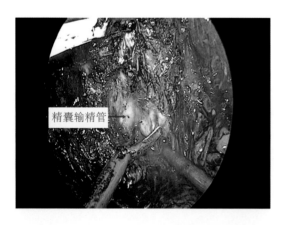

图 7-2-17　打开狄氏筋膜,显露输精管和精囊

第四步,离断前列腺尖部:在已缝扎并且离断的阴茎背血管复合体下方,用弯剪刀剪开尿道前壁,显露出尿道侧壁和后壁

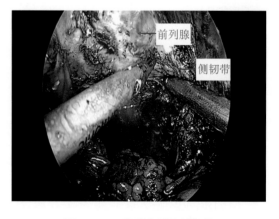

图 7-2-20　离断前列腺侧韧带

后切断,将前列腺安全游离(图 7-2-21),以
1-0 可吸收线缝于游离的前列腺(包括精
囊)组织上并固定于 C 点 Trocar 上待手术
结束后取出,并取尿道残端及膀胱颈残端
活检送病理。

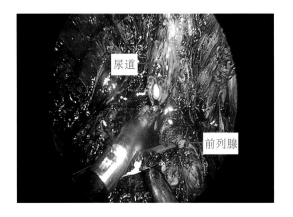

图 7-2-21　离断前列腺尖部

第五步,膀胱尿道吻合:采用连续缝
合,先缝合右侧壁(3 点钟位置),然后逐渐
转向后壁及左侧两侧(图 7-2-22),最后缝
合前壁,再转到右侧,拉紧后缝合打结(图
7-2-23),此时更换 F20 号三腔导尿管。

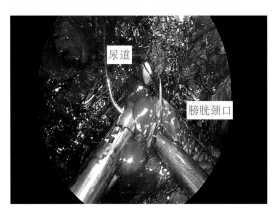

图 7-2-22　缝合膀胱尿道

第六步,完成手术:经 D 点留置负压球
一根(图 7-2-24),取出各点 Trocar,打开 A 处
缝线,经 A 处取出前列腺(含精囊)(图 7-2-

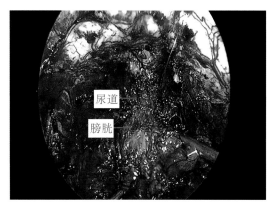

图 7-2-23　吻合完毕

25),标本固定送检病理,缝合 A 点肌肉、皮
下、皮肤,缝合其余各点皮下、皮肤,术毕。

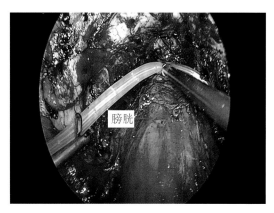

图 7-2-24　留置引流管

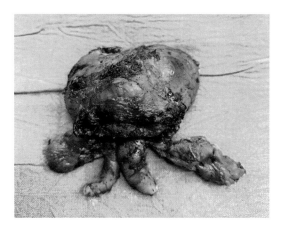

图 7-2-25　术后大体标本

【术后处理】

术后静脉补液,使用抗生素及止血药物。注意观察患者生命体征、腹部体征及盆腔引流量、尿管引流量等情况,保持引流通畅,避免尿瘘。术后 6 小时可少量饮水,肛门排气后可流质饮食,排便后可半流质饮食并逐渐过渡到普食。根据引流量变化,通常术后 3～5 天拔除引流管,术后 7～14 天拔除导尿管。

【并发症防治】

经耻骨后腹膜外途径腹腔镜前列腺癌根治术近期并发症及远期并发症与经腹途径腹腔镜前列腺癌根治术类似。此外不管哪一种入路,清扫淋巴结还可能会并发闭孔神经损伤和淋巴囊肿、淋巴漏。

1. 闭孔神经损伤　最常发生在闭孔淋巴结清扫的过程中,往往术者使用超声刀时,刀头位置较深,在未明确刀头夹持的组织时盲目操作,导致闭孔神经损伤;损伤后应立即予以不可吸收线端端吻合。

2. 淋巴囊肿、淋巴漏　清扫淋巴组织时没有扎紧淋巴管结所致。多数无明显症状,当并发感染或囊肿＞5cm 时,会引起疼痛或邻近脏器压迫症状。需在超声或 CT 定位下经皮穿刺引流或使用硬化剂,较少采用开放或腹腔镜下淋巴囊肿切除。

3. 腹膜损伤　这是腹膜外入路的常见并发症,损伤后气体进入腹腔,不利于腹膜外间隙的显露,使手术操作空间变小,应尽量保持腹膜完整。建立第一个通道时最容易损伤腹膜,应找准平面钝性分离,进入膀胱前间隙后扩张分离。如腹膜破口较大,可转成经腹入路手术。

(徐　斌　于国鹏　王　忠)

第三节　腹腔镜前列腺癌盆腔淋巴结清扫术

【概述】

随着腹腔镜技术的不断成熟和对前列腺周围解剖的深入研究,腹腔镜下前列腺癌根治术已得到了广泛开展,是目前前列腺癌外科治疗的主要方式之一。按照前列腺特异性抗原(prostate specific antigen,PSA),病理 Gleason 评分和临床分期,前列腺癌分为低危、中危和高危 3 种类型。盆腔淋巴结为前列腺癌最常见的转移部位,盆腔淋巴结清扫(pelvic lymph node dissection,PLND)是判断有无淋巴结转移的"金标准"方法,对于肿瘤的分期,治疗方案的选择及预测预后等有着重要作用,并可能具有一定治疗作用。根据欧洲泌尿外科学会指南,根治性手术加盆腔淋巴结清扫术是治疗高危前列腺癌的重要方法。通过盆腔淋巴结清扫可以对淋巴结的病理分析提供准确的临床分期,还可以清除可能存在的微小病灶,有利于改善患者的预后。欧洲泌尿外科学会(EUA)和中国泌尿外科学会(CUA)指南均推荐扩大盆腔淋巴结清扫联合前列腺根治性切除术作为高危前列腺癌合理的治疗方法。

（一）前列腺淋巴引流

掌握前列腺淋巴引流解剖知识对于了解前列腺癌淋巴转移部位、决定淋巴清扫范围至关重要。传统的解剖学研究认为,前列腺内的毛细淋巴管呈放射状走向前列腺包膜,在包膜内吻合成淋巴管丛,由淋巴管丛发出集合淋巴管经前列腺前部、后部和外侧部走向周围淋巴结。大多数输出淋巴管从前列腺后侧离开腺体上行。前列腺淋巴引流的路径主要有以下 3 组:①从前列腺前部发出的集合淋巴管沿膀胱上动脉的分支走行,注入膀胱前淋巴结,然后经膀胱外侧淋巴结直接注入髂内和髂外淋巴结;②从前列腺外侧部发出的集合淋巴管沿膀胱外侧壁走向后上方,经直肠的外侧注入骶淋巴结或主动脉下淋巴结;③从前列腺后部发出的集合淋巴管大部分与精囊的淋巴管汇合离开前列腺沿髂内动脉走行并加入髂外淋巴结组,这是前列腺最主要的淋巴引流途径。这组淋巴结又包括3条淋巴链:外侧链位于髂外动脉的外侧,前列腺癌淋巴结清扫时不予处理;中链位于髂外静脉的前、内侧;内侧链位于髂外静脉的下方,内侧链中有一组淋巴结位于闭孔神经周围,即闭孔神经淋巴结,为前列腺癌淋巴转移的第一站。

(二)PLND 的作用和意义

PCa 患者行 PLND 的主要目的在于对存在的淋巴结微转移作出准确诊断,明确临床分期,以指导进一步的治疗选择。尽管影像学技术在快速发展,但是 PLND 目前仍然是最重要的 PCa 分期方法。当受侵淋巴结较少时,CT 和 MR 的检出率仅为40%,而 PET-CT 等检查存在价格昂贵、耗时等缺点,并未常规用于 PCa 患者盆腔淋巴结的检测。除了明确临床分期,PLND 所获取的标本病理检测结果还有助于预测疾病进展和复发的风险,并指导术后治疗方案的制定。Palapattu 等报道了703例淋巴结阳性患者接受前列腺癌根治、扩大 PLND 及术后辅助治疗,结果显示,阳性淋巴结数≤2枚的患者,肿瘤特异性生存率高于阳性淋巴结数>2枚者,提示淋巴结阳性数对患者的肿瘤特异性生存率有很好的预测作用。Kroepfl 等报道,存在淋巴结转移的 PCa 患者,根治术后未接受辅助治疗的5年和10年无生化复发率

分别为25%和10%,而>2枚淋巴结被侵犯者的5年和10年无生化复发率则分别为21%和7%。Maffezzini 等研究发现,约有1/3的前列腺癌根治术中淋巴结阳性患者在术后接受辅助治疗,10年无进展生存率为65%,但淋巴结受侵比例>20%的患者复发率较高。过去认为 PLND 主要具有分期诊断价值而无临床治疗意义,这一观点近年来受到挑战。Kroepfl 等报道367例局限性 PCa 患者的资料,25%(92例)的患者病理证实有淋巴结转移。回归分析显示 PSA 复发、症状进展及肿瘤相关死亡率等与淋巴结转移状况有关。只有一个阳性淋巴结转移的患者,经过较为彻底的手术后,随访45个月,39%未发现有临床或生化进展。Han 等报道,已经发生淋巴结转移的患者经过较为彻底的手术后,10年无PSA 复发率约15%。以上结果均表明,前列腺癌根治术可能有助于提高盆腔淋巴结阳性的 PCa 患者的生存率,对有些盆腔淋巴结阳性的患者,根治性前列腺切除术仍然具有肯定的疗效,PLND 对于淋巴结转移患者可能具有一定的治疗作用。Withrow 等认为,对盆腔淋巴结阴性的患者行淋巴结清扫也可能存在一定治疗意义,提出今后的研究应关注盆腔淋巴结清扫产生治疗性获益的机制,尤其是那些组织学上阴性的低危患者。

(三)PLND 的范围

1. 局限性 PLND 的范围 根治性前列腺切除时 PLND 的范围是目前争论最激烈的问题之一。决定切除范围的首要因素当然是手术效能,即是否能达到准确分期的目的。标准盆腔淋巴结清扫区域包括髂外动脉、闭孔神经、髂内动脉区域;目前普遍公认的前列腺癌 PLND 标准是必须切除所有前哨淋巴结,对进展期病例,淋巴

结较易转移到髂外、闭孔以外的区域。近年来，愈来愈多的人发现局限性 PLND 可能会遗漏相当比例受肿瘤侵犯的淋巴组织。Mattei 等报道局限性 PLND 仅包括 38％的前列腺引流淋巴结，而包含髂内血管和远端组织的扩大 PLND 将清除 75％的前列腺引流淋巴结。

Suardi 等最近就机器人辅助前列腺癌根治术时 PLND 指征和手术范围这一问题进行调查，纳入 5 个欧洲大型医学中心的资料，结果显示，多数欧洲泌尿外科学会（European Association of Urology，EAU）指南推荐的患者施行了 PLND，但各中心之间手术比率和切除范围存在明显差异，尤其是低、中危患者。多变量分析提示治疗机构是否行 PLND 的独立预测因子。建议制定更严格的 PLND 标准。

2. 扩大 PLND 的范围 盆腔淋巴结清扫的具体范围，各医院及研究中心略有不同。扩大淋巴结清扫（extended pelvic lymphnode dissection，ePLND）可能通过清除更多转移淋巴结和潜在的微转移灶而降低复发率，但较多资料显示扩大的淋巴结清扫增加了术中风险及术后并发症的概率。局限性的淋巴结清扫术虽减低了术后并发症，但会遗漏部分数量的已经淋巴结转移的患者，导致可能无法正确地对疾病进行分期，并可能影响患者预后。越来越多的学者主张对中、高危 PCa 患者行扩大 PLND，认为不仅可提高阳性淋巴结的检出率，有利于发现潜在的转移灶，而且可最大限度地清除患者体内的转移灶，有助于对疾病进行准确分期，指导术后进一步治疗，提高生存率，改善患者预后。

原发性 PCa 最常见的转移部位为盆腔淋巴结，常累及闭孔、髂内、髂外和髂总淋巴结。局限性 PLND 仅切除 38％的前

列腺引流来的淋巴结，而包括髂内和髂总血管远端的扩大 PLND 可以将清除率提高至 75％。Schumacher 报道，122 例在局限性 PLND 切除范围之外出现阳性转移淋巴结的患者中，70％有髂内淋巴结阳性，只有 21％的患者阳性淋巴结局限在此区域，仅有髂外淋巴结阳性的比率是 9％，而仅有闭孔淋巴结阳性的比率是 16％。行 ePLND 可以有效降低生化复发率，提高生存率。Perry-Keene 等研究显示，清除更多数目淋巴结同时能清除更多微转移淋巴结，改善患者生存率。对低、中危前列腺癌行传统扩大清扫术，5 年生化复发率为 16％～30％，10 年累计生存率为 49％～74.4％。这些研究表明不同个体前列腺淋巴引流高度变化，仅做闭孔淋巴结活检或行局限性 PLND 可能不足以反映 PCa 患者淋巴结转移的真实情况。

扩大盆腔淋巴结清扫术范围是在标准盆腔淋巴结清扫区域基础上加上髂内动脉内侧和骶前淋巴结（图 7-3-1），也有中心将髂总血管周围淋巴结纳入扩大清扫范围内，以获得 20 个淋巴结为扩大盆腔淋巴结清扫术标准，可清除前列腺淋巴引流区域内 75％的淋巴结。EAU 指南推荐包括髂外、闭孔和髂内区域的扩大 PLND，这一切除范围包括了大约 75％的 PCa 淋巴引流位点。美国国家综合癌症网络（National Comprehensive Cancer Net-work，NCCN）指南认为扩大 PLND 发现转移的可能性是局限性 PLND 的 2 倍，分期更准确，甚至可能治愈微小转移的患者，因此也推荐行扩大 PLND。

Abdollah 等的一项关于前列腺癌扩大盆腔淋巴结清扫术的研究结果显示清除大量的淋巴结也可以提高前列腺癌特异性生存率，建议术前诊断为高危前列腺癌患者

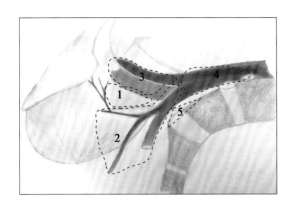

图 7-3-1 扩大盆腔淋巴结清扫术盆腔淋巴结区

1. 闭孔组;2. 髂内组;3. 髂外组;4. 髂总组;5. 骶前组

应实施 ePLND,范围至少应该包括髂外、髂内血管周围淋巴结和闭孔淋巴结。

【适应证和禁忌证】

盆腔淋巴结清扫术是检测前列腺癌有无淋巴结侵犯的金标准手术。目前大量研究表明,前列腺癌患者盆腔淋巴结转移率与其临床分期、初始 PSA 值及穿刺病理 Gleason 评分有着明确相关性。转移的高危组患者(Gleason 评分>8 分、PSA 值>20ng/ml 及分期>T_{2b}),是进行盆腔淋巴结清扫术的手术指征之一,这种观点已被越来越多的临床医师所认同并作为最佳治疗方案。PLND 可能会增加手术时间、手术相关并发症及医疗费用,在转移低、中危患者中放弃盆腔淋巴结清扫术,已被大多数外科医生接受。因此,术前应当评估患者发生淋巴结转移的风险,从而决定是否行淋巴结清扫手术。但 Holl 等在进行 2020 例前列腺癌患者的研究中发现,对前列腺癌患者行放射导向的前哨淋巴结清扫时,所谓的转移低危患者(术前患者 PSA 值<10ng/ml 及临床分期<T_{2a}),仍有超过 5% 的前列腺癌患者其前哨淋巴结实际已发生了转移。Beri 等报道 150 例前列腺癌患者中发现,转移低风险组患者的淋巴结阳性率约 8.7%,阳性淋巴结位于闭孔淋巴结区域的患者为 47%,位于髂血管内外的患者分别为 14% 及 17%。

目前用于评估 PCa 患者淋巴结转移风险的工具主要是 EAU 和 NCCN 的前列腺癌危险因素分级系统和 Briganti 等提出的预测淋巴结侵犯的列线图。术前患者 PSA 值、临床分期、穿刺病理 Gleason 评分、穿刺阳性针数比值等是目前评估患者淋巴结转移风险最重要的指标。Bhatta-Dhar 等认为,术前 PSA<10 ng/ml、Gleason 评分≤6 分的低危局限性 PCa 患者的淋巴结转移风险<1%。各种指南对 PLND 的推荐标准不一。美国泌尿外科学会(American Urological Association, AUA)指南(2009 版)建议是否行 PLND,应当充分考虑手术获得的诊断和治疗作用同手术所引起的并发症之间比较,一般认为若患者 PSA<10ng/ml,Gleason 评分≤6 时,可不行 PLND。NCCN(Version Ⅰ, 2015)指南建议如果列线图评估淋巴结扩散风险<2%,可以不做 PLND,这可能导致约 12.1% 的阳性淋巴结患者被遗漏,但同时可避免 47.7% 的 PLND 手术。EAU 指南认为中危(T_{2a} 期、PSA 值在 10～20 ng/ml、穿刺 Gleason 评分 7 分)和高危(>T_{2b} 期、PSA 值>20 ng/ml、穿刺 Gleason 评分≥8 分)的 PCa 应行 PLND,并且主张行扩大 PLND。

【术前准备】

腹腔镜下前列腺癌盆腔淋巴结清扫术通常都同前列腺癌根治性切除术同期进行。术前准备应包括并不只限于以下几点。

1. 手术前医生会对患者询问病史、体格检查、血液学检查、肺功能和心电图的检查,经过这一系列检查之后再评估患者是否能够手术,术前患者停用阿司匹林,波立维、华法林等抗凝药至少1周,否则术中出血会比较多,增加手术危险性。

2.术前1天是流质饮食,术前晚灌洗直肠,以减少手术中的污染,手术前还要保持良好的睡眠,保证有充沛的体力完成手术。对于有高血压疾病患者,建议术前1晚口服助眠类药物。

3.术前应耐心细致做好心理护理,与病人交流沟通,告知其手术风险及可能出现的并发症。对于淋巴结清扫,应尽可能详细地向其交代清扫术后淋巴漏的可能。

4.如若条件允许可使用图解或模型形式向病人及家属讲明手术范围,做到病人心中有数,缓解其紧张和恐惧。

5.术前最好填写性功能量表,以便医师术中根据情况选择是否保留双侧神经血管束。

6.手术当天于术前应用抗生素预防感染。

【腹腔镜专用器械】

在行腹腔镜下盆腔淋巴结清扫术/淋巴结扩大清扫术时,使用到的腔镜用器械同腹腔镜前列腺癌根治性切除术。并无特殊。行淋巴结清扫时,腔镜下取出淋巴结时可使用腹腔镜匙形抓钳(鳄鱼嘴抓钳,见图7-3-2)。

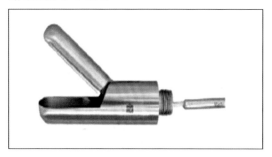

图 7-3-2　匙形抓钳

【患者体位】

行腹腔镜下前列腺癌淋巴结清扫术时,患者体位及基本操作与腹腔镜下前列腺癌根治性切除术基本吻合。具体操作步骤如下。

1.术中采用全身麻醉,气管内插管麻醉方式,麻醉后患者取仰卧位,双下肢剪刀位,双上肢内收于躯体旁,显示屏置于患者两下肢之间。

2.垫高臀部,消毒铺巾后嘱巡回护士操作手术台,使患者头低脚高约15°水平。

3.一般采用五孔法操作(图7-3-3),首先在脐缘作1个半环形切口至腹直肌鞘,以球囊扩张器放入,扩张腹膜外间隙后,置入12mm穿刺器,充入CO_2压力12~15mmHg。放入腹腔镜,在腹腔镜监视下再分别于左右腹直肌旁脐下两指(12mm穿刺器);左右髂前上棘水平靠中线两指处(5mm穿刺器);呈扇形分布,置入穿刺套管。一般主刀医生位于患者左侧操作,左侧髂嵴旁穿刺点位置选择可略微上调,以便于主刀医生在清扫左侧盆腔淋巴结时方便操作,不至于同患者同侧髂嵴操作冲突。

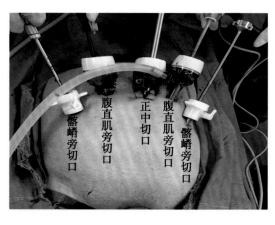

图 7-3-3　患者体位及五孔法穿刺器位置

【手术步骤】

腹腔镜盆腔淋巴结清扫术需要熟练的腹腔镜手术技巧和丰富的手术经验。该手术操作范围在血管丰富的盆腔内,属于解剖性手术,操作中容易损伤静脉、动脉出血。在辨认清楚解剖结构标志的前提下,小心分离,是避免并发症发生的重要保证。

(一)腹腔镜局限性盆腔淋巴结清扫术(A组)

进入耻骨后间隙,可见耻骨弓、前列腺等结构,辨认髂血管,观察髂外动脉搏动,显露髂外静脉。在髂外静脉内下缘沿耻骨支内侧壁向深处游离,可显露闭孔神经,至上而下整块清除闭孔神经旁的淋巴组织,将切下的淋巴组织从套管内取出。局限性淋巴结清扫的范围为:闭孔区域(图7-3-4,图7-3-5)。

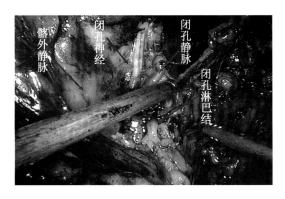

图7-3-4　局限性淋巴结清扫,清扫闭孔淋巴结区

(二)腹腔镜扩大盆腔淋巴结清扫术(B组)

腹腔镜扩大淋巴结清扫术中,淋巴清扫范围:上界为主动脉分叉,下界为旋髂静脉和Cooper韧带、髂外动脉外侧缘等盆腔淋巴组织。根据Heidenreich等报道将盆腔淋巴结划分5组9区(图7-3-1):髂外组(右侧为1区,左侧为6区),髂总组(右侧为2区,左侧为7区),闭孔组(右侧为3

区,左侧为8区),髂内组(右侧为4区,左侧为9区),骶前组(5区),清扫后血管呈骨骼化状态(图7-3-5)。

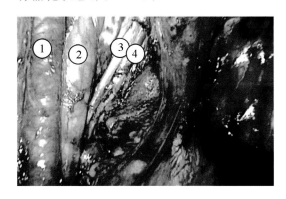

图7-3-5　1.髂外动脉;2.髂外静脉;3.闭孔神经;4.闭孔动脉呈骨骼化状态

1. 闭孔区淋巴结组清扫边界　上缘是髂外静脉,下缘是闭孔神经,头侧为髂总静脉分叉,尾侧为髂外静脉下缘和耻骨之间。确认髂外静脉,沿其外筋膜丛向下切开,切口线延伸到髂外静脉与耻骨(Cooper韧带)交叉。沿静脉下缘边界将纤维淋巴脂肪组织剥除,直接分离静脉壁外膜和侧面骨盆壁。静脉下方清扫至盆壁闭孔肌肉。

2. 髂内淋巴结组清扫边界　上缘是闭孔神经,下缘是前列腺神经血管束(NVB)的外侧缘,头侧是输尿管,尾侧是闭孔。髂腰肌的侧面与髂内动脉之间,包括髂内动脉所有分支到髂总动脉分叉的淋巴组织。沿上述闭孔神经从顶部向下清扫,直到闭孔及前列腺NVB。

3. 髂外淋巴结组清扫边界　上界为髂外动脉上缘,下界为髂外静脉下缘,头侧为髂总动脉分叉,尾侧为腹股沟管附近的Cloquet淋巴结。特别要清除Cloquet淋巴结。沿髂外动脉走行纵行剖开纤维脂肪组织,而后翻转剥离,将髂外动脉拉向内侧以清除髂外静脉周围的淋巴组织。

4. 髂总淋巴结组清扫范围 髂总动静脉（清除长度至少 3 cm 以上）周围纤维淋巴脂肪组织，头侧是腹主动脉分叉，尾侧是髂总动脉分叉。特别要清除坐骨前区（Marcille 窝）淋巴结。沿髂总、髂外动脉走行纵行剖开纤维脂肪组织，而后翻转剥离，将髂总动脉拉向内侧以清除髂总静脉周围的所有淋巴组织，向尾侧方向清除（包括 Marcille 窝）残留盆壁的淋巴结。

5. 骶前淋巴结组清扫范围 位于腹主动脉和下腔静脉的分叉下方，左右髂总血管之间的三角区域。平第 5 腰椎体及骶髂关节前面，为最后清扫的区域。清扫方法同前。

完成上述淋巴结清扫后，继续行根治性前列腺癌切除术。

【术后处理】

1. 术后即刻常规心电监护观察患者生命体征变化，若正常术后第一天即可停监护。术后 1 周是患者恢复的关键期，需注意各种引流液量、尿液量及颜色，有无并发症，进食、活动等身体恢复情况。

2. 引流管的拔除。术后常规留置引流管，保证引流通畅，一般在术后 2～3 天内拔除。手术中有直肠损伤则应延迟拔管。术后若怀疑漏尿则应待漏口愈合后再拔管，若怀疑淋巴漏，伤口引流量不多亦可早期拔管。

3. 导尿管留置时间。一般建议术后 10～14 天拔出导尿管。若膀胱颈保留完整且吻合满意，可早期 1 周左右拔管。若手术后出现了吻合口瘘，则需待瘘口闭合后再拔管。

4. 应尽量保持大便通畅，进食水果、粗纤维等减少便秘发生。若出现便秘应避免用力，使用开塞露或甘油灌肠剂等润肠药物。

5. 术后 6 周内避免性生活，术后 8 周内避免骑车。

【并发症防治】

手术并发症也是决定 PLND 范围时必须考虑的问题。有文献报道，ePLND 的并发症发生率是标准 PLND 的 3 倍，总体报道在 2%～51%，Clark 等进行随机对照研究发现，扩大 PLND 组发生的并发症占所有并发症的 75%，明显多于局限性 PLND。并发症主要包括淋巴囊肿、淋巴水肿、深静脉血栓和肺栓塞，通常清扫范围越广，并发症发生率越高。也有文献报道在一些有经验的医学中心发生率并不高。现将文献中常出现的并发症整理如下。

1. 淋巴囊肿 Solberg 等研究发现，通过对 132 例行前列腺癌腹腔镜淋巴结清扫的患者术后常规行 CT 扫描，发现盆腔内淋巴囊肿的发生率约 54%，但大多数囊肿的直径都 <5cm，有的甚至不会引起临床症状，因此临床上实际诊断的淋巴囊肿发生率远远低于这个数据。

2. 血栓栓塞事件 既往文献报道深静脉血栓形成和（或）肺栓塞的发生率大概是 0～8%。有研究发现盆腔淋巴结清扫术后血栓形成和淋巴囊肿的发生有一定相关性，Musch 等研究发现 PLND 术后发生深静脉血栓和肺栓塞的患者同时并发淋巴囊肿的发生率分别为 8.3% 和 2.8%，相反，在术后没有并发淋巴囊肿的患者中发生率不足 1%（$P=0.001$）。

3. 神经损伤 神经损伤最常见的是闭孔神经损伤，若患者此处神经受损，患侧大腿内收内旋障碍，有文献报道在 PLND 中发生闭孔神经损伤的概率是 0～5.1%，如果术中同时发现闭孔神经损伤，可以用

5-0 或 6-0 不可吸收缝线进行缝合,术后配合营养神经药物和物理治疗,但效果仍有待随访研究。

4. 血管损伤 虽然前列腺周围血管丰富,包括了髂外、髂内动静脉,但文献报道血管损伤较少。即使在 PLND 中损伤闭孔血管,术中发现后及时结扎即可。

5. 输尿管损伤 输尿管损伤在腹腔镜下前列腺癌 PLND 中不是常见的并发症,有文献报道发生率不足 1%。术中精确的解剖、辨清解剖标志和避免盲目的裁剪可以避免输尿管损伤。

(刘玉杉 李 龙)

参 考 文 献

[1] 中国抗癌协会泌尿男性生殖系肿瘤专业委员会微创学组. 中国前列腺癌外科治疗专家共识. 中华外科杂志, 2017, 55(10): 721-724.

[2] 前列腺癌诊断治疗指南. 中国泌尿外科疾病诊断治疗指南(2014 版). 中国泌尿外科疾病诊断治疗指南编写委员会. 北京: 人民卫生出版社, 2014: 61-89.

[3] 张大宏. 经腹腔入路泌尿外科腹腔镜手术操作技巧. 北京: 人民卫生出版社, 2012: 95-99.

[4] 张旭. 泌尿外科腹腔镜与机器人手术学. 2 版. 北京: 人民卫生出版社, 2015: 116-130.

[5] 张骞. 泌尿外科腹腔镜手术: 操作技巧与要领. 北京: 人民卫生出版社, 2017: 76-90.

[6] 黄瑛, 胡兵. 前列腺癌淋巴转移的影像学检查. 中国医学影像技术, 2007, 23(10): 1578-1581.

[7] 朱再生, 叶敏, 施红旗, 等. 规范化扩大盆腔淋巴结清扫在前列腺癌根治术中的应用. 中华解剖与临床杂志, 2017, 22(1): 52-57.

[8] Lowsley OS. The development of the human prostate gland with reference to the development of other structures at the neck of the urinary bladder. Developmental Dynamics, 1912, 13(3): 299-349.

[9] Franks LM. Benign Nodular Hyperplasia of the Prostate: Erasmus Wilson Demonstration delivered at the Royal College of Surgeons of England on 24th November 1953. Annals of the Royal College of Surgeons of England, 1954, 14(2): 92-106.

[10] Mcneal JE. The prostate and prostatic urethra: a morphologic synthesis. Journal of Urology, 1972, 107(6): 1008-1016.

[11] Blacklock NJ. The Anatomy of the Prostate: Relationship with Prostatic Infection. Infection, 1991, 19 Suppl 3(S3): S111-114.

[12] Uchimoto K, Nakajima Y, Murakami G, et al. Rectourethralis muscle and pitfalls of anterior perineal dissection in abdominoperineal resection and intersphincteric resection for rectal cancer. Anatomical Science International, 2010, 82(1): 8-15.

[13] Silva LA, Andriolo RB, Atallah AN. Surgery for stress urinary incontinence due to presumed sphincter deficiency after prostate surgery. Cochrane Database Syst Rev, 2011, 13(4): CD008306.

[14] Majoros A, Bach D, Keszthelyi A, et al. Urinary incontinence and voiding dysfunction after radical retropubic prostatectomy (prospective urodynamic study). Neurourol Urodyn, 2006, 25(1): 2-7.

[15] Awad A, Alsaid B, Bessede T, et al. Evolution in the concept of erection anatomy. Surg Radiol Anat, 2011, 33(4): 301-312.

[16] Costello AJ, Brooks M, Cole OJ. Anatomical studies of the neurovascular bundle and cavernosal nerves. BJU Int, 2004, 94(7): 1071-1076.

[17] Cambio AJ, Evans CP. Minimising postoperative incontinence following radical prostatectomy: considerations and evidence. Eur Urol, 2006, 50(5): 903-913.

[18] Rocco F, Carmignani L, Acquati P, et al. Early

continence recovery after open radical prosta-tectomy with restoration of the posterior aspect of the rhabdosphincter. Eur Urol,2007,52(2):376-383.

[19] Secin FP,Karanikolas N,Gopalan A,et al. The anterior layer of Denonvilliers' fascia: a common misconception in the laparoscopic prostatectoy literature. J Urol, 2007, 177 (2): 521-525.

[20] Asimakopoulos AD,Annino F,D' Orazio A,et al. Complete periprostatic anatomy preservation during robot-assisted laparoscopic radical prostatectomy (RALP): the new pubovesical complex-sparing technique. Eur Urol,2010,58(3):407-417.

[21] Rogers CG,Su LM,Link RE,et al. Age stratified functional J Urol,2006,176(6 Pt 1):2448-2452.

[22] van Roermund JG, van Basten JP, Kiemeney LA,et al. Impact of obesity on surgical outcomes following open radical prostatectomy. Urol Int,2009,82(3):256-261.

[23] Eden CG, Richards AJ, Ooi J, et al. Previous bladder outlet surgery does not affect medium-term outcomes after laparoscopic radical prostatectomy. BJU Int,2007,99(2):399-402.

[24] Walsh P C. The discovery of the cavernous nerves and development of nerve sparing radical retropubic prostatectomy. Journal of Urology,2007,177(5):1632-1635.

[25] Ganzer R,Blana A,Gaumann A,et al. Topographical Anatomy of Periprostatic and Capsular Nerves: Quantification and Computerised Planimetry. European Urology, 2008, 54 (2): 353-361.

[26] Durand M,Jain M,Aggarwal A,et al. Real-time in vivo periprostatic nerve tracking using multiphoton microscopy in a rat survival surgery model: a promising pre-clinical study for enhanced nerve-sparing surgery. Bju International,2015,116(3):478-486.

[27] Ferlay J,Steliarova-Foucher E,Lortet-Tieulent J,et al. Cancer incidence and mortality patterns in Europe: estimates for 40 countries in 2012. European journal of cancer, 2013, 49 (6): 1374-1403.

[28] Siegel RL,Miller KD,Jemal A. Cancer statistics,2018. CA: a cancer journal for clinicians, 2018,68(1):7-30.

[29] Ferlay J,Soerjomataram I,Dikshit R,et al. Cancer incidence and mortality worldwide: sources, methods and major patterns in GLOBOCAN 2012. International journal of cancer Journal international du cancer,2015, 136(5):E359-386.

[30] A Heidenreich, PJ Bastian, J Bellmunt, et al. EAU guidelines on prostate cancer. Part II: Treatment of advanced, relapsing, and castration-resistant prostate cancer. Eur Urol,2014. 65(2):467-479.

[31] T Steuber, L, Budaus, J Walz, et al. Radical prostatectomy improves progression-free and cancer-specific survival in men with lymph node positive prostate cancer in the prostate-specific antigen era: a confirmatory study. BJU Int,2011. 107(11):1755-1761.

[32] J C. La Rochelle,C. L. Amling. Role of lymphadenectomy for prostate cancer: indications and controversies. Urol Clin North Am, 2011, 38 (4):387-395,v.

[33] GS Palapattu, EA Singer, EM Messing, Controversies surrounding lymph node dissection for prostate cancer. Urol Clin North Am, 2010,37(1):57-65,Table of Contents.

[34] D Kroepfl, H Loewen, U Roggenbuck, et al. Disease progression and survival in patients with prostate carcinoma and positive lymph nodes after radical retropubic prostatectomy. BJU Int,2006,97(5):985-991.

[35] M. Maffezzini. Re: Prognosis of patients with lymph node positive prostate cancer following radical prostatectomy: long-term results. J Urol, 2005, 174 (3): 1151-1152; author reply 1152.

[36] M Han, P B Snow, J M Brandt, et al. Evaluation of artificial neural networks for the prediction of pathologic stage in prostate carcinoma. Cancer, 2001, 91(8 Suppl):1661-1666.

[37] D R Withrow, J M DeGroot, D R Siemens, et al. Therapeutic value of lymph node dissection at radical prostatectomy: a population-based case-cohort study. BJU Int, 2011, 108 (2): 209-216.

[38] A Mattei, F G Fuechsel, N Bhatta Dhar, et al. The template of the primary lymphatic landing sites of the prostate should be revisited: results of a multimodality mapping study. Eur Urol, 2008, 53(1):118-125.

[39] N Suardi, A Larcher, A Haese, et al. Indication for and extension of pelvic lymph node dissection during robot-assisted radical prostatectomy: an analysis of five European institutions. Eur Urol, 2014, 66(4):635-643.

[40] M C Schumacher, F C Burkhard, G N Thalmann, et al. Good outcome for patients with few lymph node metastases after radical retropubic prostatectomy. Eur Urol, 2008, 54(2): 344-352.

[41] J Perry-Keene, P Ferguson, H Samaratunga, et al. Total submission of pelvic lymphadenectomy tissues removed during radical prostatectomy for prostate cancer increases lymph node yield and detection of micrometastases. Histopathology, 2014, 64(3):399-404.

[42] K Touijer, R P Fuenzalida, F Rabbani, et al. Extending the indications and anatomical limits of pelvic lymph node dissection for prostate cancer: improved staging or increased morbidity? BJU Int, 2011, 108(3):372-377.

[43] S Riggs, R T Burks. Extended pelvic lymph node dissection in prostate cancer: a 20-year audit in a single center. Ann Oncol, 2013, 24 (6):1423-1424.

[44] I Cagiannos, P Karakiewicz, J A Eastham, et al. A preoperative nomogram identifying decreased risk of positive pelvic lymph nodes in patients with prostate cancer. J Urol, 2003, 170 (5):p. 1798-1803.

[45] G Holl, R Dorn, H Wengenmair, et al. Validation of sentinel lymph node dissection in prostate cancer: experience in more than 2,000 patients. Eur J Nucl Med Mol Imaging, 2009, 36 (9):1377-1382.

[46] A Beri, G Janetschek. Technology insight: radioguided sentinel lymph node dissection in the staging of prostate cancer. Nat Clin Pract Urol, 2006, 3(11):602-610.

[47] N Bhatta-Dhar, A M Reuther, C Zippe, et al. No difference in six-year biochemical failure rates with or without pelvic lymph node dissection during radical prostatectomy in low-risk patients with localized prostate cancer. Urology, 2004, 63(3):528-531.

[48] H Danuser, G B Di Pierro, P Stucki, et al. Extended pelvic lymphadenectomy and various radical prostatectomy techniques: is pelvic drainage necessary? BJU Int, 2013, 111 (6): 963-969.

[49] A Briganti, M L Blute, J H Eastham, et al. Pelvic lymph node dissection in prostate cancer. Eur Urol, 2009, 55(6):1251-1265.

[50] T Clark, D J Parekh, M S Cookson, et al. Randomized prospective evaluation of extended versus limited lymph node dissection in patients with clinically localized prostate cancer. J Urol, 2003, 169 (1): 145-147; discussion 147-148.

[51] A Solberg, A Angelsen, U Bergan, et al. Frequency of lymphoceles after open and laparoscopic pelvic lymph node dissection in patients with prostate cancer. Scand J Urol Nephrol, 2003, 37(3):218-221.

[52] M Musch, V Klevecka, U Roggenbuck, et al. Complications of pelvic lymphadenectomy in 1,380 patients undergoing radical retropubic prostatectomy between 1993 and 2006. J Urol, 2008, 179(3):923-928; discussion 928-929.

[53] S Loeb, A W Partin, E M Schaeffer. Complica-

tions of pelvic lymphadenectomy: do the risks outweigh the benefits? Rev Urol, 2010, 12(1): 20-24.

[54] A Heidenreich, Z Varga, R Von Knobloch. Extended pelvic lymphadenectomy in patients undergoing radical prostatectomy: high incidence of lymph node metastasis. J Urol, 2002, 167 (4):1681-1686.

第 8 章

腹腔镜膀胱手术

第一节 腹腔镜膀胱部分切除术

【概述】

根治性膀胱切除术是治疗局限于膀胱的肌层浸润性或复发性膀胱癌的最有效方法,腹腔镜根治性膀胱全切术出血量少、手术恢复快、住院时间短、切口美观,是一种安全有效的手术方法。对于肿瘤单发、位于顶壁或无法耐受较大手术的浸润性膀胱肿瘤患者,也可选择腹腔镜下膀胱部分切除术,以保留部分膀胱及性功能,提高患者生活质量。有研究表明,约有 10% 的膀胱癌患者适合行膀胱部分切除术,在正确筛选膀胱部分切除术的病例中,5 年生存率可达 $50\%\sim70\%$,对于膀胱部分切除术应严格掌握适应证,以提高生存率。

【适应证和禁忌证】

1. 适应证 单发于膀胱顶部的膀胱肿瘤、膀胱憩室肿瘤、膀胱脐尿管癌、膀胱嗜铬细胞瘤、子宫内膜异位症、膀胱平滑肌瘤、膀胱憩室等。

2. 禁忌证 多发性膀胱肿瘤、侵袭膀胱颈和后尿道的肿瘤病例。

【术前准备】

1. 术前常规进行血常规、血型、肝肾功能、出凝血功能、尿常规、尿培养及泌尿系超声、静脉尿路造影、肾脏 CT 及膀胱镜检查。

2. 术前同患者及家属沟通腹腔镜手术的特点,术中有可能改为开放手术的可能性。

3. 术前进行普通灌肠。

4. 术前留置导尿。

【腹腔镜专用器械】

手术器械包括:10mm Trocar 2 个,5mm Trocar1~2 个,吸引器 1 个,分离钳 1~2 把,双极电凝钳 1 把,超声刀 1 套,Hemo-lock 钳和夹,标本袋。

【患者体位】

头低平卧位。

【手术步骤】

1. 置入腹腔镜 Trocar 脐部做一 1.5cm 的弧形切口插入气腹针,充 CO_2 至气腹压 15mmHg,退出气腹针,置入 10mm Trocar,经此 Trocar 插入腹腔镜,在腹腔镜监视下,分别于脐与左右髂前上嵴内上方各置入 5mm 和 10mm Trocar,从导尿管注入 200ml 生理盐水充盈膀胱(图 8-1-1)。

2. 切除肿瘤或病变 根据术前膀胱镜检查的肿瘤或病变定位,如果是膀胱肿瘤,术中用膀胱镜检查配合,指引腹腔镜下切开顶部膀胱,通过该切口观察肿瘤或病变的位置及两侧输尿管开口的位置,逐

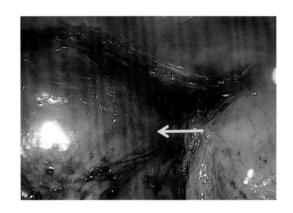

图 8-1-1　膀胱充盈时显示出膀胱憩室

步向肿瘤所在位置切开膀胱壁,直至于肿瘤基底部周边约 2cm 处切开膀胱壁和切除肿瘤或直接切除病变,立即将标本放入标本袋内(图 8-1-2)。

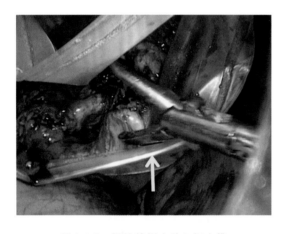

图 8-1-2　切除的标本放入标本袋

3. 缝合膀胱　用 2/0 可吸收线缝合或倒刺线一层缝合膀胱及膀胱外腹膜,盆腔放置引流管一根,通过最大的 Trocar 处取出标本,排出 CO_2 气体,缝合切口(图 8-1-3)。

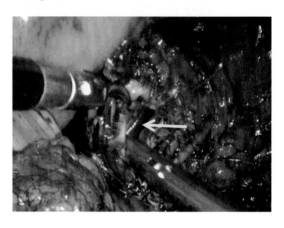

图 8-1-3　缝合膀胱

【术后处理】

留置的导尿管 2 周。术后常规行膀胱灌注化疗。

【并发症防治】

经腹腔镜行膀胱肿瘤患者部分切除膀胱时,有膀胱肿瘤细胞种植的可能,术中将切除的肿瘤标本立即放入标本袋并扎紧标本袋口,以防止肿瘤接触腹腔脏器,从而预防肿瘤细胞种植。

第二节　腹腔镜膀胱癌根治术

一、腹腔镜膀胱全切——原位膀胱术

【概述】

2002 年 Gill 首次报道腹腔镜下膀胱根治性切除和原位回肠膀胱术,此后陆续有报道此类手术,国内也有许多报道全腹腔镜下尿流改道术。膀胱全切——原位膀胱术是公认的较为理想的膀胱尿流改道手术,该手术操作复杂、手术难度高、耗时长,腹腔镜下实施该手术更是有难度,但近年来,随着腔镜设备和技术的改进和提高,此类手术的开展越来越广泛,其优势逐渐显现出来:①手术创伤小、切口小、术中出血少,术后疼痛轻、恢复快;②操作细致,能够精准处理盆底深部的重要结构,盆腔淋巴结清扫彻底,尿道括约肌损伤概率小;③避免肠管长时间暴露,有利术后肠道功能恢复,减少术后肠粘连。腹腔镜下膀胱根治性切除术的缺点是腹腔镜操作时间长、技术要求高、学习曲张较长。

原位新膀胱术式众多,根据所采用消化道的节段不同可分为原位胃新膀胱、原位回肠新膀胱、原位回结肠新膀胱、原位乙状结肠新膀胱等,目前应用最广泛的是采用末段回肠制作的原位回肠新膀胱。原位新膀胱术虽然手术难度大,但可以保留正常排尿习惯,避免了佩带集尿袋对患者心理、生理和社会活动的影响。近10年来,国际上许多较大的医学中心都将原位新膀胱术取代回肠通道术作为尿流改道的标准方式。原位新膀胱术的不同形式包括:Hautmann、T Pouch、Studer新膀胱、去带乙状结肠新膀胱等。构建原位新膀胱的原则:①低充盈压,去管化折叠,接近球体状。②容量适中,采用的肠管长度为回肠约40cm,结肠约20cm。③避免输尿管吻合口狭窄,减少反流。其中折叠、去管化使新膀胱尽量接近球形,贮尿囊容量增加,充盈压低,符合生理及几何原理。原位新膀胱术的优势是解剖和功能方面最接近正常膀胱,不需要腹壁造口,保持了良好的个人形象,提高生活质量。目前原位新膀胱术已广泛地应用于临床,术前应对患者的尿道括约肌功能进行评估,总之,这种手术难度大,建议在具有更丰富手术经验的中心完成。

随着科学技术的不断进步和手术经验的不断积累,微创时代根治性膀胱切除术后原位新膀胱在肿瘤学和功能学上都取得了很好的效果,特别是机器人辅助腹腔镜技术应用以来,原位新膀胱的应用比率不断增加,将有可能超过回肠通道术,成为尿流改道的最主要术式,而新膀胱的构建中,目前仍以末段回肠为主,虽然代表着未来发展方向的组织工程膀胱已经走进了人们的视野,但其真正进入临床还将有一段很长的路要走。

关于膀胱癌患者行盆腔淋巴结清扫,现在认为膀胱全切加淋巴结清扫10年存活率可提高30%,盆腔淋巴结清扫的范围可分为标准淋巴结清扫和扩大清扫,标准淋巴结清扫范围起自髂总血管分叉至股管开口,包括髂外动脉旁淋巴结、闭孔、髂内淋巴结、髂总淋巴结及周围结缔组织。扩大淋巴结清扫除上述淋巴结群外,还包括骶前淋巴结、肠系膜下动脉以下的腔静脉前和右侧淋巴结、腹主动脉前和左侧淋巴结、腔静脉与腹主动脉之间的淋巴结。膀胱癌转移主要通过淋巴途径转移,因此清扫淋巴结可以提高患者的无瘤生存率,而且扩大清扫可以减少复发率。许多文献都明确显示盆腔淋巴结清扫范围和预后相关。Herr等提出至少需要清扫9个淋巴结才能准确评估淋巴结情况,清扫超过11个淋巴结能提高生存率,但是,对于膀胱癌是否清扫的淋巴结范围越大预后就越好的结论,目前存在争议。Buscarini等总结了多个中心的研究数据提出,扩大膀胱癌盆腔淋巴结清扫范围并不能够提高患者的无瘤生存率,认为患者肿瘤复发率与盆腔淋巴结密度有关。黄健等提出在目前没有定论的情况下,对于术前影像学提示没有淋巴结转移的膀胱癌患者行标准淋巴结清扫比较合适。因为,目前研究最多并且有大样本病例证实该方案是有效的,而且如果行局限清扫或者不清扫,无疑增加了转移和复发的可能,而如果行扩大清扫,则手术时间延长、费用高、损伤大、并发症多,对此类患者没有必要,扩大清扫可以用于术前影像学已证实有淋巴结转移的患者,这样可以最大可能地减少复发的概率。

【适应证和禁忌证】

1. 适应证　肌层浸润性局限性膀胱癌、BCG 治疗无效的原位癌、反复复发的非肌层浸润性膀胱癌;尿道断端 2cm 内无肿瘤、女性膀胱三角区以下无肿瘤、无前尿道狭窄、无明显肠道病变等。

2. 禁忌证　有严重的心肺疾病不能耐受手术者、预期寿命<10 年者、腹腔有感染者、不可纠正的凝血功能障碍者、膀胱肿瘤侵犯周围脏器或远处转移者。

【术前准备】

1. 术前常规进行血常规、血型、肝肾功能、凝血功能、尿常规、尿培养及泌尿系超声、静脉尿路造影、全腹 CT 检查、膀胱镜检查及膀胱病变病理检查。

2. 术前同患者及家属沟通腹腔镜手术的特点,术中有可能改为开放手术的可能性。

3. 肠道准备:术前 3 天进食流汁、口服肠道抗生素、术前晚及当天清晨清洁灌肠。

4. 术前胃管及留置导尿。

【腹腔镜专用器械】

手术器械包括:10mm Trocar3 个,5mm Trocar2 把,吸引器 1 个,分离钳 1～2 把,双极电凝钳 1 把,超声刀 1 套,Hemolock 钳及夹,持针器 1 把,剪刀 1 把,取出膀胱用标本袋。

【患者体位】

气管插管全身麻醉,患者平卧,大腿固定,臀部垫高约 10cm,头低位约 15°(图 8-2-1)。

【手术步骤】

1. 腹腔镜 Trocar 的置入　采用五点穿刺法;第 1 穿刺点(A)位于脐部,切开法置入腹腔,10mmTrocar,充入 CO_2 气体,放置腹腔镜,在窥视下放置其他 4 个 Trocar,第 2(B)、3(C)穿刺点分别在左右腹直肌旁、脐下 2～3cm 位置,分别置入 10mm 和 5mm Trocar,第 4(D)、5(E)穿刺点分别位于左右髂前上嵴内上方 2～3cm 处,分别置入 5mm 和 10mm Trocar(图 8-2-1)。

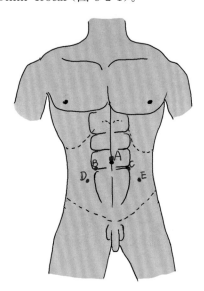

图 8-2-1　Trocar 置入位置

2. 游离输尿管中下段　腹腔镜下探查腹腔,检查有无操作损伤肠管,有无腹腔内肿瘤转移病灶。然后将腹腔镜转至盆腔,将回肠及乙状结肠向上牵拉后可见右侧髂外动脉,在髂内外动脉分叉处分离可找到输尿管(图 8-2-2),沿输尿管行程向下切开腹膜,一直将输尿管游离至膀胱壁处(图 8-2-3),此时,暂不切断输尿管以减少输尿管梗阻时间。左侧输尿管常常被乙状结肠覆盖,需游离乙状结肠外侧才能找到左侧的输尿管,然后用同右侧的方法游离左侧的输尿管至膀胱壁处。通常都是在完成右侧的盆腔淋巴结清扫之后才游离左侧的输尿管,然后再清扫左侧的盆腔淋巴结。

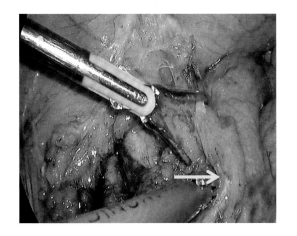

图 8-2-2　寻找输尿管

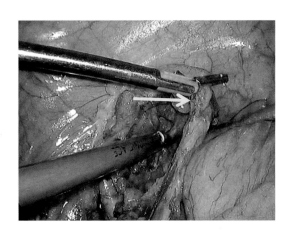

图 8-2-3　游离输尿管膀胱壁段

3. 盆腔淋巴结清扫　沿髂外动脉表面切开腹膜及髂血管鞘,远端至血管近腹壁处,近端至左右髂总动脉分叉位置,用超声刀从远端到近端清除髂外动脉前面及上、外、后方的淋巴组织(图 8-2-4,图 8-2-5),之后在髂外动脉的内下方找到髂外静脉,沿髂外静脉的内下缘小心游离髂外静脉,并找到骨盆内侧壁,用吸引器分离找到闭孔神经及闭孔动静脉,注意保护闭孔神经,切断闭孔动静脉,将髂内外血管分叉处

及闭孔神经周围的淋巴脂肪组织一并清除。继续沿髂总动脉向上游离至左右髂总动脉分叉处,清除右髂总血管周围及分叉下方的淋巴脂肪组织(图 8-2-6)。用同样的方法清扫左侧盆腔淋巴组织。

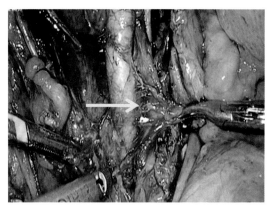

图 8-2-4　清扫淋巴结

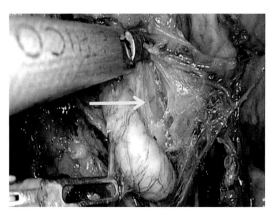

图 8-2-5　清扫髂血管淋巴结

4. 游离输精管、精囊及前列腺后面　将肠管推向头侧,显露直肠膀胱窝,用超声刀切开此处腹膜,使腹膜开口与两侧已切开的腹膜相连(图 8-2-7)。游离输尿管后切断输精管分离精囊,紧贴精囊游离至前列腺基底,将左右输精管及精囊向前牵引,在其下方横行切开 Denonvilliers 筋膜(图 8-2-8),直至分离到直肠尿道肌。

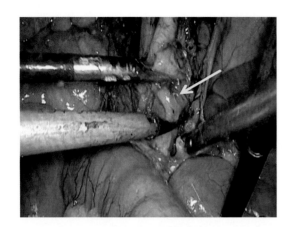

图 8-2-6　清扫淋巴结

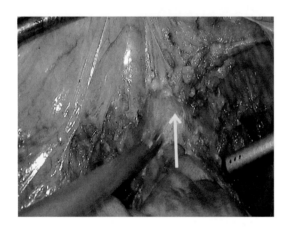

图 8-2-7　切开膀胱直肠窝腹膜

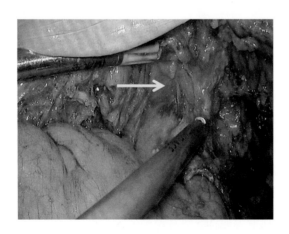

图 8-2-8　切开 Denonvilliers 筋膜

5. 游离膀胱前壁　将腹腔镜视野转向前腹壁,可见脐正中韧带及旁正中韧带,切断脐正中韧带、旁正中韧带及腹膜返折,与两侧已切开的腹膜会合(图 8-2-9),向下分离膀胱前间隙,显露耻骨前列腺韧带盆筋膜返折(图 8-2-10)。

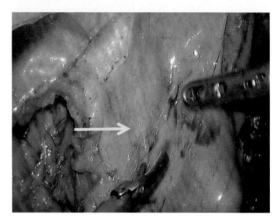

图 8-2-9　分离膀胱前间隙

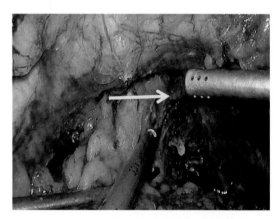

图 8-2-10　切断耻骨前列腺韧带

6. 缝扎阴茎背深静脉复合体　用超声刀切开两侧盆筋膜返折和耻骨前列腺韧带,显露前列腺尖部两侧,由右向左缝扎阴茎背深静脉复合体(图 8-2-11)。

7. 游离、切断膀胱和前列腺侧韧带提起输尿管,用 Hem-o-Lock 夹在膀胱壁处夹闭输尿管远端并切断输尿管,提起膀

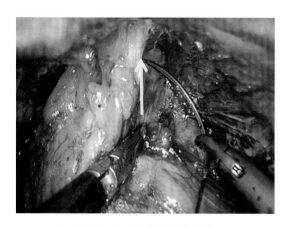

图 8-2-11　缝扎阴茎背深静脉复合体

胱顶部,显露膀胱侧韧带并切断(图 8-2-12),到达前列腺基底部,提起精囊,紧贴前列腺外侧分离切断前列腺侧韧带(图 8-2-13)。

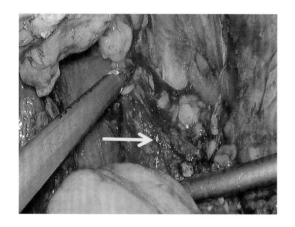

图 8-2-12　切断膀胱侧韧带

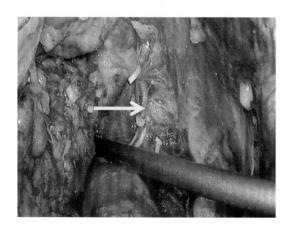

图 8-2-13　切断前列腺侧韧带

8. 离断尿道、切除膀胱前列腺　切断阴茎背深静脉复合体缝扎线的近端,向下分离到前列腺尖部,紧贴前列腺尖部切开尿道前壁,将导尿管拉起,用钳夹紧导尿管,在钳的远端剪断导尿管后向上牵引(图 8-2-14),剪断尿道后壁,将前列腺尖部翻起,显露其后方的尿道直肠肌,紧贴前列腺将其切断(图 8-2-15),将膀胱前列腺完全游离,并对创面止血。

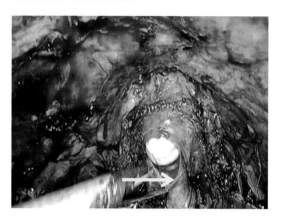

图 8-2-14　切断尿道

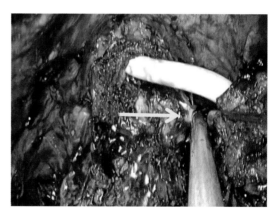

图 8-2-15　切断尿道直肠肌

9. 形成贮尿囊　在下腹部正中线做一 5～6cm 的切口,取出膀胱前列腺及淋巴组织标本,将左右输尿管下段从切口引出,插入 F6 单 J 管(适当固定单 J 管与输尿管),将回肠拉至切口外,在距回盲部约 15cm 的端,切取约 50cm 回肠,在恢复远近肠管的连续性后 M 形折叠做成贮尿囊(图 8-2-16,如完全腹腔镜下操作,则需用吻合器将回肠做成贮尿囊)。

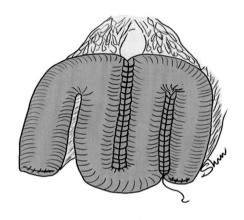

图 8-2-16　形成贮尿囊

10. 输尿管再植　在贮尿囊的后顶部两侧各切一小口,将输尿管断端插入贮尿囊内约 1cm,用缝线固定输尿管外膜与贮尿囊外壁,输尿管支架经贮尿囊引出(图 8-2-17)。

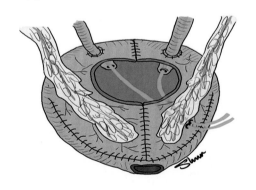

图 8-2-17　贮尿囊与输尿管吻合

11. 贮尿囊与尿道吻合　于贮尿囊底部切开一个约 0.8cm 小口,由尿道外口插入导尿管,并将其拉出切口,放入贮尿囊,将尿道残留端与贮尿囊开口处下方缝一条牵引线,牵拉导尿管将贮尿囊放入腹腔,缝

合腹壁切口,再次气腹,腹腔镜吻合贮尿囊与尿道(6 针缝合)。盆腔放置引流管一根,关闭各 Trocar 切口。

【术后处理】　待肛门排气后进食,注意保持引流管通畅,双侧输尿管支架管约 2 周拔除,导尿管约 4 周拔除。如有尿失禁,可行提肛肌训练。

【并发症防治】

1. 肠道并发症　包括肠瘘、吻合口狭窄、肠梗阻等,如保守治疗不能缓解,则行开放手术。

2. 新膀胱并发症　包括尿瘘、尿失禁、排尿困难、尿潴留等,尿瘘多可自行愈合,尿失禁可行提肛肌训练,如反复尿潴留,不能排尿,经尿道扩张后仍不能排尿者,则行自行导尿。

3. 输尿管并发症　输尿管与新膀胱吻合口可能发生梗阻、尿瘘及反流等,输尿管支架与新膀胱之间一定固定好,以免支架脱落发生尿瘘及梗阻,如经导尿处理后仍不能改善新膀胱输尿管反流,则应再次行输尿管新膀胱抗反流吻合。

二、腹腔镜膀胱全切除术——回肠膀胱术

【概述】

取一段距回盲部约 15cm 的游离回肠后,恢复回肠的连续性,关闭游离回肠近侧端,将输尿管移植于回肠上,吻合方法可采用直接吻合或抗反流吻合法,回肠远端行腹壁造口,该术式最初于 1935 年由 Seiffert 提出应用,以后 Bricker 等多次对这一术式加以改进,因此,将这一术式称为 Bricker 手术。该术式有以下优点:①手术操作简单;②尿粪分流,减少了逆行感染及电解质紊乱;③造瘘口宽大,虽无括约肌作用,但减少了回肠管腔内的压力,减少了输

尿管尿液反流的机会;④肠管腔内排空迅速,"回肠膀胱"经常处于空虚状态,因此降低了细菌繁殖的机会。该术式的缺点:①回肠腹壁造口需一收集尿液装置,患者处理不便,不易为患者接受;②术后可能出现肠梗阻、肠瘘、尿瘘、腹膜炎及皮炎;③晚期并发症包括:肾盂肾炎、上尿路结石等。随着手术技术的进步及收集尿液装置的改善,目前来看该术式是一种安全、有效且患者尚可接受的治疗方法。回肠通道术适用于绝大多数的尿流改道患者,是我国目前应用的最主要的尿流改道方式,是一种操作简单、疗效确切、术中及术后早期并发症发生率低的术式,也是一种经典的不可控尿流改道术式。

【适应证和禁忌证】

类同本章第二节腹腔镜膀胱癌根治术,一、腹腔镜膀胱全切——原位膀胱术的适应证和禁忌证。

【术前准备】

类同本章第二节腹腔镜膀胱癌根治术,一、腹腔镜膀胱全切——原位膀胱术的术前准备。

【腹腔镜专用器械】

类同本章第二节腹腔镜膀胱癌根治术,一、腹腔镜膀胱全切——原位膀胱术,同时准备一套开放手术器械。

【患者体位】

类同本章第二节腹腔镜膀胱癌根治术,一、腹腔镜膀胱全切——原位膀胱术。

【手术步骤】

腹腔镜下游离输尿管、盆腔淋巴结清扫及膀胱前列腺切除部分类同腹腔镜膀胱全切——原位膀胱术,这里仅介绍回肠膀胱术部分手术步骤。

1. 适当延长脐下切口:将左侧游离的输尿管经腹膜后置入右侧与右侧输尿管一起,留作与游离回肠吻合用,双侧输尿管内留置支架并与输尿管缝合固定。

2. 切取回肠:于回肠末段离回盲部约15cm处切取长15~20cm的游离肠襻后恢复回肠的连续性,同时修补肠系膜空隙。分离肠系膜,保存其血供,用碘伏冲洗肠腔,缝合封闭游离肠管近段。

3. 两侧输尿管远段与游离肠管吻合:在游离回肠襻的近端系膜对侧做两个小切口,分别与两侧输尿管吻合,输尿管支架经游离肠管远端口拉出。

4. 右下腹麦氏点腹壁切口:于右下腹麦氏点腹壁处做一圆形切口,直径约3.0cm,并圆形切除腹外斜肌腱膜,进入腹腔,将腹外斜肌腱膜与腹膜相对创缘间间断缝合,形成足够宽阔的孔状通道,此通道不宜太大,以免引起腹壁疝,将回肠膀胱的远端自此通道拉出,将回肠膀胱远端拉出腹壁约5cm突出于腹壁之外,固定回肠膀胱与腹膜,保持系膜无张力,并将多孔引流管插入回肠膀胱内。

5. 将突出于腹壁的回肠膀胱肠管外翻与腹壁吻合,形成长约2cm的乳头。

6. 关闭腹壁切口。

【术后处理】

待肛门排气后进食,注意保持引流管通畅,双侧输尿管支架管约2周拔除。

【并发症防治】

1. 肠道并发症 包括有肠瘘、吻合口狭窄、肠梗阻等,如保守治疗不能缓解,则行开放手术。

2. 输尿管并发症 输尿管与回肠膀胱可能发生梗阻、尿瘘及反流等,输尿管支架与回肠膀胱之间一定固定好,以免支架脱落发生尿瘘及梗阻。

(夏维木)

参 考 文 献

[1] 黄健,董文. 微创时代根治性膀胱切除术后尿流改道的选择. 中华泌尿外科杂志,2018,39:489-492.

[2] 黄健,黄海. 腹腔镜根治性膀胱切除及尿流改道术热点问题. 中华腔镜泌尿外科杂志(电子版),2008,2(2):96-101.

[3] 蔡方震,马潞林. 根治性全膀胱切除术的治疗进展. 临床泌尿外科杂志,2015,30(8):758-762.

[4] 梅骅,陈凌武,高新. 泌尿外科手术学. 3 版. 北京:人民卫生出版社,2008:954-962.

[5] Herr HW,Bochner BH,Dalbagni G. et al. Impact of the number of lymph nodes retrieved on outcome in patients with muscle invasive bladder cancer. J Urol,2002,167(3):1295-1298.

[6] Buscarini M,Josephson DY,Stein JP. Lymphadenectomy in bladder cancer:a review. Urol Int,2007,79(3):191-199.

[7] Perlin DV,Aleksandrov IV,Zipunnikov VP,et al. Laparoscopic radical cystectomy:innovations and classics. Urologiia,2017:26-30.

[8] Laparoscopic Radical Cystectomy Versus Extraperitoneal Radical Cystectomy:Is the Extraperitoneal Technique Rewarding? Clinical Genitourinary Cancer,2015,13(4):e271-e277.

[9] Hermans TJ,Fossion LM,Verhoeven R,et al. Laparoscopic Radical Cystectomy in the Elderly-Results of a Single Center LRC only Series. International Brazilian Journal of Urology Official Journal of the Brazilian Society of Urology,2016,42(6):1099-1108.

[10] Hermans TJN,Fossion LMCL. What About Conventional Laparoscopic Radical Cystectomy? Cost-Analysis of Open Versus Laparoscopic Radical Cystectomy. Journal of Endourology,2014,28(4):410-415.

[11] Baseskioğlu B,Ure I. What is the best urinary diversion after laparoscopic radical cystectomy? Central European Journal of Urology,2014,67(1):16-18.

[12] Aboumarzouk OM,Drewa T,Olejniczak P,et al. Laparoscopic radical cystectomy:neobladder or ileal conduit,debate still goes on. Central European Journal of Urology,2014,67(1):9-15.

[13] Lang F,Jian S,Menghua W,et al. Extraperitoneal versus transperitoneal laparoscopic radical cystectomy for selected elderly bladder cancer patients:a single center experience. International braz j urol,2016,42(4):655-662.

[14] Albisinni S,Fossion L,Oderda M,et al. Critical analysis of early recurrences after laparoscopic radical cystectomy in a large cohort by the ESUT. Journal of Urology,2016,195(6):1710-1717.

[15] Aboumarzouk OM,Hughes O,Narahari K,et al. Safety and Feasibility of Laparoscopic Radical Cystectomy for the Treatment of Bladder Cancer. Journal of Endourology,2013,27(9):1083-1095.

[16] Fontana PP,Gregorio SAY,Juan Gómez Rivas,et al. Perioperative and survival outcomes of laparoscopic radical cystectomy for bladder cancer in patients over 70 years. Central European Journal of Urology,2015,68(1):24-29.

[17] Ito K,Uemura T,Kamido S,et al. Laparoscopic radical cystectomy in the elderly patients. Hinyokika Kiyo Acta Urologica Japonica,2015,61(12):479.

[18] Wang D,Li L,Liu J,et al. Long-term urodynamic evaluation of laparoscopic radical cystectomy with orthotopic ileal neobladder for bladder cancer. Oncology Letters,2014,8(3):1031-1034.

[19] Hermans TJN,Fossion LMCL. Oncologic Outcome after Laparoscopic Radical Cystectomy without Neoadjuvant or Adjuvant Therapy

with a Median Follow-Up of 32 Months. Urologia Internationalis, 2014, 92(1):55-63.

[20] Hemal AK, Kumar R, Seth A, et al. Complications of laparoscopic radical cystectomy during the initial experience. International journal of urology: official journal of the Japanese Urological Association, 2004, 11(7):483-488.

[21] Albisinni S, Rassweiler J, Abbou CC, et al. Long-term analysis of oncological outcomes after laparoscopic radical cystectomy in Europe: results from a multicentre study by the European Association of Urology (EAU) section of Uro-technology. BJU International, 2015, 115 (6):937-945.

[22] Tong S, Yang Z, Zu X, et al. Anterior versus posterior approach laparoscopic radical cystectomy: A retrospective analysis. World Journal of Surgical Oncology, 2019, 17(9):1547-1554.

[23] Kim TN, Chung MK, Nam JK, et al. Effectiveness of hyaluronic acid/carboxymethylcellulose in preventing adhesive bowel obstruction after laparoscopic radical cystectomy. Asian Journal of Surgery, 2019, 42(1):394-400.

[24] Ghazi A, Zimmermann R, Al-Bodour A, et al. Optimizing the Approach for Lymph Node Dissection during Laparoscopic Radical Cystectomy. European Urology, 2010, 57 (1): 71-78.

[25] Haber GP, Gill IS. Laparoscopic radical cystectomy for cancer: oncological outcomes at up to 5-years. BJU international, 2007, 100 (1): 137-142.

[26] Wang MS, He QB, Yang FY, et al. A Retrospective Study Comparing Surgical and Early Oncological Outcomes between Intracorporeal and Extracorporeal Ileal Conduit after Laparoscopic Radical Cystectomy from a Single Center. Chinese Medical Journal, 2018, 131 (7): 784-789.

[27] Guillotreau J, X Gamé, Mouzin M, et al. Laparoscopic radical cystectomy in elderly patients with bladder cancer: feasibility and evaluation of morbidity. Progrès En Urologie Journal De Lassociation Française Durologie Et De La Société Francçaise Durologie, 2010, 20 (3): 204-209.

[28] Makiyama K, Nakaigawa N, Murakami T, et al. [Perioperative outcome of laparoscopic radical cystectomy: comparison to open radical cystectomy. Nippon Hinyōkika Gakkai zasshi. The japanese journal of urology, 2010, 101(6): 721-725.

[29] Carlos Núnez-Mora, José M. García Mediero, Cabrera-Castillo P M, et al. Feasibility of Lymphadenectomy in Laparoscopic Radical Cystectomy. Urology, 2010, 76(3):759-763.

[30] Moudouni SM, Latabi A, Mouaad A, et al. Evaluation of the learning curve of laparoscopic radical cystectomy for cancer: Morbidity and oncological results. Prog Urol, 2019, 29(1):50-62.

[31] Gou X, Wang M, He WY, et al. Laparoscopic radical cystectomy for bladder cancer with prostatic and neurovascular sparing: initial experience. International Urology and Nephrology, 2012, 44(3):787-792.

[32] Castillo OA, Vitagliano G, Vidal-Mora I. Laparoscopic radical cystectomy. The new gold standard for bladder carcinoma?. Archivos Espaoles De Urología, 2009, 62(9):737-744.

第9章

腹腔镜输尿管手术

第一节 腹腔镜肾盂、输尿管切开取石术

【概述】

传统的输尿管切开取石手术疗效可靠,但手术创伤比较大,患者康复慢,住院时间长。腹腔镜输尿管切开取石术不切断肌肉,不损伤较大的血管神经,手术在窥视下进行,腹腔镜可放大手术视野,手术损伤小,出血少,恢复快,痛苦小,作为治疗肾盂输尿管结石的微创手术方法容易被患者接受。腹腔镜肾盂输尿管切开取石术分为经腹腔途径和经腹膜后途径。经腹腔途径手术操作空间大,解剖标志清楚,但存在对腹腔脏器的干扰,术后易并发肠粘连等,以及尿液渗入腹腔致尿性腹膜炎的可能,并发症相对较多;经后腹腔途径手术简单直接,损伤小,对腹腔脏器干扰小,手术空间虽然狭小,但只要积累一定的手术经验,完全能满足手术暴露和操作要求,避免了经腹腔途径的并发症,充分体现了腹腔镜手术的微创优势。

早在 1979 年 Wickman 就报道了第一例经后腹膜途径的腹腔镜输尿管取石术,但因手术腔隙小,操作困难,当时未能得到推广和应用。1992 年 Gua 首创水囊法扩张后腹膜腔隙,使后腹腔镜在国外得到逐步开展。陈建国等于 1996 年率先在国内

开展了此项技术。随着腹腔镜操作器械的不断更新和后腹腔制作技术的成熟,近十余年来腹腔镜输尿管切开术取石在国内才得到逐步开展。

目前,采用 ESWL、输尿管镜碎石取石术(URL)、经皮肾镜碎石术(PCN)治疗肾盂或输尿管结石可使 95％ 以上患者免于开放手术。ESWL 是治疗肾盂输尿管结石尤其是上段结石的首选方法,但对病程长、结石大或较硬、嵌顿时间较长或周围纤维或肉芽增生明显、并发结石周围肾盂输尿管病变者疗效不确切。输尿管镜碎石取石术在治疗输尿管中下段结石中有很高的成功率,在输尿管上段结石中,如联合应用 Ntrap 网篮,同样可以取得很好的治疗效果,但 URL 中存在结石移位、输尿管走行纡曲或狭窄、视野不清导致输尿管穿孔、撕脱等并发症,而影响手术的成功率。经皮肾镜碎石术发生大出血的概率比较高,对于功能性或解剖性孤立肾患者,则存在较大风险。由于各种原因不适合行 ESWI、URL、PCN 者或经上述微创手术治疗失败者,后腹腔镜肾盂或肾盂输尿管取石术较传统的开放手术体现出较大的优越性。

【适应证和禁忌证】

Gaur 等和 Skrepetis 等认为后腹腔镜输尿管切开取石术主要适应于各种原因不宜行 ESWL 或 URL 治疗失败而需要手术取石的肾外型肾盂结石和输尿管结石。在临床遇见部分患者要求手术完整取出结石而拒绝 ESWL 和 URL 治疗者,也可以选择后腹腔镜肾盂输尿管切开取石术。

1. 适应证

(1)肾盂输尿管结石直径>1.5 cm,经 ESWL 或输尿管镜取石失败者或结石较大,需行多次 ESWL 或输尿管镜治疗失败者;腔内碎石或治疗失败的肾外型肾盂结石、嵌顿时间较长的漏斗部单个结石。

(2)结石嵌顿致输尿管严重梗阻,输尿管黏膜水肿,结石周围息肉包裹或有上尿路感染等情况,ECT 或其他检查显示结石侧肾脏仍有功能者。

(3)输尿管严重纤曲,不宜做 URL 者。

(4)先告知患者治疗方法后而自愿选择此技术者。

2. 禁忌证

(1)严重心肺肝肾功能异常,难以耐受手术者。

(2)出凝血功能障碍者。

【术前准备】

术前摄片定位并做好标记。

【腹腔镜专用器械】

1. 腹腔镜冷刀(图 9-1-1)

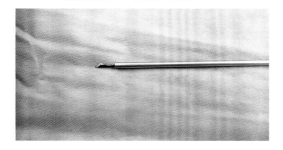

图 9-1-1　腹腔镜冷刀

2. 腹腔镜阑尾钳(图 9-1-2)

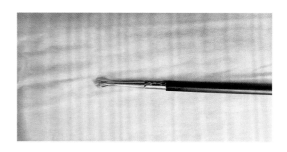

图 9-1-2　腹腔镜阑尾钳

【患者体位】

健侧卧位。

【手术步骤】

1. 建立腹膜外间隙　于腋中线髂嵴上 2 cm 处切开皮肤约 2cm,钝性分离肌肉和腰背筋膜,进入腹膜后间隙,用手指将腹膜推向前内侧。置入气囊(自制手指套),注入生理盐水或空气 500~600ml,以扩大腹膜后间隙,5~10 分钟后放出注水/空气,置入 10mm 的 Trocar。连接 CO_2 气腹机,压力 12~15mmHg,流量 4~5 L/min。

2. 置入 Trocar　在显示器监视下分别于第 12 肋下腋前线、腋后线交点置入 5mm 或 10 mm 的 Trocar,置入相应的操作器械。

3. 寻找输尿管结石　打开肾周筋膜(图 9-1-3),于腰大肌表面寻及输尿管及结石(图 9-1-4)。

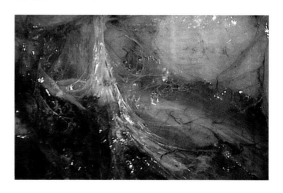

图 9-1-3　打开肾周筋膜

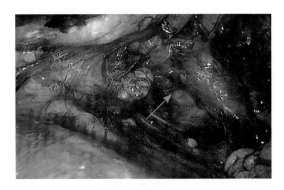

图 9-1-4　找到输尿管及结石

4. 阻断、切开、取出结石　游离结石段输尿管约 3cm。用腹腔镜阑尾钳阻断结石近端(图 9-1-5),以防结石上移。于结石正上方输尿管扩张处,用腹腔镜冷刀纵行切开输尿管(图 9-1-6),切开长度与结石大小相关,原则上超过结石直径。取出结石(图 9-1-7)。

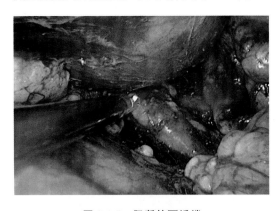

图 9-1-5　阻断结石近端

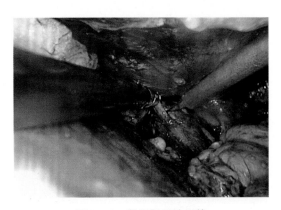

图 9-1-6　纵行切开输尿管

5. 留置双 J 管(图 9-1-8)　目前国内外报道的双 J 管置入方法较多,主要有:用两段 F4 输尿管导管分别插入双 J 管的导管法、自带推管的推管导丝法、气腹针置管法、导尿管内芯法、导丝先插入膀胱的导丝引导插入法、术前或术中先经膀胱镜置入双 J 管的预置法。目前大多数医生是采用自带椎管的推管导丝法:将导丝软头从输尿管切口向下插入输尿管直至导丝进入膀胱,经导丝引导置入双 J 管于输尿管,接近双 J 管尾端时,拔出导丝,将双 J 管尾端置入输尿管,并向上推移双 J 管,直至双 J 管进入肾盂。

6. 缝合输尿管切口　4-0 或 5-0 可吸收线间断缝合输尿管切口(图 9-1-9,图 9-1-10)。

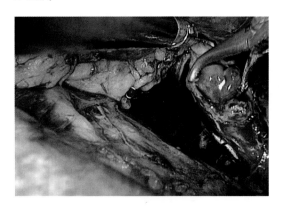

图 9-1-7　取出结石

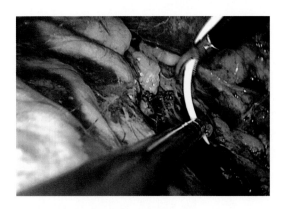

图 9-1-8　置入双 J 管

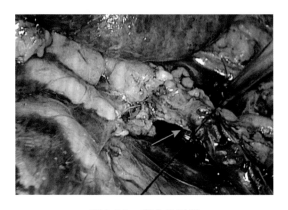

图 9-1-9　缝合输尿管

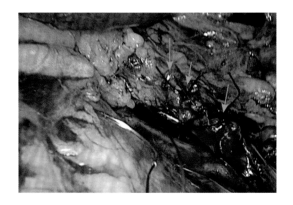

图 9-1-10　缝合输尿管

7. 留置引流管,关闭手术切口

【术后处理】

术后第 2 天下床活动并开放饮食。如引流管内引流液少可于术后 4～5 天拔除导尿管,如无漏尿可于术后 5～7 天拔出引流管后出院。术后 1 个月膀胱镜下拔出双 J 管。

【并发症防治】

1. 近期并发症　主要为尿漏。如术后即刻发生尿漏,则要考虑双 J 管是否放置到位,可行腹部摄片,如发现双 J 管放置不理想,则可在输尿管镜下重新放置双 J 管。如术后数日后出现尿漏,则需检查导尿管是否通畅并设法保持其通畅。如拔出导尿管后出现尿漏,则需重新留置导尿管。

2. 远期并发症　主要为输尿管狭窄。输尿管切开时,尽量使用冷刀或剪刀,避免使用电钩等热切开。切开部位应选择在结石上方的扩张段。

(黄　欣　孙福康)

第二节　腹腔镜肾盂整形

【概述】

肾盂输尿管交界处狭窄(ureteropelvic junction obstruction,UPJO)是泌尿系统最常见的先天畸形之一,也是导致肾积水的最常见的原因之一。其病理变化主要是壁层肌肉螺旋结构的改变,蠕动波通过受阻。UPJO 一般是由以下原因造成:①肾盂输尿管连接处外在的压迫,如纤维束带、迷走血管等;②肾盂输尿管连接处管腔内的膜性粘连、瓣膜或狭窄;③肾盂输尿管的高位连接;④肾盂输尿管连接处节段性无动力性功能失调等。

对于 UPJO 的治疗,离断式肾盂输尿管连接部成形术(Anderson Hynes 术)是治疗的金标准,此术式可以切除肉眼所见的 UPJO 的病变部位,重建肾盂输尿管连接部,而且可以同时切除多余的肾盂壁,解决了神经性传导不良的可能,治疗成功率在 90% 以上。

UPJO 的微创治疗包括内镜下狭窄段切开和腹腔镜肾盂成形术两大类。内镜下切开治疗可以顺行(经皮肾镜)或逆行(经尿道输尿管镜)路径完成,但内镜手术成功率比开放肾盂成形术低 10%～

30%,尤其对巨大肾积水、肾功能受损或有外压血管病例的治疗效果更差。内镜手术出血的风险也更高,有 3%～11% 的输血率。

自 1993 年 Schuessler 等首次报道通过腹腔镜行肾盂输尿管成形术以来,腹腔镜下肾盂输尿管成形术已经成为 UPJO 治疗的有效手段之一。腹腔镜手术可遵循各项肾盂离断成形的原则,并适合所有类型 UPJO。与传统的开放手术相比,腹腔镜手术可以获得相似的或更高的成功率,并且有出血量少、精细解剖、住院及恢复时间短、切口美观方面优势。

腹腔镜可以采用经腹腔或经后腹腔两种入路。经腹途径最大优点是解剖标记清晰、操作空间大,但对腹内脏器干扰大是该途径的主要缺点。相比而言,后腹腔入路具有可直接分离到肾盂输尿管连接部、没有肠管干扰、损伤腹腔内脏器风险小、术后不会形成腹腔器官粘连、不受既往腹部手术史影响、可避免感染尿液播散到腹腔、泌尿外科医生对其解剖结构更熟悉等优点;但这一途径也存在手术空间小,肾盂输尿管裁剪、支架管放置、缝合等精细操作比较困难,手术时间长,学习曲线更长等缺点。

【适应证和禁忌证】

1. 适应证

(1)狭窄段 2cm 或 UPJ 完全闭锁的 UPJO。

(2)迷走血管压迫所致的 UPJO。

(3)严重积水。

(4)高位输尿管 UPJO。

(5)伴有肾盂结石的 UPJO。

2. 禁忌证

(1)严重心肺肝肾功能异常难以耐受手术者。

(2)出凝血功能障碍者。

【术前准备】

类同第 9 章腹腔镜输尿管手术第一节腹腔镜肾盂、输尿管切开取石术术前准备。

【腹腔镜专用器械】

详细见第 6 章腹腔镜及辅助设备。

【患者体位】

健侧卧位。

【手术步骤】

1. 建立腹膜外间隙 于腋中线髂嵴上 2cm 处切开皮肤约 2cm,钝性分离肌肉和腰背筋膜,进入腹膜后间隙,用手指将腹膜推向前内侧。置入气囊(自制手指套),注入生理盐水或空气 500～600ml,以扩大腹膜后间隙,5～10 分钟后放出注水/空气,置入 10mm 的 Trocar。连接 CO_2 气腹机,压力 12～15mmHg,流量 4～5L/min。

2. 置入 Trocar 在显示器监视下分别于第 12 肋下腋前线、腋后线交点置入 5mm 或 10mm 的 Trocar,置入相应的操作器械。

3. 显露肾盂和输尿管上段 纵行剪开肾周筋膜。显露肾下极,分离肾下极内侧(图 9-2-1)。显露肾盂及输尿管上段约 5cm,确认狭窄部位,完全游离输尿管上段和扩张的肾盂(图 9-2-2)。

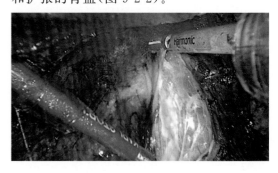

图 9-2-1　打开肾周筋膜

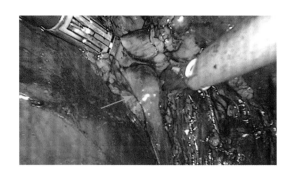

图 9-2-2　游离肾盂及输尿管

4. 裁剪肾盂、去除狭窄段　根据扩张肾盂的特点，弧形裁剪多余的肾盂，使肾盂口呈漏斗状，在狭窄段远端 0.5～1.0cm 处离断输尿管，去除狭窄段输尿管（图 9-2-3）。

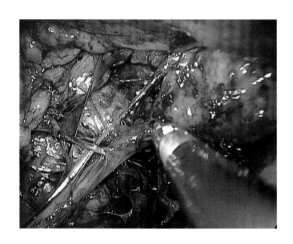

图 9-2-3　离断输尿管

5. 缝合及置管　在留下输尿管壁近端外侧纵行剪开 1～2 cm，使其呈"V"形，以扩大吻合口（图 9-2-4），肾盂裁剪呈倒"V"形。把置好导丝的双 J 管置入吻合口，向下插入输尿管直到膀胱（图 9-2-5）。将输尿管近端与肾盂用 4-0 可吸收线全层缝合，注意边缘对齐（图 9-2-6）。先吻合后壁，抽去导丝后将双 J 管

上端送入肾盂，再吻合肾盂、输尿管前后壁（图 9-2-7）。

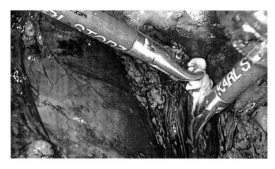

图 9-2-4　纵行剪开输尿管

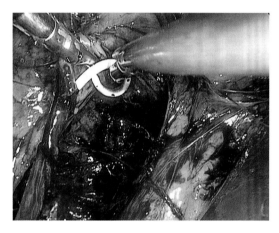

图 9-2-5　置入双 J 管

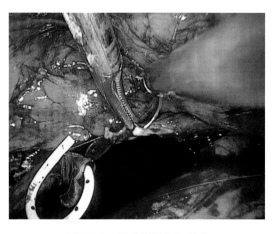

图 9-2-6　缝合肾盂与输尿管

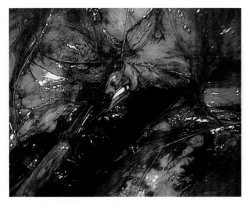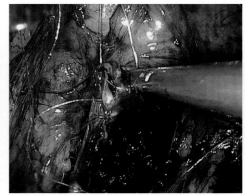

图 9-2-7

A. 缝合肾盂输尿管后壁；B. 缝合肾盂输尿管前壁

【术后处理】

术后 1～2 天 X 线片检查双 J 管位置是否正常，3～5 天无明显引流液后拔除腹膜后引流管，6～7 天拔除导尿管。双 J 管留置 1～2 个月后经膀胱镜取出。

【并发症防治】

1. 近期并发症　主要为尿漏。如术后即刻发生尿漏，则要考虑双 J 管是否放置到位，可行腹部摄片，如发现双 J 管放置不理想，则可在输尿管镜下重新放置双 J 管。如术后数日后出现尿漏，则需检查导尿管是否通畅并设法保持其通畅。如拔出导尿管后出现尿漏，则需重新留置导尿管。

腹部摄片检查显示双 J 管正常，应考虑尿漏与吻合口缝合有关，可延长腹膜后引流管留置时间。

2. 远期并发症　主要为吻合口狭窄。输尿管上段无需游离过多，以达到无张力吻合即可。如果输尿管游离过多，容易影响吻合口血供，引起吻合口狭窄。肾盂裁剪要适度。裁剪范围过大容易导致吻合口张力大，术后发生再次狭窄。

手术应保证在无张力和不扭转的条件下做肾盂输尿管吻合，来避免吻合口狭窄。

（黄　欣　孙福康）

第三节　腹腔镜输尿管膀胱吻合术

【概述】

输尿管膀胱吻合术在泌尿外科中的应用范围较广，适用范围包括：输尿管下段先天性、炎症性或结核性狭窄；输尿管下段损伤及损伤后输尿管狭窄；输尿管阴道瘘；输尿管口异位；输尿管下段囊肿；膀胱输尿管反流；膀胱肿瘤或者膀胱憩室手术时必须切除输尿管开口周围的膀胱组织者。

输尿管膀胱吻合术是治疗输尿管末端狭窄的有效治疗方法，手术方式逐渐由传统的开放手术发展成腹腔镜微创手术，后者具有创伤小、恢复快、疗效好的优点。腹腔镜膀胱黏膜下隧道法输尿管膀胱再植术（Lich-Gregoir 法）应用最为广泛，已成为新的金标准。

膀胱黏膜下隧道法输尿管膀胱再植

术,由 Lich 和 Gregoir 等学者首先提出,具有操作简单、安全、有效及并发症少等优点,受到广大泌尿外科医生的推崇。随着腹腔镜技术不断创新和经验的积累,腹腔镜下能更精细地完成上述吻合过程,使输尿管确切可靠地包埋在膀胱肌层黏膜下隧道,起到通畅引流又抗逆流的作用。

【适应证和禁忌证】

1. 适应证　各类输尿管出口梗阻性、反流性疾病,如先天性输尿管膀胱连接处狭窄、重复肾输尿管异位开口、巨输尿管症等。

2. 禁忌证

(1)未控制的泌尿系统感染。

(2)膀胱功能紊乱,如神经源性膀胱。

(3)严重的前列腺增生或者尿道狭窄未治疗者。

(4)病变侧肾功能严重受损,且处理后肾功能无法恢复者。

(5)狭窄段长度>5cm。

【术前准备】

1. 术前应完善相关检查,如泌尿系统超声、静脉肾盂造影(KUB＋IVP)或者 CTU 增强、尿流动力学检查、膀胱尿道镜检等,明确病因为原发性或继发性,如系继发性病变应先治疗原发病。

2. 术前常规行尿常规及中段尿细菌培养＋药物敏感试验,若有泌尿道感染,应选择敏感抗生素先控制感染。

3. 术前抽血查肾功能以及双侧 GFR,评估总肾和分肾功能。如肾功能严重受损,可先留置导尿管持续引流,待肾功能好转后再考虑输尿管膀胱吻合手术。

【腹腔镜专用器械】

除了常规腹腔镜操作器械外,还需要腹腔镜专用阑尾钳(Babcock 钳)等。

【患者体位】

患者平卧位,臀部用软垫垫高,手术床整体向头部倾斜 15°。腹腔镜显示器置于患者脚侧,主刀医生站于患者左侧,面向脚侧显示屏;助手站于患者右侧。

【手术步骤】

1. 腹腔镜操作空间的建立　脐孔下做一 1.5cm 小切口,直视下进入腹腔,置入 10mm 的 Trocar,建立气腹。直视下于左右腹直肌旁、脐下 5cm 处和麦氏点(或者反麦氏点)分别置入 10mm、10mm 和 5mm 的 Trocar。

2. 寻找、游离输尿管　沿患侧髂血管上方剪开后腹膜,在输尿管与髂血管交界处寻找输尿管,沿输尿管向膀胱方向游离,直至输尿管膀胱入口。游离过程中注意输尿管血供的保护。

3. 输尿管剪裁　靠近膀胱壁处用 Hem-O-lock 夹闭并离断输尿管,将近端输尿管断端修剪成 45°斜面,保证吻合口口径足够大,尿液能够无阻力流出。

4. 显露膀胱吻合面　在患侧输尿管膀胱入口上方 1.5cm 处纵行剪开膀胱壁约 0.5 cm,作为输尿管新入口,吸尽膀胱内尿液。

5. 输尿管与膀胱再植　缝线使用 3-0 可吸收线,第一针将输尿管最低点与膀胱新入口最低部分缝合(图 9-3-1)。接着由低到高,间断缝合输尿管与膀胱 4～6 针,在最后 2 针缝合之前,通过导丝将 6F 双 J 管置入输尿管,保证另一端置入膀胱(图 9-3-2,图 9-3-3)。剩余吻合口采用间断缝合,保证吻合口严密又不狭窄(图 9-3-4,图 9-3-5)。吻合口再用膀胱浆肌层包埋数针,形成抗逆流的隧道(图 9-3-6)。吻合过程中保证输尿管无张力、无扭结或成角。最后再间断缝合后腹膜,使输尿管归位于后腹膜间隙。吻合口附近放置引流管。

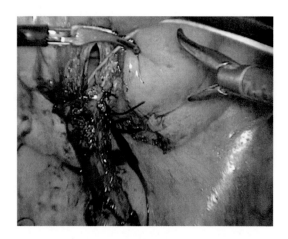

图 9-3-1 输尿管膀胱吻合（内有导丝）

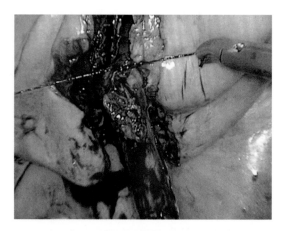

图 9-3-4 输尿管膀胱由低到高间断吻合

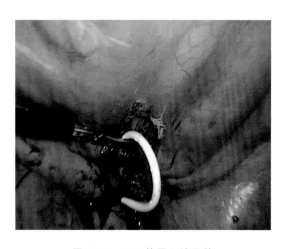

图 9-3-2 双 J 管置入输尿管

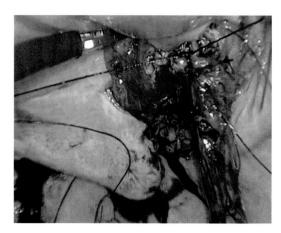

图 9-3-5 输尿管膀胱完全吻合

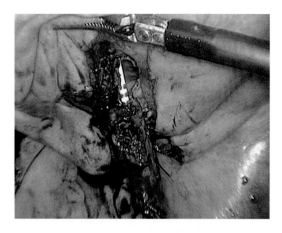

图 9-3-3 双 J 管置入膀胱

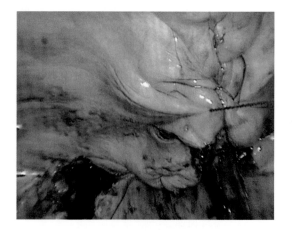

图 9-3-6 膀胱隧道抗逆流缝合

【术后处理】

1. 根据术前中段尿细菌培养的药敏试验结果,选择敏感的抗生素预防感染。

2. 保持导尿管引流通畅,必要时可予以生理盐水持续冲洗防止血凝块堵塞导尿管。

3. 术后 1~2 周拔除导尿管,术后 1~2 个月膀胱镜下拔除输尿管内双 J 管。

【并发症防治】

1. 尿漏 常发生于吻合不严密的病例,没有按照无张力的要求吻合。若发生尿漏,在明确输尿管内双 J 管位置正确的前提下,保证吻合口周围的引流管引流通畅,并保持导尿管通畅,以减轻膀胱内压力。

2. 尿瘘 尿漏经久不愈形成窦道,多由于吻合端的输尿管缺血坏死所致,因此术中务必保证输尿管血供的保留。

3. 感染 感染包括肾盂肾炎和切口感染,前者常由于尿液反流至肾盂所致;后者常由于长时间的尿液外渗所致。在保证充分内、外引流的前提下,使用敏感抗生素,积极更换敷料。

4. 血尿 血尿多由于膀胱黏膜或肌层渗血导致,术后充分的补液量保证足够的尿液冲涮,血尿多能自行消失。若是出现活动性出血,必须急诊行止血术,结扎出血点。

5. 膀胱刺激症状 术后炎症、导尿管或双 J 管的刺激都可能引起尿频、尿急等膀胱刺激症状。可适当应用镇痛药(如吲哚美辛栓)、抗胆碱能制剂(如托特罗定)可缓解症状。

6. 术后输尿管狭窄 可能与输尿管过度分离导致缺血、膀胱周围瘢痕组织形成、输尿管过度扭曲等因素有关,严重梗阻者需内镜下输尿管口切开、水囊扩张,或者再次手术重新吻合。

7. 膀胱输尿管反流 由于新输尿管位置不合适或者黏膜下隧道长度不够所引起,轻度反流多在 1 年内消失,可予以观察等待;严重持续性反流者,需再次手术治疗。

(赵菊平 孙福康)

参 考 文 献

[1] 张大宏,陈岳兵,丁国庆,等.腹腔镜输尿管膀胱再植术(附 17 例报告).中华泌尿外科杂志,2004,25(11):760-762.

[2] 徐丹枫,陈明,高轶,等.腹腔镜输尿管膀胱再植术.临床泌尿外科杂志,2007,22(8):582-583.

[3] 陈建国,陆曙炎,张焕兴,等.腹腔镜经腹膜后途径肾盂输尿管切开取石术(附 12 例报告).中华泌尿外科杂志,1996,17(11):660-662.

[4] 雄兵,庄乾元,叶章群,等.钬激光腔内治疗输尿管肾盂连接处狭窄.中国内镜杂志,2005,11(12):1255-1256.

[5] Gill IS,Ponsky LE,Desai M,et al. Laparoscopic cross-trigonal Cohen ureteroneocystostomy: novel technique. J Urol, 2001, 166 (5): 1811-1814.

[6] McDougall EM,Urban DA,Kerbl K,et al. Laparoscopic repair of vesicoureteral reflux utilizing the Lich-Gregoir technique in the pig model. J Urol,1995,153(2):497-500.

[7] Schwentner C,Oswald J,Lunacek A,et al. Lich-Gregoir reimplantation causes less discomfort than Politano-Leadbetter technique: Results of a prospective, randomized, pain scale-oriented study in a pediatric population. Eur Urol,2006,49(2):388-395.

[8] Sakamoto W,Nakatani T,Sakakura T,et al. Extraperitoneal laparoscopic Lich-Gregoir an-

tireflux plasty for primary vesicoureteral reflux. Int J Urol,2003,10(2):94-97,98.

[9] Gole A,Hemal AK. Upper and mid-ureteric stones: a prospective unrandomized comparison of ret roperitoneoscopic and open ureterolithotomy. BJU Int,2001,88(7):679-682.

[10] Fan T,Xian P,Yang L,et al. Experience and learning curve of retroperteonal laparoscopic ureterolithotomy for upper ureteral calculi. J Endoruol,2009,23(11):1867-1870.

[11] Demirci D,Gulmez I,Ekmedicioglu M,et al. Retroperitonesocopic ureterolithotomy for the treatment of ureteral calculi. Urol Int,2004,73 (3):234-237.

[12] Marguet CG,Springhart WP,Auge BK,et al. Advances in the surgical management of nephrolithiasis. Minerva Urol Nefrol,2004,56(1): 33-48.

[13] Gaur DD,Trivedi S,Prabhudesai MR,et al. Retroperitoneal laparocopic pyelolithotomy for staghorn stone. Laparoendose Adv Surg Tech A,2002,12(4):299-303.

[14] Gaur DD,Trivedi S,Prabhudesai MR,et al. Laparoscopic ureterolithotomy technical considerations and long-term follow-up. BJU Int, 2002,89:339-343.

[15] Skrepetis K,Doumas K,Siafakas I,et al. Laparoscopic versus open ureterolithotomy. A comparative study. Eur Urol,2001,40:1028-1033.

[16] O'Reilly PH,Brooman PJ,Mak S,et al. The long-term results of Anderson-Hynes pyeloplasty. BJU Int,2001,87:287-289.

[17] Tan BJ,Smith AD. Ureteropelvic junction obstruction repair:When,how,what? Curr Opin Urol,2004,14:55-59.

[18] Kim EH,Tanagho YS,Traxel EJ,et al. Endopyelotomy for pediatric ureteropelvic junction obstruction:a review of our 25-year experience. J Urol,2012,188(4 Suppl):1628-1633.

[19] Nishi M,Tsuchida M,Ikeda M,et al. Laparoscopic pyeloplasty for secondary ureteropelvic junction obstruction: long-term results. Int J Urol,2015,22(4):368-371.

[20] Turk IA,Davis JW,Winkelmann B,et al. Laparoscopic dismemebered pyeloplasty-the method of choice in the presence of an enlarged renal pelvis and crossing vessels. Eur Urol, 2002,42:268-275.

[21] Inagaki T,Rha KH,Ong AM,et al. Laparoscopic pyeloplasty:current status. BJU Int, 2005,95:102-105.

[22] Umari P,Lissiani A,Trombetta C,et al. Comparison of open and laparoscopic pyeloplasty in ureteropelvic junction obstruction surgery:report of 49 cases. Arch Ital Urol Androl,2011, 83(4):169-174.

[23] Castillo OA,Cabrera W,Aleman E,et al. Laparoscopic pyeloplasty:techniqueand results in 80 consecutive patients. Actas Urol Esp,2014, 38(2):103-108.

[24] Abuanz S,Game X,Roche JB,et al. Laparoscopic pyeloplasty:comparison between retroperteonoscopic and transpertoneal approach. Urology,2010,76(4):877-881.

[25] Streem SB. Percutaneous endopyelotomy. Urol North Am,2000,27(4):685-693.

[26] Hussain A,Whelan P,Piercey K,et al. McMaster experience with laparoscopic pyeloplasty. Can J Urol,2004,11(3):292-302.

第 *10* 章

腹腔镜肾切除术

第一节　腹膜后腹腔镜单纯肾切除术

【概述】

自从 Claymam 于 1990 年 6 月在华盛顿进行了第一例腹腔镜肾切除术以来,这种技术方法不断完善。此后,这种术式的优越性逐渐被广大泌尿外科医生认识和接受,并在全世界范围内得到了广泛的推广,成为泌尿外科医生应首先掌握的技术之一。与开放腹膜后肾切除术相比,腹腔镜腹膜后肾切除术明显缩短了手术时间、术后禁食时间及住院时间,术后恢复快。

【适应证和禁忌证】

1. 适应证　大多数良性疾病所致的肾永久性、不可逆性功能丧失,包括慢性反流性及梗阻性肾病、慢性肾盂肾炎、囊性肾病。

2. 禁忌证　有过肾手术史(包括肾部分切除术、肾切开取石)的患者不宜选择经腹膜后途径手术,心肺功能差不能耐受手术的患者。

【术前准备】

1. 术前常规进行血常规、血型、肝肾功能、凝血功能、尿常规、尿培养及泌尿系超声、静脉尿路造影、肾 CT 检查。

2. 术前同患者及家属沟通腹腔镜手术的特点,术中有可能改为开放手术的可能性。

3. 术前进行普通灌肠。

4. 术前留置导尿。

【腹腔镜专用器械】

手术器械包括:10mm 的 Trocar 2 个,5mm 的 Trocar 1～2 个,直角钳 1 把,吸引器 1 个,分离钳 1～2 把,双极电凝钳 1 把,剪刀 1 把,超声刀 1 套,Hem-o-Lock 钳及夹,球囊扩张装置,取出肾用标本袋。

【患者体位】

气管内插管全麻后,取健侧卧位,腰部对准腰桥,折刀位,上腿伸直、下腿弯曲,以使腰部伸开(图 10-1-1)。

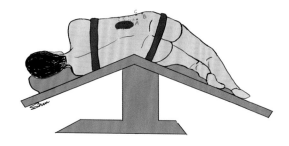

图 10-1-1　手术体位及 Trocar 置入位置

【手术步骤】

1. 气囊扩张建立后腹腔间隙　在腋后线与肋缘交界处，做一2～3cm的纵切口（A点），切开皮肤、皮下组织及腱膜后用大弯钳钝性分离直达腹膜后间隙，用手指分离腹壁与脂肪组织。在形成的间隙中插入腹膜后球囊扩张器，注气600～800ml充盈气囊，扩张腹膜后间隙，维持1～2分钟，排气后拔出球囊扩张器。以此切口为指引，在腋中线髂嵴上方2cm做一1.5cm切口（B点），置入10mm Trocar（放置腹腔镜用），同样通过A切口伸入手指于腋前线肋缘交界处，做一切口（C点）放置Trocar（当患侧为右侧时放置10mm Trocar，当患侧为左侧时放置5mm的Trocar）。A点处放置Trocar（当患侧为右侧时，放置5mm Trocar，当患侧为左侧时放置10mm Trocar）（见图10-1-1）。

2. 清除Gerota筋膜及腹膜外脂肪　当后腹腔间隙内脂肪较多时，应清除Gerota筋膜及腹膜外脂肪组织（图10-1-2），以免影响下一步手术操作。清除脂肪组织过程中，应避免损伤腹膜，一旦有腹膜损伤，应立即修补，以免气体进入腹腔影响手术操作。一般情况下，可以分辨出Gerota筋膜与腹膜，后者呈淡蓝色。

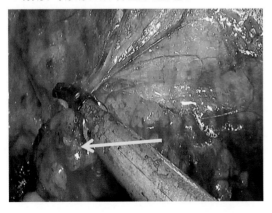

图10-1-2　清除Gerota筋膜及腹膜外脂肪组织

3. 切开Gerota筋膜、游离结扎肾蒂　Gerota筋膜为一层紧贴于腰大肌表面的白色筋膜（图10-1-3），在腰大肌前方平行于腰大肌切开Gerota筋膜，根据弓状韧带及动脉搏动，寻找肾动脉。肾蒂血管解剖特点是：腹侧至背侧依次是肾静脉、肾动脉及肾盂，从上往下顺序是：肾动脉、肾静脉和肾盂。在肾门处寻找肾动脉时，用吸引器钝性分离，先游离肾动脉，结扎切断肾动脉时近心端上2个Hem-o-Lock夹，远心端上1个Hem-o-Lock夹（图10-1-4），之后游离肾静脉，同样是肾静脉近心端上2个Hem-o-Lock夹，远心端上1个Hem-o-Lock夹（图10-1-5），游离肾静脉时要小心，因为静脉壁薄且属支多，易于损伤。

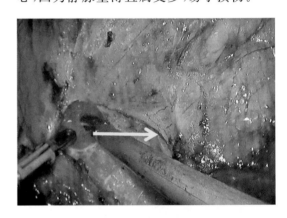

图10-1-3　切开Gerota筋膜

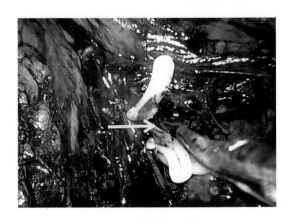

图10-1-4　结扎切断肾动脉

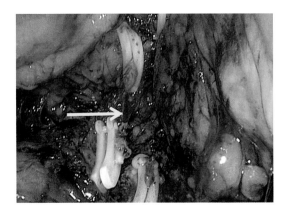

图 10-1-5　结扎切断肾静脉

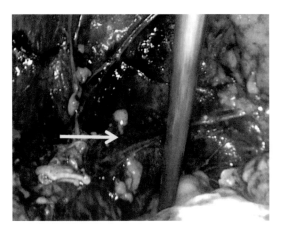

图 10-1-7　清理检查肾窝

4. 游离肾、切断输尿管　当肾蒂血管被结扎完成后,即可分离肾的背侧、腹侧和肾上下极,分离肾下极时,易于发现输尿管上段,此时一并切断输尿管,切断输尿管时用 Hem-o-Lock 夹夹闭断端(图 10-1-6)。分离肾过程中应注意不要损伤肾包膜,否则易出血。

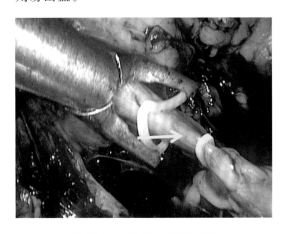

图 10-1-6　结扎、切断输尿管

5. 取出切除肾、处理肾窝　当肾完全游离后,可随意翻动,将标本袋通过 10mm的 Trocar 置入,充分打开,将肾放入标本袋内,仔细检查肾窝有无出血,并妥善止血(图 10-1-7),于肾窝内放置引流管 1 根,通过最大的 Trocar 处取出标本,排出 CO_2 气体,缝合切口。

【术后处理】

术后 24 小时拔除导尿管,肾窝引流管待引流干净后拔除,术后适当应用抗生素。

【并发症防治】

1. 出血　游离肾过程中,注意不要损伤肾包膜,尽量在肾周脂肪与肾包膜之间层面进行分离。游离肾血管时尽量游离到足以放置 3 个 Hem-o-Lock 夹的长度,以便于操作。由于右肾静脉较短,游离右肾静脉时注意不要损伤下腔静脉,如发生腔静脉损伤出血,可用无损伤钳控制腔静脉出血处,用 5-0 尼龙线窥视下缝合血管,如出现无法控制的出血,立即中转开放手术止血。

2. 肠管或实质脏器损伤　估计手术较为复杂时,应适当行肠道准备,如术中并发有肝或脾损伤,可用双极电凝止血,一般可以控制;如有大出血,必要时中转开放手术止血。

3. 腹膜损伤　肾手术游离肾过程中可能损伤腹膜,应即时修补,否则气体进入腹腔,影响下一步手术操作。

第二节　腹膜后腹腔镜部分肾切除术

【概述】

近年来,随着 CT、MRI、彩超等影像技术的发展和应用,以及健康体检的广泛开展,很多早期肾肿瘤得到诊断。彩超是最简便、无创的检查方法,肾癌是实质性肿块,其内部可能有出血、坏死或囊性变等,因此内部回声不均匀,一般为低回声,且境界不清楚,这是与肾囊肿的明显区别点,而肾血管平滑肌瘤多为高回声,与肾癌回声区别也很显著。CT 对肾癌诊断作用重要,可发现较小及无症状的肾癌,借助 CTA 可明确肾癌的血供。MRI 相比 CT 更有优势,对肾癌的浸润范围、静脉癌栓情况及淋巴结转移确诊率较高。

对于肿瘤直径＜4.0cm 的肾肿瘤,由于增长速度慢和转移潜能低,可以行保留肾单位肾部分切除术（nephron sparing surgery,NSS）,多年的临床实践证明,对体积小的肾肿瘤行部分切除术,不仅保留了患肾的功能,而且可获得与肾根治性切除术相当的肿瘤控制效果。近年来,肾癌的外科治疗方式发生了很大的变化,肾部分切除术在早期肾癌的外科治疗中发挥着越来越重要的作用,主要体现在以下几个方面:①早期肾癌的检出率提高,小肾癌在新发病例中所占比例越来越高;②大量的循证医学证据表明,保留患肾功能可以降低肾癌患者术后远期肾功能不全的发生比例,减少心血管事件的发生,改善患者的生活质量;③影像学技术的进步,尤其是 3D 技术、肾血管与集合系统三维重建技术的应用,为肾癌肾部分切除术提供了最优化的手术策略,也扩大了肾部分切除术的适应证;④微创技术的快速发展,加上术者经

验的不断积累,使得肾部分切除术技术日趋成熟。

Winfield 和 Gill 分别于 1993 年和 1994 年分别报道了首例腹腔镜肾部分切除术（laparoscopic partial nephrectomy,LPN）和后腹腔镜肾部分切除术（retroperitoneal laparoscopic partial nephrectomy,RLPN）治疗肾良性病变,而 McDougeall 于 1993 年报道了首例 LPN 用于治疗肾癌。这种术式的关键问题是术中如何控制出血。目前来说,腹腔镜肾部分切除术控制出血主要是用血管夹阻断肾动脉,然后在短时间内完成手术。随着手术技术水平的提高,不少医生可不用阻断肾动脉即可完成手术以及切除＞4.0cm 的肾肿瘤。当然,对于不够熟练的医生来说,仍需遵循渐进法则。

【适应证和禁忌证】

1. 适应证　肾良性肿瘤;肾肿瘤直径＜4.0cm,对侧肾功能有损害;孤立肾肿瘤;双肾肿瘤;肾肿瘤直径＜4.0cm,对侧肾将来有可能出现肾功能损害的,如肾盂肾炎、肾动脉狭窄、糖尿病、高血压和痛风等。随着泌尿外科医生手术技术水平的提高,越来越多的直径＞4.0cm 的肾肿瘤也行肾部分切除术。

2. 禁忌证　肾静脉有癌栓的肾肿瘤;多发性肾肿瘤;肿瘤位于肾中央的肿瘤;伴有远处或局部转移及同侧肾手术史、出血性疾病。

【术前准备】

1. 术前常规进行血常规、血型、肝肾功能、凝血功能、尿常规、尿培养及泌尿系超声、静脉尿路造影、胸部及腹部 CT 检查

排除肿瘤转移、肾 CTA。

2. 术前同患者及家属沟通腹腔镜手术的特点,术中有可能改为开放手术的可能性。

3. 术前进行普通灌肠。

4. 术前留置导尿。

【腹腔镜专用器械】

手术器械包括:10mm 的 Trocar 2 个,5mm 的 Trocar1～2 个,直角钳 1 把,吸引器 1 个,分离钳 1～2 把,双极电凝钳 1 把,血管夹,剪刀 1 把,超声刀 1 套,Hem-o-Lock 钳及夹,球囊扩张装置,标本袋。

【患者体位】

气管内插管全身麻醉后,取健侧卧位,腰部对准腰桥,折刀位,上腿伸直、下腿弯曲,以使腰部伸开(见图 10-1-1)。

【手术步骤】

1. 气囊扩张建立后腹腔间隙 在腋后线与肋缘交界处,做一 2～3cm 的纵切口(A 点)。切开皮肤、皮下组织及腱膜后用大弯钳钝性分离直达腹膜后间隙,用手指分离腹壁与脂肪组织,在形成的间隙中插入腹膜后球囊扩张器。注气 600～800ml 充盈气囊,扩张腹膜后间隙,维持1～2 分钟,排气后拔出球囊扩张器。以此切口为指引,在腋中线髂嵴上方 2cm 做一1.5cm 切口(B 点),置入 10mm 的 Trocar(放置腹腔镜用),同样通过 A 切口伸入手指于腋前线肋缘交界处,做一切口(C 点)放置 Trocar(患侧为右侧时,放置 10mm Trocar,当患侧为左侧时,放置 5mm Trocar)。A 点外放置 Trocar(患侧为右侧时,放置 5mm Trocar,当患侧为左侧时放置10mm Trocar)(见图 10-1-1)。

2. 清除 Gerota 筋膜及腹膜外脂肪 当后腹腔间隙内脂肪较多时,应清除Gerota 筋膜及腹膜外脂肪组织(见图 10-1-

3),以免影响下一步手术操作,清除脂肪组织过程中,应避免损伤腹膜,一旦有腹膜损伤,应立即修补,以免气体进入腹腔影响手术操作,一般情况下,可以分辨出 Gerota筋膜与腹膜,后者呈淡蓝色。

3. 切开 Gerota 筋膜、游离肾动脉Gerota 筋膜为一层紧贴于腰大肌表面的白色筋膜(见图 10-1-3),在腰大肌前方平行于腰大肌切开 Gerota 筋膜,根据弓状韧带及动脉搏动,寻找肾动脉,肾静脉不用游离(图 10-2-1)。

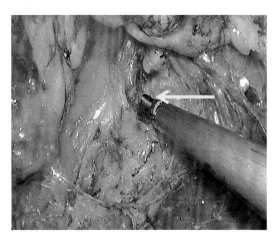

图 10-2-1 寻找肾动脉

4. 显露肿瘤 用超声刀钝性和锐性相结合分离肾与肾周围脂肪组织,充分显露肿瘤(图 10-2-2)。

5. 切除肿瘤 当肿瘤明确为良性肿瘤时,用静脉夹夹住肾动脉并开始计时,紧贴瘤体包膜分离直至完全切除肿瘤(图 10-2-3),如为恶性肿瘤,距瘤体边缘约 0.5cm从肾实质切割(图 10-2-4),直至完全切除肿瘤(图 10-2-5)。

6. 肾实质创面止血、集合系统修补及缝合肾实质 手术创面如有明显血管出血,则缝合止血,一般渗血可用双极电凝止血;切除肿瘤过程中如进入集合系统,则缝

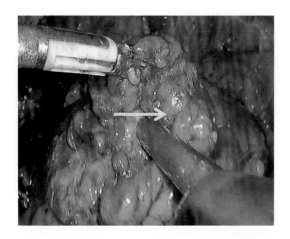

图 10-2-2　分离肾与肾周围脂肪组织,显露肿瘤

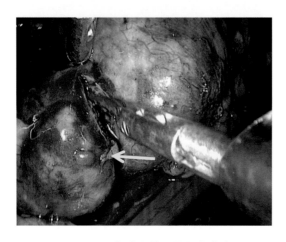

图 10-2-3　切除血管平滑肌脂肪瘤

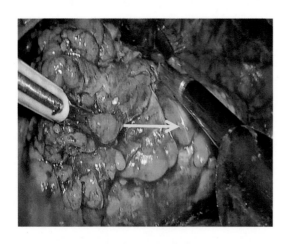

图 10-2-4　切除肿瘤

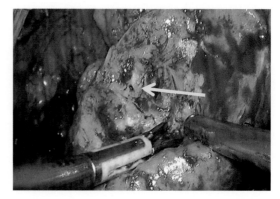

图 10-2-5　完全切除肿瘤、切面电凝止血

合修补;缝合实质时先缝合深层组织再缝合表层肾组织,放开肾动脉血管夹,检查肾出血情况(图 10-2-6),如仍有出血可加针修补缝合。

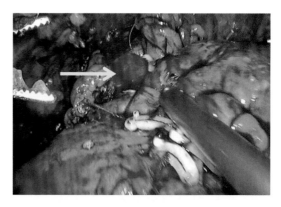

图 10-2-6　缝合创面

7. 结束手术　用标本袋取出肾肿瘤标本,腹腔留置一根引流管,拔出 Trocar,排出 CO_2 气体,缝合皮肤切口。

【术后处理】

术后常规预防性应用抗生素,后腹腔引流管待引流干净后拔除,术后 2 周尽量卧床休息。

【并发症防治】

肾部分切除术主要的并发症有出血、尿漏,出血的发生率为 4.5%,为术中中转开放的主要原因。主要办法是控制肾动脉,仔细对肾实质创面止血,明显的血管出血一定要缝扎止血,如术后出血明显,保守治疗无效可行肾动脉栓塞止血。尿漏的发生率为 2.0%,原因主要是集合系统缝合不佳或肾实质坏死所致。通过放置双J管或后腹腔充分引流,一般均会愈合。术中控制肾动脉最好在 25 分钟以内,这样肾实质坏死机会较少,可减少尿漏发生率,肾功能易于恢复。

第三节　腹膜后腹腔镜根治性肾切除术

【概述】

自从 1991 年 Clayman 完成了首例腹腔镜肾切术以后,很快就有学者将此项技术应用于治疗肾恶性肿瘤,很多临床研究证明腹腔镜下根治性肾切除达到了开放手术同样的临床效果,且具有无可比拟的微创优势,当前甚至已经成为肾恶性肿瘤治疗的标准术式。经后腹腔根治性肾切除术比经腹腔手术途径更具优势,后者对腹腔有干扰,可导致肠道损伤、肠麻痹、术后肠粘连等,而经后腹腔途径对腹腔干扰小,避免了腹腔污染和肿瘤转移,手术创面引流液也局限于后腹腔,但后腹腔手术空间小,解剖标志不明确,对术者技术要求高,具体手术经腹腔还是经后腹腔需依据术者经验选择。

国内李鸣报道全国 23 家医院 1975 例肾癌患者的资料显示,在 1844 例手术治疗的患者中,腹腔镜手术占 19.0%(351 例)。2012 年上海仁济医院报道的腹腔镜手术占所有手术治疗肾癌患者的 26.2%,在一些以腹腔镜手术为主要术式的单位已经超过 80%。国内学者对腹膜后解剖更为熟悉,手术入路以腹膜后途径居多,术中能够尽快找到并阻断或结扎肾动脉对手术的成功有很大帮助。此外,国内一些单位已报道对肾静脉或伴有下腔静脉癌栓的 T_3 期肾癌患者进行后腹腔镜下肾癌根治联合静脉癌栓取出术。

【适应证和禁忌证】

1. **适应证**　适应于肿瘤局限于肾包膜以内、无周围组织侵犯、静脉无癌栓、淋巴结无转移的 $T_1 \sim T_2 N_0 M_0$ 期肿瘤。但除外可行部分肾切除术的小肾癌。

2. **禁忌证**　同侧有肾手术史或肿瘤突破肾周筋膜者。肿瘤侵犯肾静脉或下腔静脉内有癌栓的肾肿瘤者,但随着手术操作技术水平的提高,目前已有不少学者在肾癌根治术中同时行下腔静脉癌栓取出术。

【术前准备】

1. 术前常规进行血常规、血型、肝肾功能、凝血功能、尿常规、尿培养及泌尿系超声、静脉尿路造影、胸部及腹部 CT 检查排除肿瘤转移、肾 CTA。对 CT 提示有肾静脉或下腔静脉癌栓者行 MRI、血管造影或彩超检查。

2. 术前同患者及家属沟通腹腔镜手术的特点,术中有改为开放手术的可能性。

3. 术前进行普通灌肠。

4. 术前留置导尿。

【腹腔镜专用器械】

手术器械包括:10mm 的 Trocar 2 个,5mm 的 Trocar 1~2 个,直角钳 1 把,吸引器 1 个,分离钳 1~2 把,双极电凝钳 1 把,剪刀 1 把,超声刀 1 套,Hem-O-Lock 钳及夹,球囊扩张装置,取出肾用标本袋。

【患者体位】

气管内插管全身麻醉后,取健侧卧位,腰部对准腰桥,折刀位,上腿伸直、下腿弯曲,以使腰部伸开(见图 10-1-1)。

【手术步骤】

1. 气囊扩张建立后腹腔间隙 在腋后线与肋缘交界处,做一 2～3cm 的纵切口(A 点)。切开皮肤、皮下组织及腱膜后用大弯钳钝性分离直达腹膜后间隙,用手指分离腹壁与脂肪组织。在形成的间隙中插入腹膜后球囊扩张器,注气 600～800ml充盈气囊,扩张腹膜后间隙,维持 1～2 分钟,排气后拔出球囊扩张器。以此切口为指引,在腋中线髂嵴上方 2cm 做一 1.5cm切口(B 点),置入 10mm 的 Trocar(放置腹腔镜用)。同样通过 A 切口伸入手指于腋前线肋缘交界处,做一切口(C 点)放置Trocar(患侧为右侧时放置 10mm 的 Trocar,当患侧为左侧时放置 5mm Trocar)。A 点外放置 Trocar(患侧为右侧时,放置5mm 的 Trocar,当患侧为左侧时放置10mm 的 Trocar)(见图 10-1-1)。

2. 肾周筋膜外游离 沿腰大肌与肾周筋膜后层间隙向中线分离(图 10-3-1),上至膈下,下至肾下极,内至腹主动脉或下腔静脉(图 10-3-2),使肾周筋膜与腰大肌分离,形成手术空间。

3. 处理肾动静脉 根据弓状韧带及动脉搏动指引,用吸引器在肾门处钝性分离,寻找肾动脉,靠近肾动脉根部充分游离肾动脉约 2.0cm,在肾动脉近心端上 2 个Hem-o-Lock 夹,远心端上 1 个 Hem-o-Lock 夹后切断肾动脉(图 10-3-3),之后游离肾静脉,同样在肾静脉近心端上 2 个Hem-o-Lock 夹,远心端上 1 个 Hem-o-Lock 夹后切断肾静脉(图 10-3-4),游离肾静脉时要小心,因为静脉壁薄且属支多,易

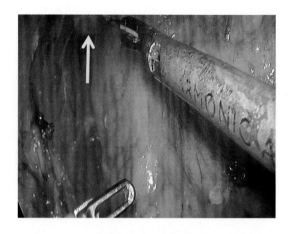

图 10-3-1 分离至膈下

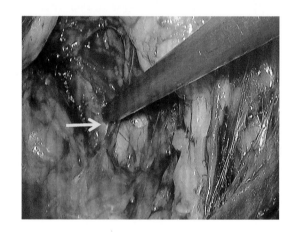

图 10-3-2 分离至腔静脉

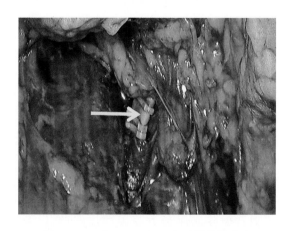

图 10-3-3 上 Hem-o-Lck 夹后切断肾动脉

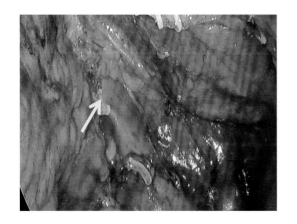

图 10-3-4 上 Hem-o-Lck 夹后切断肾静脉

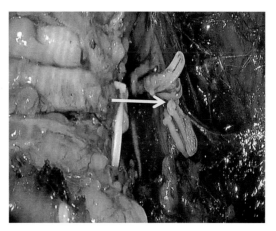

图 10-3-6 上 Hem-o-Lck 夹后切断肾静脉

于损伤。如行左侧肾手术,则应首先处理汇入左肾静脉的肾上腺中央静脉(图 10-3-5)及生殖静脉,再阻断左肾静脉,并剪断(图 10-3-6)。

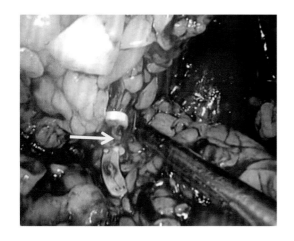

图 10-3-5 上 Hem-o-Lck 夹后切断肾上腺中央静脉

4. 肾上腺的处理 若为肾下极肿瘤,可保留同侧肾上腺。如为肾上极肿瘤,应同时切除同侧肾上腺。左侧肾癌手术时,则应在肾上腺中央静脉远端切断肾静脉,若同时切除肾上腺,则应首先处理肾上腺中央静脉再处理肾静脉。右侧手术时,可在暴露下腔静脉时显露肾上腺中央静脉,用 Hem-o-Lock 夹处理后

离断肾上腺中央静脉。

5. 肾的游离 处理肾蒂后,继续向上用超声刀游离肾上极。若肿瘤位于肾上极,则需在肾上腺内侧游离,须同时切除肾上腺。若不需切除肾上腺,则在外缘游离。进一步用超声刀游离切断肾周残余连接的组织,直至完全游离肾。

6. 输尿管的处理 提起输尿管,逐渐向下游离至髂血管下,用 Hem-o-Lock 夹处理后切断输尿管(图 10-3-7)。

7. 淋巴结清扫 清除肾门旁及大血管旁边脂肪及淋巴结。

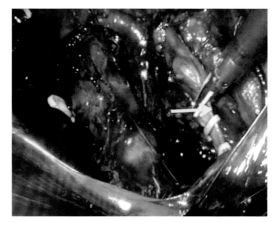

图 10-3-7 上 Hem-o-Lock 夹后切断输尿管

8. 取出肾　将完全游离的肾、肾上腺及输尿管一起放入标本袋，在同侧下腹部做一切口，将标本取出。

9. 肾窝处理、关闭切口　对肾窝仔细止血，用生理盐水冲洗创面，检查有无活动性出血（图 10-3-8），肾窝内放置引流管一根做引流，排出气体，关闭切口。

【术后处理】

同肾切除术，术后切口愈合后，根据病理可行生物免疫治疗。

【并发症防治】

1. 术中大出血　主要是肾蒂血管的处理，一定要仔细，如发生大出血时要镇定，仔细寻找出血点、止血，必要时中转开放手术。对腰动脉、异位血管和肾上腺血管也要仔细对待，处理不妥也会引起大出血。

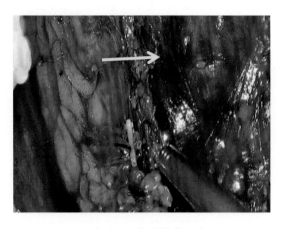

图 10-3-8　清理肾窝止血

2. 术后出血　少量出血，无关紧要，如有较长时间的不能控制的出血，应及时再次手术止血，预防的措施就是术中彻底止血。

第四节　腹膜后腹腔镜肾盂癌根治术

【概述】

由于上尿路移行细胞癌的多中心性和同侧易复发的特点，肾盂癌的标准术式为患肾及输尿管的全切和输尿管开口处膀胱切除，以减少膀胱内复发和输尿管残端癌的发生，传统的开放手术是在腰部和下腹部做两处切口或一个较长的切口，将患肾、输尿管及输尿管与膀胱相连接的部分膀胱壁切除，以达到根治的目的。

1991 年 Clayman 首次报道腹腔镜下肾输尿管全切术，之后随着腔镜设备的改善和术者手术技术水平的提高，腹腔镜下肾盂癌根治术成为不少术者的首选术式。许多的临床研究证明，该术式的临床效果与开放术式相当。

尽管对输尿管膀胱壁间段的处理有多种方法，目前大多学者采用的仍是开放手术切除远端的输尿管膀胱壁间段。其优点是患者无需变换体位，同一切口可以取出整个标本，还可减少肿瘤细胞的溢出及缩短手术时间，对手术创面可用抗肿瘤药（如羟喜树碱）清洗。

尿路上皮癌具有肿瘤细胞易脱落的特点，在腹腔镜手术过程中，高压的气腹状态可能加重肿瘤的脱落播散，造成腹腔或腹膜后、膀胱内种植，甚至是腹腔镜操作通道的种植，进而导致腹腔镜术后更高的肿瘤复发率。同时，气腹的高压状态是否会促进肿瘤细胞发生转移而出现远处器官转移，尤其是对于高分级及临床分期较晚的尿路上皮癌，进而可能导致更低的肿瘤特异性生存率及总体生存率。对这些问题国际上相关研究表明，从长期随访的结果来看，腹腔镜下肾盂输尿管癌根治术后，患者的总体生存率、疾病特异性生存率与开放手术患者的数据相当，肿瘤的复发与进展与肿瘤的分级及分期有关,从世界范围来看,腹腔镜下肾盂输尿管癌根治术更多地应用于临床分期较早的患者,其肿瘤治疗的效果令人满意,而对于肿瘤分期较晚的患者,腹腔镜手术难度增加,切缘阳性、肿瘤复发的风险增加,更多的医生还是采用开放手术来处理相对晚期的上尿路上皮癌。

【适应证和禁忌证】

1. 适应证　局限于肾盂内的尿路上皮肿瘤。

2. 禁忌证　伴有出血性疾病及心肺功能障碍不能耐受手术者,对于曾行同侧肾手术或慢性感染导致局部粘连明显的患者列为相对禁忌证。

【术前准备】

1. 术前常规进行血常规、血型、肝肾功能、凝血功能、尿常规、尿培养及泌尿系超声、静脉尿路造影、胸部及腹部 CT 检查,排除肿瘤转移、肾 CTA。术前行膀胱镜检查确认膀胱内有无肿瘤。

2. 术前同患者及家属沟通腹腔镜手术的特点,术中有改为开放手术的可能性。

3. 术前进行普通灌肠。

4. 术前留置导尿。

【腹腔镜专用器械】

手术器械包括:10mm 的 Trocar 2 个,5mm 的 Trocar 1～2 个,直角钳 1 把,吸引器 1 个,分离钳 1～2 把,双极电凝钳 1 把,剪刀 1 把,超声刀 1 套,Hemo-lock 钳及夹,球囊扩张装置,取出肾用标本袋。准备开放手术器械。

【患者体位】

气管内插管全身麻醉后,取健侧卧位,腰部对准腰桥,折刀位,上腿伸直、下腿弯曲,以使腰部伸开(见图 10-1-1)。

【手术步骤】

1. 气囊扩张建立后腹腔间隙　在腋后线与肋缘交界处,做一 2～3cm 的纵切口(A点),切开皮肤、皮下组织及肌膜后以大弯钳钝性分离直达腹膜后间隙,用手指分离腹壁与脂肪组织,在形成的间隙中插入腹膜后球囊扩张器,注气 600～800ml 充盈气囊,扩张腹膜后间隙,维持 1～2 分钟,排气后拔出球囊扩张器。以此切口为指引,在腋中线髂嵴上方 2cm 做一 1.5cm 切口(B 点),置入 10mm Trocar(放置腹腔镜用),同样通过 A 切口伸入手指于腋前线肋缘交界处,做一切口(C 点)放置 Trocar(患侧为右侧时,放置 10mm Trocar,当患侧为左侧时放置 5mm Trocar)。A 点外放置 Trocar(患侧为右侧时,放置 5mm Trocar,当患侧为左侧时放置 10mm Trocar)(见图 10-1-1)。

2. 肾周筋膜外游离　沿腰大肌与肾周筋膜后层间隙向中线分离(见图 10-3-1),上至膈下,下至肾下极,内至腹主动脉或下腔静脉(见图 10-3-2),使肾周筋膜与腰大肌分离,形成手术空间。

3. 处理肾动静脉　根据弓状韧带及动脉搏动指引,用吸引器在门处钝性分离,寻找肾动脉。靠近肾动脉根部充分游离肾动脉约 2.0cm,结扎切断肾动脉时近心端上 2 个 Hem-o-Lock 夹,远心端上 1 个 Hem-o-Lock 夹(图 10-4-1)。然后游离肾静脉,同样是肾静脉近心端上 2 个 Hem-o-Lock 夹,远心端上 1 个 Hem-o-Lock 夹(图 10-4-2),游离肾静脉时要小心,因为静脉壁薄且属支多,易损伤。

4. 肾输尿管的游离　处理肾蒂后,在肾筋膜外用超声刀游离肾上极、腹侧及肾周残余连接的组织,直至完全游离肾(图 10-4-3)。在游离肾下极时,分离至输尿管,在上段输尿管上 1 个 Hem-o-Lock 夹(图 10-4-4),防止挤压肾时肿瘤细胞外溢,输尿管尽量向下游离至髂嵴以下。

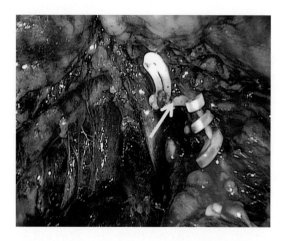

图 10-4-1　上 Hem-o-Lck 夹后切断肾动脉

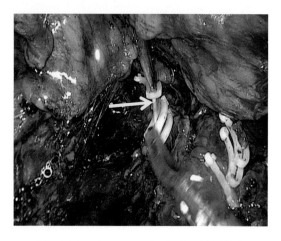

图 10-4-2　上 Hem-o-Lck 夹后切断肾静脉

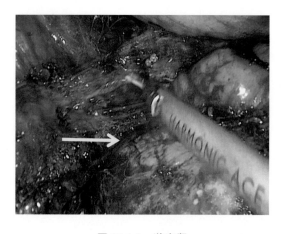

图 10-4-3　游离肾

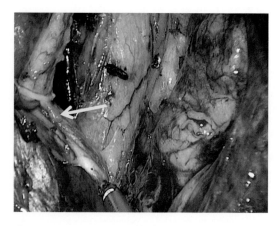

图 10-4-4　输尿管上 1 个 Hem-o-Lock 夹

5. 淋巴结清扫　右侧手术时行区域性淋巴结清扫,即剥离肾上极至肾下极水平下腔静脉外方及前方的淋巴脂肪组织;左侧手术时行肾蒂淋巴结清扫。检查肾窝无活动性出血后,于肾窝处放置引流管一根。

6. 输尿管膀胱壁间段切除　取下腹部麦氏切口长 5～7cm,进入后腹腔,取出肾,提起输尿管向下分离至末段,在膀胱与输尿管交界处,距输尿管约 0.5cm 的膀胱壁上做一圆形切口,将输尿管膀胱壁内段完全切除,取出肾输尿管标本(图 10-4-5),缝合膀胱切口后局部用抗肿瘤药(如羟喜树碱)冲洗,于膀胱外侧腹膜外间隙放置引

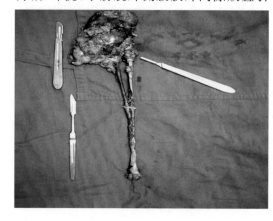

图 10-4-5　肾盂癌(输尿管上段双输尿管)手术标本

流管一根,关闭切口。

【术后处理】

术后导尿管应留置 1 周,其他术后处理同肾切除术。

【并发症防治】

同腹腔后腹腔镜肾癌根治术。

第五节 腹膜后腹腔镜肾蒂淋巴管结扎术

【概述】

乳糜尿指尿液中出现乳糜液的异常情况,是由于淋巴系统与尿路之间存在瘘道所致。1863 年 Ackerman 提出了"阻塞论",他认为导致乳糜尿的原因是由于肠道淋巴管与胸导管之间出现淋巴管阻塞,使淋巴管扩张、淋巴液瘀滞,淋巴管内压力的增加造成了肾-淋巴分流。直到 1920 年,淋巴瘘首次在逆行造影试验中得到了证实,Hampton 描述了肾盂-淋巴逆流的病理特征。1929 年 Wood 报道了 1 例乳糜尿患者存在肾盂-淋巴逆流,并进一步说明了其病理特征。1955 年 Kinmonth 将淋巴管造影技术引入临床使用。Kittredge 则在 1963 年详细描绘出了淋巴系统与泌尿系统之间的关联。刘士怡、谢桐、彭轼平和刘定益教授等通过淋巴管造影提出乳糜尿系淋巴动力学改变所致。

乳糜尿通常分为寄生虫性乳糜尿与非寄生虫性乳糜尿。大多数乳糜尿患者的病因是以丝虫为主的寄生虫感染,乳糜尿或血性乳糜尿均为寄生虫感染的晚期并发症,常导致患者四肢无力与低蛋白血症,继而出现蛋白尿,其中乳糜尿或血性乳糜尿为患者主要的临床表现。而非寄生虫性乳糜尿的病因通常包括了手术、创伤、结核、糖尿病、恶性肿瘤、先天性淋巴系统疾病、先天性胸导管狭窄等。

乳糜尿的外科治疗方法中包括有肾蒂淋巴管结扎术、淋巴管或淋巴结静脉吻合术和输尿管软镜下直接电灼肾盏穹隆部淋巴瘘等。1952 年 Katamine 首次报道肾蒂淋巴管结扎术治疗乳糜尿,1995 年 Chiu 报道第一例腹腔镜下肾蒂淋巴管结扎术治疗乳糜尿,腹腔镜肾蒂淋巴管结扎术与开放手术相比较,在手术时间、术中出血量、术后患者恢复及术中淋巴管结扎完全性方面均有明显优势。通过乳糜实验可以对乳糜尿定性。肾蒂淋巴管结扎术前必须明确定位,以往应用膀胱镜检查对乳糜尿定位(图 10-5-1,图 10-5-2),但阳性率低,足背淋巴管造影对乳糜尿定位阳性率高于膀胱镜检查,尤其对双侧乳糜尿的定位远远高于膀胱镜定位(图 10-5-3~图 10-5-6)。在足背淋巴管造影后行 CTA 检查,不但可以明确乳糜漏位置,还可以明确乳糜漏侧肾蒂动脉、静脉的形态、位置和数目(图 10-5-5,图 10-5-6),为成功进行肾蒂淋巴管结扎术提供可靠依据。图 10-5-1~图 10-5-6 为一位 68 岁女性乳糜尿患者,乳糜试验阳性,膀胱镜检查发现膀胱内乳糜样尿和乳糜块,但未见输尿管

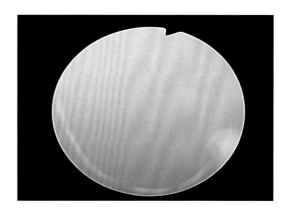

图 10-5-1 膀胱内乳糜液,未见喷乳糜

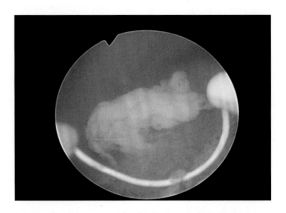

图 10-5-2　膀胱内乳糜块,未见喷乳糜

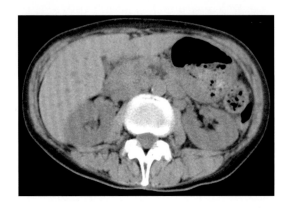

图 10-5-3　乳糜尿 3 年,CT 平扫

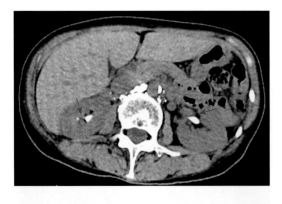

图 10-5-4　膀胱镜检阴性,淋巴管造影示双侧乳糜尿

满意显示五根肾动、静脉,获得理想的临床治疗效果。

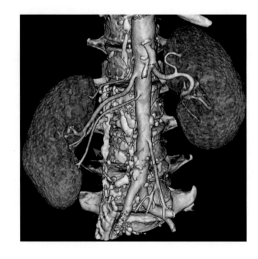

图 10-5-5　淋巴管造影后 CTA 显示右侧三根动脉

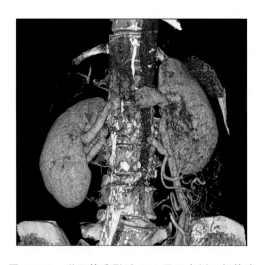

图 10-5-6　淋巴管造影后 CTA 显示右侧二根静脉

口喷乳糜,右侧足背淋巴管造影显示双侧肾乳糜漏,右侧乳糜漏严重,CTA 显示右侧三根肾动脉和二根肾静脉(图 10-5-5,图 10-5-6),行腹腔镜下右侧肾蒂淋巴管结扎术治疗,

【适应证和禁忌证】

1. 适应证

(1)乳糜尿病史较长、症状严重、影响生活或已引起营养不良、贫血者。

(2)乳糜尿凝块堵塞尿路,反复肾绞痛或尿潴留者。

(3)经限制脂肪饮食或肾盂药物灌注治疗无效者。

2. 禁忌证 急性炎症期或有后腹膜手术史者。

【术前准备】

1. 术前常规进行血常规、血型、肝肾功能、凝血功能、尿常规、尿培养、尿液乳糜试验及泌尿系超声、静脉尿路造影。术前行膀胱镜检查，足背淋巴造影检查，明确乳糜瘘的部位，是单侧还是双侧乳糜尿。足背淋巴造影检查对单侧、双侧乳糜尿的定位准确率远高于膀胱镜检查。如果足背淋巴造影检查显示双侧肾乳糜瘘，先选择哪一侧肾做肾蒂淋巴管结扎术依据如下：①先选择膀胱镜检查阳性侧行肾蒂淋巴管结扎术。②如膀胱镜检查阴性，则先选择淋巴管造影显示肾乳糜瘘严重侧行肾蒂淋巴管结扎术。往往对双侧乳糜尿患者在肾严重侧乳糜瘘进行肾蒂淋巴管结扎术后，另一侧比较轻的肾乳糜瘘口会被淋巴管造影的碘油栓塞。即淋巴管造影后对严重侧乳糜瘘进行肾蒂淋巴管结扎术后可以达到治愈双侧肾乳糜瘘的效果。

2. 术前同患者及家属沟通腹腔镜手术的特点，术中有可能改为开放手术的可能性。

3. 术前进行普通灌肠。

4. 术前留置导尿。

【腹腔镜专用器械】

手术器械包括：10mm 的 Trocar 2 个，5mm 的 Trocar 1～2 个，直角钳 1 把，吸引器 1 个，分离钳 1～2 把，双极电凝钳 1 把，剪刀 1 把，超声刀 1 套，Hem-o-Lock 钳及夹，球囊扩张装置。

【患者体位】

气管内插管全身麻醉后，取健侧卧位，腰部对准腰桥，折刀位，上腿伸直、下腿弯曲，以使腰部伸开（见图 10-1-1）。

【手术步骤】

1. 气囊扩张建立后腹腔间隙 在腋后线与肋缘交界处，做一 2～3cm 的纵切口（A 点），切开皮肤、皮下组织及腱膜后用大弯钳钝性分离直达腹膜后间隙。用手指分离腹壁与脂肪组织，在形成的间隙中插入腹膜后球囊扩张器，注气 600～800ml 充盈气囊，扩张腹膜后间隙，维持 1～2 分钟，排气后拔出球囊扩张器。以此切口为指引，在腋中线髂嵴上方 2cm 做一 1.5cm 切口（B 点），置入 10mm 的 Trocar（放置腹腔镜用），同样通过 A 切口伸入手指于腋前线肋缘交界处，做一切口（C 点）放置 Trocar（患侧为右侧时，放置 10mm 的 Trocar，当患侧为左侧时放置 5mm 的 Trocar）。A 点外放置 Trocar（患侧为右侧时，放置 5mm 的 Trocar，当患侧为左侧时放置 10mm 的 Trocar）（图 10-1-1）。

2. 清除 Gerota 筋膜、腹膜外脂肪和建立腹膜后腔隙 当后腹腔间隙内脂肪较多时，应清除 Gerota 筋膜及腹膜外脂肪组织（图 10-5-7），以免影响下一步手术操作，清除脂肪组织过程中，应避免损伤腹膜，一旦有腹膜损伤，应立即修补，以免气体进入腹腔影响手术操作，一般情况下，可以分辨出 Gerota 筋膜与腹膜，后者呈淡蓝色。在腰大肌前面纵形切开 Gerota 筋膜，寻找肾蒂位置（图 10-5-8）。

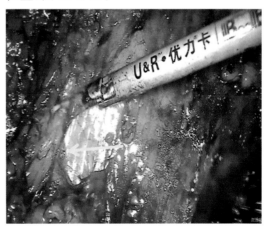

图 10-5-7 清除 Gerota 筋膜及腹膜外脂肪

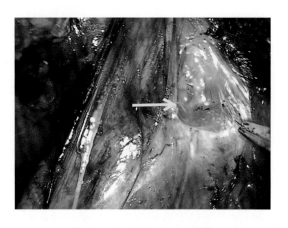

图 10-5-8　打开 Gerota 筋膜

3. 肾蒂淋巴管离断　分离肾动静脉，并将动静脉周围的淋巴管用超声刀切断（图 10-5-9～图 10-5-16）。

4. 游离肾　将肾周脂肪囊自肾包膜表面完全剥离，对条索状组织须仔细电凝，以防漏扎淋巴管。分离肾上极时，保留部分肾上方结缔组织，以作肾固定之用，对保留的组织用 Hem-o-Lock 夹夹住，以防其中淋巴管回流（图 10-5-17～图 10-5-20）。

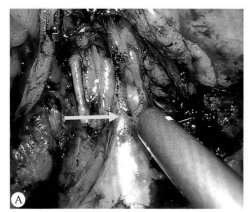
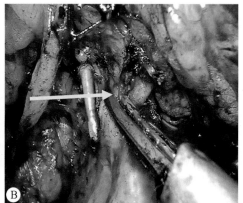

图 10-5-9　游离肾蒂

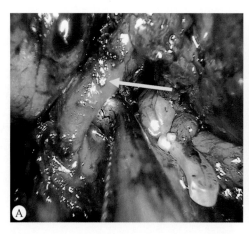
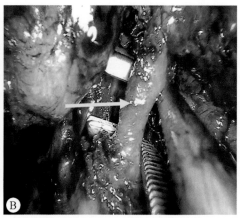

图 10-5-10　游离肾动脉

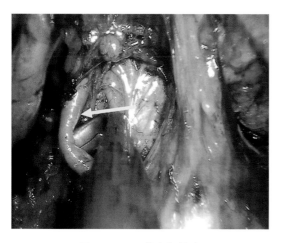

图 10-5-11 游离肾静脉

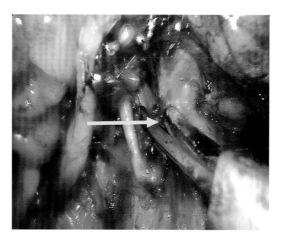

图 10-5-14 切断肾动静脉之间淋巴管

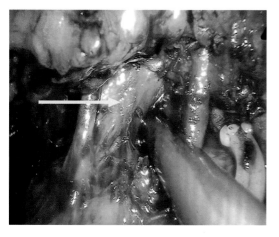

图 10-5-12 游离第二支肾静脉

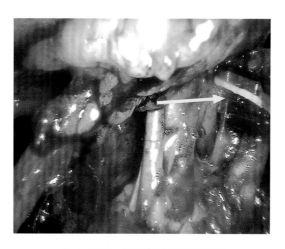

图 10-5-15 切断肾动脉旁淋巴管

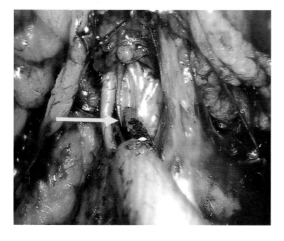

图 10-5-13 切断肾静脉旁淋巴管

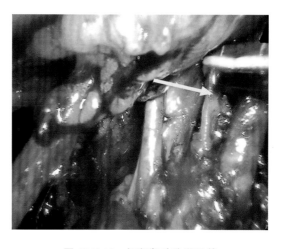

图 10-5-16 切断肾动脉淋巴管

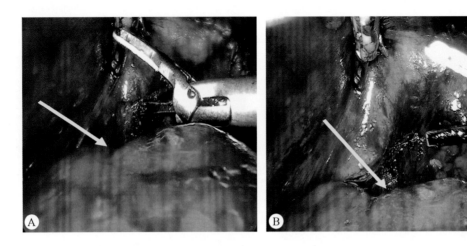

图 10-5-17　分离肾腹侧

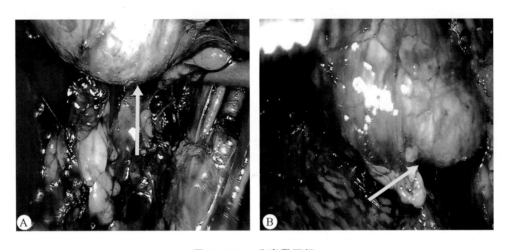

图 10-5-18　分离肾下极

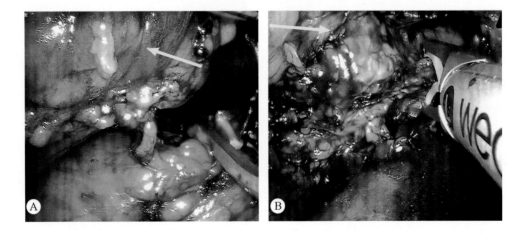

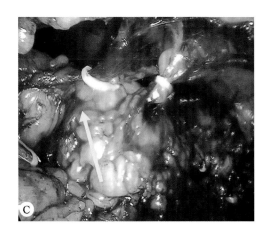

图 10-5-19 **分离肾上极**

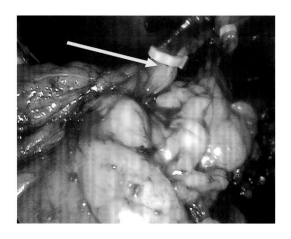

图 10-5-20 **用 Hem-o-Lock 夹夹住部分上极组织防止肾下垂**

5. 游离输尿管上段 将输尿管上段（3～4cm）周围淋巴组离断后电凝或上 Hem-o-Lock 夹（图 10-5-21，图 10-5-22），注意不要损伤输尿管血供。

术中操作要细致，注意避免损伤肾蒂血管（见图 10-5-10～图 10-5-12）。

6. 术毕肾周放置引流管一根

【复杂肾血管乳糜尿患者的淋巴管结扎术】

1. 对于有多根肾动静脉血管的乳糜尿患者，根据术前 CTA 显示的肾血管重建图，分别对多根肾血管周围的淋巴管进行结扎，以防漏扎淋巴管（图 10-5-23～图 10-5-36）。

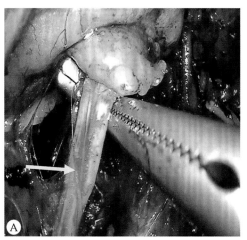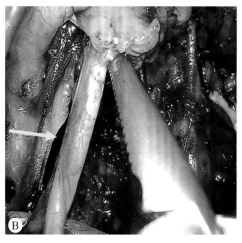

图 10-5-21 **游离输尿管**

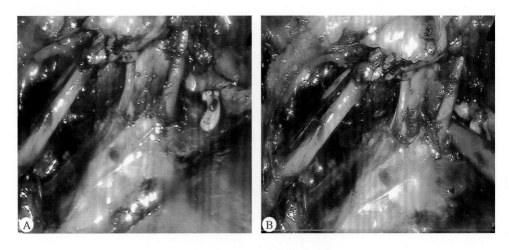

图 10-5-22　结扎淋巴管后肾蒂

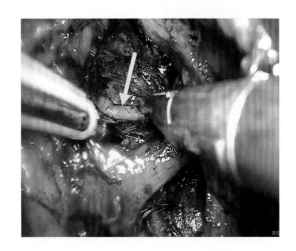

图 10-5-23　分离第一支肾动脉

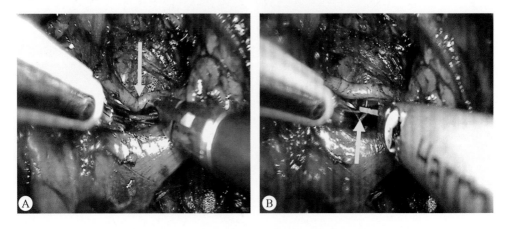

图 10-5-24　超声刀切断第一支肾动脉后淋巴管

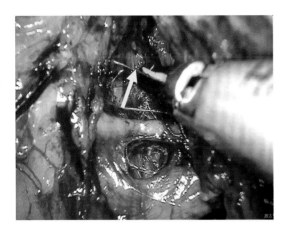

图 10-5-25 超声刀切断第一支肾动脉旁淋巴管

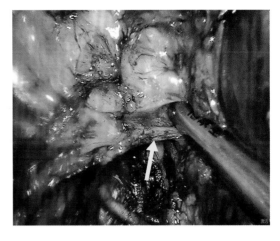

图 10-5-28 游离第二支肾静脉

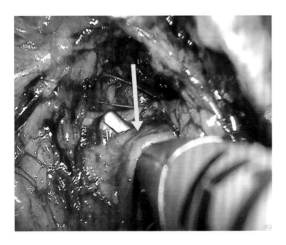

图 10-5-26 游离第一支肾静脉

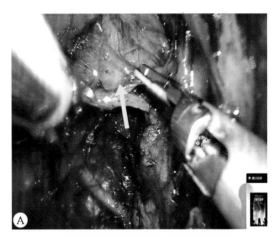

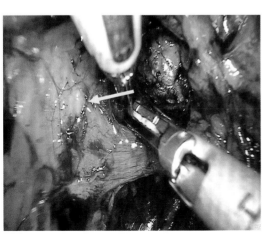

图 10-5-27 切断第一支肾静脉周围淋巴管

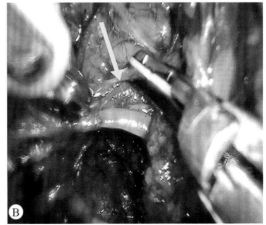

图 10-5-29 切断第二支肾静脉旁淋巴管

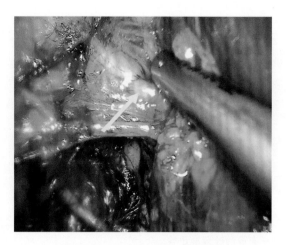

图 10-5-30　游离第二支肾动脉

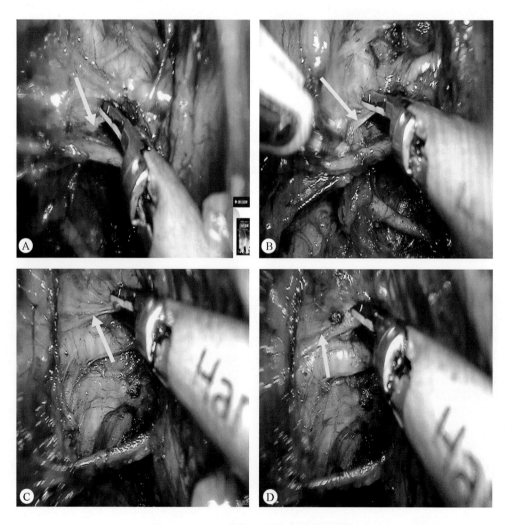

图 10-5-31　切断第二支肾动脉旁淋巴管

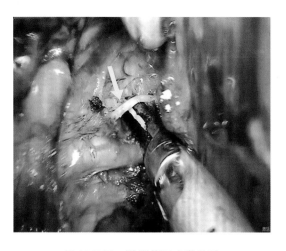

图 10-5-32　游离第三支肾动脉

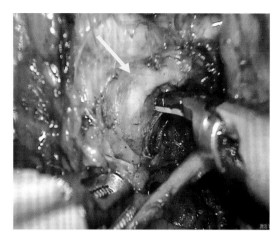

图 10-5-34　游离第三支肾静脉

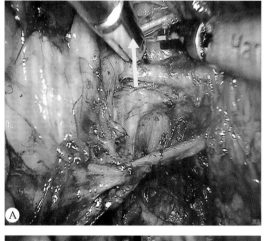

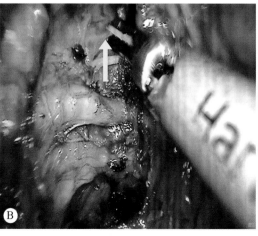

图 10-5-33　切断第三支动脉旁淋巴管

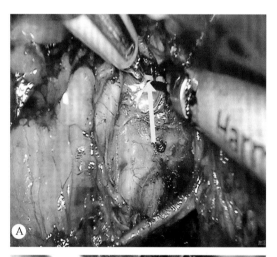

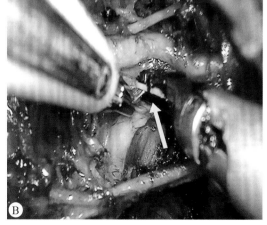

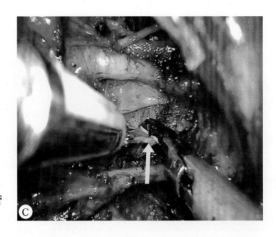

图 10-5-35　切断第三支肾静脉淋巴管

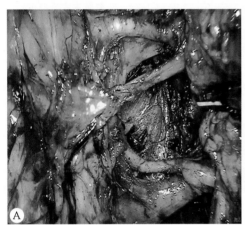

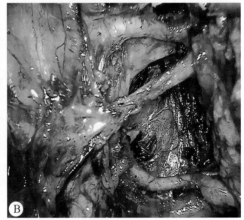

图 10-5-36　结扎肾蒂淋巴管后的肾动静脉

2. 游离肾蒂周围组织:肾淋巴管主要伴随肾血管走行,肾蒂周围也会有淋巴管,所以在游离肾蒂周围组织过程中如发现有淋巴管一并结扎(图 10-5-37)。

(1)分离切断输尿管周围组织:输尿管周围可能也会有淋巴管与肾相通,游离 1.0cm 的输尿管周围组织一般不会影响输尿管血供(图 10-5-38～图 10-5-40)。

(2)游离肾腹侧及肾上下极:肾周围也可能会有淋巴管进入肾,所以对肾周围也有必要进行一并游离,如有淋巴管应给予结扎。游离肾上极可保留部分组织,以避免术后肾下垂,对保留的组织用 Hem-o-Lock 夹夹住,

以防漏扎淋巴管(图 10-5-41～图 10-5-45)。

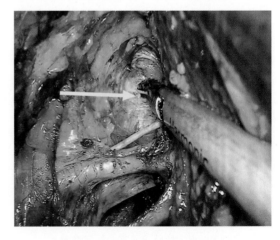

图 10-5-37　游离结扎肾蒂周围组织

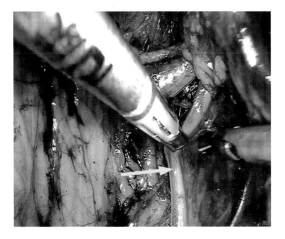

图 10-5-38 游离输尿管

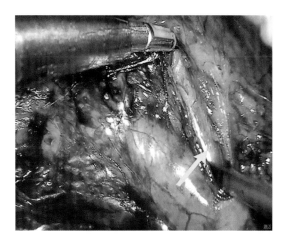

图 10-5-41 分离肾腹侧

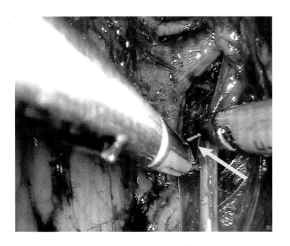

图 10-5-39 切断输尿管周围组织

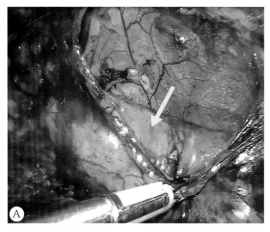

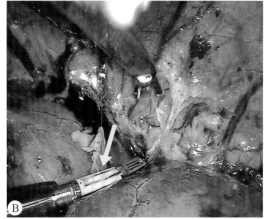

图 10-5-42 分离肾腹侧

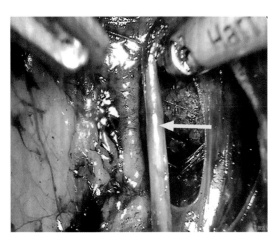

图 10-5-40 游离后的输尿管

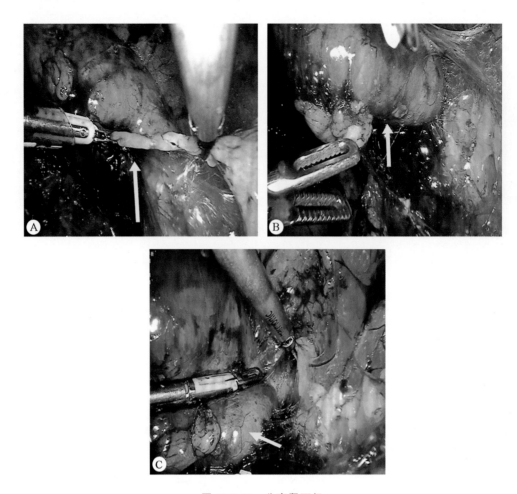

图 10-5-43　分离肾下极

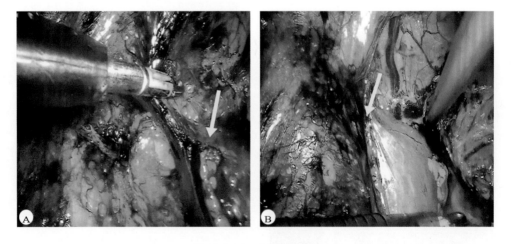

图 10-5-44　分离肾上极

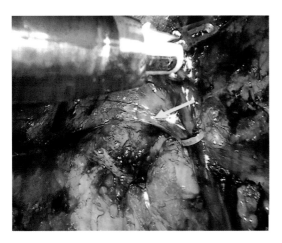

图 10-5-45 保留少量上极组织,用 Hem-o-Lock 夹夹住

【术后处理】

术后嘱患者低脂饮食,复查尿液乳糜试验,观察引流液量及颜色,待引流干净后拔除引流管。

【并发症防治】

1. 出血 分离过程中,因肾蒂血管周围淋巴管较多,且有多量的淋巴液渗出,所以视野不好,易误伤到肾蒂血管。因此,一定要吸引干净,保持视野清晰后处理肾蒂淋巴管,可先分离操作较为容易的肾动脉淋巴管,之后再分离肾静脉淋巴管,对于肾动静脉之间的淋巴管要分束结扎切断。

2. 漏扎淋巴管 手术前仔细研究 CTA,了解肾的动脉、静脉情况。术中保持视野清晰,仔细分离肾蒂血管周围的淋巴管,以避免漏结扎淋巴管,是保证手术成功的关键。

参 考 文 献

[1] 梅骅,陈凌武,高新.泌尿外科手术学.3 版.北京:人民卫生出版社,2008:882-889.

[2] 张勇,黎玮,刘俊江.泌尿外科后腹腔镜手术.石家庄:河北科学技术出版社,2007:38-43.

[3] 马潞林,黄毅.泌尿外科腹腔镜手术图谱.北京:北京大学医学出版社,2004:65-81.

[4] 张旭.泌尿外科腹腔镜与机器人手术学.2 版.北京:人民卫生出版社,2015:43-80.

[5] 叶定伟,张海梁.中国肾癌诊治现状和发展趋势.中华泌尿外科杂志,2014,35:401-405.

[6] 田晓军,马潞林,庄中榕,等.后腹腔镜下创面不缝合肾部分切除术的疗效观察.中华泌尿外科杂志,2014,35:807-810.

[7] 王春喜,芦志华.腹腔镜治疗上尿路尿路上皮癌的热点及进展.临床泌尿外科杂志,2014,29:371-374.

[8] 夏维木,刘定益,王健,等.新辅助化疗后前列腺特异性抗原 mRNA 对前列腺癌盆腔淋巴结微转移的诊断价值.中国医师进修杂志,2013,36(23):1-4.

[9] 夏维木,刘定益,周文龙,等.前列腺癌根治术前盆腔淋巴结微转移检测的研究.中华外科杂志,2010,48(20),1565-1568.

[10] 夏维木,刘定益,周文龙,等.新辅助治疗后 RT-PCR 对前列腺癌盆腔淋巴结微转移的诊断价值.东南国防医药,2012,14(5),399-401.

[11] 刘定益.乳糜疾病.南京:江苏凤凰科学技术出版社,2018:218-242.

[12] 刘定益,夏维木,唐崎,等.足背淋巴管造影在乳糜漏定位诊断和治疗中的应用.中华外科杂志,2016,54(4):281-285.

[13] 刘定益,夏维木,王健,等.足背淋巴管造影在乳糜尿患者诊断和治疗中的作用.中华泌尿外科杂志,2018,39(6):446-450.

[14] Naghiyev RN, Imamverdiyev SB, Sanli OM. Laparoscopic radical nephrectomy. Urologiia, 2016 (2):67-70.

[15] Kim HY, Lee DS, Yoo JM, et al. Retroperitoneal Laparoscopic Radical Nephrectomy for Large (>7cm) Solid Renal Tumors: Compari-

son of Perioperative Outcomes with the Trans-peritoneal Approach. J Laparoendosc Adv Surg Tech A,2017,27(4):393-397.

[16] Enciso S,Diaz-Güemes I,Serrano á,et al. Initial validation of a training program focused on laparoscopic radical nephrectomy. Actas Urol Esp,2016,40(4):237-244.

[17] Omae K,Kondo T,Takagi T,et al. Surgical and Oncologic Outcomes of Laparoscopic Radical Nephrectomy for Non-Metastatic Renal Cancer in Long-Term Dialysis Patients. Therapeutic Apheresis and Dialysis,2017,21(1):31-37.

[18] Bastiampillai R,Lavallée LT,Cnossen S,et al. Laparoscopic nephroureterectomy is associated with higher risk of adverse events compared to laparoscopic radical nephrectomy. Can Urol Assoc J,2016,10(3-4):126-131.

[19] Shao P,Li J,Qin C,Lv Q,et al. Laparoscopic Radical Nephrectomy and Inferior Vena Cava Thrombectomy in the Treatment of Renal Cell Carcinoma. European Urology,2015,68(1):115-122.

[20] Hongo F,Kawauchi A,Ueda T,et al. Long-term outcome of hand-assisted laparoscopic radical nephrectomy for T1 renal cell carcinoma. International Journal of Urology Official Journal of the Japanese Urological Association,2015,21(11):1093-1096.

[21] Yin L,Zhang D,Teng J,et al. Retroperitoneal Laparoscopic Radical Nephrectomy for Renal Cell Carcinoma during Pregnancy. Urologia Internationalis,2013,90(4):487-489.

[22] Bolton EM,Hennessy D,Lonergan PE,et al. Evaluating the perioperative safety of laparoscopic radical nephrectomy for large,non-metastatic renal tumours:a comparative analysis of T1-T2 with T3a tumours. Irish Journal of Medical Science,2018,187(2):313-318.

[23] Laparoscopic radical nephrectomy with inferior vena cava thrombectomy:highlight of key surgical steps. International Brazilian Journal of Urology Official Journal of the Brazilian Society of Urology,2016,42(4):856-857.

[24] Xu Z,Zhang Z,Gao J,et al. A modified adrenal gland-sparing surgery based on retroperitoneal laparoscopic radical nephrectomy. World Journal of Surgical Oncology,2014,12(1):179.

[25] Wang W,Wang L,Xu J,et al. Pure Retroperitoneal Laparoscopic Radical Nephrectomy for Right Renal Masses with Renal Vein and Inferior Vena Cava Thrombus. Journal of Endourology,2014,28(7):819-824.

[26] Jeon SH,Kwon TG,Rha KH,et al. Comparison of laparoscopic versus open radical nephrectomy for large renal tumors:A retrospective analysis of multi-center results. Bju International,2015,107(5):817-821.

[27] Becker A,Ravi P,Roghmann F,et al. Laparoscopic Radical Nephrectomy vs Laparoscopic or Open Partial Nephrectomy for T1 Renal Cell Carcinoma:Comparison of Complication Rates in Elderly Patients During the Initial Phase of Adoption. Urology,2014,83(6):1285-1293.

[28] Filson CP,Banerjee M,Wolf JS,et al. Surgeon Characteristics and Long-Term Trends in the Adoption of Laparoscopic Radical Nephrectomy. Journal of Urology,2011,185(6):2072-2077.

[29] Lovegrove C,Bruce E,Raison N,et al. Development and validation of a training and assessment tool for laparoscopic radical nephrectomy. Actas Urol Esp,2018,42(6):396-405.

[30] Hermans T,Pasmans H,Fossion L. Transperitoneal Laparoscopic Radical Nephrectomy in a Patient With Severe Scoliosis. Urology,2013,82(2):485-488.

[31] Wang M,Ping H,Niu Y,et al. Pure Conventional Laparoscopic Radical Nephrectomy with Level II Vena Cava Tumor Thrombectomy. International Braz J Urol,2014,40(2):266-273.

[32] Tait C,Tandon S,Baker L,et al. Long-term oncologic outcomes of laparoscopic radical ne-

phrectomy for kidney cancer resection:Dundee cohort and metaanalysis of observational studies. Surgical Endoscopy, 2011, 25（10）: 3154-3161.

[33] Yuan B,Wang Y,Gao J,et al. Lower pole approach in retroperitoneal laparoscopic radical nephrectomy:a new approach for the management of renal vascular pedicle. World Journal of Surgical Oncology,2018,16(1):31.

[34] Cruz JASD,Passerotti CC,Frati RMC,et al. Surgical Performance During Laparoscopic Radical Nephrectomy Is Improved With Training in a Porcine Model. Journal of Endourology,2012,26(3):278-282.

[35] Pierorazio PM,Hyams ES,Lin BM,et al. Laparoscopic Radical Nephrectomy for Large Renal Masses:Critical Assessment of Perioperative and Oncologic Outcomes of Stage T2a and T2b Tumors. Urology,2012,79(3):570-575.

[36] Jeong W,Rha KH,Kim H H,et al. Comparison of Laparoscopic Radical Nephrectomy and Open Radical Nephrectomy for Pathologic Stage T1 and T2 Renal Cell Carcinoma With Clear Cell Histologic Features:A Multi-institutional Study. Urology,2011,77(4):819-824.

[37] Peyronnet B,Seisen T,Dominguez-Escrig JL, et al. Oncological Outcomes of Laparoscopic Nephroureterectomy Versus Open Radical Nephroureterectomy for Upper Tract Urothelial Carcinoma:An European Association of Urology Guidelines Systematic Review. European Urology Focus,2017:15. pii:S2405-4569 (17)30240-30247.

[38] Pai A,Hussain M,Hindley R G,et al. Long Term Outcomes of Laparoscopic Nephro-ureterectomy with Transurethral Circumferential Excision of the Ureteric Orifice for Urothelial Carcinoma. Journal of Endourology, 2017, 31 (7):651-654.

[39] Lin VC,Chen CH,Chiu AW. Laparoscopic nephroureterectomy for upper tract urothelial carcinoma - Update. Asian Journal of Urology,

2016,3(3):115-119.

[40] Lee JN,Kim BS,Kim HT,et al. Oncologic outcomes of laparoscopic nephroureterectomy for pT3 upper urinary tract urothelial carcinoma. Minerva Urologica E Nefrologica,2014,66 (3):159-166.

[41] Liu W,Wang Y,Zhong Z,et al. Transperitoneal versus retroperitoneal laparoscopic nephroureterectomy in the management of upper urinary tract urothelial carcinoma: a matched-pair comparison based on perioperative outcomes. Surgical Endoscopy, 2016, 30 (12):5537-5541.

[42] Zhang S,Luo Y,Wang C,et al. Long-term oncologic outcomes of laparoscopic nephroureterectomy versus open nephroureterectomy for upper tract urothelial carcinoma:a systematic review and meta-analysis. Peerj, 2016, 31 (4):e2063.

[43] Fang Z,Li L,Wang X,et al. Total Retroperitoneal Laparoscopic Nephroureterectomy with Bladder-Cuff Resection for Upper Urinary Tract Transitional Cell Carcinoma. Journal of Investigative Surgery,2014,27(6):354-359.

[44] Hamada S,Ito K,Takahashi M,et al. Evaluation of clinical results in patients undergoing laparoscopic nephroureterectomy. Hinyokika kiyo,2013,59(4):217-223.

[45] Liu Y,Lu J,Hong K,et al. Independent prognostic factors for initial intravesical recurrence after laparoscopic nephroureterectomy for upper urinary tract urothelial carcinoma. Urologic Oncology,2014,32(2):146-152.

[46] Ritch CR,Kearns JT,Mues AC,et al. Comparison of Distal Ureteral Management Strategies During Laparoscopic Nephroureterectomy. Journal of Endourology, 2011, 25 (7): 1149-1154.

[47] Ghazi A,Shefler A,Gruell M,et al. A Novel Approach for a Complete Laparoscopic Nephroureterectomy with Bladder Cuff Excision. Journal of Endourology, 2010, 24 (3):

415-419.

[48] Zisman A. Laparoscopic Nephroureterectomy: Is It Always as Good as Open Nephroureterectomy?. European Urology, 2010, 58 (5): 652-653.

[49] Stewart GD, Humphries KJ, Cutress ML, et al. Long-term comparative outcomes of open versus laparoscopic nephroureterectomy for upper urinary tract urothelial-cell carcinoma after a median follow-up of 13 years. Journal of Endourology, 2011, 185(4): e269-e269.

[50] Alonso Y Gregorio S, Sánchez S, Monasterio S, et al. Management of distal ureter in laparoscopic nephroureterectomy. Actas Urol Esp, 2010, 34(2): 165-169.

[51] Inman B A. Open Versus Laparoscopic Nephroureterectomy: Is There Really a Debate?. European Urology, 2012, 61 (4): 722-723.

[52] Abe T, Harabayashi T, Shinohara N, et al. Outcome of Regional Lymph Node Dissection in Conjunction with Laparoscopic Nephroureterectomy for Urothelial Carcinoma of the Upper Urinary Tract. Journal of Endourology, 2011, 25(5): 803-807.

[53] Alejandre-Lafont E, Krompiec C, Rau WS, et al. Effectiveness of therapeutic lymphography on lymphatic leakage. Acta Radiologica, 2011, 52(6): 305-311.

[54] Liu DY, Xia WM, Tang Q, et al. Detection of pelvic lymph node micrometastasis by real-time reverse transcriptase polymerase chain reaction in prostate cancer patients after hormonal therapy. J Cancer Res Clin Oncol, 2014, 140(2): 235-241.

[55] Deso S, Kabutey NK, Vilvendhan R, et al. Lymphangiography in the diagnosis, localization, and treatment of a lymphaticopelvic fistula causing chyluria: a case Report. Vascular and Endovascular Surgery, 2010, 44 (8): 710-713.

[56] Diamond E, Schapira ME. Chyluria, A review of the literature. Urology, 1985, 26 (5): 427-431.

[57] Liu DY, Shao Y, Shi JX. , et al. Unilater pedal lymphangiography with non-contrast computerized tomography is valuable in the location and treatment decision of idiopathic chylothorax. Journal of Cardiothoracic Surgery, 2014, 9 (1): 8-13.

[58] Liu DY, He HC, Zhou WL, et al. The Advantages of Unilateral Pedal Lymphography in the Diagnosis of Chyluria. Urol Int, 2015, 94(2): 215-219.

[59] Liu DY, Wang HF, Xia WM, et al. Right-crossed. fused renal ectopia L-shaped kidney with urinary chyluria. Urol Int, 2015, 95: 243-245.

[60] Liu DY, liu B, Xia WM, et al. Unilateral pedal lymphangiography plus computed tomography angiography for location of persistent idiopathic chyle leakage not detectable by ordinary contrast computed tomography. BMC Urology, 2018, 18(9): 1-6.

第 *11* 章

腹腔镜肾上腺手术

第一节　肾上腺的外科解剖学

(一)肾上腺的位置及毗邻

肾上腺位于腹膜后肾内侧的前上方,肾周脂肪组织内,是一对黄色、质地较脆的内分泌腺,靠许多结缔组织间隔附着于肾周筋膜。成人肾上腺长径约 5cm,宽径约 3cm,厚 0.3~0.6cm,重量约 5g,新生儿肾上腺相对较大,5~10g,右侧肾上腺较扁平,呈锥体状,位于肝脏下后方,下腔静脉后外侧,前方有十二指肠;左侧肾上腺呈半月形,位置更靠内下方,与肾上极重叠在一起,贴近肾血管,主动脉位于其内侧,胃、胰尾在其前方、脾血管在其下方(见图 5-1-1)。

(二)肾上腺的血供

肾上腺血供丰富,主要来自膈下动脉,另有来自腹主动脉和同侧肾动脉的其他分支。有时,肾上腺的分支也会来自睾丸动脉,小动脉分支呈星状于肾上腺内侧及下方进入肾上腺,肾上腺的前后面是无血管区。而肾上腺的静脉常常只有一条,口径较大,从前内方的肾上腺门穿出。右侧肾上腺静脉较短,于后外侧直接汇入下腔静脉;左侧肾上腺静脉较长,与左膈下静脉汇合后流入左肾静脉,距离下腔静脉约 3cm(见图 5-1-1)。肾上腺的淋巴管通常随静脉离开肾上腺,汇入腹主动脉旁淋巴结。

(三)肾上腺周围无血管间隙

后腹腔入路腹腔镜肾上腺周围存在 3 个相对无血管间隙:

(1)第一个相对无血管间隙位于肾内上方的肾周脂肪囊和肾前筋膜之间,白色网状组织和一些垂直排列的白色条带间隔组织位于该层面内,它们是判断进入该层面的重要标志,该相对无血管区内,肾上腺的腹侧面紧贴肾前筋膜,以白色网状组织疏松相连。因此,正确进入该平面后,在肾前筋膜和肾上极脂肪囊腹侧之间分离,可迅速找到肾上腺或瘤体。

(2)第二个相对无血管间隙,位于肾外上方的肾周脂肪囊和腰大肌之间。

(3)第三个相对无血管间隙,位于肾上腺底部脂肪囊与肾上极实质表面之间。

第二节　腹膜后腹腔镜原发性醛固酮增多症手术

【概述】

原发性醛固酮增多症,简称原醛,是肾上腺皮质分泌过量醛固酮激素,引起以高血压、低血钾、低血浆肾素活性和碱中毒为主要表现的临床综合征,又称 Conn 综合征。原醛最常见的病因是孤立性肾上腺功能性腺瘤(或称醛固酮瘤),约占原醛70%,外科手术可以治愈;其他原醛有特发性醛固酮增多症、原发性肾上腺皮质增生、家族性醛固酮增多症、分泌醛固酮的肾上腺皮质癌。

过去常运用开放手术的方式来切除肾上腺肿瘤,直至 1992 年加拿大医生首先在《新英格兰医学杂志》报道了 3 例经腹入路的腹腔镜肾上腺切除术。由于腹腔镜的放大作用和清晰的摄像系统,对于深部手术的视野暴露比常规开放手术更清晰,非常适合于肾上腺手术。20 余年来此项手术已成为泌尿外科领域开展最为广泛的腹腔镜手术之一。大量临床统计资料表明,腹腔镜肾上腺切除术在手术时间、出血量、术后并发症、住院时间等方面优于传统开放手术,被认为是肾上腺疾病手术治疗的"金标准"。

在 20 世纪 90 年代初期,腹腔镜肾上腺切除术的适应证为小的肾上腺良性肿瘤,肾上腺皮质腺瘤是最常见的肾上腺良性肿瘤,直径常 <5cm,因为肿瘤血管较少,与周围组织界限清楚易于分离,是开展腹腔镜手术的良好适应证。

肾上腺偶发瘤指并非因肾上腺疾病而行影像学检查偶然发现的肾上腺占位性病变,而非独立的病理诊断,肾上腺偶发瘤多来源于肾上腺皮质,其中无功能性肿瘤占多数,病理呈多样化,其中腺瘤 40%～55%,转移癌约 20%,肾上腺皮质癌 5%～10%,髓样脂肪瘤约 10%,嗜铬细胞瘤约10%。肾上腺转移瘤中常见来源于肺癌、乳腺癌、黑色素瘤、肾细胞癌。对无功能性肿瘤,无论 >5cm 或 <5cm,在随访观察过程中,增大者是有明确的手术指征。由于腹腔镜肾上腺切除术创伤小,恢复快,使患者对肾上腺偶发瘤或无功能性肿瘤的腹腔镜手术治疗更加积极。

【适应证和禁忌证】

1. 适应证　引发原发性醛固酮增多的肾上腺皮质增生性疾病和肾上腺皮质肿瘤。

2. 禁忌证

(1)术前检查发现肾上腺肿瘤明显浸润周围脏器,或有远处转移。

(2)疑似肾上腺恶性肿瘤,伴癌栓形成。

(3)严重呼吸循环系统疾病,或其他麻醉禁忌,不能耐受全身麻醉和二氧化碳气腹。

(4)严重凝血功能障碍,尚未纠正。

(5)合并妊娠或过度肥胖。

(6)既往有经后腹腔径路手术史,不宜经腹腔径路腹腔镜肾上腺手术,但可行经前腹腔径路手术。既往有肾周炎症,或肾上腺手术史的患者,腹膜后径路腹腔镜手术则为相对禁忌,可选择经腹径路肾上腺手术。

【术前准备】

1. 一般准备　分为术前常规检查以及疾病特异的定性、定位诊断。

(1)术前常规准备:包括血常规、尿常

规、粪常规、肝肾功能、血电解质、血糖、凝血功能、心电图和胸部 X 线片等。

（2）定性诊断和定位诊断：在综合性医院中，无症状的肾上腺肿瘤常常由体检 CT 发现后来泌尿外科就诊，有症状的患者往往会先在内分泌科就诊，检查完成后再转入泌尿外科进行手术。

原醛的筛查目前使用血浆醛固酮与肾素活性比值，但有一定假阳性率，可以行确诊实验来确定是否存在原醛，目前主要有 4 种确诊试验，包括口服高钠饮食、氟氢可的松试验、生理盐水输注试验及卡托普利试验。口服高钠饮食及氟氢可的松试验由于操作烦琐，准备时间较长，国内无药等原因，目前临床很少开展。生理盐水输注试验操作方便，但由于血容量急剧增加，会诱发高血压危象及心功能衰竭，对于那些血压难以控制、心功能不全及严重低钾血症的患者不应进行此项检查。卡托普利试验是一项操作简单、安全性较高的确诊试验，但此试验存在一定的假阴性，部分特醛症患者血醛固酮水平可被抑制。

如前文所述，原醛分为 5 类，分型诊断在临床上较难，需要依靠影像学、生化指标、双侧肾上腺静脉采血结果进行综合分析。

经确诊实验确诊的原醛症患者必须行肾上腺 CT 检查，原醛的肾上腺 CT 表现：①醛固酮瘤：表现为单侧肾上腺腺瘤（一般直径<2cm），呈圆形或椭圆形，边界清楚，周边环状强化，平扫示肿块密度均匀、偏低，增强后呈轻度强化，腺瘤同侧及对侧肾上腺无萎缩性改变。②特醛症：CT 上可有不同表现：双侧肾上腺形态和大小表现正常，或仅仅是密度稍致密；双侧或单侧肾上腺增大，边缘饱满，肢体较粗，密度不均，或呈颗粒状；单侧肾上腺孤立性结节，密度类

似正常肾上腺或稍低；双侧肾上腺多个小结节。③分泌醛固酮的肾上腺皮质癌直径常>4cm。

如患者愿意手术治疗且手术可行，肾上腺 CT 提示有单侧或双侧肾上腺形态异常，需进一步行双侧肾上腺静脉采血以明确有无优势分泌侧。双侧肾上腺静脉采血对于原醛症治疗方案的选择至关重要，几乎所有醛固酮瘤或原发性肾上腺皮质增生行单侧肾上腺切除后血钾水平均能恢复正常，30%～60%患者的血压也可下降或完全恢复；但对于特发性醛固酮过多患者，肾上腺切除术并不可降低血压，药物治疗才可改善血压。双侧肾上腺静脉采血是目前区分单侧或双侧肾上腺分泌最可靠、最准确的方法，因此双侧肾上腺静脉采血被公认为原醛症分型诊断的"金标准"。但由于双侧肾上腺静脉采血属有创检查而且价格昂贵，应在确诊原醛症且有手术意愿的患者中进行。

2. 原发性醛固酮增多症患者的术前特殊准备 评估心、肾、脑、血管系统功能，控制血压，纠正电解质紊乱、低钾性碱中毒，使血钾恢复或接近正常水平，心电图无低钾表现。具体为：口服螺内酯，每次40～60mg，每日 3～4 次；每天口服补钾4～6g；严重高血压者应用降压药控制血压。一般因醛固酮瘤切除肿瘤或单侧肾上腺全切者不需要补充激素。

【腹腔镜专用器械】

参考第 6 章腹腔镜及辅助设备（图 6-1-1 至图 6-5-10）。

【患者体位】

气管插管全身静脉麻醉，留置导尿管。完全健侧卧位，腰部垫枕，升高腰桥，充分延伸肋弓与髂嵴之间的距离，头部和健侧肩下腋窝区垫气垫或软枕，防止臂丛神经

受压。健侧下肢屈曲 90°，患侧下肢伸直，中间垫软枕，肘、踝关节部位垫软垫，用约束带在骨盆和膝关节处固定体位（见图 10-1-1）。

【手术步骤】

1. 建立腹膜后腔和放置套管：腹膜后腔是位于腹膜后的一个潜在腔隙，手术时常常需要人工制备，建立和扩张后腹腔的方法主要有两种。

（1）Hasson 技术：自制扩张球囊。剪下八号乳胶手套的中指，套在肛管或 16F 导尿管上，用丝线扎紧手指套，充气后并用血管钳夹闭，检测是否漏气。

腋后线第 12 肋缘下纵行切开皮肤 2.0cm 左右，以能伸入术者的示指为宜。长弯血管钳钝性分离肌层和腰背筋膜，自下而上、自后向前分离腹膜后腔，将腹膜向腹侧推开。置入扩张球囊，充气 600～800ml，并用血管钳夹闭出气口，维持扩张状态 3～5 分钟，之后排气并拔出（有些瘦的患者可以不用球囊，直接用手指推开腹膜和游离腹膜外脂肪）。

放置套管的方法为，在示指的引导下，当手指感知套管的尖部时，将套管朝向手指的左侧或右侧偏移，旋转加力后刺入。在腋中线髂嵴上放置 10mm 套管（放置腹腔镜用），在腋前线肋缘下放置第二个套管（左侧卧位时为 12mm，右侧卧位时为 5mm），在腋后线第 12 肋缘下放置第三个套管（左侧卧位时为 5cm，右侧卧位时为 12cm）并缝合防止漏气。

（2）Vetress 气腹针技术：一般经验丰富的中心用此种方法较多，常选择在腋中线髂嵴上使用 Vetress 气腹针直接穿刺入腹膜后间隙，连上气腹机充气扩张后腹腔，然后在穿刺点置入初始套管，用腹腔镜镜体做钝性分离扩张，在腹腔镜监视下，再放

置其他的工作套管。

2. 清理腹膜后脂肪（右侧后腹腔镜肾上腺醛固酮瘤切除为例）：自上而下整块分离腹膜外脂肪（图 11-2-1），并将其翻转下垂至髂窝，分离过程中可见腹膜外脂肪的滋养血管，用超声刀锐性切断，避免钝性撕扯造成出血。显露肾周筋膜、后腹膜反折等重要解剖标志（图 11-2-2）。

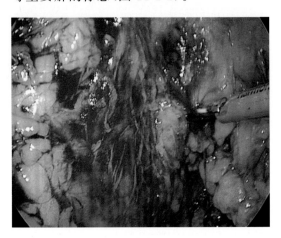

图 11-2-1　清理腹膜后脂肪

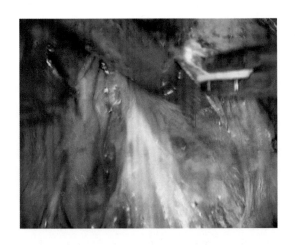

图 11-2-2　切开肾周筋膜

3. 纵行切开肾周筋膜，分离范围上至膈下，下至髂窝上缘水平（图 11-2-2 红色箭示肾脏）。

4. 选择位于肾内上方的肾周脂肪囊与肾周筋膜之间的相对无血管间隙作为第一分离层面(图11-2-3红色箭示肾,蓝色箭示腹膜)。白色网状组织和一些垂直排列的白色条带间隔组织位于该解剖层面内(图11-2-4,红色箭示肾,蓝色箭为网状疏松组织),是判断进入该层面的重要标志。以钝性分离为主,遇到血管时则用超声刀离断,熟练者可直接采用超声刀锐性分离。向内侧深面分离,直至显露肾上腺或肿瘤的前表面为止,此步骤对于及早定位肾上腺肿瘤具有重要意义。

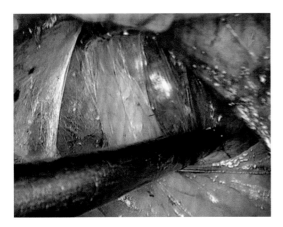

图 11-2-3　第一分离层面

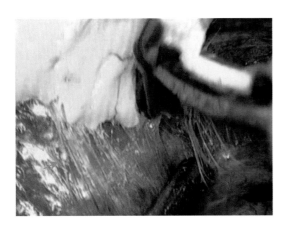

图 11-2-4　继续分离

5. 然后选择肾外上方的肾周脂肪囊与后层肾周筋膜之间的相对无血管间隙作为第二分离层面(图11-2-5红色箭为肾,蓝色箭示肿瘤和肾上腺),向上分离直至与第一分离层面汇合,向内分离至肾上极内侧。从腰肌发出的血管可直接超声刀离断或Hem-o-Lock夹闭后离断。若血管与肾上腺或肿瘤无关,可以旷置或不处理,主要目的是为了分离肾上腺外侧面并获得更大的操作空间,有的肿瘤位于背侧,在此分离层面才可以显露肿瘤。

6. 去除肾上极部分脂肪囊,显露肾上极,特别是肥胖患者,去除肾上极部分脂肪囊,有助显露清楚,对寻找和进入第三分离层面非常有帮助,偏瘦患者可以省去此步骤。

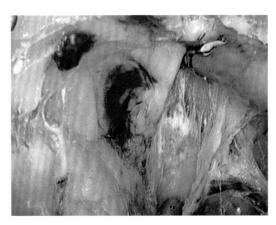

图 11-2-5　第二分离层面内游离、显露肿瘤

7. 沿肾上极实质表面与肾上腺底部脂肪囊之间作为第三分离层面(图11-2-6,红色箭示肾上极,蓝色箭示肿瘤和肾上腺,黄色箭示肾上腺中央静脉),夹持肾上腺周围脂肪向上轻轻提起,保持一定张力,钝性、锐性结合分离,以锐性分离为主。肾上腺底部被部分抬起后,可显露出右侧肾上腺中央静脉,其垂直汇入下腔静脉。游离肾上腺中央静脉,并用 Hem-o-Lock 夹闭

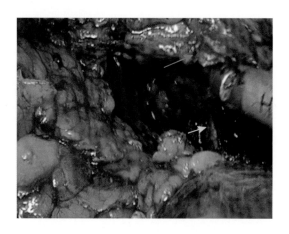

图 11-2-6 游离第三分离层面

后离断(图 11-2-7 红色箭示肾脏上极,蓝色箭示肿瘤和肾上腺,黄色箭示肾上腺中央静脉),此步骤也可在第三个层面完全游离后进行。

8. 肾上腺内下方有较多肾上腺动脉分支,钝性、锐性结合游离肾上腺底部,分离成束后超声刀或 Hem-o-Lock 夹闭后离断。此时,可将肾上腺底部完全抬起。充分显露右侧肾上腺中央静脉后,两枚 Hem-o-Lock 双重夹闭肾上腺中央静脉近心端后,离断肾上腺中央静脉,远心端可不用夹闭。

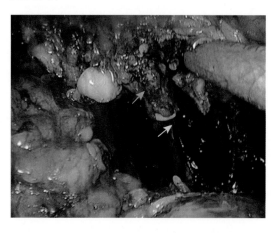

图 11-2-7 显露肾上腺中央静脉,夹闭后离断

9. 下极肿瘤,在正常肾上腺和肿瘤之间切开肾上腺,正常肾上腺侧 Hem-o-Lock 夹闭,一边夹闭,一边沿着肾上腺和肿瘤之间切开肾上腺,直至切除肿瘤,保留正常的肾上腺。上极肿瘤,切除肾上腺上极与膈下之间的连接组织,完整切除肿瘤(图 11-2-8)。双极电凝创面止血,降低气腹压力至 3～5mmHg,检查术野无活动性出血。把肿瘤装入标本袋,经腋后线的套管处取出。肿瘤较大时,需适当延长切口或将肿瘤装在防渗漏标本袋内剪碎后取出,将先前游离的肾上极肾周脂肪复位,肾上腺窝处留置引流管一根,缝合各个皮肤切口,结束手术。检查切除标本,肿瘤完整。

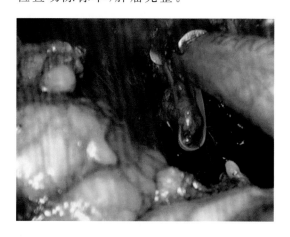

图 11-2-8 切除肾上腺肿瘤

【术后处理】

1. 监测生命体征的变化。

2. 如腹膜后引流管无明显引流液流出可拔出(24 小时引流液量＜10ml),一般腹膜后引流管放置 24～48 小时。

3. 患者回到病房后可早期拔除尿管。

4. 对于原发性醛固酮增多症患者,需要重点观察血压和电解质的变化。

5. 一侧腺瘤切除后,电解质的失衡能迅速得到纠正,但血压的变化可以出现以下几种情况:①术后血压很快降至正常或稳定在正常范围,术后第 1 天即可停用安体舒通,同时减少或停止其他降压药剂量;②血压下降至正常,但又回升,应用降压药物有效;③电解质紊乱很快纠正,但血压无明显降低,需要长期服用降压药物治疗,此类情况多发生在合并肾病或原发性高血压的患者。

6. 若术后醛固酮增多症状未能明显控制,则需要继续口服螺内酯,每日 $200\sim400mg$,一般可以控制症状。

7. 术后前几周,由于对侧肾上腺抑制作用尚未解除,应提高钠盐摄入,如有明显低醛固酮血症表现,需暂时服用氟氢可的松行替代治疗。

【并发症防治】

腹腔镜肾上腺切除术的并发症较开放手术少,后腹腔入路的腹腔镜手术,避开了腹部重要脏器和大血管,相比经腹入路的腹腔镜肾上腺切除术并发症更少,主要并发症为术中术后出血。

1. 穿刺相关并发症　常见于气腹针制备气腹和放置第一个套管的过程中,可损伤腹壁血管,亦可损伤肝、脾、胰腺、小肠等腹腔内脏和大血管。

(1)腹壁静脉损伤:通过套管压迫,出血多可自愈,出血严重时,可通过另外的操作孔中的电凝设备来止血。

(2)腹腔脏器损伤,最常见的是肝、脾损伤,也可见小肠损伤,关键在于及时发现,小肠损伤,在充分肠道准备下,可以采用 4-0 可吸收线,一期分层缝合。按照脏器损伤的原则来处理脏器损伤。

(3)血管损伤:穿刺针所致腹部大血管损伤较凶猛,多需要转开放手术,按照血管外科原则来止血和修复血管。

避免穿刺所致损伤的关键在预防,预

防的关键在于:①接受腹腔镜手术正规培训;②熟悉解剖,轻柔操作;③术前留置胃管及导尿,防止腹腔内空腔脏器膨胀;④充分的气腹压;⑤提起腹壁,使腹壁与肠道分离;⑥ 有过腹部手术史的患者,在可视下放置套管。

2. 二氧化碳气腹相关并发症　发生率为 $2\%\sim3.5\%$,气腹时间超过 4 小时者发生率较高,主要类型有皮下气肿、高碳酸血症、气胸、纵隔气肿、心律失常、深静脉血栓、气体栓塞等。其发生与气腹压力过高,手术时间过长,气体误入腹膜外间隙、血管、胸腔等因素有关。预防措施:①严格掌握手术指征,对身体状况欠佳,尤其是合并心肺疾病的患者,手术时慎重;②尽可能降低气腹压力,缩短气腹时间;③术中加强心电监护,严密的血流动力学监测和血气分析,及时发现各种心律失常和血流动力学改变,以便及时处理,必要时中断气腹,排出二氧化碳。

3. 术中出血和血管损伤　较为常见,发生率 $0.7\%\sim5.4\%$。

(1)肾上腺小动脉损伤:腔镜下用电凝或用钛夹等常可处理。

(2)肾上腺中央静脉损伤:因可能累及下腔静脉或左肾静脉,因此术中处理肾上腺中央静脉时要仔细游离,有缝合经验的腹腔镜外科医生,可以通过增加气腹压,充分显露血管损伤的部位,采用 5-0 可吸收血管缝线,缝合血管壁破损部位,以修复损伤。如不能快速缝合并止血,应及时输血并开放手术止血。

(3)肾静脉损伤:多见于左肾静脉,因为左肾上腺中央静脉汇入左肾静脉,故左侧肾上腺手术中,可见此类并发症,主要是靠腔镜下缝合血管壁破损部位,必要时开放手术处理。

(4)下腔静脉损伤：右侧多见，右侧肾上腺中央静脉垂直汇入下腔静脉，在分离右侧肾上腺中央静脉时，可致下腔静脉损伤，主要靠腔镜缝合，必要时开放手术，进行止血缝合。

(5)脾血管损伤在左侧肾上腺手术中可见，脾静脉损伤，可腔镜缝合。脾动脉损伤时，往往需要切除脾。

4.术中周围脏器损伤　术中可能发生包括肝、胰腺、脾、肾、肠管等的脏器损伤。

(1)肝、脾损伤：除穿刺引起外，在牵引肝显露右侧肾上腺肿瘤，或牵起脾显露左侧肾上腺肿瘤时可引起，多损伤轻微，电凝止血可处理。右侧肾上腺肿瘤偶与肝粘连紧密，需要切除部分肝，双极电凝止血后，缝合肝创缘。

(2)胰腺损伤：因胰腺尾部与左肾上腺相邻，关系紧密，颜色相近，初学者容易损伤胰尾。及时发现是关键，术后切口引流液异常时，行引流液淀粉酶检测，以明确诊断，延长引流管的拔出时间，充分引流，胰漏多可愈合，但引流管需放置1～3个月。

(3)肾损伤：肾上极和肾上腺关系密切，在分离肾上腺肿瘤底部时，若粘连紧密可致肾损伤。轻微的肾损伤，可以电凝止血后用止血材料修复。复合的肾损伤，按肾部分切除术的缝合原则缝合肾。

(4)肠管损伤：关键在于及时发现，小肠损伤可在肠道准备下，4-0可吸收线分层缝合；结肠损伤需行结肠造瘘，造瘘口二期还纳。

5.膈肌和胸膜损伤　术中损伤膈肌和胸膜时，需术中给予缝合修复，多数患者经胸腔闭式引流数日后，可听诊并复查胸片，确认肺复张后可予拔出胸腔闭式引流管。

6.术后激素相关并发症　肾上腺手术的病例多为功能性腺瘤，激素相关的术后并发症约1%，库欣综合征患者术后激素补充不足，可出现低血压、恶心、呕吐、发热，甚至全身无力，食欲减退，应及时发现并适当补充。

7.其他　伤口感染、腹腔内感染、肺部感染和切口疝等。

(1)伤口感染发生时，根据感染情况，局部加强换药，术中严格无菌操作与预防性使用抗生素均为预防伤口感染的主要措施。

(2)腹腔感染：少见，多见于原有腹腔内感染病变的患者，术后引流不畅，血肿形成会加重感染。使用抗生素的同时，需要充分引流。

(3)肺部感染：多见于有肺部基础疾病的患者，此类患者术前评估中应重点重视肺功能和血气分析的检查，并与麻醉医生充分及时沟通。术中应严密监测通气相关指数、血气分析和血流动力学的变化，应尽量缩短手术时间，术后教会患者正确咳痰和翻身扣背的方法，鼓励早期下床活动。一旦发生肺部感染，应完善检查并按照治疗原则治疗，必要时请呼吸科会诊，避免感染延迟不愈和呼吸衰竭的发生。

(4)切口疝：套管部位发生切口疝的概率较低，为0.5%～3%，多数发生在取标本的延长腹部切口，多见于下腹部或腹正中切口，腹部CT可以明确诊断。正确关闭切口可以预防切口疝发生，一旦发现按切口疝处理原则处理。

第三节 腹膜后腹腔镜皮质醇增多症手术

【概述】

皮质醇增多症又称为库欣综合征,为机体组织长期暴露于异常增高的糖皮质激素引起的一系列临床症状和体征。满月脸、水牛背和皮肤紫纹为最经典的临床表现,体重增加和向心性肥胖是最常见的体征。垂体病变导致 ACTH 分泌过多者称之为库欣病。库欣综合征可分为 ACTH 依赖性和 ACTH 非依赖性。内源性库欣综合征中,约70%是由分泌 ACTH 的垂体肿瘤所致,约 20% 由肾上腺原发病(腺瘤、增生、癌)引起,需要泌尿外科手术,异位 ACTH 分泌性肿瘤不到10%。

肾上腺的皮质腺瘤所引起的库欣综合征治疗与醛固酮腺瘤一样,可选择腹腔镜肾上腺肿瘤切除或肾上腺切除,若怀疑恶性肿瘤,一般行开腹手术。

【适应证和禁忌证】

1. 适应证 引发皮质醇增多的肾上腺皮质增生性疾病和肾上腺皮质肿瘤。

2. 禁忌证

(1)术前检查发现肾上腺肿瘤明显浸润周围脏器,或有远处转移。

(2)疑似肾上腺恶性肿瘤,伴癌栓形成。

(3)严重呼吸循环系统疾病,或其他麻醉禁忌,不能耐受全身麻醉和二氧化碳气腹。

(4)严重凝血功能障碍,尚未纠正。

(5)合并妊娠或过度肥胖。

(6)既往有经后腹腔径路手术史,不宜经后腹腔径路腹腔镜肾上腺手术,但可行经前腹腔径路手术;既往有肾周炎症,或肾上腺手术史的患者,腹膜后径路腹腔镜手术则为相对禁忌,可选择经腹径路肾上腺手术。

【术前准备】

1. 一般准备 分为术前常规检查以及疾病特异的定性定位诊断。

(1)术前常规准备:包括血常规、尿常规、粪常规、肝肾功能、血电解质、血糖、凝血功能、心电图和胸部 X 线片等。

(2)库欣综合征的功能诊断:首先应测定患者 24 小时尿游离皮质醇和血皮质醇昼夜节律,若尿游离皮质醇增高,且昼夜节律消失,则应高度怀疑库欣综合征;应行小剂量地塞米松抑制试验,若不能抑制,则确诊为库欣综合征。

确诊后,为鉴别垂体性和非垂体性库欣综合征(肾上腺或异位),需行大剂量地塞米松抑制试验,若不能抑制则提示肾上腺来源或异位 ACTH 综合征。此时应行肾上腺的影像学检查,可发现肾上腺来源的库欣综合征如腺瘤、原发性色素沉着结节性肾上腺皮质病(PPNAD)、大结节增生(AIMAH)或皮质癌。

2. 库欣综合征的术前特殊准备 围手术期准备主要是激素补充、降压、控制血糖、纠正电解质酸碱平衡紊乱和预防性使用抗生素等。最重要的是激素补充治疗,可使用醋酸可的松 100~200mg,分别于术前晚和术日晨肌注。术后再立即肌注 100mg,术后当日以 10mg/h 的速度静滴氢化可的松,术后第 1、2 日,每 8 小时肌注醋酸可的松 75mg,第 3、4 日则每 12 小时肌注 1 次,以后用维持量的醋酸可的松 25mg,一日两次口服,同时服用氟氢可的松 0.1mg/d,共 1 个月;难以取得醋酸可的松的地区,可在术中予氢化可的松 100～200mg 静脉滴注,术后继续静脉滴注 3 天,逐渐减量,根据患者体重,改至泼尼松 25～30mg/d,每月递减 5mg,至 5mg 每天后维持 6～12 个月,根据患者血压、神志、精神状况决定是否停用激素。

【腹腔镜专用器械】

参考第 6 章腹腔镜及辅助设备(图 6-1-1 至图 6-5-10)。

【患者体位】

参考第 10 章腹腔镜肾切除术,第一节腹膜后腹腔镜单纯肾切除术(见图 10-1-1)。

【手术步骤】

1. 建立腹膜后腔和放置套管。腹膜后腔是位于腹膜后的一个潜在腔隙,手术时常常需要人工制备,建立和扩张后腹腔的方法主要有以下两种。

(1)Hasson 技术:自制扩张球囊,剪下八号乳胶手套的中指,套在肛管或 16F 导尿管上,用丝线扎紧手指套,充气并用血管钳夹闭,检测是否漏气。

腋后线第 12 肋缘下纵行切开皮肤 2.0cm 左右,以能伸入术者的示指为宜。长弯血管钳钝性分离肌层和腰背筋膜,自下而上、自后向前分离腹膜后腔,将腹膜向腹侧推开。置入扩张球囊,充气 600～800ml,并用血管钳夹闭,维持扩张状态 3～5 分钟,之后排气并拔出(有些瘦的患者可以不用球囊,直接用手指推开腹膜和游离腹膜外脂肪)。

放置套管的方法为,在示指的引导下,当手指感知套管的尖部时,将套管朝向手指的左侧或右侧偏移,旋转加力后刺入。在腋中线髂嵴上放置 10mm 套管(放置腹腔镜用),在腋前线肋缘下放置第二个套管(左侧卧位时为 12mm,右侧卧位时为 5mm)腋后线第 12 肋缘下放置第三个套管(左侧卧位时为 5cm,右侧卧位时为 12cm)并缝合防止漏气。

(2)Vetress 气腹针技术:一般经验丰富的治疗中心用此种方法较多,常选择在腋中线髂嵴上使用 Vetress 气腹针直接穿刺入腹膜后间隙,连上气腹机充气扩张后腹腔。然后在穿刺点置入初始套管,用腹腔镜镜体做钝性分离扩张,在腹腔镜监视下,再放置其他的工作套管。

2. 清理腹膜后脂肪(以左侧后腹腔镜肾上腺腺瘤切除为例)。自上而下整块分离腹膜外脂肪,并将其翻转下垂至髂窝,分离过程中可见腹膜外脂肪的滋养血管,用超声刀锐性切断,避免钝性撕扯造成出血。显露肾周筋膜、后腹膜反折等重要解剖标志。

3. 纵行切开肾周筋膜,分离范围上至膈下,下至髂窝上缘水平(图 11-3-1)。

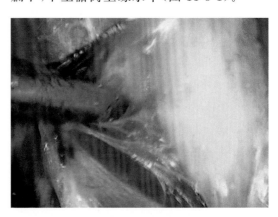

图 11-3-1　切开肾周筋膜

4. 选择位于肾内上方的肾周脂肪囊与前层肾周筋膜之间的相对无血管间隙作为第一分离层面。白色网状组织和一些垂直排列的白色条带间隔组织位于该解剖层面内,是判断进入该层面的重要标志。以钝性分离为主,遇到血管时则用超声刀离断(图

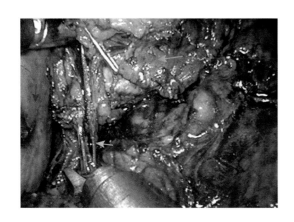

图 11-3-2　显露肾上腺血管

11-3-2,红箭示肾上极,蓝色箭示肾上腺及肿瘤,黄色箭示小血管)。向内侧深面分离,直至显露肾上腺或肿瘤的前表面为止,此步骤对于及早定位肾上腺肿瘤具有重要意义。使用30°腹腔镜有助于术野的观察。

5. 然后选择肾外上方的肾周脂肪囊与后层肾周筋膜之间的相对无血管间隙作为第二分离层面,向上分离直至与第一分离层面汇合,向内分离至肾上极内侧。主要是为了分离肾上腺外侧面和得到更大的操作空间,有的肿瘤位于背侧,在此分离层面才可以显露肿瘤。

6. 沿肾上极实质表面与肾上腺底部脂肪囊之间作为第三分离层面,夹持肾上腺周围脂肪向上轻轻提起,保持一定张力,钝性、锐性结合分离,以锐性分离为主,分离肾上腺底部。肥胖患者,取出肾上极部分脂肪囊,显露肾上极,有助于进入第三个分离层面。保留肾上腺的上极与膈下组织相连,起悬吊肾上腺的作用。

7. 肾上腺内下方有较多肾上腺动脉分支,钝性、锐性结合游离肾上腺底部,分离成束后超声刀或 Hem-o-Lock 夹闭后离断。此时,可将肾上腺底部完全抬起。充分显露左侧肾上腺中央静脉后,两枚

Hem-o-Lock 双重夹闭肾上腺中央静脉近心端后,离断肾上腺中央静脉(图 11-3-3,图 11-3-4 红箭示肾脏上极,蓝色箭示肾上腺及肿瘤,黄色箭示肾上腺中央静脉),远心端可不用夹闭(如肾上腺中央静脉不影响切除肿瘤,可不夹闭)。

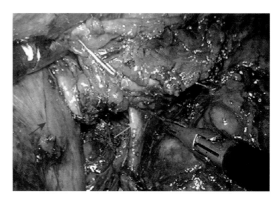

图 11-3-3　显露中央静脉

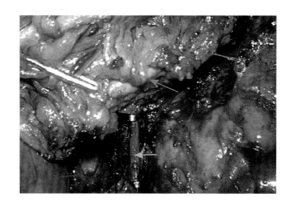

图 11-3-4　钛夹夹闭中央静脉,离断

8. 下极肿瘤,在正常肾上腺和肿瘤之间切开肾上腺,正常肾上腺侧 Hem-o-Lock 夹闭,一边夹闭,一边沿着肾上腺和肿瘤之间切开肾上腺,直至切除肿瘤,保留正常的肾上腺。上极肿瘤,切除肾上腺上极与膈下上方的连接组织,完整切除肿瘤(图 11-3-5)。双极电凝创面止血,降低气腹压力至 3～5mmHg,检查术野无活动性出血。

把肿瘤装入标本袋,经腰后线的套管处取出。肿瘤较大时,需适当延长切口或将肿瘤装在防渗漏标本袋内剪碎后取出,将先前游离的肾上极肾周脂肪复位,肾上腺窝处留置引流管一根,缝合各个皮肤切口,结束手术。检查切除标本,肿瘤完整性。

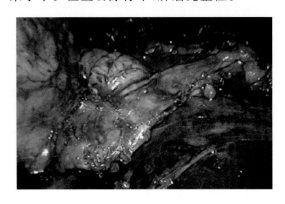

图 11-3-5　整块切除肾上腺和肿瘤

【术后处理】

1. 监测生命体征的变化。

2. 腹膜后引流管无明显引流液流出可拔出(24 小时引流液量<10ml),一般放置 24～48 小时。

3. 患者回到病房后可早期拔除尿管。

4. 对于库欣综合征患者,术后有可能出现急性肾上腺皮质功能不全,需要严格按照计划补充皮质激素,定期复查电解质和血糖。如发现肾上腺皮质功能危象应及时加大皮质激素的用量,并实施急救措施。

5. 皮质醇增多症患者,组织愈合能力较差,伤口易发生感染,导致切口愈合不良,应及时观察处理,定期换药。

【并发症防治】

1. 参考第 11 章腹腔镜肾上腺手术,第二节腹膜后腹腔镜原发性醛固酮增多症并发症和防治。

2. 肾上腺危象的处理。对皮质醇增多症患者术后特别注意有可能出现肾上腺危象,是肾上腺皮质功能急性衰竭的表现,主要临床表现是高热、胃肠功能紊乱、血压下降、惊厥、昏迷等,应立即加大皮质激素的用量,并实施急救措施。

(1)5％葡萄糖生理盐水 500ml 加氢化可的松 100mg,1～4 小时之内静脉滴注完,同时肌内注射醋酸可的松 100mg,此后每 6 小时同法静脉滴注氢化可的松 100mg。如患者病情有好转,第二天每 6 小时静脉滴注氢化可的松 50mg,维持 24 小时。待病情稳定后可每 6 小时口服或肌内注射醋酸可的松 25mg,以后视情况逐日减少醋酸可的松 25mg,最后减少到维持量醋酸可的松 50mg。

(2)如有明显低血压,可在输液中加入去甲肾上腺素 5mg 滴注。

(3)使用有效抗生素。

第四节　腹腔镜嗜铬细胞瘤手术

【概述】

嗜铬细胞瘤是发生在肾上腺或肾上腺外嗜铬细胞的肿瘤,肿瘤细胞内颗粒含儿茶酚胺,无调节性分泌大量儿茶酚胺进入血液循环,引起全身性病理生理改变和临床症状。治疗方法是将肿瘤切除。吴阶平 1965 年确诊肾上腺髓质增生为独立性疾病,并描述了这一疾病的病理、临床特点及治疗原则,将其与嗜铬细胞瘤一起统称为儿茶酚胺增多症,肾上腺髓质增生的影像学表现一侧或双侧肾上腺体积增大,变厚。

嗜铬细胞瘤的症状大多由高儿茶酚胺血症引起,主要表现为头痛、心悸、多汗的三联征,阵发性高血压,以及颤抖、呕吐、乏力等,临床上患者常因发生上述症状或难治性高血压而进行抽血化验及影像学检查,或因体检腹部CT发现肾上腺肿瘤做进一步检查而确诊为嗜铬细胞瘤。

长期高儿茶酚胺血症会引起心肌损害,成为儿茶酚胺心肌病,其主要病理改变为长期高血压造成的心室肥厚,心肌损伤、纤维化和缺血,以及心律失常等,临床表现主要有胸痛和心力衰竭的症状和体征。儿茶酚胺心肌病导致的心律失常、心力衰竭、心肌梗死是嗜铬细胞瘤手术前的最常见死因。手术切除后心肌缺血和心律失常多能明显改善或消失,心功能也能恢复正常,心室肥厚也能逆转,但已形成的梗死病灶会长期存在。

嗜铬细胞瘤有约10%为恶性嗜铬细胞瘤,恶性嗜铬细胞瘤的临床表现、实验室检查结果与嗜铬细胞瘤相似,目前诊断恶性嗜铬细胞瘤的唯一标准仍是肿瘤在无嗜铬细胞的区域内出现转移灶。

确诊嗜铬细胞瘤后应该及早手术治疗。20世纪90年代,人们对于腹腔镜手术切除嗜铬细胞瘤普遍存在顾虑,认为其血供丰富,操作难度大,术中刺激嗜铬细胞瘤会有引起血压剧烈波动的危险,目前大多学者认为,嗜铬细胞瘤<6cm适用腹腔镜手术,更大的肿瘤血供通常更丰富,手术难度更加大,且其恶性概率相应增加,可以选择开放手术,但是>6cm的嗜铬细胞瘤并不是腹腔镜的绝对禁忌。

【适应证和禁忌证】

1. 适应证 引起儿茶酚胺增多症的肾上腺髓质增生及嗜铬细胞瘤,诊断确定后,无论肿瘤的体积大小,病理性质为良性或恶性,遇到下列各种情况中的任何一种,都将是手术的适应证。

(1)症状典型、生化检测、药物试验结果符合诊断,影像学检查提示肾上腺区有占位性病变。

(2)以往并无任何症状,但在分娩期、麻醉期、手术中、外伤等外界因素的强烈刺激下,发生了严重高血压、心律不齐,甚至不能解释的休克等症,重新检查发现肾上腺区有占位性病变。

(3)凡遇有甲状腺瘤,并发甲状旁腺功能亢进症、胰岛细胞瘤、垂体瘤、多发性黏膜纤维瘤等多发性内分泌腺瘤并发较典型的嗜铬细胞瘤症状,腔静脉分段采血检测肾静脉平面的儿茶酚胺值增高,药物试验符合诊断,虽未见肾上腺肿瘤影,亦可手术探查。

(4)一侧嗜铬细胞瘤,经手术摘除后又有典型症状出现,如身体其他部位未发现肿瘤,可考虑为对侧肾上腺或同侧肾上腺残留部存在第2或第3个肿瘤,特别是有家族史者,应再次手术。

(5)摘除的嗜铬细胞瘤病理组织像呈恶性改变,术后症状复发,其他远部器官无转移瘤,则考虑局部复发,可再次手术。

2. 禁忌证

(1)术前检查发现肾上腺肿瘤明显浸润周围脏器,或有远处转移。

(2)疑似肾上腺恶性肿瘤。

(3)严重呼吸循环系统疾病,或其他麻醉禁忌,不能耐受全身麻醉和二氧化碳气腹。

(4)严重凝血功能障碍,尚未纠正。

(5)既往有经后腹腔径路手术史,不宜经后腹腔径路腹腔镜肾上腺手术,但可行经前腹腔径路手术。既往有肾周炎症,或肾上腺手术史的患者,腹膜后径路腹腔镜手术则为禁忌,可选择经腹径路肾上腺手术。

【术前准备】

1. 一般准备 分为术前常规检查及

疾病特异的定性定位诊断。

(1)术前常规准备:包括血常规、尿常规、粪常规、肝肾功能、血电解质、血糖、凝血功能、心电图和胸部 X 线片等。

(2)定性诊断和定位诊断:在综合性医院中,无症状的肾上腺肿瘤常常由体检 CT 发现后来泌尿外科就诊,有症状的患者往往会先在内分泌科就诊,检查完成后再转入泌尿外科进行手术。

定性检查应结合患者临床表现和体检结果,有选择地进行肾上腺激素水平检测。嗜铬细胞瘤的特异生化检查主要为测定血与尿的去甲肾上腺素(NE)、肾上腺素(E)、多巴胺(DA)浓度,中间代谢产物甲氧基肾上腺素(MN)、甲氧基去甲肾上腺素(NMN)的浓度,以及最终代谢产物香草扁桃酸(VMA)的浓度。

影像学定位首选 CT,因其对胸、腹和盆腔组织有很好的空间分辨率,并可发现肺部转移病灶,嗜铬细胞瘤 CT 上多为形状不规则、密度不均的瘤体,与周围组织分界不清,瘤体内部坏死、囊变概率高,瘤壁可伴有钙化,对比增强后实体部分明显强化(图 11-4-1)。若 CT 造影剂过敏、周围金属伪影影响观察或 CT 检查发现转移瘤,则建议加做磁共振检查。影像学检查发现转移灶或有转移风险的患者,可行[131]I-MI-BG 或[123]I-MIBG 检查,可用于评价[131]I-MI-BG 治疗的可能性。

2.嗜铬细胞瘤的术前特殊准备 围手术期准备主要是扩张血管床、控制血压和扩容。具体方法如下。

(1)术前使用 α 肾上腺素能受体拮抗药扩张外周血管,术前 2 周开始口服多沙唑嗪,若不满意可加用钙拮抗药,若使用 α 肾上腺素能受体拮抗药后出现心动过速可加用 β 肾上腺素能受体拮抗药。

(2)扩充血容量,因嗜铬细胞瘤患者的外周血管术前长期处于收缩状态,血容量低,切除肿瘤或增生的腺体后可引起血压的急剧下降,围手术期不处理,术中及术后出现难以纠正的低血容量性休克,升压药物使用将延长,甚至危及患者生命,故术前应有目标的扩容。术前药物充分准备的指标如下:①血压稳定在 120/80mmHg,心率小于 80bpm;②无阵发性血压升高、心悸、多汗等现象;③体重呈增加趋势,血细胞比容小于 45%;④轻度鼻塞,四肢末梢发凉感消失或有温暖感,甲床红润等表明微循环灌注良好。

【腹腔镜专用器械】

参考第 6 章腹腔镜及辅助设备(图 6-1-1 至图 6-5-10)。

【患者体位】

参考第 10 章腹腔镜肾切除术,第一节腹膜后腹腔镜单纯肾切除术(见图 10-1-1)。

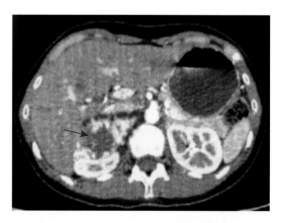

图 11-4-1 术前影像(红色箭示肿瘤)

【手术步骤】

1.腹膜后腹腔镜嗜铬细胞瘤切除 手术步骤和前两种肿瘤并无不同,但需注意:手术中探查肿瘤时动作轻柔,以免刺激肿瘤引起儿茶酚胺大量分泌;嗜铬细胞瘤周围新生血管多,可用超声刀处理,少数比较大的血管应用 Hem-o-Lock 夹闭后离断(图 11-4-2,图 11-4-3),嗜铬细胞瘤生长有时侵袭性生长,周围粘连较严重,可用超声刀锐性分离(图 11-4-4)。

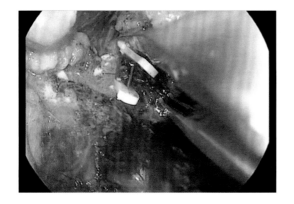

图 11-4-2　夹闭-离断中央静脉(红色箭示中央静脉)

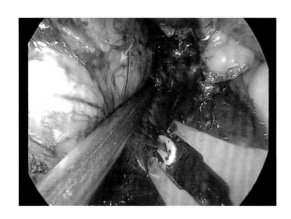

图 11-4-3　处理较大血管分支(红箭示血管分支,黄箭示肿瘤)

2. 经腹腔腔镜主动脉旁嗜铬细胞瘤切除

(1)手术具体步骤和其他肾上腺肿瘤并无不同,但需注意:手术中探查肿瘤时动作轻柔,以免刺激肿瘤引起儿茶酚胺类激素大量分泌;可以将肿瘤抬起,远离主动脉,形成保护主动脉的空隙,逐步切除肿瘤;嗜铬细胞瘤周围新生血管多,

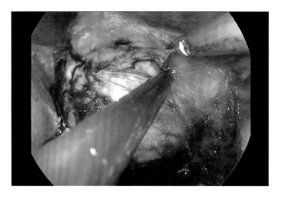

图 11-4-4　分离肿瘤和周围粘连

术前可行 CT 腹部血管重建检查,了解肿瘤的血供,术中可用超声刀处理小血管,少数比较大的血管应用 Hem-o-Lock 夹闭后离断。

(2)显露肿瘤,以经腹腹腔镜切除主动脉左侧异位嗜铬细胞瘤为例(副神经节瘤切除)(图 11-4-5,红箭示肿瘤):探查腹腔,确定有无妨碍手术的粘连和其他异常。如有,需要先行分离。辨认清楚脾、肝左叶,结肠脾区,降结肠等器官,于左结肠旁沟切开侧腹膜(图 11-4-6),将降结肠向内侧游离,继续向上剪开脾外侧及上方的腹膜,利用重力将脾、胰尾向内侧翻转,本例中肿瘤较大,位置相对浅,打开侧腹膜后即可看到肿瘤。

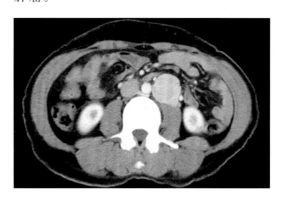

图 11-4-5　术前影像

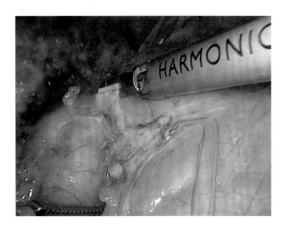

图 11-4-6　打开结肠旁沟侧腹膜

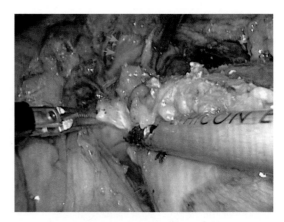

图 11-4-8　抬起肿瘤,分离肿瘤和腹主动脉之间的间隙

（3）切除肿瘤:从肿瘤的上缘开始游离（图 11-4-7,红箭示肿瘤）,超声刀或钛夹处理血管分支;同样游离内侧缘,处理来自主动脉的小分支。术中可以将肿瘤抬起,远离主动脉,形成保护主动脉的空隙,逐步切除肿瘤（图 11-4-8,红箭示肿瘤,蓝箭示腹主动脉）。主要的滋养血管用 Hem-o-Lock 夹闭后剪断（图 11-4-9）。然后将下缘外侧缘游离,取出整个肿瘤（图 11-4-10）。

（4）创面止血:降低气腹压力至 3～5mmHg,检查术野有无活动性出血。有出血可根据情况使用双极电凝或钛夹、Hem-o-Lock 处理。

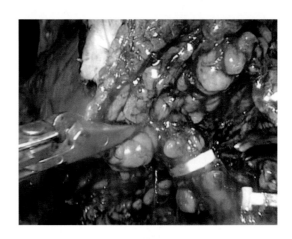

图 11-4-9　Hem-o-Lock 夹闭血管并离断

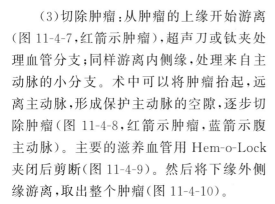

图 11-4-7　沿肿瘤表面分离

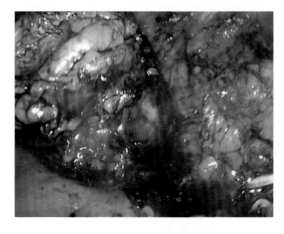

图 11-4-10　完整切除肿瘤

（5）标本取出：将切下的肿瘤本装入标本袋取出，再次检查术区无活动性出血，清点器械，术区置一负压吸引引流管。缝合各个切口，术毕。

【术后处理】

1. 监测生命体征的变化，如腹膜后引流管无明显引流液流出可拔出（24 小时引流液量＜10ml），一般放置 24～48 小时。患者回到病房后可早期拔除尿管。

2. 对于嗜铬细胞瘤患者，术中切除肿瘤后，血压可能快速下降，需要和麻醉医生充分沟通，持续调整容量和电解质稳定，预防肾前性肾衰竭的发生。术后仍有急性低血压的危险，尤其在体位变化时，应持续监测血压。一旦发生急性低血压，应及时补充液体，用血管活性药物维持血压平稳。检测血糖水平，及时发现低血糖，避免造成危害。

3. 术后应对患者进行终身随访，至少每年复查一次以评估肿瘤有无复发或转移，对于有基因突变的患者应 3～6 个月随访一次，随访观察内容包括症状、体征、血/尿生化检查，必要时进行影像学检查。

4. 恶性嗜铬细胞瘤的术后后续治疗，MIBG 核素扫描显像阳性患者可行^{131}I-MIBG 治疗，国内治疗的完全有效率为 3％～5％，部分有效和病情稳定的比例可达 73％～79％，患者五年生存率为 45％～68％，主要不良反应为骨髓抑制。

5. MIBG 核素扫描阴性的患者则可进行化疗，化疗方案主要如下。

（1）CVD：环磷酰胺、长春新碱、达卡巴嗪。

（2）EP 方案：依托泊苷和顺铂，有效率约 40％。

不良反应主要为骨髓抑制、周围神经病变、胃肠道反应、肝功能异常等。

【并发症防治】

参考第 11 章腹腔镜肾上腺手术，第二节腹膜后腹腔镜原发性醛固酮增多症手术并发症和防治。

对嗜铬细胞瘤患者，切除肿瘤后，血压可能快速下降，需要和麻醉医生充分沟通，注意调整容量和电解质稳定，预防肾前性肾衰竭的发生。术后仍有急性低血压的危险，尤其在体位变化时，应持续监测血压。一旦发生急性低血压，应及时补充液体，用血管活性药物维持血压平稳，避免因低血压造成对患者的危害。

（祝　宇）

参 考 文 献

［1］　梅骅，陈凌武，高新.泌尿外科手术学.3 版.北京：人民卫生出版社，2017：12-15；862-873.

［2］　那彦群，叶章群，孙颖浩，等.中国泌尿外科疾病诊断治疗指南（2014 版），北京：人民卫生出版社，2014：521-589.

［3］　吴阶平.吴阶平泌尿外科学.济南：山东科学技术出版社，2004：1629-1704.

［4］　徐烈雨，廉建坡，等.围手术期激素快速撤退疗法对于肾上腺皮质腺瘤所致库欣综合征的临床治疗效果观察，现代泌尿外科杂志，2015，20（8）：536-540.

［5］　Wein AJ, Kavoussi LR, Partin AW, et al. Campbell-Walsh Urology, 11th editioned, Saunders, 2016：1830-1867.

［6］　Agcaoglu O, Aliyev S, Karabulut K, et al. Robotic vs laparoscopic posterior retroperitoneal adrenalectomy. Arch Surg, 2012a；147：272.

［7］　Brunt LM. The positive impact of laparoscopic adrenalectomy on complications of adrenal surgery. Surg Endosc, 2002, 16：252-257.

［8］ Gagner M，Lacroix A，Bolté E. Laparoscopic adrenalectomy in Cushing's syndrome and pheochromocytoma. N Engl J Med，1992，327:1033.

［9］ Imai T，Tanaka Y，Kikumori T，et al. Laparoscopic partial adrenalectomy. Surg Endosc 1999;13:343-345.

［10］ Lee J，El-Tamer M，Schifftner T，et al. Open and laparoscopic adrenalectomy:analysis of the National Surgical Quality Improvement Program. J Am Coll Surg，2008，206:953-959,discussion 959-961.

［11］ Chen W，Li F，Chen D，et al. Retroperitoneal versus transperitoneal laparoscopic adrenalectomy in adrenal tumor:a meta-analysis. Surg Laparosc Endosc Percutan Tech，2013，23:121-127.

［12］ Janetschek G，Finkenstedt G，Gasser R，et al. Laparoscopic surgery for pheochromocytoma:adrenalectomy，partial resection，excision of paragangliomas. J Urol，1998，160:330-334.

［13］ Liapis D，de la Taille A，Ploussard G，et al. Analysis of complications from 600 retroperitoneoscopic procedures of the upper urinary tract during the last 10 years. World J Urol，2008，26:523-530.

［14］ Mercan S，Seven R，Ozarmagan S，et al. Endoscopic retroperitoneal adrenalectomy. Surgery，1995，118:1071-1075.

［15］ Mohammadi-Fallah MR，Mehdizadeh A，Badalzadeh A，et al. Comparison of transperitoneal versus retroperitoneal laparoscopic adrenalectomy in a prospective randomized study. J Laparoendosc Adv Surg Tech A，2013，23:362-366.

［16］ Porpiglia F，Fiori C，Daffara F，et al. Retrospective evaluation of the outcome of open versus laparoscopic adrenalectomy for stage Ⅰ and Ⅱ adrenocortical cancer. Eur Urol，2010，57:873-878.

［17］ Porpiglia F，Miller BS，Manfredi M，et al. A debate on laparoscopic versus open adrenalectomy for adrenocortical carcinoma. Horm Cancer，2011，2:372-377.

［18］ Rubinstein M，Gill IS，Aron M，et al. Prospective，randomized comparison of transperitoneal versus retroperitoneal laparoscopic adrenalectomy. J Urol，2005，174:442-445.

［19］ Wu JC，Wu HS，Lin MS，et al. Comparison of robot-assisted laparoscopic adrenalectomy with traditional laparoscopic adrenalectomy-1 year follow-up. Surg Endosc，2008，22:463-466.

第 *12* 章

机器人手术设备

第一节　da Vinci Si 系统主要组件

一、医生控制台

医生控制台(图 12-1-1)为 da Vinci Si 系统控制中心。外科医生坐在医生控制台无菌区外,利用眼睛、手和脚,通过两个主控制器和脚踏板控制 3D 内镜和 EndoWrist 器械。

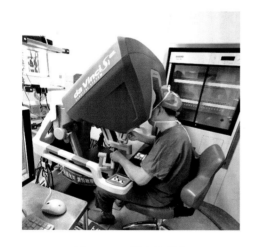

图 12-1-1　医生控制台

正如在立体观察器中所见,器械头看起来与外科医生在主控制器上的手对齐。这一设计用意是模拟开放式外科手术中眼、手和器械的自然对准情况。而自然对准也有助于使手眼协调达到最佳。这就是

说,da Vinci Si 系统可以使医生在微创手术中达到与开放外科手术相当的灵巧程度。它还通过运动缩放(motion scaling)和防抖提供了进一步的控制能力,使自然的手抖动或意外运动的影响降到最低。医生控制台操作员还可以选择将视图从全屏模式改变为多影像模式(TilePro™),在多影像模式下,显示手术野 3D 影像及辅助输入提供的最多两幅额外影像。最后,医生控制台有几个人体工学调整装置,可以适用各种不同的体型,在实施外科手术时可提供最大的舒适性。

二、患者手术平台

患者手术平台(图 12-1-2)为 da Vinci Si 系统操作组件,其主要功能为支持器械臂和摄像机臂。

da Vinci Si 系统采用了遥控中心(remote center)技术。遥控中心(remote center)是患者手术平台臂移动所包围的空间里一个固定点。通过遥控中心(remote center)技术,系统就可以操纵手术位置的器械和内镜,而此时对患者体壁所施加的力变得非常小。

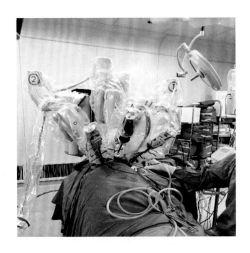

图 12-1-2　患者手术平台

患者手术平台操作员在无菌区域工作,通过切换器械和内镜进行其他患者侧工作,辅助医生控制台操作员的工作。为了能确保患者安全,患者手术平台操作员的动作优先级高于医生控制台操作员的动作。

三、EndoWrist 器械

与无辅助措施的人手相比,通过 Intuitive Surgical 公司设计的 EndoWrist 器械(图 12-1-3),外科医生能达到天然的灵活性,而运动范围则优于天然的运动范围。这样可以在微创环境操作时达到更高的精度。通过设计,EndoWrist 器械与 da Vinci Si 系统一起使用时,可以实现所有外科平台所能达到的最迅速和最准确的缝合、解剖和组织调整。

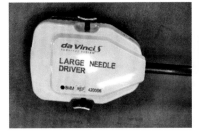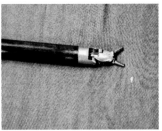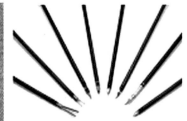

图 12-1-3　EndoWrist 器械示例

EndoWrist 器械为多用途器械,可以供应 12mm、8mm 和 5mm 规格的产品。请参考最新器械和附件目录(PN 871145)了解 EndoWrist 器械的完整列表。

四、影像处理平台

影像处理平台(图 12-1-4)内装系统的中心处理和影像观察设备。它包括一个 24 英寸触摸屏监视器,还提供一个可调设备架,用于安放外科辅助设备选件,如 ESU 和气腹机。外科手术中,影像观察车架由非无菌人员操作。

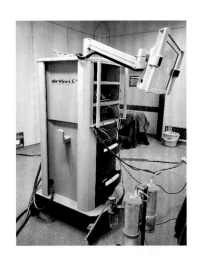

图 12-1-4　高清影像处理平台

第二节 医生控制台概貌

一、主控制器

主控制器（图 12-2-1）给外科医生提供了控制患者体内器械和内镜的手段。主控制器设计为允许在天然运动范围内运动，即使在长时间手术中，它也可以达到人体工学舒适性。

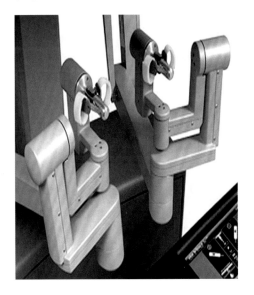

图 12-2-1 主控制器

要使用主控制器，医生控制台操作员需用示指（或中指）和拇指握住两个控制器。操作员通过将示指（或中指）与拇指捏合或松开来启动和控制 EndoWrist 器械；通过移动手和（或）臂操纵患者体内的器械和内镜。这些运动被准确和无缝地复制到患者手术平台上，从而将操作员的手虚拟地延伸到了外科手术野。

二、立体观察器

立体观察器（图 12-2-2）向医生控制台操作员提供视频影像。依据人体工学而设计的观察口可以支持头和颈，在长时间手术中可以更加舒适。

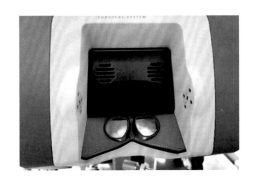

图 12-2-2 立体观察器

内镜启动时，立体观察器集成的左和右视频通道向外科医生提供连续的 3D 视频，将外科医生的影像观察能力延伸到外科手术野中。立体观察器还显示传达 da Vinci Si 系统状态的消息和图标。（当 Pk 分离钳已经被安装在臂 1 上并被激活时，Maryland 双极钳被安装在臂 2 上不会被激活。由于系统将这两项器械映射到了脚蹬开关左侧，系统不允许任何器械同时被激活（激活器械 1 时，器械 2 不激活，以免误伤），因为这些器械可能在左脚蹬开关按得不够明确时候被激活。系统将关闭能源，显示一个消息告知这个组合是不允许的，并使能源指标和脚踏开关图边界灰色。

三、触摸板

触摸板（图 12-2-3）位于医生控制台扶手中央，通过它可以选择各种系统功能。

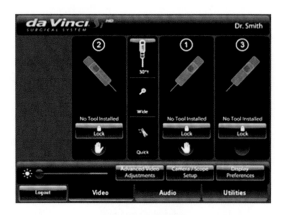

图 12-2-3　触摸板

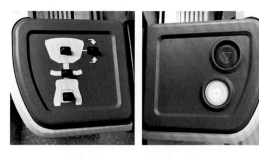

图 12-2-4　左侧和右侧机盒

四、左侧机盒和右侧机盒

左侧和右侧机盒（图 12-2-4）分别位于医生控制台扶手两侧。左侧机盒提供人体工学控制器，而右侧机盒则是电源按钮和紧急停机按钮安装位置。

五、脚踏开关面板

脚踏开关面板（图 12-2-5）位于医生控制台操作员身体下方的地面上，它提供了各种外科工作的操作接口。

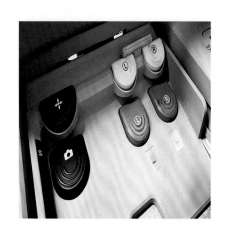

图 12-2-5　脚踏开关面板

第三节　患者手术平台概貌

一、插管关节(Setup Joint)

插管关节（图 12-3-1）用于安放患者手术平台臂，以在外科手术野内建立遥控中心（remote center）。插管关节设计中，为了便于布置切口，其运动自由度受限。

二、器械臂

在装好无菌防护罩后，器械臂（图 12-3-2）可以给 EndoWrist 器械提供一个无菌操作接口。开始手术前，患者手术

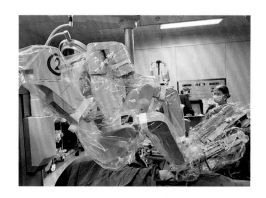

图 12-3-1　插管关节

平台操作员首先把器械臂放在空挡位置。医生控制台操作员使用主控制器移动器械臂。

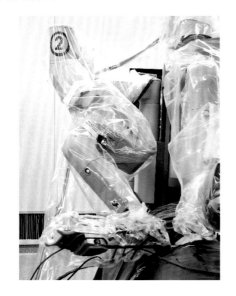

图 12-3-2　安装有器械的器械臂

通过合理的窥镜插入轴设计，使位置冲突可能性降到最小，还可使患者手术平台操作员能调整器械臂位置。另外，da Vinci Si 器械臂具有宽运动范围，有助于简化切口设置，并使医生可以更好地触及患者解剖结构。

器械臂遥控中心（remote center）由器械套管中心的厚黑色带指示。患者手术平台接驳到插入患者体内的套管时，器械臂遥控中心应位于患者体壁内。此遥控中心位置既可降低外科手术期间切口处的创伤，也可以减小 EndoWrist 器械上施加的应力。医生控制台操作员不能移动器械臂遥控中心。但是，患者手术平台操作员可以通过按切口离合器按钮并重新定位器械臂来改变遥控中心位置。臂的顶端有几只LED，它们指示各个臂的状态反馈（图 12-3-3）。

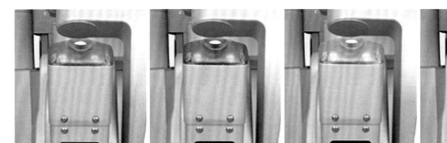

图 12-3-3　机械臂上 LED 的颜色

三、摄像机臂

摄像机臂（图 12-3-4）为 3D 内镜提供了一个无菌接口。手术开始前，患者手术平台操作员首先将摄像机臂置于空挡位置。医生控制台操作员使用主控制器移动摄像机臂。摄像机臂遥控中心位于靠近摄像机套管头处。在摄像机臂顶端为一个 LED，提供臂状态反馈。

四、驱动电机

da Vinci Si 患者手术平台有一个电动驱动机。其设计目的是使人们能更快和更容易地可以进行接驳和重新配置手术室。驱动电机接口包括一个转向柱（图 12-3-5）、节流阀、节流阀启用开关和挡位开关。

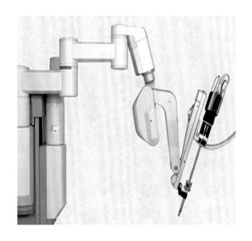

图 12-3-4　安装内镜的摄像机臂

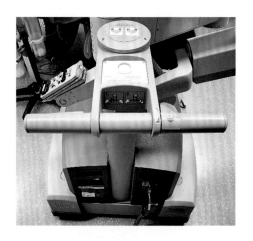

图 12-3-5　驱动电机转向柱

第四节　影像处理平台概貌

da Vinci Si 系统标准配置带有一个高清晰度（HD）影像处理系统。本节对以下影像处理平台组件细节加以说明：核心部件、光源、内镜、高清立体摄像头、高清摄像机控制单元、触摸屏、气瓶架。

影像处理平台带有 3 层安放辅助设备的架子。在全部架子总负荷不超过 60 磅（27.2kg）的情况下，单层架子最多可以支撑 40 磅（18.2kg）重量。

一、核心部件

da Vinci Si 核心部件为系统的中心连接点，所有系统、辅助设备和 AV 连接都经由这里连接。

二、光源

光源实现外科手术野的照明（图 12-4-1）。来自光源的光线通过光导光纤线缆传输到内镜，并通过内镜被投射到手术位置。光源带有前面板控制器，可以增大或降低光输出和打开或关闭灯。

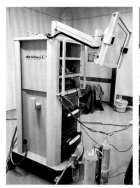
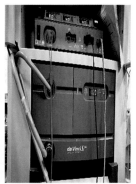

图 12-4-1　光源和 CCU

三、内镜

da Vinci Si 高清影像处理系统使用一个 12mm 的 3D 内镜或 8.5mm 的 3D 内镜，内镜可以带直头（0°），也可以带斜面头（30°）。来自光源的光线通过光纤发送给内镜下轴（图 12-4-2，图 12-4-3）并被投射到手术位置。光纤散发的热量有助于减少内镜镜头起雾现象。内镜采集到的手术位置视频影像通过左和右通道送回摄像头。摄像头与摄像机控制单元(CCU)和光源相连。

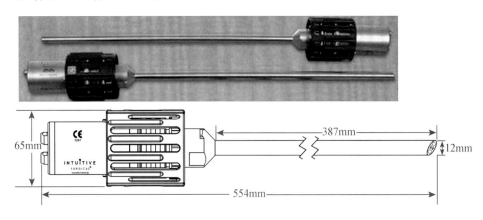

图 12-4-2　12 mm da Vinci Si 高清内镜

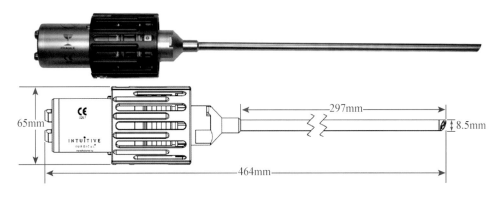

图 12-4-3　8.5 mm da Vinci Si 高清内镜(30°)

四、高清立体摄像头(图 12-4-4)

高清立体摄像头设计为具有 60°视场(FOV)。与 Intuitive Surgical 立体内镜组合使用时,影像处理系统可以将开放式外科手术(无放大镜)中所看到画面放大 6～10 倍。

五、高清摄像机控制单元(CCU)

CCU 用一根线缆连接摄像机(图 12-4-5)。CCU 控制来自摄像机的影像的采集和处理工作。

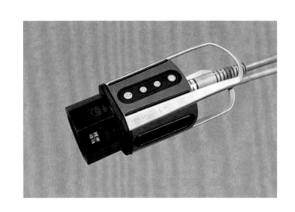

图 12-4-4　高清立体摄像头

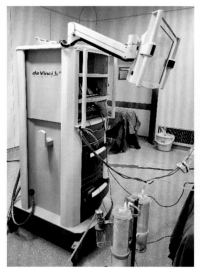
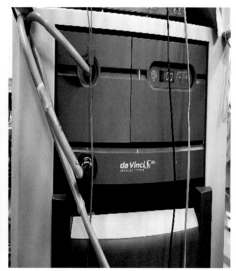

图 12-4-5　摄像机控制单元和光源

六、触摸屏(图 12-4-6)

影像处理平台包括一个触摸屏,用于控制系统设置和查看外科影像。

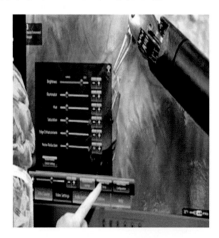

图 12-4-6　助手操作触摸屏

七、气瓶架

影像处理平台一侧设有两个气瓶架,可在使用气腹机(图 12-4-7)时使用。为了能装下各种尺寸的气瓶,气瓶架上部有可调的束带,而且,用螺丝刀松开一端的螺钉后,下托架也可以内外滑动。气瓶架可支撑两个气瓶,每个气瓶最大重量为 40 磅(18.2kg)。

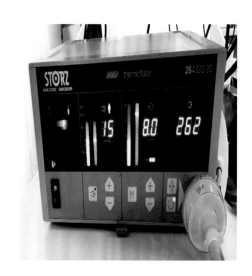

图 12-4-7　气腹机

第 **13** 章

机器人辅助腹腔镜根治性前列腺切除术

第一节　机器人辅助腹腔镜根治性前列腺切除术
（前入路、后入路、经膀胱入路）

【概述】

机器人辅助根治性前列腺切除术（robotic assisted radical prostatectomy，RARP）得益于操作器械的灵巧性和三维立体手术视野，在早期肿瘤控制效果、术后尿控和勃起功能的恢复（三连胜）方面与开放手术相当或更优。在国内外许多中心相继开展并普及，逐渐成为根治性前列腺切除术的标准术式。对于未侵犯前列腺包膜的局限性前列腺癌，保留走行于前列腺后外侧的神经血管束能够在确保肿瘤控制效果的前提下，最大限度地保护尿控和勃起功能。就术后尿控的早期恢复而言，各地学者们都在不断做出努力，包括耻骨尿道韧带的重建和膀胱颈尿道吻合缝线的改良等。

目前较为普及和公认的保留神经RARP术按手术初始入路的不同可分为两类：一类是以由 Menon 提出的阿芙罗狄蒂面纱（veil of Aphrodite）技术和经耻骨后间隙入路（vattikuti institute prostatectomy，VIP）为代表的前入路，另一类是以由 Menon 提出的先经直肠膀胱陷凹分离精囊（montsouris technique）的部分后入路和

Bocciardi 提出的保留耻骨后间隙（retzius sparing）入路为代表的完全后入路手术方式。保留耻骨后间隙 RARP 术实现了360°筋膜内切除，完整保留两侧神经血管束、前列腺丛、耻骨前列腺韧带和盆内筋膜等对尿控和性功能具有重要意义的组织结构，具有手术范围相对较小，步骤较少，术后尿控的恢复快，性功能保护较好的特点。

Desai 等首次采用单孔手术机器人系统（da Vinci-S robotic system），在尸体上尝试经膀胱入路机器人前列腺癌根治术，以保护耻骨前列腺韧带、盆内筋膜、前列腺丛、神经血管束等对术后尿控及勃起功能恢复具有重要意义的解剖结构。我国的高新教授针对低危局限性前列腺癌患者（$T_1 \sim T_{2a} N_0 M_0$ 期），在 2013 年首次报道了单孔经膀胱腹腔镜根治性前列腺切除术，随后报道了该团队 2010—2015 年间实施的 39 例手术，平均总前列腺特异性抗原 $4.2 \sim 9.8\ \mu g/L$，中位数为 $7.9(2.9)\ \mu g/L$。术中无手术相关并发症。手术时间（105 ± 26）分钟，术中出血量（100 ± 56）ml，术后病理分期 pT_{2a} 期 30 例，pT_{2b} 期 9 例，Gleason 评分均 ≤6 分，手术切缘均阴性。术后

1、3、6 个月时控尿率分别为 84.6%、97.4%、100%;术后 3、6、12 个月时勃起功能恢复率分别为 48.7%、64.1%、76.9%。随访平均 39 个月,期间仅 1 例出现尿道狭窄,无生化复发生存率 94.9%。经膀胱入路的手术操作局限于前列腺周围的骨盆空间,对周围其他组织的损伤较少,初步手术效果提示该入路在治疗低危局限性前列腺癌患者方面,术后控尿、勃起功能和肿瘤控制效果是比较理想的。针对前列腺体积超过 100ml 的良性前列腺增生的患者,EAU 及 AUA 指南中已将经膀胱机器人单纯前列腺切除术列为其可选式之一,而采用非单孔手术机器人系统(如 da Vinci Si 和 Xi 系统)的手术方法和步骤已规范化。因此,采用非单孔手术机器人系统、经膀胱入路,对前列腺进行解剖具有可行性。

在此基础之上,国内王共先教授团队创新了基于 da Vinci Si 手术机器人系统,采用经膀胱入路完成 RARP 术的手术步骤,并从 2018 年 4 月起,针对局限性低风险前列腺癌患者开展经膀胱 RARP 术。初步结果提示,经膀胱入路机器人根治性前列腺切除术患者术后的即刻尿控率比较理想,切缘阳性率与其他入路无显著差异,对肿瘤控制效果和性功能的评价有待于进一步随访。

【术前准备】

术前根据 PSA、直肠指检和影像学检查评估前列腺肿瘤风险并进行临床分期。其他术前常规准备包括:完善心肺功能评估、备血和手术区备皮与皮肤清洁(脐部清洁)。术前肠道准备和预防性使用抗生素可不纳入常规术前准备范畴,主要依术者和所在单位习惯而定。

【手术适应证和禁忌证】

1. 适应证 根治术用于可能治愈的前列腺癌。手术适应证要考虑肿瘤的分期、患者预期寿命和总体健康状况。

(1)临床分期:适应于临床分期 $T_1 \sim T_{2c}$ 的患者;T_{3a} 期:目前认为根治术在 T_{3a} 期前列腺癌治疗中占据重要地位。部分患者术后证实为 pT_2 期而获得治愈机会;对于术后证实为 pT_{3a} 期的患者可根据情况行辅助内分泌治疗或辅助放疗,亦可取得良好的治疗效果;$T_{3b} \sim T_4$ 期:严格筛选后(如肿瘤未侵犯尿道括约肌或未与盆壁固定,肿瘤体积相对较小)可行根治术并辅以综合治疗;N_1 期:目前有学者主张对淋巴结阳性患者行根治术,术后给予辅助治疗,可使患者生存受益。

(2)预期寿命:≥10 年可选择根治术。

(3)健康状况:身体状况良好,没有严重的心肺疾病的患者。

(4)PSA 或 Gleason 评分高危患者的处理:对于 PSA>20 或 Gleason≥8 的局限性前列腺癌患者符合上述分期和预期寿命条件的,根治术后可给予其他辅助治疗。

2. 禁忌证

(1)患有显著增加手术危险性的疾病,如严重的心血管疾病、肺功能不良等。

(2)患有严重出血倾向或血液凝固性疾病。

(3)已有淋巴结转移(术前通过影像学或淋巴活检诊断)或骨转移。

(4)预期寿命<10 年。

【麻醉方式】

气管内插管、全身麻醉。

【手术器械】

30°镜、马里兰双极(Maryland bipolar)、单极电剪(monopolar scissors)、窗式抓钳(prograsp)、3 个 8mm 机械臂金属套管、2 个 12mm 普通套管(或一个 12mm 普通套管+一个 12mm 加长套管)。

【患者体位】

仰卧头低足高位（15°～20°），具体见图13-1-1，图13-1-2。

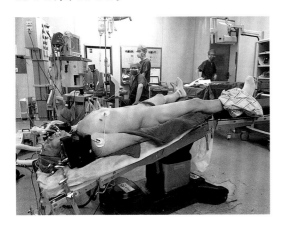

图 13-1-1　保留耻骨后间隙机器人前列腺癌根治术手术体位：头低足高位

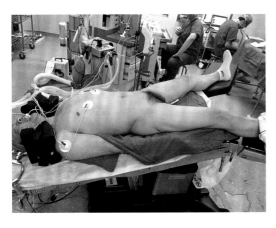

图 13-1-2　保留耻骨后间隙机器人前列腺癌根治术手术体位：头低足高位

【套管摆位】

见图 13-1-3。其中，镜头套管戳孔（C）位于脐上（U）1～2cm 处，1 号（R1）、2 号（R2）机械臂套管戳孔位于镜头套管戳孔两侧（腹直肌外侧缘）、距镜头套管戳孔（C）8cm 处，3 号机械臂套管戳孔（R3）位于 2 号机械臂套管戳孔（R2）外侧、距 2 号机械臂套管戳孔（R2）约 8cm 处，12mm 助手套

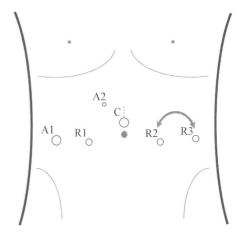

图 13-1-3　机器人前列腺癌根治术套管摆位

管戳孔（A1）位于 1 号机械臂套管戳孔（R1）外侧、距 1 号机械臂套管戳孔（R1）约 8cm 处。后入路和经膀胱入路者可增加一 5mm 助手孔，该套管戳孔（R2）位于 1 号机械臂套管戳孔（R1）与 12mm 助手套管戳孔（A1）之间。后入路者可将 R2 与 R3 器械进行对调。

【机器人车的定泊与手术室的布局】

机器人车定泊于患者尾侧（图 13-1-4）。

【手术步骤】

1. 机器人辅助腹腔镜根治性前列腺切除术（前入路／耻骨后入路）手术步骤

（1）手术体位与制备气腹：仰卧头低足高位，消毒铺单，台上留置导尿，在患者体表定位各套管位置脐上 2cm、前正中线上做一 2cm 切口，Hasson 开放手法构建气腹，置入 12mm 镜头套管。气腹压调整为 12～15mmHg。镜头视野下检查腹腔情况，再次确定 1 号、2 号、3 号机械臂套管孔和助手孔套管戳孔位置。沿皮纹方向，直视下分别做 1 号、2 号、3 号机械臂套管戳孔和助手孔套管戳孔切口，置入相应套管。

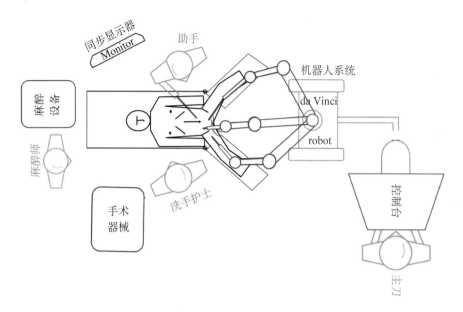

图 13-1-4　保留耻骨后间隙机器人前列腺癌根治术机器人车的定泊与手术室布局示意图

（2）机器人车定泊：将机器人定泊于患者尾侧，与患者体轴垂直。完成机械臂与各套管的对接。置入镜头（30°朝上），观察腹腔情况，再次确定其他四个套管的位置。直视下分别置入1号、2号及3号机械臂器械。完成各电器械的接线。

（3）分离耻骨后间隙（图13-1-5）。

（4）分离前列腺前表面：充分扩展耻骨后间隙，清除覆盖在前列腺前表面、膀胱颈前壁及盆内筋膜表面的脂肪结缔组织，显露解剖标志（图13-1-6）。

（5）切开盆侧筋膜，分离至前列腺尖部及肛提肌：将前列腺压向左侧，使右侧盆内筋膜保持一定张力，辨认盆内筋膜返折，打开盆侧

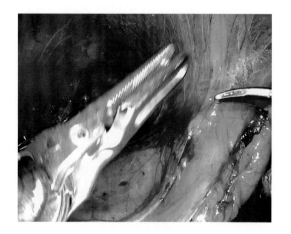

图 13-1-5　分离耻骨后间隙

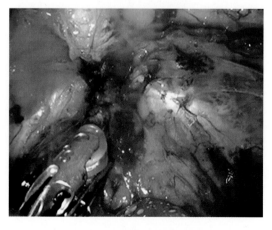

图 13-1-6　分离前列腺前表面

筋膜面显露肛提肌,向中线分离,直至显露前列腺尖部,充分游离前列腺尖部和肛提肌肌束之间的纤维组织。然后再向膀胱颈部分离(图 13-1-7)。

(6)处理 DVC:背深静脉丛浅表支位于耻骨前列腺韧带之间前列腺包膜的深面。充分显露前列腺尖部、尿道括约肌和背深静脉复合体。"8"字缝合背深静脉复合体(图 13-1-8)。

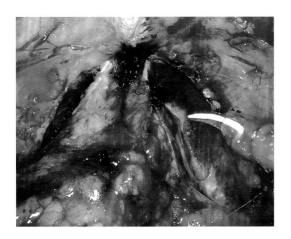

图 13-1-7 **切开盆侧筋膜,分离至前列腺尖部及肛提肌**

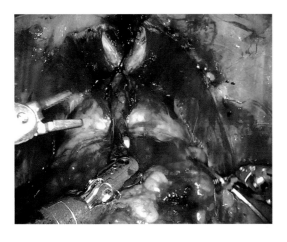

图 13-1-8 **处理 DVC**

(7)分离膀胱颈:通过抓钳的碰触或者助手牵拉气囊导尿管有助于辨认膀胱颈和前列腺的分界。用单极电剪刀分离前列腺膀胱连接部。分离膀胱颈时手术者要注意避免进入前列腺内或者穿破膀胱三角区等。

(8)分离输精管和精囊:垂直向下切开膀胱颈后壁后显露输精管和精囊,抓钳抓起部分输精管,游离离断输精管,然后提起输尿管断端,分离精囊(图 13-1-9)。

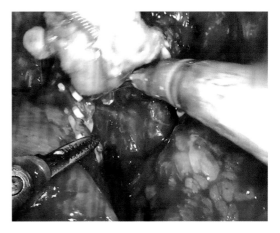

图 13-1-9 **分离输精管、精囊**

(9)处理前列腺外侧血管蒂:将输精管和精囊向前牵拉,以便更好地显露前列腺侧血管蒂。用单极电剪刀紧贴前列腺包膜切断直至前列腺尖部,尽量少用电切或电凝,以免损伤神经血管束(图 13-1-10)。

(10)分离前列腺后表面:采用筋膜间技术,锐性切开 Denonvilliers 筋膜,显露直肠周围脂肪(图 13-1-11)。

(11)分离 NVB:采用 Hem-o-Lock 夹闭后切断前列腺蒂并分离 NVB,锐性分离NVB 与前列腺之间残存的侧后方组织(图 13-1-12)。

(12)分离前列腺尖部、离断尿道、移除标本(图 13-1-13)。

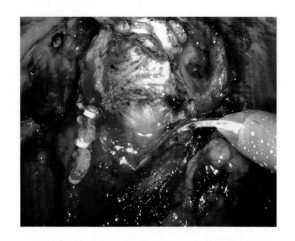

图 13-1-10　处理前列腺外侧血管蒂

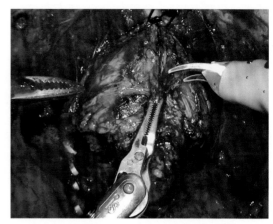

图 13-1-13　前列腺尖部、离断尿道

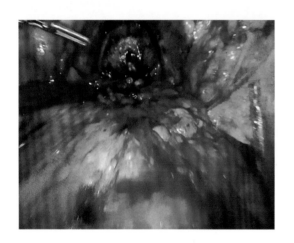

图 13-1-11　分离前列腺后表面

（13）膀胱颈-尿道吻合：观察三角区，仔细避免损伤输尿管口；用 5/8 弧 UR-6 圆针吻合尿道与膀胱颈。一般自 3 点钟位置，逆时针连续缝合吻合口后壁，缝合半周后自尿道外口插入一 F18 双腔气囊尿管至膀胱内，继续缝合一周完成吻合（图 13-1-14）。

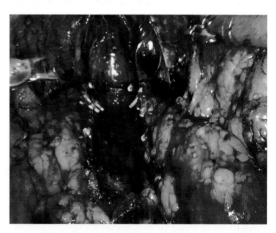

图 13-1-14　膀胱颈-尿道吻合

2. 机器人辅助腹腔镜根治性前列腺切除术（后入路/保留耻骨后间隙）手术步骤

（1）手术体位及制备气腹：仰卧头低足

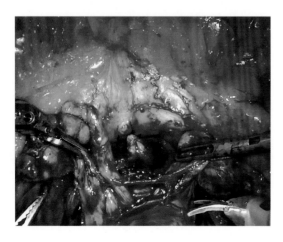

图 13-1-12　分离 NVB

高位,消毒铺单,台上留置导尿,在患者体表定位各套管位置脐上 2cm、前正中线上做一 2cm 切口,Hasson 开放手法构建气腹,置入 12mm 镜头套管。气腹压调整为 12～15mmHg。镜头视野下检查腹腔情况,再次确定 1 号、2 号、3 号机械臂套管戳孔和助手孔套管戳孔位置。沿皮纹方向,直视下分别做 1 号、2 号、3 号机械臂套管戳孔和助手孔套管戳孔切口,置入相应套管。

（2）机器人车定泊:将机器人定泊于患者尾侧,与患者体轴垂直。完成机械臂与各套管的对接。置入镜头（30°朝上）,观察腹腔情况,再次确定其他四个套管的位置。直视下分别置入 1 号、2 号及 3 号机械臂器械。完成各电器械的接线。

（3）分离直肠膀胱陷凹（图 13-1-15）。

（4）分离输精管和精囊（图 13-1-16,图 13-1-17）。

（5）分离前列腺后表面及两侧血管蒂（图 13-1-18,图 13-1-19）。

（6）分离膀胱颈（图 13-1-20）。

（7）分离前列腺尖部、离断尿道、移除标本（图 13-1-21）。

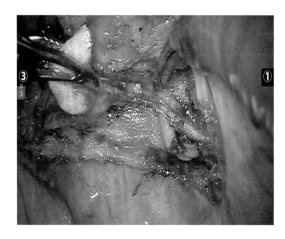

图 13-1-16　分离输精管

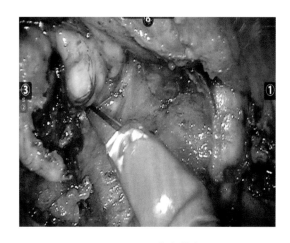

图 13-1-17　分离精囊

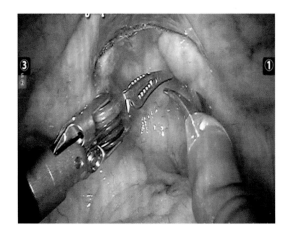

图 13-1-15　分离膀胱直肠陷凹

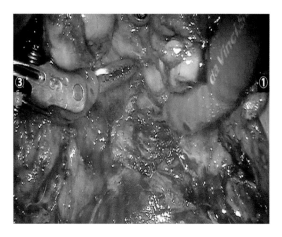

图 13-1-18　分离前列腺后表面

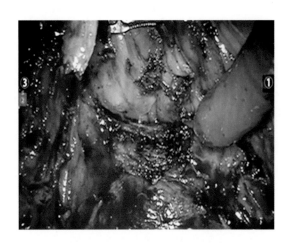

图 13-1-19　分离前列腺血管蒂

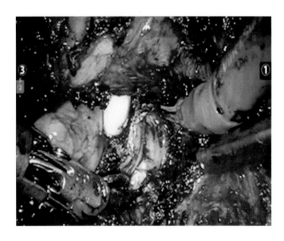

图 13-1-20　分离膀胱颈

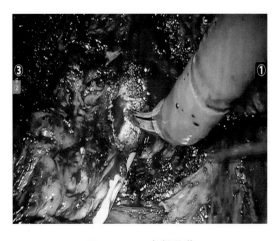

图 13-1-21　离断尿道

（8）膀胱颈-尿道吻合、更换三腔导尿管，吻合口测漏（图13-1-22）。

（9）标本装袋、检查术野和止血、取出标本。

（10）缝合各套管戳孔及切口。

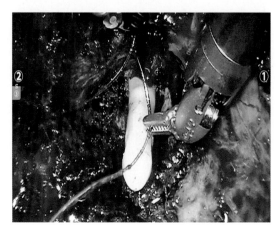

图 13-1-22　膀胱颈-尿道吻合

3. 机器人辅助腹腔镜根治性前列腺切除术（经膀胱入路）手术步骤

（1）手术体位及气腹制备：仰卧头低足高位，消毒铺单，台上留置导尿，在患者体表定位各套管位置脐上2cm、前正中线上做一2cm切口，Hasson开放手法构建气腹，置入12mm镜头套管。气腹压调整为12～15mmHg。镜头视野下检查腹腔情况，再次确定1号、2号、3号机械臂套管戳孔和助手孔套管戳孔位置。沿皮纹方向，直视下分别做1号、2号、3号机械臂套管戳孔和助手孔套管戳孔切口，置入相应套管。

（2）机器人车定泊：将机器人定泊于患者尾侧，与患者体轴垂直。完成机械臂与各套管的对接。置入镜头（30°朝上），观察腹腔情况，再次确定其他四个套管的位置。直视下分别置入1号、2号及3号机械臂器械。完成各电器械的接线。

（3）纵向切开膀胱顶壁，利用腹壁悬吊

缝线将膀胱切口向两侧牵开(图 13-1-23)。

(4)标记尿道内口的膀胱黏膜、找到双侧输尿管口(图 13-1-24)。

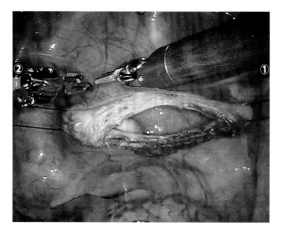

图 13-1-23 纵向切开膀胱,缝线牵拉

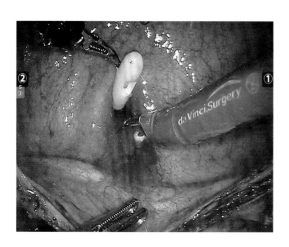

图 13-1-24 标记膀胱颈尿道内口处

(5)沿标记环线下半圈依次切开、显露、分离两侧输精管和精囊(图 13-1-25,图 13-1-26)。

(6)向前列腺尖部分离前列腺后表面(图 13-1-27)。

(7)分离两侧神经血管束、前列腺血管蒂(图 13-1-28)。

(8)分离前列腺前表面(图 13-1-29)。

(9)分离、离断尿道(图 13-1-29)。

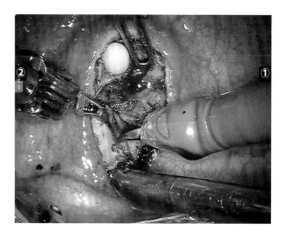

图 13-1-25 沿标记环线下半圈依次切开显露输精管和精囊

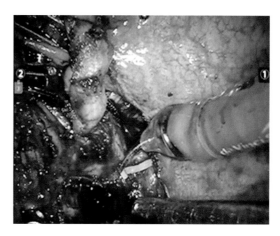

图 13-1-26 分离两侧输精管和精囊

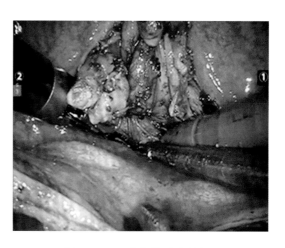

图 13-1-27 分离前列腺后表面

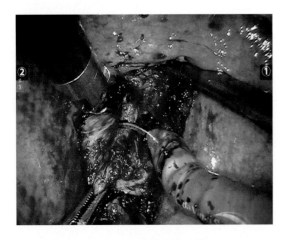

图 13-1-28　处理前列腺外侧 NVB

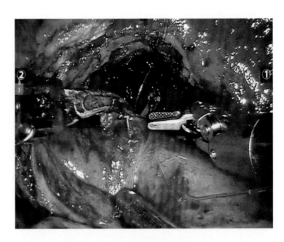

图 13-1-30　膀胱颈-尿道吻合

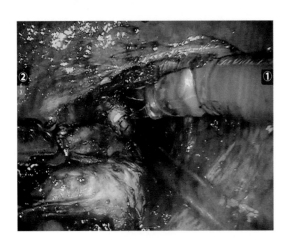

图 13-1-29　分离前列腺前表面,离断尿道

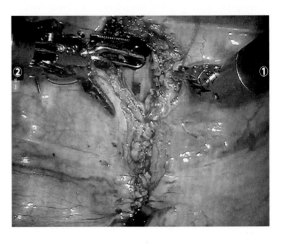

图 13-1-31　分两层连续缝合膀胱

（10）膀胱颈-尿道吻合（图 13-1-30）。

（11）分两层关闭膀胱（图 13-1-31）。

【术后处理】

1. 监测血压、脉搏、呼吸,仔细观察患者的一般情况。

2. 观察导尿管尿液引流情况,前入路者 2～3 周拔除导尿管;后入路和经膀胱入路者术后 1 周后拔除导尿管。

3. 鼓励患者早期下床活动,预防静脉血栓,鼓励咳嗽咳痰预防肺部感染。根据肠道恢复情况逐步恢复饮食。

第二节　机器人辅助腹腔镜盆腔淋巴结清扫术

【概述】

目前的观点认为,对膀胱尿路上皮癌需行标准或扩大的盆腔淋巴结清扫;对前列腺癌一般只需行局限或改良盆腔淋巴结清扫;对阴茎癌腹股沟淋巴结阳性建议行改良盆腔淋巴结清扫。

【术前准备】

术前常规检查 B 超、胸片、CT 等。术前行清洁灌肠、术前留置导尿，胃管常规放置。

【适应证】

适用膀胱尿路上皮癌、前列腺癌及股沟淋巴结阳性阴茎癌需行淋巴结清扫者。清扫范围：①标准淋巴结清扫，髂总动脉分叉水平以下，真骨盆内的区域淋巴结，包括双侧髂外、闭孔和髂内淋巴结。②扩大淋巴结清扫在标准淋巴结清扫基础上加上双侧髂总和骶前淋巴结清扫。

【麻醉方式】

气管内插管、全身麻醉。

【手术器械】

30°镜、带窗双极抓钳（fenestrated bipolar）、单极电剪（monopolar scissors）、2个 8mm 机械臂金属套管、2个 12mm 普通套管。

【手术体位】

类似于经腹前列腺癌手术，两腿张开仰卧位，头低足高 30°，具体见图 13-2-1。

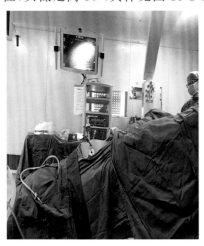

图 13-2-1　机器人辅助腹腔镜淋巴结清扫手术体位

【套管摆位】

见图 13-2-2。

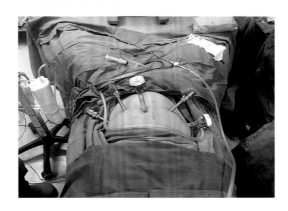

图 13-2-2　机器人辅助腹腔镜淋巴洁清扫手术套管摆位

【机器人车的定泊与手术室的布局】

同机器人辅助腹腔镜前列腺癌根治术。

【手术步骤】

1. 手术体位及制备气腹：仰卧头低足高位，消毒铺单，台上留置导尿，在患者体表定位各套管位置脐上 2cm、前正中线上做一 2cm 切口，Hasson 开放手法构建气腹，置入 12mm 镜头套管。气腹压调整为 12～15mmHg。镜头视野下检查腹腔情况，再次确定 1 号、2 号、3 号机械臂套管戳孔和助手孔套管戳孔位置。沿皮纹方向，直视下分别做 1 号、2 号、3 号机械臂套管戳孔和助手孔套管戳孔切口，置入相应套管。

2. 机器人车定泊：将机器人定泊于患者尾侧，与患者体轴垂直。完成机械臂与各套管的对接。置入镜头（30°朝上），观察腹腔情况，再次确定其他四个套管的位置。直视下分别置入 1 号、2 号及 3 号机械臂器械。完成各电器械的接线。

3. 手术过程中首先检查腹腔内情况，辨认膀胱脐尿管侧韧带、结肠、髂血管、精索血管、输尿管及内环等解剖标志(图 13-2-3)。

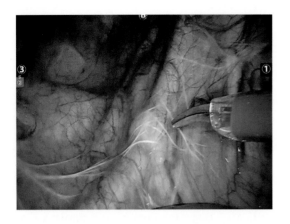

图 13-2-3　辨认盆腔内解剖标志

4. 沿髂外动脉表面剪开后腹膜及血管鞘:切开范围远端至股环内口处,髂外动脉的内下方可见到髂外静脉,在内侧向上剪开后腹膜时用单极剪刀切断腹膜下经过的输精管(在女性为子宫圆韧带);游离右髂外动脉上方的输尿管,近端至右髂总动脉分叉处(图 13-2-4)。

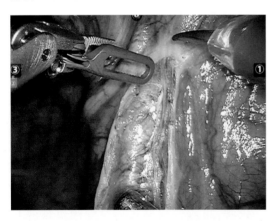

图 13-2-4　沿髂外动脉表面剪开后腹膜及血管鞘

5. 清除髂外动脉前面及上外后方的淋巴组织:在髂外动脉外膜和淋巴组织间用单极剪刀仔细分离,清除髂外动脉前面及上外后方的淋巴组织,注意防止损伤与

髂外动脉并行的生殖股神经(图 13-2-5)。

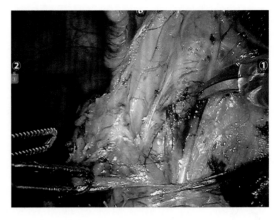

图 13-2-5　清除髂外动脉前面及上外后方的淋巴组织

6. 游离髂外静脉:在髂外动脉的内下方游离髂外静脉,将脂肪组织向骨盆深处游离直至骨盆内侧壁。沿骨盆内侧壁向内侧及中线方向钝性锐性结合仔细分离髂外静脉内侧的淋巴结和脂肪组织,并向其后方及远端分离到耻骨支,可自然显露闭孔神经及闭孔动脉和静脉(图 13-2-6)。

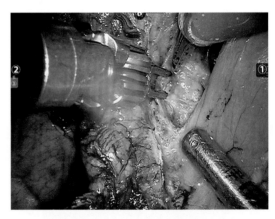

图 13-2-6　游离髂外静脉

7. 清扫髂内和闭孔淋巴结:提起淋巴和脂肪组织,由下向上游离淋巴和脂肪组织深面,直至髂总动脉分叉处,整块切除淋巴脂肪组织(图 13-2-7)。

8. 清除右髂总动脉周围及分叉下方

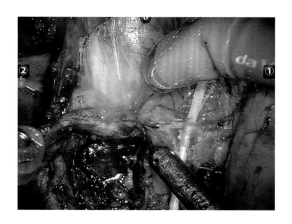

图 13-2-7　清扫髂内和闭孔淋巴结

的淋巴组织:继续沿右髂总动脉向上游离至主动脉分叉处,清除右髂总动脉周围及分叉下方的淋巴组织。在游离闭孔组淋巴结时要特别注意保护闭孔神经;游离膀胱外侧脂肪和淋巴组织时,应沿膀胱外侧的内侧脐韧带外缘游离,注意避免过于靠近膀胱,否则会引起出血并造成淋巴和脂肪组织游离困难,甚至膀胱损伤。将切下之淋巴组织取出,检查术野无活动出血(图13-2-8)。

9. 同法处理左侧淋巴组织:左侧因乙状结肠与盆壁常有粘连而阻挡视野,处理

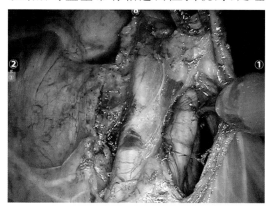

图 13-2-8　清除右髂总动脉周围及分叉下方的淋巴组织

较右侧稍困难,切开腹膜前宜先锐性松解这些粘连。

10. 扩大淋巴结清扫在标准淋巴结清扫基础上加上双侧髂总和骶前淋巴结清扫(图 13-2-9,图 13-2-10)。

11. 放置引流管,关闭切口。

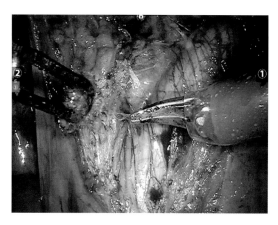

图 13-2-9　清扫双侧髂总淋巴结

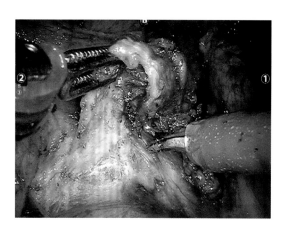

图 13-2-10　清扫骶前淋巴结

【术后处理】

1. 常规应用抗生素预防感染。

2. 保持导尿管通畅,保持引流管通畅。

3. 24 小时引流量<30ml 拔除。

4. 鼓励早期下床活动预防静脉血栓,鼓励咳嗽咳痰预防肺部感染。

(王共先　周晓晨)

第 *14* 章

机器人膀胱手术

第一节　机器人辅助腹腔镜膀胱部分切除术

【概述】

目前，浸润性膀胱癌的标准治疗方案是全膀胱切除和盆腔淋巴结清扫是标准治疗方案。对肿瘤局限，但身体条件不能耐受或不愿接受全膀胱切除的患者，可以考虑行保留膀胱的手术。术前需对肿瘤性质、浸润深度等进行评估，并辅以放疗和化疗，术后需密切随访。与开放和普通腹腔镜手术相比，机器人膀胱部分切除术能达到相同的肿瘤控制效果，并且具有手术创伤小、手术视野更清晰等优点。

【术前准备】

术前常规检查 B 超、胸片、膀胱镜、CT 等。术前行清洁灌肠，术前留置导尿，胃管常规放置。

【手术适应证】

适用于肿瘤数量单一且较为局限；严重的尿道狭窄或肿瘤灶局限于膀胱憩室内，经尿道切除术不能完全根除病灶者；部分不能耐受膀胱全切的患者，部分切可以作为减瘤术式。

【麻醉方式】

气管内插管、全身麻醉。

【手术器械】

30°镜、带窗双极抓钳（fenestrated bi-polar）、单极电剪（monopolar scissors）、机器人专用持针器（large needle driver）、2 个 8mm 机械臂金属套管、2 个 12mm 普通套管。

【手术体位】

类似于经腹前列腺癌手术，两腿张开仰卧位，头低脚高 30°，具体见图 14-1-1。

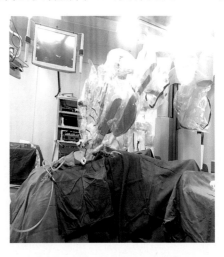

图 14-1-1　机器人膀胱部分切除术手术体位

【套管摆位】

见图 14-1-2。

【手术步骤】

1. 机器人车定泊。

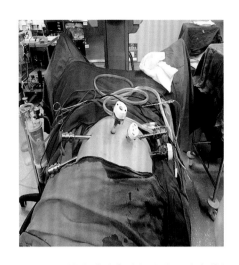

图 14-1-2 机器人膀胱部分切除术手术套管摆位

2. 根据肿瘤大致部位游离膀胱顶壁及侧壁(图 14-1-3)。

3. 切除肿瘤及部分膀胱壁(图 14-1-4)。

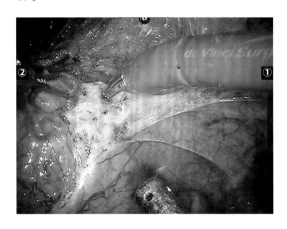

图 14-1-3 根据肿瘤大致部位游离膀胱顶壁及侧壁

4. 冲洗膀胱,缝合膀胱壁(图 14-1-5)。

5. 放置引流管,关闭切口。

【术后处理】

1. 常规应用抗生素预防感染。

2. 保持导尿管通畅,给予膀胱冲洗。

3. 保持引流管通畅,24 小时引流量< 30ml 拔除。

4. 术后 2 周拔除导尿管。

5. 鼓励早期下床活动预防静脉血栓,鼓励咳嗽、咳痰预防肺部感染。

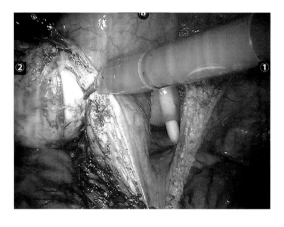

图 14-1-4 切除肿瘤及部分膀胱壁

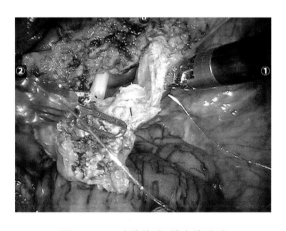

图 14-1-5 冲洗膀胱,缝合膀胱壁

第二节 机器人腹腔镜膀胱癌根治术及尿流改道

【概述】

2003 年 Wolfram 等首先报道了机器人辅助的腹腔镜下全膀胱切除原位回肠新膀胱术。经过 10 多年的发展,机器人辅助的根治性膀胱切除术（RARC）的安全性和有效性已被证明，在临床上得到了越来越多的认可。与开放手术和普通腹腔镜手术相比，RARC 能达到相同的肿瘤控制效果，并且具有手术创伤小，手术视野更清晰等优点，在扩大淋巴结清扫和保留性神经方面具有更大优势。

【术前准备】

术前常规检查 B 超、胸片、膀胱镜、CT 等。术前行清洁灌肠，术前留置导尿，胃管常规放置。

【手术适应证】

适用于有肌层浸润的局限性尿路上皮癌、复发性膀胱尿路上皮癌、原位癌及膀胱非移行细胞癌。

【麻醉方式】

气管内插管、全身麻醉。

【手术器械】

30°镜、带窗双极抓钳（fenestrated bipolar）、单极电剪（monopolar scissors）、机器人专用持针器（large needle driver）、2 个 8mm 机械臂金属套管、2 个 12mm 普通套管。

【手术体位】

手术体位：类似于经腹前列腺癌手术，两腿张开仰卧位，头低足高 30°，具体见图14-2-1。

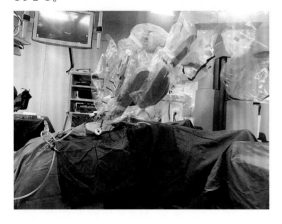

图 14-2-1　机器人膀胱癌根治手术体位

【套管摆位】

见图 14-2-2。

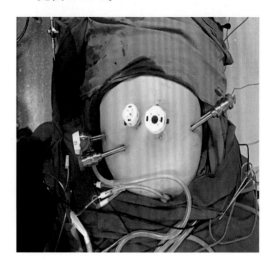

图 14-2-2　机器人膀胱根治术手术套管摆位

【手术步骤】

1. 机器人车定泊。

2. 游离双侧输尿管中下段并行盆腔淋巴结扩大清扫：在输尿管跨髂血管处打开侧腹膜，沿输尿管走行继续打开腹膜，向下至近膀胱外，上至髂窝水平。在输尿管筋膜外游离输尿管，提起输尿管，沿输尿管向下游离至近膀胱入口处（图 14-2-3）。行双侧盆腔淋巴结清扫，详见第 13 章第二节"机器人辅助腹腔镜下盆腔淋巴结清扫术"（图 14-2-4）。

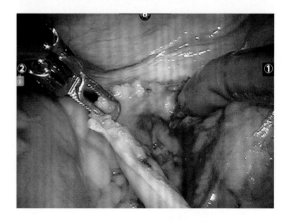

图 14-2-3　分离输尿管

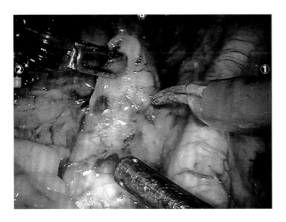

图 14-2-4　清扫右侧盆腔淋巴结

3. 游离输精管、精囊及前列腺背侧：显露膀胱直肠陷凹，在此陷凹可见深浅两处腹膜反折弓，在较深处的腹膜反折线稍上方横行切开腹膜（图 14-2-5），靠近腹膜进行游离，显露精囊、输精管、提起精囊，切开 Denonvilliers 筋膜，可看到直肠周围的脂肪组织，沿前列腺背面一直游离至前列腺尖部（图 14-2-6）。

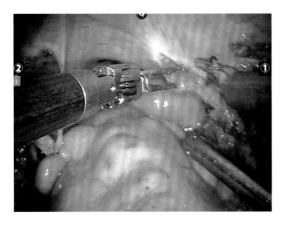

图 14-2-5　显露膀胱直肠陷凹并切开腹膜反折线

4. 游离膀胱两侧壁，处理膀胱前列腺侧血管蒂：脐旁正中韧带外侧打开腹膜，靠近盆壁游离膀胱侧壁，靠近盆壁离断输精管，向下打开腹膜，显露盆内筋膜。打开盆内筋膜后推开肛提肌。从侧面显露前列腺尖部和尿道括约肌，显露膀胱侧血管蒂。

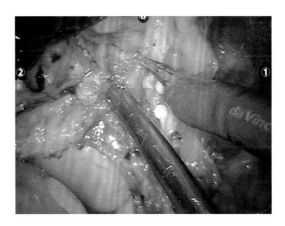

图 14-2-6　游离输精管及精囊

在近膀胱壁处用 Hem-o-Lock 结扎输尿管，然后离断。Hem-o-Lock 夹闭脐动脉近端并将其离断。使用 Hem-o-Lock 逐步结扎处理膀胱侧血管蒂和前列腺侧血管蒂，单极电剪逐步离断（图 14-2-7）。

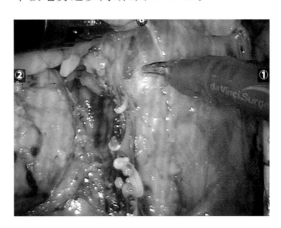

图 14-2-7　处理膀胱前列腺侧血管蒂

5. 游离膀胱前壁，结扎背深静脉复合体，离断前列腺尖部及尿道，完整切除膀胱：离断脐正中韧带（图 14-2-8），显露阴茎背深静脉复合体（图 14-2-9），"8"字缝合缝扎阴茎背深静脉复合体。离断阴茎背深静脉复合体，靠近前列腺尖部剪开尿道前壁（图 14-2-10）。紧贴前列腺将其剪断（图 14-2-11），完整切除膀胱、前列腺及双侧精囊和部分输精管，仔细止血（图 14-2-12）。

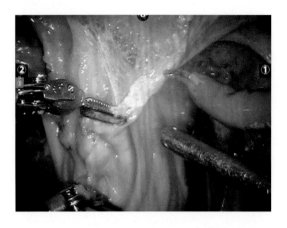

图 14-2-8　离断脐旁正中韧带并分离耻骨后间隙

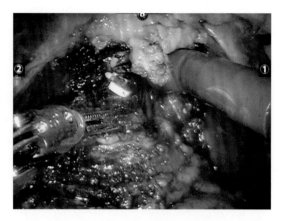

图 14-2-11　离断前列腺尖部及尿道

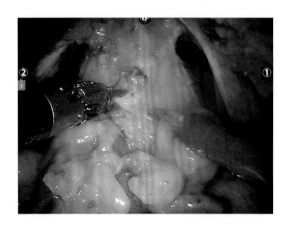

图 14-2-9　显露并缝扎阴茎背深静脉复合体

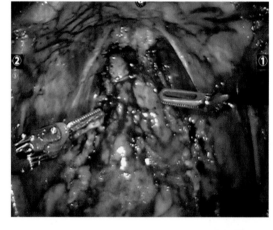

图 14-2-12　完整切除标本后检查有无活动性出血

6. 尿流改道术。

（1）Briker 回肠流出道术（图 14-2-13～图 14-2-16）。

（2）机器人回肠新膀胱术（Studer）：完全腹腔镜下制作新膀胱并恢复肠道连续性（图 14-2-13，图 14-2-14）。重建球形新膀胱，新膀胱与尿道吻合，新膀胱与双侧输尿管吻合（图 14-2-17～图 14-2-20）。

7. 放置引流管。

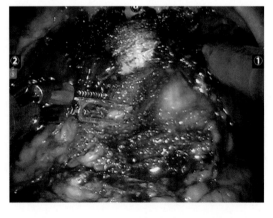

图 14-2-10　分离显露前列腺尖部及尿道

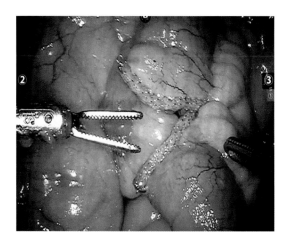

图 14-2-13 腔内取肠管

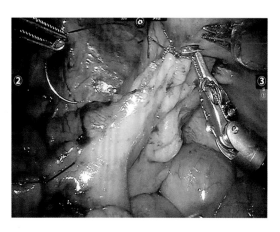

图 14-2-16 肠管皮肤造口

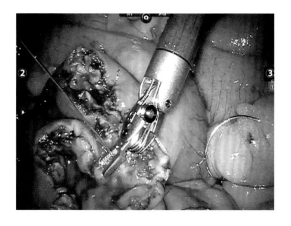

图 14-2-14 肠管吻合

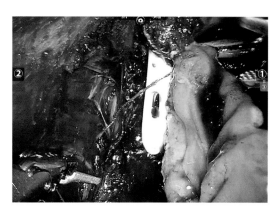

图 14-2-17 尿道重建

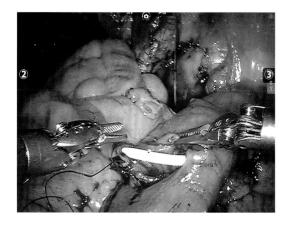

图 14-2-15 输尿管-肠管吻合

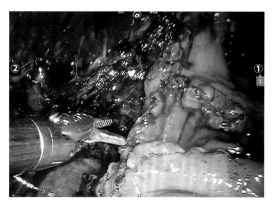

图 14-2-18 球形新膀胱重建

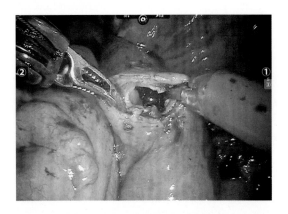

图 14-2-19　新膀胱取 2cm 切口

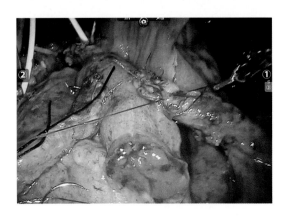

图 14-2-20　输尿管-新膀胱再植术

【术后处理】

（1）术后低压冲洗膀胱，4～5 次/天。

（2）常规应用抗生素预防感染。

（3）保持引流管通畅，24 小时引流量＜30ml 拔除。

（4）术后 2 周拔除导尿管，术后 4 周拔除双 J 管。

（5）鼓励早期下床活动预防静脉血栓，鼓励咳嗽、咳痰预防肺部感染。

（6）术后会有短期尿失禁情况，嘱患者行盆底肌肉锻炼。

（王共先　周晓晨）

参 考 文 献

［1］ 江东根，黄群雄，庞俊，等.单孔经膀胱腹腔镜下前列腺癌根治术 39 例临床分析.中华外科杂志，2016，54：751-754.

［2］ 周晓晨，傅斌，张成，等.机器人经膀胱根治性前列腺切除术短期疗效分析.中华泌尿外科杂志，2019，40：22-26.

［3］ G. P，J. B. W. R，B. G，G. F，M. M，G. V. Robotically assisted laparoscopic radical prostatectomy：Feasibility study in men. Eur Urol. 2001；40：70-74. doi：10. 1159/000049751.

［4］ Patel VR，Coelho RF，Palmer KJ，Rocco B. Periurethral Suspension Stitch During Robot-Assisted Laparoscopic Radical Prostatectomy：Description of the Technique and Continence Outcomes. Eur Urol，2009；56：472-478. doi：10. 1016/j. eururo. 2009. 06. 007.

［5］ Williams SB，Alemozaffar M，Lei Y，et al. Randomized controlled trial of barbed polyglyconate versus polyglactin suture for robot-assisted laparoscopic prostatectomy anastomosis：Technique and outcomes. Eur Urol. European Association of Urology，2010，58：875-881. doi：10. 1016/j. eururo. 2010. 07. 021.

［6］ Savera AT，Kaul S，Badani K，Stark AT，et al. Robotic Radical Prostatectomy with the "Veil of Aphrodite" Technique：Histologic Evidence of Enhanced Nerve Sparing. Eur Urol, 2006, 49:1065-1074. doi:10. 1016/j. eururo. 2006. 02. 050.

[7] Menon M, Tewari A, Peabody J, et al. Vattikuti Institute prostatectomy: Technique. J Urol, 2003, 169:2289-2292. doi:10. 1097/01. ju. 0000067464. 53313. dd.

[8] Galfano A, Ascione A, Grimaldi S, et al. A new anatomic approach for robot-assisted laparoscopic prostatectomy: A feasibility study for completely intrafascial surgery. Eur Urol, European Association of Urology, 2010, 58:457-461. doi:10. 1016/j. eururo. 2010. 06. 008.

[9] Santok GDR, Abdel Raheem A, Kim LHC, et al. Perioperative and short-term outcomes of Retzius-sparing robot-assisted laparoscopic radical prostatectomy stratified by gland size. BJU Int, 2017, 119:135-141. doi:10. 1111/ bju. 13632.

[10] Desai MM, Aron M, Berger A, et al. Transvesical robotic radical prostatectomy. BJU Int, 2008, 102:1666-1669. doi:10. 1111/j. 1464-410X. 2008. 08004. x.

[11] Gao X, Pang J, Si-Tu J, et al. Single-port transvesical laparoscopic radical prostatectomy for organ-confined prostate cancer: Technique and outcomes. BJU Int, 2013, 112:944-952. doi:10. 1111/bju. 12225.

[12] Meyer D, Weprin S, Zukovski EB, et al. Rationale for Robotic-assisted Simple Prostatectomy for Benign Prostatic Obstruction (Internet). European Urology Focus. European Association of Urology, 2018:643-647. doi:10. 1016/j. euf. 2018. 07. 007.

[13] Beecken WD, Wolfram M, Engl T, et al. Robotic-assisted laparoscopic radical cystectomy and intra-abdominal formation of an orthotopic ileal neobladder. Eur Urol, 2003, 44:337-339. doi:10. 1016/S0302-2838(03)00301-4.

[14] Bochner BH, Dalbagni G, Marzouk KH, et al. Randomized Trial Comparing Open Radical Cystectomy and Robot-assisted Laparoscopic Radical Cystectomy: Oncologic Outcomes. Eur Urol, European Association of Urology, 2018, 74:465-471. doi:10. 1016/j. eururo. 2018. 04. 030.

[15] Snow-lisy DC, Campbell SC, Gill IS, et al. Robotic and Laparoscopic Radical Cystectomy for Bladder Cancer: Long-term Oncologic Outcomes. Eur Urol, European Association of Urology, 2014, 65:193-200. doi:10. 1016/j. eururo. 2013. 08. 021.

[16] Hemal AK, Menon M. Robotics in urology. Curr Opin Urol, 2004, 14:89-93. doi:10. 1097/00042307-200403000-00007.

第 **15** 章

机器人辅助腹腔镜下输尿管手术

第一节　机器人辅助腹腔镜下输尿管膀胱再植术

【概述】

输尿管膀胱再植术是治疗输尿管下段狭窄疾病的主要方法。早在 1994 年，Reddy 和 Ehrlich 就分别报道了膀胱外途径腹腔镜输尿管再植术，但是对于此类难度较大、情况复杂的重建手术，腹腔镜技术相对于传统开放手术没有明显优势。传统的开放输尿管膀胱再植术曾被认为是此类手术的"金标准"。Rassweiler 等介绍了腹腔镜手术的优势，其具有创伤小、出血少、操作精细、术后恢复快、无明显漏尿等优势，但是也存在着对操作者腔镜技术要求高、学习曲线长等问题，因此限制了其腹腔镜手术的发展。相对于传统的腹腔镜和开放手术，机器人辅助腹腔镜系统的优势包括 3D 视野立体感强、操作灵活更加精细的解剖分离和更为简便的缝合技术、学习曲线短。机器人技术已经成功的应用于各种各样的成人和小儿的输尿管末端重建手术。近年来，机器人辅助腹腔镜下膀胱内途径输尿管再植术、膀胱外途径输尿管再植术、黏膜下隧道法、腰大肌悬吊法、膀胱瓣技术等经典术式均已开展，其结果让人鼓舞。

2003 年 Olsen 等在动物模型上首次完成了机器人辅助腹腔镜经膀胱的 Cohen 输尿管再植术。Yohannes 和助手在 2003 年开展了第一例机器人输尿管末端狭窄再植术之后，机器人系统越来越多应用于泌尿外科重建手术，机器人辅助腹腔镜下输尿管重建手术在各种研究中被证实其效果和安全性与开放手术类似。Uberoi 等在 2007 年首先完成并报道了机器人辅助腹腔镜输尿管再植术中采用腰肌悬吊技术。Hemal 等在 2009 年报道了机器人辅助巨输尿管再植术。Kozinn 等研究结果显示和开放手术相比，机器人辅助腹腔镜输尿管膀胱再植术在减少出血量和缩短住院时间方面具有优势，而在减少手术时间方面两组没有显著区别。

【适应证和禁忌证】

1. 适应证

（1）各种原因导致的输尿管远端狭窄或者闭锁性梗阻（狭窄或梗阻段＜3cm）：先天性输尿管下段狭窄，医源性或非医源性创伤性狭窄，炎症性狭窄，放疗或者肿瘤压迫引起的狭窄等。

（2）输尿管阴道瘘，输尿管异位开口，或者靠近输尿管膀胱连接部的膀胱阴道瘘和输尿管子宫内膜移位症。

（3）输尿管囊肿和梗阻性巨输尿管症患者。

（4）膀胱输尿管反流致严重肾盂积水，输尿管纡曲扩张合并反复发作的泌尿系感染。

2. 禁忌证

（1）输尿管下段肿瘤或者膀胱肿瘤引起的输尿管膀胱连接部梗阻。

（2）神经源性膀胱功能障碍。

（3）各种原因引起的膀胱容量过小为相对的禁忌证。

【术前准备】

1. 实验室检查包括血尿常规、肝肾功能、电解质、血糖、出凝血功能等，合并泌尿道感染者需做中段尿细菌培养和药物敏感实验。

2. 影像学检查包括腹部超声，胸片摄片，术前 IVU 或者逆行肾盂造影，腹部或者盆腔 CTU 或者 MRU 排除外压性疾病。

3. 有盆腔手术史或者放疗史的患者，术前膀胱镜检查了解膀胱容量大小。

4. 术前 GFR 了解患侧肾功能情况。

5. 膀胱输尿管反流患者，术前行尿动力学检查。

6. 术前晚清洁灌肠，预防性使用抗生素。

【机器人专用器械】

1. 专用工作通道：包括机器人系统内镜摄像头通道使用通用的 10mm 或者 12mm 直径的工作通道，其余各操作通道使用其专用的 8mm 金属套管。

2. 无菌机械臂袖套套装：一次性使用的无菌机械臂袖套套装，包括了机器臂与手术器械连动的适配器。

3. 手术器械：包括单级弯剪（monopolar curved scissors）、马里兰双极钳（Maryland Bipolar Forceps）、有孔双极钳（fenesteated bipolar forceps）、专业抓钳（prograsp forceps）、持针器（needle driver）。

【患者体位和套管定位】

1. 患者体位：按半截石位用 Allen 脚蹬固定下肢，利于机器人设备进入会阴区。

2. 套管定位：机器人镜头臂通道位于脐正中上方两指处，机器人 1 号操作通道位于右侧平脐水平线距脐 8～10cm，机器人 2 号操作通道位于左侧平脐水平线距脐 8～10cm，机器人 3 号操作通道位于右侧 1 号操作通道外侧 8～10cm 处，第一辅助辅助通道（12mm）位于左侧 2 号操作通道外上方 8～10cm 平镜头臂。

3. 通道：水平位置，第二辅助通道（5mm）视情况可放置于镜头臂通道外侧和左侧 2 号操作通道上方。

【手术步骤】

1. 游离输尿管　进入腹腔后，观察髂外动脉搏动，于髂外动脉搏动处打开侧腹膜，找到跨过髂外动脉的输尿管（图 15-1-1），尽量沿输尿管向下游离至输尿管膀胱交界处。炎症、感染和瘢痕可能给游离输尿管狭窄段带来困难，在游离输尿管过程中可以使用电凝止血，但要注意保持输尿管血供，避免损伤血供。靠近膀胱壁处用 Hem-o-Lock 夹闭输尿管后离断（图 15-1-2）。输尿管末端进行裁剪。

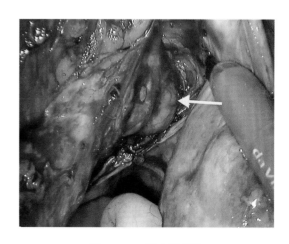

图 15-1-1　**游离输尿管**

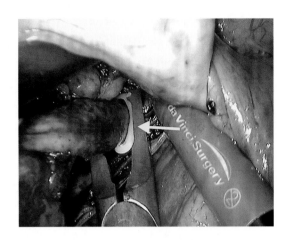

图 15-1-2　Hem-o-Lock 夹闭输尿管

2. 切开膀胱壁　通过导尿管向膀胱注入 200～300ml 生理盐水，使膀胱充盈。输尿管末端重建吻合必须是无张力的，切开膀胱后壁浆肌层 1.5～2cm，至膀胱黏膜下层，向两侧潜行分离暴露膀胱黏膜。膀胱黏膜呈蓝色光滑的凸起，注意避免损伤膀胱黏膜（图 15-1-3）。

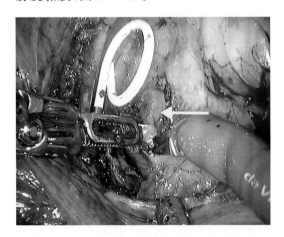

图 15-1-3　切开膀胱浆肌层，显露膀胱黏膜层

3. 输尿管膀胱再植术（拖入法）　从辅助套管处送入带软导丝的湿润光滑的 D-J 管，逆行插入肾盂后拔除导丝。距输尿管末端约 3cm 处将输尿管浆肌层缝合固定于膀胱切口近端浆肌层，起到减低缝

合张力，防止输尿管扭曲的作用。纵行切开膀胱黏膜，再将 D-J 管尾端插入膀胱（图 15-1-3，图 15-1-4）。将膀胱黏膜与输尿管全层做间断吻合，使用 4-0 可吸收缝合线首先缝合 6 点处，依次缝合 12 点、8 点、10 点处（图 15-1-5）。继续缝合 2 点、4 点处，完成输尿管膀胱吻合。使用 4-0 可吸收缝合线无张力间断缝合切开的膀胱浆肌层 3～4 针，包埋输尿管于膀胱肌层下，形成黏膜下隧道。2-0 可吸收线间断行输尿管膀胱口吻合外的输尿管膀胱层（图 15-1-6）。吻合完毕行膀胱注水实验，检查有无渗漏。

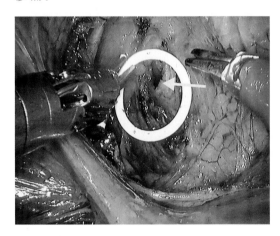

图 15-1-4　切开膀胱黏膜

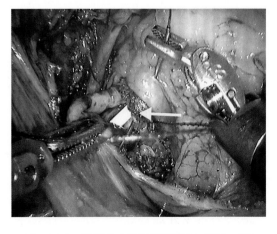

图 15-1-5　间断吻合输尿管膀胱（内有双 J 管）

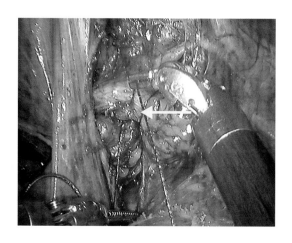

图 15-1-6　包埋输尿管于膀胱肌层下

【术后处理】

术后常规使用抗生素。如术后引流液少，可于手术后 3~5 天拔除引流管，术后 1 周拔除导尿管。术后 4 周左右膀胱镜下拔除 D-J 管。术后 3 个月门诊复查 CTU 或者 GFR。

【并发症防治】

（1）双 J 管移位：支架管移位可引起患侧腰酸腰痛等不适症状，继而导致肾积水或者漏尿。即刻行腹部卧位平片了解支架管具体位置。若术后发现支架管移位，通过简单的内镜操作来调整双 J 管位置。

（2）出血：输尿管手术中大出血较少见。但是考虑到输尿管与髂血管关系密切，术中分离此段输尿管时应谨慎，注意保护髂血管。在处理腹膜后纤维化导致的输尿管狭窄时，因为后腹膜粘连，术中更应格外慎重。一般情况下，术中出血可以被及时发现和处理，必要时增加气腹压力至 20mmHg，甚至改为手助或者开放手术。

（3）漏尿：若术中吻合距离较长、存在张力或者吻合不满意，术后可能出现漏尿。术中吻合应仔细精细，保持吻合口无张力，由于机器人辅助腹腔镜无力学反馈，吻合口的张力大小完全通过视觉来判断。引流管应放置在吻合口旁边，利于术后充分引流。术后若发现尿漏，应及时行腹部卧位平片排除支架管移位造成的漏尿，予以充分引流，保持导尿管通畅，一般短期内可漏尿会好转，若长时间漏尿，必要时行患侧肾盂穿刺引流。

（王晓晶）

第二节　机器人辅助腹腔镜下肾盂输尿管成形术

【概述】

肾盂输尿管连接部梗阻（ureteropelvic junction obstruction，UPJO）是一类常见的先天性畸形，也是引起肾积水较常见的上尿路梗阻性疾病。总体发病率约为 1/1500，男性发病较多，男女比例约为 2：1。由于肾盂输尿管连接部的梗阻妨碍了肾盂中的尿液顺利排入输尿管，从而导致了肾盂排空发生障碍，因此这也造成了肾的集合系统渐进性扩张。初期，肾盂的平滑肌逐渐增生并加强蠕动，促使尿液顺利通过远端的梗阻而排出；而当不断增加的蠕动力量无法克服梗阻时，就会导致肾盂积水，肾实质萎缩，最终使肾功能受损。

肾盂输尿管连接部梗阻治疗的主要目的是解除梗阻、保护患肾功能。曾经开放离断性肾盂成形术是一种较为理想的术式，被视为治疗 UPJO 的“金标准”。随着 1991 年“腹腔镜技术”用于泌尿外科的肾切除手术以后，这种技术的优越性被泌尿外科界越来越重视，1993 年 Schuessler 等首先开展了“腹腔镜下肾盂成形术”，20 多年来，技术的成熟及设备的更新，使得这一微创的术式在目前几乎已可以替代传统的开放手术,成为新的"金标准"。

腹腔镜肾盂成形术基于其创伤小、效果好,有着广泛的适用性,但腹腔镜肾盂成形术需要有对肾盂黏膜准确的裁剪和精确的对位缝合技术,这需要长时间的学习和反复的练习才能掌握,因此一定程度上也限制了该式式的推广应用。但随着da-Vinci机器人手术系统的出现,它在诸如肾盂输尿管整形等需要精细和灵活操作手术中的优势也得以体现,因此,这些"难题"也不再"困难"。机器人辅助腹腔镜手术系统特有的"3D"视野和腔内"手腕"技术使得"肾盂成形"的手术视野更清晰、更真切,手术操作更精准、更简单。借助da-Vinci机器人,泌尿外科医师可以更轻松、精准地掌握和开展该微创手术。

【适应证和禁忌证】

1. 适应证

(1)原发性UPJO合并肾积水,肾功能受损和(或)继发肾结石、感染等。

(2)肾盂内腔镜切开手术失败患者。

2. 禁忌证

(1)绝对禁忌证:凝血功能障碍,或严重心肺功能不全,不能耐受麻醉者。

(2)相对禁忌证:肾内型肾盂,开放肾盂成形手术失败或有腹腔开放手术史。

【术前准备】

1. 对病人进行系统检查评估,包括血、尿常规、肝、肾功能、出凝血功能、血糖、心电图、胸片和心肺功能检测等,了解病人全身情况及能否耐受手术。

2. 对患者UPJO的梗阻原因及程度做评估,包括肾脏B超,IVU(如IVU显影不佳,可行逆行肾盂造影),CTU或MRU,以明确UPJO的诊断、肾输尿管积水程度、有无异位血管压迫及是否并发肾结石等。此外,为进一步了解双肾各自功能,可通过同位素肾图或肾显像来检查。

3. 术前一晚肠道准备、备皮,手术当日禁饮食饮水。

4. 术前预防性应用抗生素、术前留置导尿管。

【机器人专用器械】

器械包括机器人专用8mm金属套管、机器人专用单孔弯头双极电凝钳(Maryland Bipolar Forceps),机器人专用热剪(单极电凝剪刀)[Hot Shears™ (monopolar curved scissors)],机器人专用大号持针器(large needle driver)各一把。

【患者体位和套管定位】

1. 体位 取向健侧卧位(60°～90°)。摆放体位时,患侧上肢自然下垂置于身体侧方并予以"保护带"固定,健侧上肢放置在托臂架上以固定。适当将患者的腹部靠近腹侧床沿以有利于手术的操作(图15-2-1)。

2. 套管定位 将脐孔与肾盂输尿管交界狭窄处的体表投影连线中点设为镜头孔置入12mm套管。右侧病变手术时,将1号机械臂和2号器械臂的金属8mm套管孔设置在距镜头孔8～10cm的肋缘下3cm及髂棘上3cm处,使得该3孔形成一个斜向头侧、以手术操作目标体表投影与镜头孔连线为中心线的等腰三角形。取与上述中心线的垂直线,在该垂直线的镜头孔两侧5cm处分别设为第一辅助孔和第二个辅助孔所在位置并置入12mm套管。若左侧病变时,1号机械臂、2号机械臂、第一辅助孔及第二辅助孔均与右侧呈镜面对称分布。各套管孔布置原则遵循"20-10-5"原则,即镜头孔距手术目标区距离为10～20cm;机械臂的操作孔距镜头孔8～10cm,机械臂的操作孔与镜头孔两点间连线,与前述垂直线的角度在15°～30°;机械臂的操作孔与辅助孔距离要>5cm(图15-2-1)。

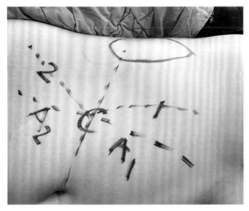
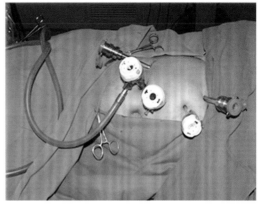

图 15-2-1 **体位及套管位置**
C. 镜头孔;1.1 号机械臂;2.2 号机械臂;A. 辅助孔

手术时保持气腹压为 15mmHg。设置套管时采用向上 30°镜头直视下放置,后全程手术采用镜头向下 30°。手术时,1 号机械臂使用电剪刀(缝合时更换为持针器),2 号机械臂使用 Maryland 双极钳。

【手术步骤】

1. **切开侧腹膜游离肠道** 用电剪刀或超声刀沿 Toldt 线切开升(降)结肠旁沟的侧腹膜,右侧切开范围上至结肠肝区,下到回盲部,游离结肠并将升结肠推向内侧显露十二指肠降段,再将十二指肠一起向内侧牵引,显露下腔静脉;左侧切开范围上至结肠脾曲,下到乙状结肠外方,游离降结肠并将其向内侧牵引。显露肾周筋膜(即 Gerota 筋膜)(图 15-2-2)。

2. **游离上段输尿管** 肾下极下方打开 Gerota 筋膜,沿腰大肌表面分离,生殖血管深面游离并显露上段输尿管,牵引输尿管维持一定张力,沿输尿管逐步向上分离,显露肾盂输尿管交界部(图 15-2-3)。

3. **游离肾盂** 用单极电剪刀逐步分离扩张肾盂的腹侧和背侧,直至两侧达到与肾实质的交界处,注意不要损伤越过肾

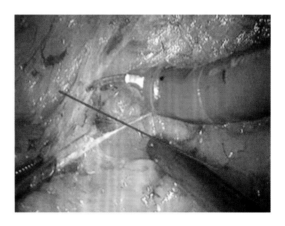

图 15-2-2 **沿着 Toldt 线切开侧腹膜**

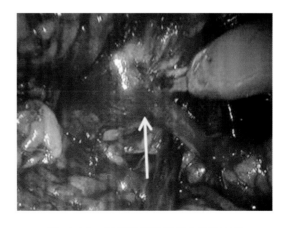

图 15-2-3 **显露肾盂输尿管交界狭窄部**

盂前方表面的肾血管(图 15-2-4)。

4. 离断输尿管,裁剪多余的肾盂组织 从肾盂输尿管交界狭窄处剪断输尿管,在预估输尿管肾盂重新吻合处切开肾盂,弧形剪除多余的肾盂壁。剪除过程中注意保持肾盂适当的张力,避免剪除过多肾盂而影响吻合(图 15-2-5)。

5. 剪开输尿管上段 测量肾盂输尿管吻合所需输尿管长度,剪除输尿管狭窄段及多余输尿管,并纵向切开输尿管断端1cm(图 15-2-6,图 15-2-7)。

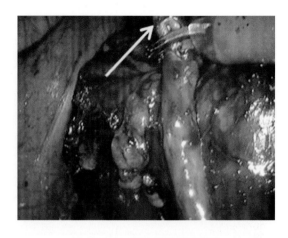

图 15-2-6 剪除输尿管狭窄段

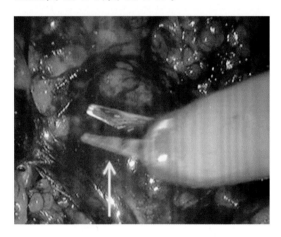

图 15-2-4 游离肾盂

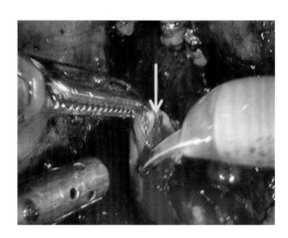

图 15-2-7 纵行切开输尿管口

6. 肾盂后壁与输尿管吻合 4-0 可吸收线缝合肾盂瓣下角与输尿管纵行切开最低位处,然后连续缝合肾盂输尿管后壁(图15-2-8)。

7. 置入 6F 双 J 管 上段双 J 管置于肾盂内(图 15-2-9),肾盂输尿管吻合口前壁以 4-0 可吸收线间断缝合(图 15-2-9～图15-2-11)。

8. 机器人移除和缝合套管孔 吻合完成后,吻合口旁置引流管一根从辅助孔引出。移除机械臂,关闭气腹机,拔出套管。缝合肌层及皮肤套管孔切口。

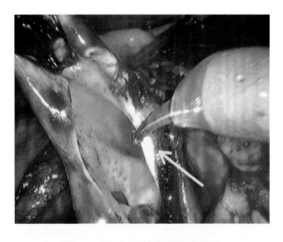

图 15-2-5 切开并剪除多余肾盂

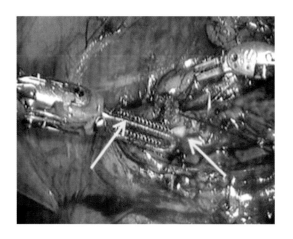

图 15-2-8 连续缝合肾盂输尿管吻合口后壁

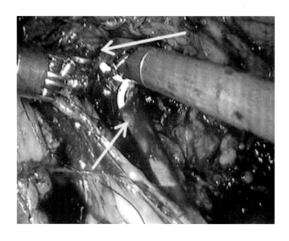

图 15-2-9 置入 6F 双 J 管

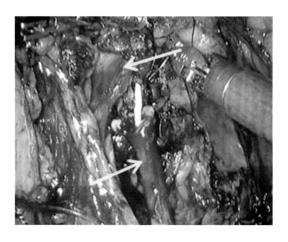

图 15-2-10 连续缝合肾盂

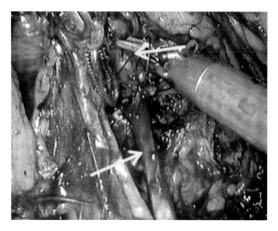

图 15-2-11 间断缝合肾盂输尿管吻合口前壁

【术后处理】

术后一般常规使用抗生素 3~5 天。术后排气即可予以流质饮食,并逐步过渡至正常饮食,禁食期间可以给予静脉营养支持。注意观察引流管的引流量及引流液性状,注意保持导尿管及引流管通畅,术后复查腹部平片,观察双 J 管的位置是否正常。一般术后 4~5 天时拔除导尿管,拔除导尿管后引流管的引流量<50ml/d 时可予以拔除引流管。若术后引流管内有持续吻合口漏尿则应待漏口愈合后再拔除导尿管及引流管。

【并发症防治】

1. 腹腔内脏器、血管损伤 一般较少见,通常发生伴有肾周炎症后粘连。右侧手术时可能造成十二指肠损伤,一旦发生可能危及生命,故术中若发现粘连导致解剖不清,应及时中转开放手术。左侧手术时可能导致胰腺损伤,小的胰腺腺体损伤,主胰管未损伤者,通过禁食、胃肠减压、生长抑素使用,在充分引流的前提下可以愈合;胰腺的离断性损伤或主胰管破裂,往往保守治疗较难成功,需要术中或术后再次手术进行清创,引流。

2. 尿漏　一般术后 1 周,引流较少时,可先拔除导尿管。若无明显尿漏,可将引流管拔除;若出现尿漏,需重新留置导尿,并延长导尿时间。术后漏尿的原因可能如下。

(1)双 J 管位置异常:双 J 管下端未置入膀胱或双 J 管上端下移到吻合口下方,通过腹部平片可明确双 J 管的位置,如发现异常时,可以通过输尿管镜来及时调整双 J 管位置。

(2)尿管引流不畅:导尿管堵塞或膀胱痉挛致使尿液反流,严重时可造成吻合口撕裂,术后应保持引流管及尿管通畅,监测每日尿量及引流量,若发现异常,应及时寻找原因。可使用药物解除膀胱痉挛、生理盐水冲洗导尿管解除堵塞等情况。

(3)吻合口坏死:排除上述原因,持续尿漏时应考虑吻合口坏死,需二次手术治疗。

3. 吻合口狭窄　术后吻合口狭窄的可能原因有:吻合口周围感染、吻合口对合欠佳、吻合口瘢痕挛缩、肾盂瓣缺血坏死等,通过 CT、IVU 等影像学检查可寻找原因。处理时可根据情况及时穿刺引流和抗感染治疗,需要时可考虑球囊扩张或内镜内切开,必要时二次开放手术探查。

(孙福康　戴　军)

第三节　机器人辅助腹腔镜下肾输尿管全长切除术

【概述】

肾盂、输尿管癌是指发生在肾盏、肾盂或输尿管被覆上皮来源的恶性肿瘤,也被称为上尿路恶性肿瘤。其中以尿路上皮癌(移行细胞癌)最为多见,约占所有上尿路上皮肿瘤的 95%。男女患者比例约为 2:1,好发年龄 40-70 岁。虽然肾盂及输尿管属于 2 个不同器官,但这 2 个器官所发生的尿路上皮肿瘤具有同源性,且常为同时多发或相继发生,故往往难以用局部切除的方法治疗。标准的手术方式应为患侧肾、输尿管全长切除并将患侧输尿管开口处膀胱壁行"袖状"切除。由于上尿路的解剖及生理特性,肾盂和输尿管的尿路移行细胞癌较容易出现肿瘤细胞的淋巴转移,常见的淋巴结转移包括肾门淋巴结、腹主动脉旁淋巴结、下腔静脉旁淋巴结、同侧的髂血管旁淋巴结和盆腔淋巴结等。

第一例腹腔镜肾输尿管全长切除术是由 Clayman 等于 1991 年完成的,此后在明确了手术的安全性、治疗效果及优势后,该术式就开始成为微创治疗上尿路移行细胞癌的标准术式。而随着机器人辅助腹腔镜技术的出现,其在该术式中的优势也逐步得到体现,它能进一步降低该术式中在切除方面及淋巴结清扫的技术难度和精准度,提高手术疗效。通常在机器人辅助腹腔镜肾输尿管全长切除加输尿管膀胱开口"袖状"切除术中,为行盆腔深部的输尿管末段游离及切除,术中一般需微调患者体位,并重新定泊机器人设备。但随着机器人辅助腹腔镜肾输尿管全长切除加输尿管膀胱开口"袖状"切除术的手术数量增多和经验技术的不断积累,目前技术上已可以通过改良合理的套管位置布局,做到术中无需调整患者的术中体位和重新定泊机器人设备。

【适应证和禁忌证】

1. 适应证　无远处转移的,较为局限

的肾盂及输尿管尿路上皮恶性肿瘤。

2. 禁忌证

(1)绝对禁忌证:严重的腹膜炎,患肾处于急性期感染期,凝血功能障碍,心肺功能等原因无法耐受手术者。

(2)相对禁忌证:肿瘤已有远处转移,患肾或输尿管侵犯周围组织器官,既往有腹腔手术史者。

【术前准备】

1. 静脉肾盂造影或增强 CTU 了解肿瘤位置及大小,评估肿瘤分期及了解该侧上尿路情况。

2. 增强 CT 了解肾血供情况(肾动脉有无分支)及肿瘤有无向周围浸润。

3. GFR 了解对侧肾功能情况。

4. 尿脱落细胞学检查了解恶性肿瘤可能性。

5. 膀胱镜检查明确有无肿瘤的膀胱种植。

6. 对可疑性肾盂或输尿管内肿瘤,必要时可行输尿管镜检查及活检证实。

7. 术前心肺功能等常规检查。

8. 术前一晚肠道准备、备皮,手术当日禁食禁水。

9. 术前预防性应用抗生素、术前留置导尿管。

【机器人专用器械】

器械包括机器人专用 8mm 金属套管、电剪刀(Hot Shears™ Monopolar Curved Scissors)、马里兰双极钳(Maryland Bipolar Forceps)、持针器、超声刀。

【患者体位和套管定位】

1. 体位　取向健侧卧位(45°~60°)。摆放体位时,患侧上肢自然下垂置于身体侧方并予以"保护带"固定,健侧上肢放置在托臂架上以固定。适当将患者的腹部靠近腹侧床沿以利于手术的操作。

2. 套管定位

(1)传统 2 步法:将脐孔与肾中心的体表投影连线中点设为镜头孔置入 12mm 套管。左侧上腹部病变手术时,将 2 号机械臂和 1 号器械臂的金属 8mm 套管孔设置在距镜头孔 8~10cm 的肋缘下 3cm 及髂棘上 3cm 处,使得该 3 孔形成一个斜向头侧、以手术操作目标体表投影与镜头孔连线为中心线的等腰三角形。取与上述中心线的垂直线,在该垂直线的镜头孔两侧 5cm 处分别设为第一辅助孔和第二个辅助孔所在位置并置入 12mm 套管。若右侧上腹部病变时,1 号机械臂、2 号机械臂、第一辅助孔及第二辅助孔均与左侧呈镜面对称分布。当行盆腔部左侧病变时,以上腹部手术时 1 号机械臂金属套管孔置入 2 号机械臂,另于耻骨联合上方 5cm 处置入新 1 号机械臂金属 8mm 套管孔;当行盆腔右侧病变时,以上腹部手术时 2 号机械臂金属套管孔置入 1 号机械臂,另于耻骨联合上方 5cm 处置入新 2 号机械臂金属 8mm 套管孔。在腹部转换为盆腔手术时,需机器人重新泊位(图 15-3-1)。

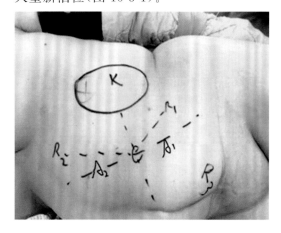

图 15-3-1　传统 2 步法体位及套管位置(左侧病变)

C. 镜头孔;R1.1 号机械臂及新 2 号机械臂;R2.2 号机械臂;R3. 新 1 号机械臂,A. 辅助孔

（2）改良 1 步法：套管定位将镜头孔、操作孔及辅助孔设计在一条直线上。腹直肌外缘平（右/左）第 11 肋尖的水平设为镜头孔置入 12mm 套管。当行右侧病变时，右侧腹直肌外缘肋缘下 2cm 处置入 1 号机械臂金属 8mm 套管孔，镜头孔与 1 号机械臂金属套管孔间中点设为第一辅助孔置入 12mm 套管；右侧腹直肌外缘平右髂前上棘水平处置入 2 号机械臂金属 8mm 套管孔，镜头孔与 2 号机械臂金属套管孔间中点设为第二辅助孔置入 12mm 套管。当行左侧病变时，左侧腹直肌外缘肋缘下 2cm 处置入 2 号机械臂金属 8mm 套管孔，镜头孔与 2 号机械臂金属套管孔间中点设为第二辅助孔置入 12mm 套管；左侧腹直肌外缘平左髂前上棘水平处置入 1 号机械臂金属 8mm 套管孔，镜头孔与 1 号机械臂金属套管孔间中点设为第一辅助孔置入 12mm 套管。另右侧病变手术时，在腹正中线剑突下增加 5mm 第三辅助孔用于抬起肝（图 15-3-2）。

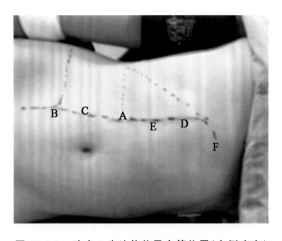

图 15-3-2 改良 1 步法体位及套管位置（右侧病变）
A. 镜头孔；B. 2 号机械臂；C. 第 2 辅助孔；D. 1 号机械臂；E. 第 1 辅助孔；F. 第 3 辅助孔

手术时保持气腹压为 15mmHg。设置套管时采用向上 30°镜头直视下放置，后全程手术采用镜头向下 30°。手术时，1 号机械臂使用电剪刀或超声刀（缝合时更换为持针器），2 号机械臂使用 Maryland 双极钳。

【手术步骤】

1. 打开侧腹膜游离肠道 用电剪刀或超声刀沿 Toldt 线切开升（降）结肠旁沟的侧腹膜，右侧切开范围上至结肠肝曲，下到回盲部。游离结肠并将升结肠推向内侧显露十二指肠降段，再将十二指肠一起向内侧牵引，显露下腔静脉。左侧切开范围上至结肠脾曲，下到乙状结肠外方，游离降结肠并将其向内侧牵引。显露肾周筋膜（即 Gerota 筋膜，图 15-3-3）。

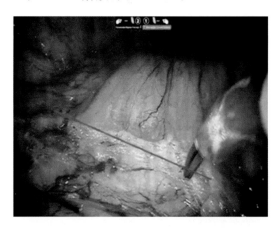

图 15-3-3 沿着 Toldt 线切开侧腹膜

2. 游离上段输尿管 肾下极下方打开 Gerora 筋膜，沿腰大肌表面分离，生殖血管深面游离并显露上段输尿管，适当游离输尿管并于肿瘤远段用 Hem-o-Lock 夹闭输尿管以防止肿瘤转移；Hem-o-Lock 夹闭生殖血管并离断，牵引输尿管维持一定张力，逐步向上方游离至肾下极直至肾门，向下方游离至髂血管分叉水平以下（尽可能向远段分离，图 15-3-4）。

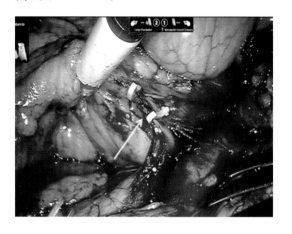

图 15-3-4　离断生殖血管

3. 游离及离断肾蒂　沿输尿管向上分离并托起肾下极，逐步显露肾门，分离肾门脂肪组织并显露肾静脉，于肾静脉后方钝性分离并显露肾动脉。于肾动脉近端 2 个 Hem-o-Lock 夹闭、远端 1 个 Hem-o-Lock 夹闭后予以离断（图 15-3-5，图 15-3-6）；同法肾静脉 Hem-o-Lock 夹闭后予以离断（图 15-3-7）。

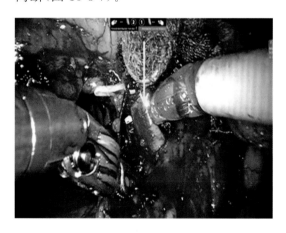

图 15-3-5　游离肾门，显露肾动脉

4. 游离肾　用钝性结合锐性的方法沿 Gerota 筋膜逐步游离肾背侧、腹侧和肾上极，注意保护好同侧肾上腺。

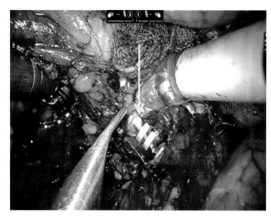

图 15-3-6　离断肾动脉

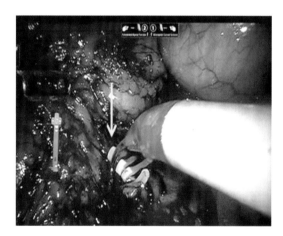

图 15-3-7　离断肾静脉

5. 肾门处淋巴结清扫　清扫范围从肾门平面至髂血管分叉处，右侧手术区域性淋巴结清扫，还包括下腔静脉旁淋巴结和脂肪组织。左侧手术区域性淋巴结清扫还包括腹主动脉旁淋巴结缔和脂肪组织。

6. 远端输尿管及输尿管膀胱开口"袖状"切除　向外上方牵拉患侧输尿管保持张力，于髂血管分叉水平向下逐步游离患侧输尿管远段直至输尿管膀胱交界处（尽可能多切除输尿管周围组织）。于膀胱裂隙处打开膀胱并直至观察到膀胱黏膜向外膨出,打开部分黏膜,吸尽尿液,3-0可吸收线缝合膀胱切口2针,不打结。"环形"切除输尿管膀胱开口从而离断输尿管,完整切除肾及全长输尿管(包括输尿管膀胱开口,图15-3-8)。3-0可吸收线继续连续缝合关闭膀胱切口(两层,图15-3-9)。切除远段输尿管时,女性患者应注意保护子宫动脉。

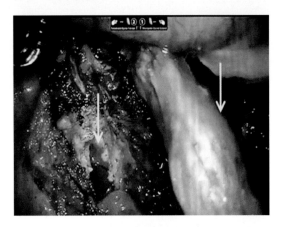

图 15-3-8 "袖状"切除输尿管膀胱开口

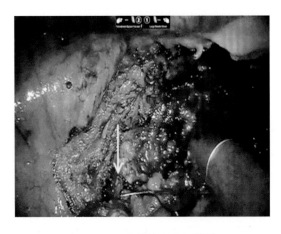

图 15-3-9 连续缝合关闭膀胱

7. 盆腔淋巴结清扫 清扫患侧髂总、髂外、髂内血管旁淋巴结及闭孔淋巴结。

8. 止血、取出标本 将所有标本置入标本袋中,吸引器吸出肾周及盆腔积液,降低气腹压,检查术野有无活动性出血。去除机器人机械臂和套管的连接并移除机械臂。肾窝及髂窝各放置一根引流管从上下两个套管内引出。取上腹相近两套管做切口并适当延长,取出标本,关闭各套管切口,固定引流管。

【术后处理】

术后一般常规使用抗生素3~5天。术后排气即可予以流质饮食,并逐步过渡至正常饮食。术后可予以半卧位,注意观察引流管的引流量及引流液性状,一般术后第2~3天肾窝引流液<50ml/d时,可先予以拔除肾窝处引流管。注意保持导尿管通畅,一般术后4~5天时拔除导尿管,拔除导尿管后1~2天髂窝引流<50ml/d时可予以拔除髂窝引流管。术后定期复查膀胱镜,便于早期发现肿瘤复发。

【并发症防治】

1. 出血 分离肾时注意小血管的结扎,特别是注意避免损伤腰静脉、肾上腺等,游离输尿管下段时,注意输尿管同邻近脏器和血管的关系,避免损伤髂血管及膀胱上动脉;女性患者在盆腔段手术时,应保护好子宫动脉,必要时予以结扎。

2. 腹腔内脏器损伤 一般较少见,通常发生在肾周有渗出、感染和粘连时。右侧手术时可能造成十二指肠损伤,一旦发生可能危及生命,故术中若发现粘连导致解剖不清,应及时中转开放手术。左侧手术时可能导致胰腺损伤,小的胰腺腺体损伤,主胰管未损伤者,通过禁食、胃肠减压、生长抑素使用,在充分引流的前提下可以愈合,胰腺的离断性损伤或主胰管破裂,往往保守治疗较难成功,需要术中或术后再次手术进行清创引流。

3. 尿瘘 术中缝合膀胱切口时注意

缝针间距合适、严密,可以予以两层连续缝合。术后保持导尿管通畅,严密监测术后尿量及引流情况,若有尿瘘,可适当延长盆腔引流管引流时间。

(孙福康　戴　军)

参 考 文 献

［1］吴阶平. 吴阶平泌尿外科学(上卷). 济南:山东科学技术出版社,2009:962.

［2］孙颖浩,杨波. 机器人用于泌尿外科微创手术的现状与展望. 腹腔镜外科杂志,2012,17(2):81-83.

［3］张旭,高江平,符伟军,等. 机器人辅助腹腔镜在泌尿外科手术中的临床应用(附500例报告). 微创泌尿外科杂志,2014,3(1):4-7.

［4］袁建林,孟平. 机器人辅助腹腔镜手术在泌尿外科的应用. 临床泌尿外科杂志,2015,(2):5-8.

［5］宋灵敏,蓝天,董永超,等. "一步法"机器人辅助腹腔镜下肾输尿管全长切除术. 现代泌尿外科杂志,2018,23(8):591-594.

［6］张旭. 泌尿外科腹腔镜手术学. 北京:人民卫生出版社,2013.

［7］黄健,孙颖浩. 泌尿外科微创技术标准化教程. 武汉:华中科技大学出版社,2012.

［8］吴阶平. 吴阶平泌尿外科学(上卷). 济南:山东科学技术出版社,2009:497-498.

［9］刘屹立,李方义,王侠,等. 成人肾盂输尿管连接部梗阻的手术治疗(附185例报告). 中华泌尿外科杂志,2003,24(8):534-536.

［10］方烈奎,杨江根,李学朝,等. 机器人辅助腹腔镜肾盂输尿管连接处狭窄成形术. 中国内镜杂志,2009,15(12):1233-1236.

［11］蒋绍博,金讯波,赵勇,等. 机器人辅助腹腔镜肾盂成形术. 中华泌尿外科杂志,2005,26(5):295-297.

［12］郑霖,鄢俊安,李为兵,等. 达芬奇机器人辅助腹腔镜肾盂输尿管成形术治疗肾盂输尿管连接部梗阻疗效观察. 微创泌尿外科杂志,2013,2(5):301-303.

［13］Clayman RV,Kavoussi LR,Figenshau RS,et al. Laparoscopic nephroureterectomy:initial clinical case report. J Laparoendosc Surg,1991,1(6):343-349.

［14］Hemal AK,Stansel I,Babbar P,et al. Robotic-assisted nephroureterectomy and bladder cuff excision without intraoperative repositioning. Urology,2011,78(2):357-364.

［15］Jens J. Rassweiler,Ali S. Gözen,Tibet Erdogru,et al. Ureteral reimplantation for management of ureteral strictures:a retrospective comparison of laparoscopic and open techniques. Eur Urol,2007,51(2):512-522.

［16］Yohannes P,Chiou RK,Pelinkovic D. Rapid communication:pure robot-assisted laparoscopic ureteral reimplantation for ureteral stricture disease:case report. J Endourol,2003,17(10):891-893.

［17］Phillips EA,Wang DS. Current Status of Robot-Assisted Laparoscopic Ureteral Reimplantation and Reconstruction. Curr Urol Rep,2012,13(3):190-194.

［18］Hemal AK,Nayyar R,Gupta NP,Dorairajan LN. Experience with robot assisted laparoscopic surgery for upper and lower benign and malignant ureteral pathologies. Urology,2010,76(6):1387-1393.

［19］Stanasel I,Atala A,Hemal A. Robotic assisted ureteral reimplantation:current status. Curr Urol Rep,2013,14(1):32-6. doi:10.1007/s11934-012-0298-1.

［20］Khoury AK,Bagli DJ. Vesicoureteral reflux. Campbell's Urology,10th Edition. 2012,122:3299-3302.

［21］Casale P,Patel RP,Kolon TF. Nerve sparing robotic extravesical ureteral reimplantation. J Urol,2008,179:1987-1990.

[22] Schimpf MO,Wagner JR. Robot-assisted lapa-roscopic distal ureteral surgery. JSLS,2009,13(1):44-49.

[23] Schimpf MO,Wagner JR. Robot-assisted lapa-roscopic Boari flap ureteral reimplantation. J Endourol,2008,22(12):2691-2694.

[24] Hamilton B,Johnson D B. Comparison of lapa-roscopic and robotic pyeloplasty for treatment of ureteropelvic junction obstruction. Urology,2004,171(4):397-398.

第 *16* 章

腹膜后入路机器人辅助腹腔镜肾手术

第一节　腹膜后入路机器人辅助腹腔镜下单纯肾切除术

【概述】

尽管国内目前行肾切除多为腹腔镜手术,且腹膜后途径占较大比率,但以机器人行单纯性肾切除术并非主流。主要可能存在下列原因。

(1)机器人腹膜后腹腔镜手术建立空间及机器人泊位时间长,而腹腔镜肾切除术作为单纯破坏性手术,耗时不长,机器人优势较难体现。

(2)腹膜后腹腔镜肾切除术一般只需3个孔道即可完成手术,而机器人手术尚需增加助手孔,从微创的角度无优势。

【适应证和禁忌证】

1. 适应证

(1)肾萎缩失功。

(2)肾积水失功。

(3)肾结核。

2. 禁忌证

(1)患有明显增加手术风险的疾病。

(2)严重出血倾向。

(3)严重脊柱畸形无法置侧卧位者。

(4)弥漫性肾周围炎症预估腔镜下游离困难者。

【术前准备】

1. 术前一日进流质饮食,禁食 6 小时、禁水 4 小时。

2. 术前一日晚肠道准备。

3. 配血型,备红细胞 2~3 单位。

4. 乳头平面至会阴备皮。

5. 麻醉后留置 Foley 气囊导尿管。

【机器人专用器械】

1. 超声刀(harmonic scapel)。

2. 单极电剪(curved scissors)。

3. 马里兰双极钳(maryland bipolar forceps)。

4. 窗式双极电凝镊(fenestrated forceps)。

【患者体位和套管定位】

健侧卧位,垫高腰部后再取折刀位。于髂嵴腋中线交界处上方一横指处做一 2cm 横行切口,进入腹膜后间隙,示指扩张腹膜后间隙,置入 12mm Trocar 作为镜头孔,缝合 Trocar 旁皮肤及筋膜,置入达芬奇专用镜头,镜头方向维持 30°下。建立气腹,维持气腹压力于 15mmHg。直视下分别于腋前线、腋后线肋缘下方交界处置入 2 个 8mm 达芬奇专用 Trocar,1 号臂接超声刀,2 号臂接马里兰双极钳。另于镜头孔腹侧 5cm 处置入 12mm Trocar 作为辅助孔(图 16-1-1)。

断肾静脉（图 16-1-7）。

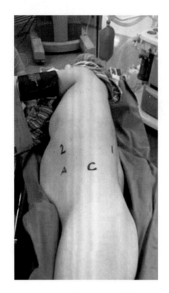

图 16-1-1　体位及套管位置

C. 镜头孔；1.1 号机械
臂；2.2 号机械臂；A. 辅助孔

【手术步骤】

1. 腹膜外脂肪清理　腹膜外脂肪清理能使腹膜后空间增大，对肥胖的患者尤其重要（图 16-1-2）。

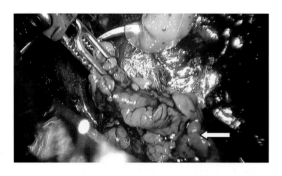

图 16-1-2　清理腹膜外脂肪（白色箭所指处）

2. 切开肾周筋膜　切开肾周筋膜，显露肾周脂肪及肾（图 16-1-3）。

3. 游离肾背侧、结扎肾动静脉　沿肾背侧向深部分离，沿内侧弓状韧带平面下方 2cm 处找到肾动脉（图 16-1-4），Hem-o-Lock 结扎后切断（图 16-1-5）。在肾动脉深面找到肾静脉（图 16-1-6），同样方法切

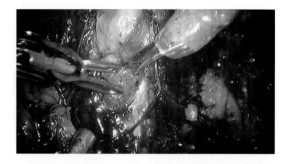

图 16-1-3　切开肾周筋膜

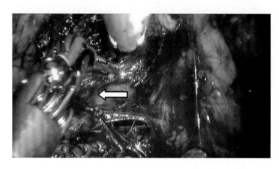

图 16-1-4　找到肾动脉（白色箭所指处）

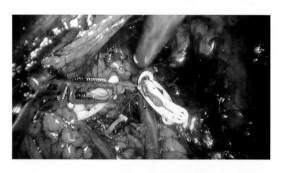

图 16-1-5　结扎并切断肾动脉

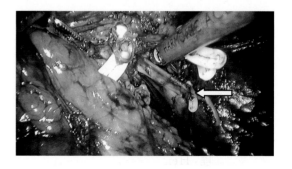

图 16-1-6　分离肾静脉（白色箭所指处）

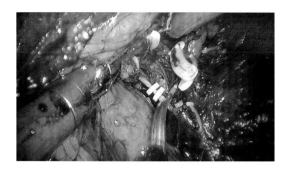

图 16-1-7 结扎并切断肾静脉

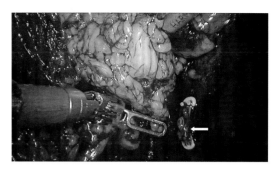

图 16-1-10 结扎并切断输尿管(白色箭所指处为输尿管残端)

4. 游离肾上极 沿肾上腺平面下方分离肾上极(图 16-1-8)。

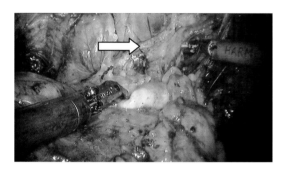

图 16-1-8 分离肾上极(白色箭所指处为肾上腺)

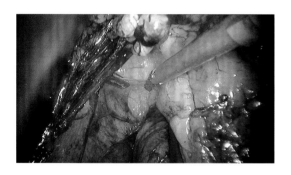

图 16-1-9 游离肾内侧

5. 游离肾内侧 沿腹膜面游离肾内侧(图 16-1-9)。

6. 肾下极游离、结扎输尿管 将肾下极脂肪清理,Hem-o-Lock 结扎并切断输尿管(图 16-1-10)。

7. 延长切口、标本获取及引流

【术后处理】

1. 术后第 2 天拔除导尿管,并鼓励下床活动。

2. 静脉抗生素使用不超过 72 小时。

3. 术后 48 小时,引流量＜50ml 后,可拔除引流管。

4. 肠道功能恢复后,进半流质饮食。

5. 体温正常,血常规、肝肾功能正常后出院。

【并发症防治】

1. 出血 任何手术途径行肾切除术发生大出血概率较低。在肾蒂结扎满意及患侧肾上腺未损伤的情况下,较少的出血即使发生在腹膜后,也会因为受到腹膜的限制而局限化。当肾积水严重时,往往腹膜后腔体积也随之增大,肾切除后腹膜的限制作用减弱,可能会引起减压性出血。在这种情况下,肾切除后需要严密止血,静脉性的出血往往能够自行停止。如果出现活动性的出血,引起血流动力学不稳定,在输血后不能改善者,需要再次手术介入止血。

2. 腹腔内脏器损伤 如发生腹腔内脏器损伤必先损伤腹膜,当术中空间突然减小时,要注意是否存在腹膜破裂。在发现腹膜破裂后,可能用结扎夹夹闭腹膜裂口,或进行缝合。通常腹腔内空腔脏器较难损伤,而实质性脏器如肝、脾较易因为挤压而发生损伤,如发生损伤,需要人为将腹膜裂口切大以彻底止血和处理。

(1)十二指肠损伤:少见,一旦发生可能危及生命,通常发生在切除炎症严重的右肾时。如果术中发现粘连致密导致解剖不清,中转开放不失为一种选择。

(2)胰腺损伤:发生在切除炎症严重的左肾。小的胰腺腺体损伤,主胰管未损伤者,通过禁食、胃肠减压和生长抑素的使用,在充分引流的前提下可以愈合。胰腺的离断性损伤或主胰管破裂,往往保守治疗较难成功,需要术中或再次手术进行清创,引流。

3. 切口疝 多见于老年患者、存在慢性咳嗽、便秘等腹压增加的情况。缝合套管切口时,必须确保全层组织均被满意缝合,对于存在切口疝情况者,需要使用腹带。若术后出现腰部切口疝,需要手术行疝修补。

(何 戚 孙福康)

第二节 腹膜后入路机器人辅助腹腔镜下肾部分切除术

【概述】

目前国内开展较多的是腹腔入路的机器人辅助腹腔镜肾部分切除术,尽管国内目前行肾部分切除多为腹膜后途径腹腔镜手术,且占较大比率,但以机器人行腹膜后入路肾部分切除术并非主流。主要可能存在下列原因:

(1)机器人腹膜后腹腔镜手术建立空间及机器人泊位时间长,对初学者来说难度较大。

(2)机器人腹膜后途径肾部切术,由于空间小,相比腹腔途径缝合和切除肿瘤都比较困难。

【适应证和禁忌证】

1. 适应证

(1)肾恶性肿瘤。

(2)不能排除恶性的肾肿瘤性疾病。

2. 禁忌证

(1)患有明显增加手术风险的疾病。

(2)严重出血倾向。

(3)严重脊柱畸形无法置侧卧位者。

(4)存在Ⅲ级或以上下腔静脉瘤栓。

【术前准备】

1. 术前一日进流质饮食,禁食 6 小时、禁水 4 小时。

2. 术前一日晚肠道准备。

3. 配血型,备红细胞 2~3 单位。

4. 乳头平面至会阴备皮。

5. 麻醉后留置 Foley 气囊导尿管。

【机器人专用器械】

1. 超声刀(harmonic scapel)。

2. 单极电剪(curved scissors)。

3. 马里兰双极钳(maryland bipolar forceps)。

4. 窗式双极电凝镊(fenestrated forceps)。

5. 无损伤血管阻断夹(Bulldog)。

6. 持针器。

【患者体位和套管定位】

健侧卧位,垫高腰部后再取折刀位。于髂嵴腋中线交界处上方一横指处做一2cm 横行切口,进入腹膜后间隙,示指扩张腹膜后间隙。置入 12mm Trocar 作为镜头孔,缝合 Trocar 旁皮肤及筋膜,置入达芬奇专用镜头,镜头方向维持 30°下。建立气腹,维持气腹压力于 15mmHg。直视下分别于腋前线、腋后线肋缘下方交界处置入 2 个 8mm 达芬奇专用 Trocar,1 号臂接超声刀,2 号臂接马里兰双极钳。另于镜头孔腹侧 5cm 处置入 12mm Trocar 作为辅助孔(图 16-2-1)。

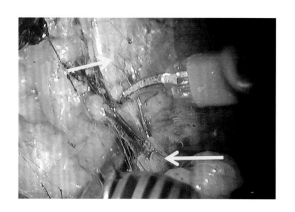

图 16-2-2 清理腹膜后脂肪(箭)

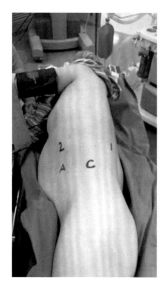

图 16-2-1 **体位及套管位置**

C. 镜头孔;1.1 号机械臂;2.2 号机械臂;A. 辅助孔

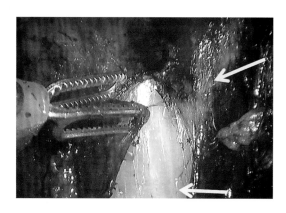

图 16-2-3 **纵行切开肾周筋膜**(上箭)**和肾周脂肪**(下箭)

锐性结合分离肾实质和肾周脂肪之间的间隙,进一步游离肾,显露肿瘤和周围肾实质(图 16-2-4)。

【手术步骤】

以左侧后腹腔机器人肾部分切手术为例。

1. 整理腹膜后手术操作空间 清理腹膜后脂肪,辨认腰肌、腹膜反折和肾周筋膜等解剖标志,腹膜外脂肪清理能使腹膜后空间增大,对肥胖的患者尤其重要(图16-2-2)。

2. 显露肾和肿瘤 辨认腹膜反折,在腹膜反折的内侧纵行剪开肾周筋膜和肾周脂肪囊(图 16-2-3),沿肾实质表面钝性和

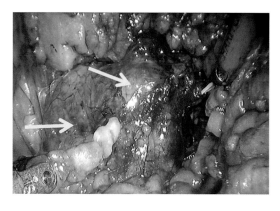

图 16-2-4 **游离肿瘤**(上箭)**及周围肾实质**(下箭)

3. 阻断肾动脉 切开肾周筋膜、于腰肌前间隙找到肾动脉，腹膜后入路定位和寻找肾动脉的方法详见"第16章第一节"。沿肾背侧向深部分离，沿内侧弓状韧带平面下方2cm处找到肾动脉（图16-2-5），用Bulldog腔内无损伤血管阻断夹阻断肾动脉（图16-2-6）。

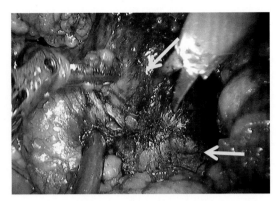

图 16-2-7 沿肿瘤（上箭）旁 0.5cm 切割肾实质（下箭）

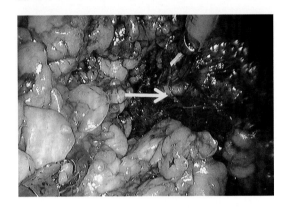

图 16-2-5 游离肾动脉（箭）

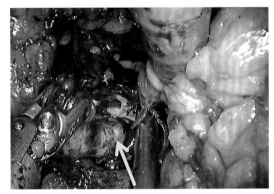

图 16-2-8 游离肿瘤基底部

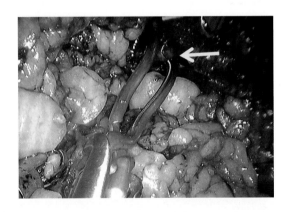

图 16-2-6 用 Bulldog 阻断夹阻断肾动脉（箭）

4. 切除肿瘤 提起瘤旁脂肪组织，沿肿瘤旁0.5cm切割肾实质（图16-2-7）。采用钝性和锐性分离结合的方法，游离肿瘤基底部（图16-2-8）。吸引器牵拉肾床并清理创面渗出，完整切除肿瘤及周围少许肾实质（图16-2-9）。

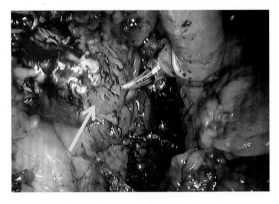

图 16-2-9 完整切除肿瘤

5. 缝合肾创面, 修复肾缺损 与经腹腔途径机器人肾部分切除所用的缝合方法一样, 将第一臂的单极剪刀更换成持针器, 3-0-v-Lock 线连续缝合创面。分层缝合, 先连续缝合肾髓质, 肾髓质缝合完毕后, 收紧缝线(图 16-2-10)。最后一针从肾髓质穿出肾包膜, 拉紧缝线, 用 Hem-o-Lock 固定(图 16-2-11)。第二层 2-0-v-Lock 线连续缝合, 创面提前在线尾固定 1 枚 Hem-o-Lock 夹。连续缝合肾皮质全层, 关闭肾创面(图 16-2-12), 最后一针用 Hem-o-Lock 固定(图 16-2-13)。

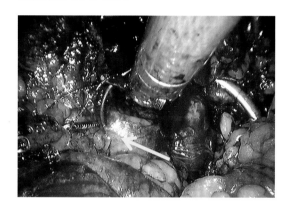

图 16-2-10　缝合肾髓质(最后一针穿出肾包膜)

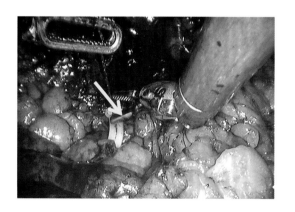

图 16-2-11　用 Hem-o-Lock 固定缝线

6. 移除阻断夹 移除血管阻断夹(图 16-2-14), 恢复肾血供。降低气腹压力至

3~5mmHg, 检查确认肾创面无活动性出血, 用标本袋将标本取出(图 16-2-15), 留置橡胶引流管一根, 关闭皮肤套管切口。

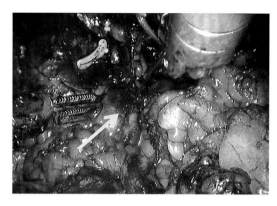

图 16-2-12　连续缝合肾皮质

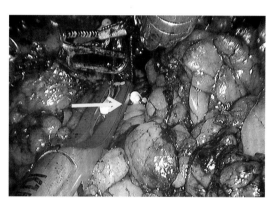

图 16-2-13　用 Hem-o-Lock 固定缝线

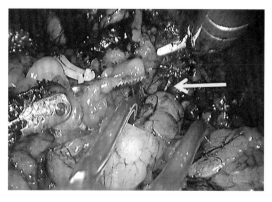

图 16-2-14　移除阻断夹

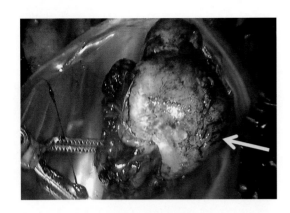

图 16-2-15　取出肿瘤标本

【术后处理】

1. 术后绝对卧床休息 1~2 天，鼓励患者床上活动四肢，并可在别人帮助下翻身，3 天后可下床活动。

2. 常规预防性应用抗生素。

3. 患者下床活动后即可拔出导尿管。

4. 腹膜后引流管 24 小时引流量如＜10 ml、无漏尿及发热，下床活动后引流量无变化，可拔除引流管。

5. 术后 2 周内勿过多活动。

【并发症防治】

1. 出血　发生率为 4.5%。术中大出血是中转开放手术的主要原因。术前仔细了解肾动脉主干及其肿瘤供应的分支动脉，如果出现较多的分支动脉，需要分别控制。确切的缝合肾实质缺损，创面喷洒生物止血胶，可有效减少术后出血、渗液。术后继发出血保守治疗无效时，可考虑行选择性肾动脉栓塞。

2. 尿漏　发生率为 2.0%，是术后主要并发症。可能与术中误伤输尿管、破损的肾集合系统缝合欠佳或局部肾组织坏死等引起。术中提前控制肾动脉，保持创面清晰，有助于及时发现集合系统的破损，以便及时修补。大多数尿性囊肿可行经皮置管引流和（或）留置输尿管内支架管解决。

3. 伤口感染　发生率约为 1%，通常采用引流，伤口换药，全身使用抗生素。

4. 周围脏器损伤　发生率约为 0.8%，一旦损伤，按照相关外科原则处理。

5. 胃肠道并发症　多见于肠梗阻。

6. 其他系统并发症　肺栓塞、充血性心力衰竭和心肌梗死。

7. 术后脓肿形成　二次手术切除患肾。

（孙福康）

第三节　机器人辅助腹腔镜下腔静脉瘤栓切除术

【概述】

根治性肾切除联合下腔静脉瘤栓切除术是治疗肾癌伴下腔静脉瘤栓的最有效方法，虽然目前的金标准仍为开放手术，但同样面临大出血、血栓脱落带来的致死性并发症等风险，且切口较长，对患者的创伤较大，患者术后恢复较慢。随着腹腔镜及机器人技术的成熟发展和该类手术技巧的提高，已有许多腹腔镜下根治性肾切除联合下腔静脉瘤栓切除术的报道，但手术技术要求较高，极具挑战。

机器人腹腔镜手术具有 3D 仿真、视野更清晰、7 个自由度的机械臂使缝合等精细操作更加简单易行等优势，为拓展该类复杂手术的应用范围提供了技术保障。我国张旭教授等团队从 2013 年开始开展经腹入路根治性肾切除术联合下腔静脉瘤栓切除术，并在后续报道中详细阐述了该入路的相关技术要点。笔者团队从2017年起开展针对右侧肾癌伴腔静脉癌栓的经后腹膜腔入路根治性肾切除术联合下腔静脉瘤栓切除术。本章节将重点针对张旭教授团队行左肾癌下腔静脉瘤栓取除术和右肾癌下腔静脉瘤栓取除术的技术要点和异同点进行描述,并介绍笔者团队针对右肾癌下腔静脉瘤栓取出术的手术技术和方法。

【术前准备】

1. 一般术前准备　备皮、禁食水、胃肠道准备,预防性使用抗生素等。

2. 特殊术前准备

(1)低分子肝素抗凝(可选):降低肺栓塞的风险,缩小癌栓。

(2)术前患肾动脉栓塞(推荐):术前栓塞有助于减少术中渗血,有助于腔静脉、肾静脉的显露和癌栓取出。

(3)临时下腔静脉滤器(不推荐):导致对侧肾静脉及肝静脉血栓形成的风险,术中显露影响手术。

(4)术前复查下腔静脉彩超:明确癌栓在待术期间有无继续进展。

【手术适应证和禁忌证】

1. 经腹腔入路的适应证

(1)Mayo Clinic下腔静脉瘤栓分级方法中的Ⅰ级瘤栓(瘤栓侵入下腔静脉内,顶端距肾静脉开口处≤2cm)。

(2)Ⅱ级瘤栓(瘤栓位于肝静脉水平以下的下腔静脉内,瘤栓顶端距肾静脉开口处>2cm)。

2. 经后腹腔入路目前的适应证　主要包括:右侧Ⅰ、Ⅱ级瘤栓。

3. 禁忌证

(1)心肺等脏器功能障碍,难以耐受手术者。

(2)有明显出血倾向而且难以纠正者。

(3)Ⅲ级瘤栓目前尚为机器人手术的相对禁忌证。机器人体外循环下处理Ⅲ级瘤栓是未来探索的方向。

【麻醉方式】

气管内插管、全身麻醉。

【手术器械】

1. 经腹腔入路　气腹针,3个12mm机器人专用套管,3个8mm机器人专用套管,马里兰双极、单极电剪,Prograsp抓钳,两把Large针持,吸引器,Hem-o-Lock及施夹器。

2. 经后腹腔入路　球囊扩张器、2个8mm机器人专用套管,1个加长12mm腹腔镜套管,1个普通12mm腹腔镜套管,马里兰双极、单极电剪,两把Large针持,吸引器,Hem-o-Lock及施夹器。

【手术体位】

1. 经腹腔入路　采取左侧60°～70°不完全侧卧位,升高腰桥,双侧手臂软垫固定可靠。左肾癌下腔静脉瘤栓患者,此体位完成下腔静脉瘤栓取出术后,转换成右侧60°～70°不完全侧卧位,再行机器人辅助腹腔镜左肾根治性切除术。

2. 经后腹腔入路　90°左侧卧位,同机器人经腹膜后腔入路右肾癌根治术(图16-3-1)。

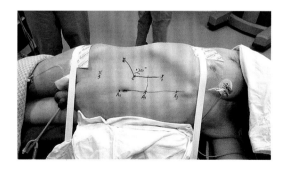

图16-3-1　机器人辅助腹腔镜下腔静脉瘤栓取出术手术体位

【套管摆位】

1. 经腹腔入路 气腹针制备气腹,并维持气腹压力在 14mmHg。于脐右上方约 2.0cm 处标记为镜头孔,切开 1.5cm 皮肤,置入 12mm 一次性套管,经此套管置入达芬奇机器人手术镜头。距镜头孔约 8cm,于右侧肋缘下锁骨中线偏内侧,标记为第 1 机械臂孔;在右下腹距镜头孔约 8cm,与第 1 机械臂孔成 120° 夹角处标记为第 2 机械臂孔;第 2 机械臂孔内下方 6cm,与第 1 机械臂孔成近 180° 夹角处,标记为第 3 机械臂孔。在上述 3 处标记孔处切开 8mm 皮肤,窥镜直视下置入 8mm 机器人专用套管,并经该套管置入和链接达芬奇 SI 系统第 1、2、3 臂机械臂。于腹正中线上的剑突下、第 1 机械臂孔与镜头孔之间、镜头孔与第 3 机械臂孔之间分别置入一个 12 mm 一次性套管(共 3 个),用于撑开肝脏,和置入吸引器、结扎夹、直线切割器等辅助器械使用。第 1 臂连接单极剪,第 2 臂连接双极钳,第 3 臂连接无创钳。

2. 经后腹腔入路 同机器人经腹膜后腔入路右肾癌根治术(图 16-3-2)。

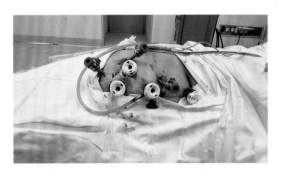

图 16-3-2 机器人辅助腹腔镜下腔静脉瘤栓取出术套管摆位

【手术步骤】

1. 经腹腔入路机器人辅助腹腔镜下腔静脉右肾癌瘤栓切除术

(1)制备气腹。

(2)机器人车定泊:以镜头通道与 1、2 号操作通道中点的连线为轴,机器人沿此轴由患者背侧靠近,机器臂跨过患者背侧与相应的穿刺通道进行对接。

(3)套管及机械臂安放(图 16-3-2)。

(4)显露下腔静脉、左肾静脉和右肾静脉:切开肝结肠韧带及肝肾韧带和肝的链状韧带,向头侧牵开肝,充分显露右侧肾区,切开侧腹膜,使升结肠向内侧下垂,进入右侧后腹腔(图 16-3-3)。打开肾周筋膜前层,向内分离和牵开十二指肠,显露下腔静脉及右肾静脉和左肾静脉(图 16-3-4)。

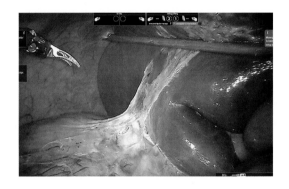

图 16-3-3 牵开肝脏

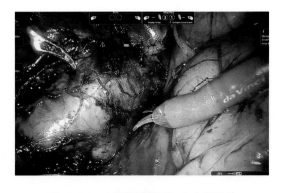

图 16-3-4 显露下腔静脉、左右肾静脉

(5)环形游离瘤栓所在段的下腔静脉、左肾静脉及部分腰静脉:先游离下腔静脉的腹侧,Ⅱ级瘤栓病例需游离肝短静脉,其

至右侧肾上腺中央静脉;并将肝短静脉和右侧肾上腺中央静脉结扎离断,以保证橡皮条能安全地在瘤栓的上下端阻断下腔静脉。接着,再环形游离左肾静脉,以备橡皮条环绕。然后再游离下腔静脉的背侧,并游离和离断所属腰静脉

(6)依次阻断下腔静脉下端、左肾静脉和下腔静脉上端(图 16-3-5)。

(7)切开下腔静脉,完整取出瘤栓。5-0 血管缝线连续缝合下腔静脉。注意,完全缝合下腔静脉前,肝素生理盐水冲洗下腔静脉管腔,避免血块残留和附壁血栓的形成(图 16-3-6,图 16-3-7)。

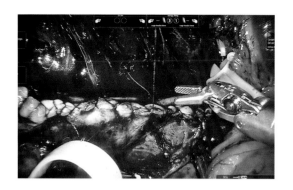

图 16-3-7 连续缝合下腔静脉壁

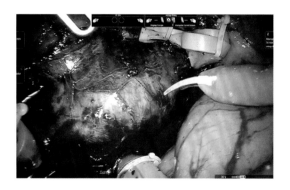

图 16-3-5 阻断下腔静脉、左肾静脉

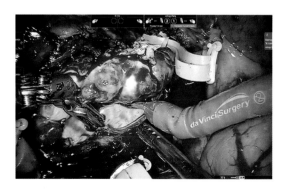

图 16-3-6 切除瘤栓及部分下腔静脉壁

(8)依次松开下腔静脉上端、左肾静脉和下腔静脉下端的阻断。

(9)行右肾根治性切除术:上述体位下,游离出右肾动脉后,Hem-o-Lock 离断肾动脉,用标本袋将瘤栓包裹在肾上,避免瘤栓腹腔内种植。按肾癌根治术的方法完整游离右肾及肾上腺(图 16-3-8)。

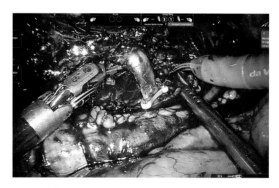

图 16-3-8 离断右肾动脉

(10)标本装袋、止血:将瘤栓及肾一并置入标本袋,并经延长的皮肤切口取出。也可使用直线切割器离断右肾静脉,取出瘤栓,并置入标本袋。再切除右肾,将下腔静脉瘤栓和肾分别取出。

(11)关闭手术切口。

2. 经腹腔入路机器人辅助下腹腔镜下腔静脉左肾癌瘤栓切除术

(1)制备气腹。

(2)机器人车定泊:以镜头通道与1、2号操作通道中点的连线为轴,机器人沿此轴由患者背侧靠近,机器臂跨过患者背侧

与相应的穿刺通道进行对接。

（3）套管及机械臂安放：左肾癌下腔静脉瘤栓取出术前1~2小时，须先行左肾动脉栓塞术。体位及套管放置与右肾癌下腔静脉瘤栓取出术相同。

（4）显露下腔静脉、左肾静脉：切开肝结肠韧带及肝肾韧带和肝的镰状韧带，向头侧牵开肝（图16-3-9），充分显露右侧肾区，切开侧腹膜，使升结肠向内侧下垂，进入右侧后腹腔。打开肾周筋膜前层，向内分离和牵开十二指肠，显露下腔静脉及左肾静脉。

（5）直线切割器离断左肾静脉：循下腔静脉找到左肾静脉，游离左肾静脉，以保证直线切割器能将其离断（图16-3-10），未能完全离断的部分可以用Hem-o-Lock结扎离断。

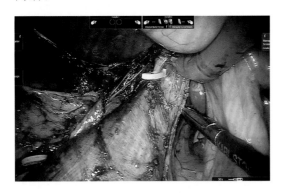

图 16-3-9　Hem-o-Lock 夹处理肝短静脉

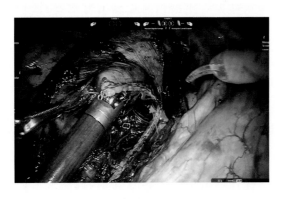

图 16-3-10　直线切割闭合器切断左肾静脉

（6）环形游离瘤栓所在段的下腔静脉、左肾静脉及部分腰静脉：同右肾癌瘤栓取出术。

（7）游离右肾动、静脉：在下腔静脉和腹主动脉之间游离出右肾动脉。循下腔静脉，在其右侧肾门处游离出右肾静脉，以备阻断之用（图16-3-11，图16-3-12）。

（8）依次阻断下腔静脉下端、右肾动脉、右肾静脉和下腔静脉上端（图16-3-11，图16-3-12）。

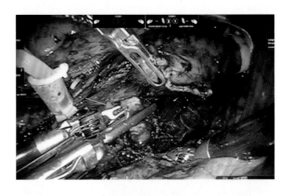

图 16-3-11　下腔静脉左侧分离右肾动脉并阻断

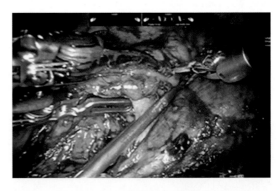

图 16-3-12　阻断右肾静脉

（9）切开下腔静脉，完整取出瘤栓：注意要把汇入下腔静脉处的左肾静脉壁（直线切割器封闭残端）一并切除（图 16-3-13）。

（10）将瘤栓装入标本袋：袋口用Hem-o-Lock封闭，避免瘤栓腹腔种植。

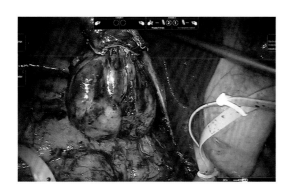

图 16-3-13 完整切除的瘤栓及部分腔静脉壁

（11）缝合下腔静脉：5-0 血管缝线连续缝合下腔静脉，完全缝合下腔静脉前，肝素生理盐水冲洗下腔静脉管腔，避免血块残留及附壁血栓形成（图 16-3-14）。

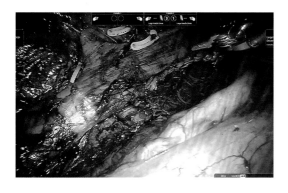

图 16-3-14 缝合后松开束带

（12）依次松开下腔静脉上端、右肾静脉、右肾动脉和下腔静脉下端的阻断。检查血管无渗漏血后，剪掉阻断下腔静脉的橡皮条，并取出体外。

（13）将瘤栓经延长的皮肤切口取出，检查无活动出血后，根据情况留置或不留置引流管，闭合皮肤切口。

（14）转换体位，行机器人左肾根治性切除术：转换成右侧 60°～70°不完全侧卧位，升高腰桥。重新按机器人左肾根治性切除术放置套管和连接机械臂。游离出左肾动脉后，Hem-o-Lock 离断左肾动脉，再

进一步游离左肾静脉，直至看到离断封闭的静脉残端。按肾癌根治术的方法完整游离左肾及肾上腺。

3. 经后腹腔入路机器人下腔静脉右肾癌瘤栓切除术

（1）建立腹膜后腔、放置 Trocar 及清除腹膜后脂肪。

（2）靠近腰大肌，沿腰大肌方向斜行切开 Gerota 筋膜，范围上至膈下，下至髂窝上沿，充分显露肾。

（3）沿腰大肌向深面分离，显露内侧弓状韧带。根据膈肌内侧弓状韧带的走行来寻找肾蒂。打开肾动脉鞘，充分游离右肾动脉（图 16-3-15）。Hem-o-Lock 控制、离断右肾动脉。

（4）分离肾下极及下腔静脉远端，显露、离断右生殖静脉（图 16-3-16）。

（5）离断与右生殖静脉伴行的右输尿管（图 16-3-17）。

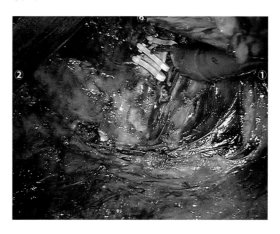

图 16-3-15 分离右肾背侧，显露、离断右肾动脉

（6）从下往上松解右肾腹侧、朝右肾静脉起始部显露下腔静脉、离断途中所遇小静脉分支，包括下腔静脉后外侧壁可能遇到的腰静脉（图 16-3-18，图 16-3-19）。

（7）显露右肾静脉（图 16-3-20），并朝头侧继续显露下腔静脉（图 16-3-21），Ⅱ级癌栓者对下腔静脉的暴露需上至膈肌，并

离断肝短静脉(图 16-3-22)。

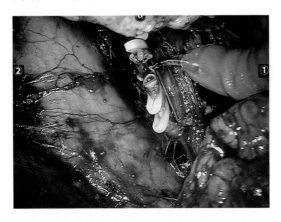

图 16-3-16　分离肾下极及下腔静脉远端,显露、离
　　　　　　断右生殖静脉

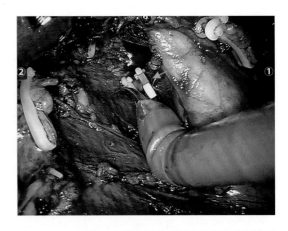

图 16-3-19　包括下腔静脉后外侧壁可能遇到的腰静脉

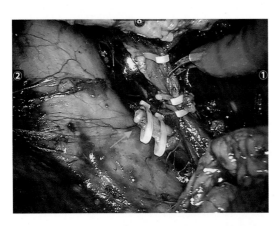

图 16-3-17　离断与右生殖静脉伴行的右输尿管

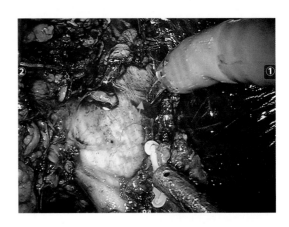

图 16-3-20　充分显露右肾静脉

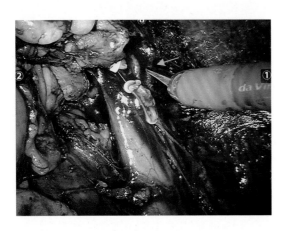

图 16-3-18　从下往上松解右肾腹侧、朝右肾静脉起
　　　　　　始部显露下腔静脉、离断途中所遇小静
　　　　　　脉分支

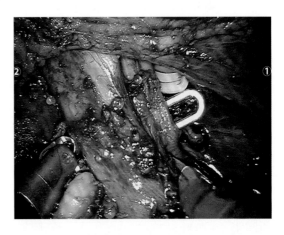

图 16-3-21　朝头侧继续显露下腔静脉,上至膈肌(Ⅱ
　　　　　　级癌栓)

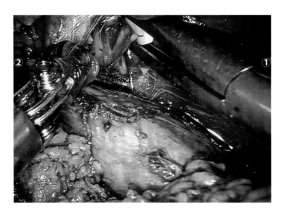

图 16-3-22　离断肝短静脉（Ⅱ级癌栓）

（8）显露左肾静脉（图 16-3-23）。

（9）依次控制癌栓远端下腔静脉、左肾静脉、癌栓近端下腔静脉（图 16-3-24～图 16-3-26）。

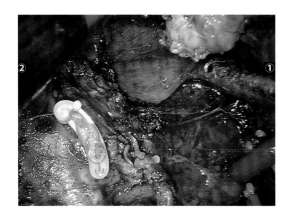

图 16-3-23　显露左肾静脉

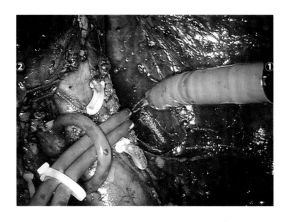

图 16-3-24　控制下腔静脉癌栓近端

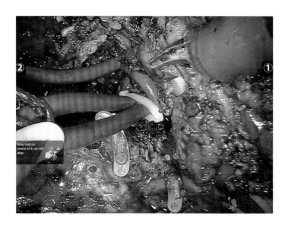

图 16-3-25　控制左肾静脉

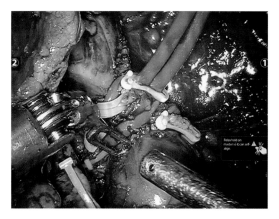

图 16-3-26　控制下腔静脉癌栓远端

（10）切开下腔静脉，完整取出瘤栓。标本装袋后，检查腔静脉内壁完整性及有无癌栓残留（图 16-3-27，图 16-3-28）。

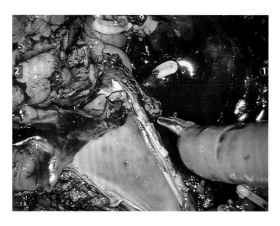

图 16-3-27　切除癌栓

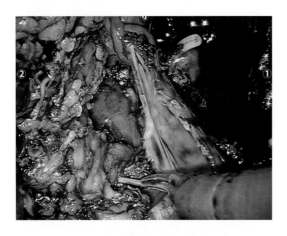

图 16-3-28　切除癌栓后检查腔静脉内壁

（11）缝合下腔静脉：5-0 Prolene 线连续缝合下腔静脉缺口，完全缝合下腔静脉前，肝素生理盐水冲洗下腔静脉管腔，以避免血块残留及附壁血栓形成（图 16-3-29）。

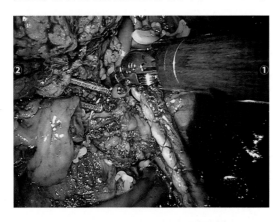

图 16-3-29　连续缝合关闭下腔静脉缺口

（12）依次松开癌栓近端下腔静脉、左肾静脉、癌栓远端下腔静脉的阻断。

（13）右肾标本装袋、标准手法取出右肾及癌栓标本，关闭各切口。

【术后处理】

1. 术后 1 天拔除导尿管。

2. 常规应用抗生素预防感染。

3. 保持引流管通畅，24 小时引流量＜30ml 拔除。

4. 鼓励早期下床活动预防静脉血栓，鼓励咳嗽咳痰预防肺部感染。

5. 根据肠道恢复情况逐步恢复饮食。

【并发症防治】

1. 瘤栓脱离　瘤栓脱离较少见，一旦发生，可致肺栓塞或心肌梗死，为致命性并发症。

2. 血管损伤及出血　该手术操作中容易损伤血管出血。多见于下腔静脉和肾静脉的游离过程中，特别是下腔静脉属支，如腰静脉的分离和结扎过程中。在辨认清楚解剖标志的前提下，小心分离，常能避免并发症的发生。一旦出血，可置入纱布条压迫止血，并升高气腹压力，再次显露出血点后，采用末端带 Hem-o-Lock 夹的可吸收线连续缝合，修复血管壁破损，以止血。另外，出血可见于使用橡皮条环绕下腔静脉的上端或下端时，该部位的下腔静脉壁上带有 Hem-o-Lock 夹（多为结扎腰静脉等属支时使用），被橡皮条扯脱落所致。若橡皮条通过的下腔静脉壁上带有 Hem-o-Lock 夹，且结扎不牢靠时，可预防性地再次缝合该部位。如无强硬的机器人辅助腹腔镜下缝合技术或出血严重难以腔镜下控制，则应当机立断中转开放手术。

3. 脏器损伤　较少见，包括肝、肾、脾、胰腺和肠道损伤。熟悉解剖、术中小心分离是最好的预防办法。如若发生损伤，应按照相关脏器损伤的处理原则进行处理。

4. 切口感染　若术后切口感染，按感染性伤口及时换药，必要时放置引流条，充分引流渗出液，保持伤口清洁干燥。若发热，则及时使用敏感抗生素。发生皮下急性蜂窝织炎时，可增加红外线照射等物理治疗。

5. 腹膜炎 腹膜炎少见。多见于原有腹腔内感染病变的患者,术后引流不畅,具备血肿形成会加重感染。使用抗生素的同时,需充分引流,必要时行腹腔内灌洗。

6. 肺炎 多见于有肺部基础疾病的患者。此类患者术前评估中应重视肺功能和血气分析的检查,并和麻醉医师及时沟通。术中应严密监测气道压、动脉血气和血流动力学的变化,并尽量缩短手术时间。术后教会患者正确咳痰和翻身叩背的方法,鼓励早期下床活动。一旦发生肺部感染,及时请呼吸科会诊,并按相关原则治疗,避免感染的延迟不愈和呼吸衰竭的发生。

7. 其他并发症 如术后肾功能不全,淋巴漏和下肢深静脉血栓等。

(王共先 周晓晨)

参 考 文 献

［1］ Yu HY,Hevelone ND,Lipsitz SR,et al. Use,costs and comparative effectiveness of robotic assisted,laparoscopic and open urological surgery. J Urol,2012,187:1392-1398.

［2］ Weizer AZ,Palella GV,Montgomery JS,et al. Robotassisted retroperitoneal partial nephrectomy:technique and perioperative results. J Endourol,2011,25:553-557.

［3］ Patel M,Porter J. Robotic retroperitoneal partial nephrectomy. World J Urol,2013,31:1377-1382.

［4］ Hughes-Hallett A,Patki P,Patel N,et al. Robot-assisted partial nephrectomy:a comparison of the transperitoneal and retroperitoneal approaches. J Endourol,2013,27:869-874.

［5］ Honda M,Morizane S,Hikita K,et al. Current status of robotic surgery in urology. Asian J Endosc Surg,2017,10:372-381.

［6］ Patel HD,Mullins JK,Pierorazio PM,et al. Trends in renal surgery:robotic technology is associated with increased use of partial nephrectomy. J Urol,2013,189:1229-1235.

［7］ Arora S,Chun B,Ahlawat RK,et al. Conversion of robot-assisted partial nephrectomy to radical nephrectomy:a prospective multi-institutional study. Urology,2018,11. http://dx.doi. org/10. 1016/j. urology. 2017.

［8］ Ghani KR,Porter J,Menon M,et al. Robotic retroperitoneal partial nephrectomy:a step-by-step guide. BJU Int,2014,114:311-313.

［9］ Maurice MJ,Kaouk JH,Ramirez D,et al. Robotic partial nephrectomy for posterior tumors through a retroperitoneal approach offers decreased length of stay compared with the transperitoneal approach:a propensity-matched analysis. J Endourol,2017,31:158-162.

［10］ Kim EH,Larson JA,Potretzke AM,et al. Retroperitoneal robot-assisted partial nephrectomy for posterior renal masses is associated with earlier hospital discharge:a single-institution retrospective comparison. J Endourol. 2015;29:1137-1142. 26. Asher Raj. The dangers of going to bed. Br Med J,1947,2:967.

［11］ Yu HY,Hevelone ND,Lipsitz SR,et al. Use,costs and comparative effectiveness of robotic assisted,laparoscopic and open urological surgery. J Urol,2012,187:1392-1398.

［12］ Weizer AZ,Palella GV,Montgomery JS,et al. Robotassisted retroperitoneal partial nephrectomy:technique and perioperative results. J Endourol,2011,25:553-557.

［13］ Patel M,Porter J. Robotic retroperitoneal partial nephrectomy. World J Urol 2013,31:1377-1382.

［14］ Hughes-Hallett A,Patki P,Patel N,et al. Robot-assisted partial nephrectomy:a comparison of the transperitoneal and retroperitoneal approaches. J Endourol,2013,27:869-874.

[15] Honda M,Morizane S,Hikita K,et al. Current status of robotic surgery in urology. Asian J Endosc Surg,2017,10:372-381.

[16] Wang B,Li H,Ma X,et al. Robot-assisted Laparoscopic Inferior Vena Cava Thrombecto-my:Different Sides Require Different Techniques. Eur Urol. European Association of Urology,2016,69:1112-1119. doi:10. 1016/j. eururo. 2015. 12. 001.

第 *17* 章

经腹入路机器人辅助腹腔镜肾上腺肿瘤切除术

第一节 经腹入路机器人辅助腹腔镜下原发性醛固酮增多症手术治疗

【概述】

原发性醛固酮增多症简称原醛,是由于肾上腺皮质分泌过量醛固酮激素,引起的以高血压、低血钾、低血浆肾素活性和碱中毒为主要表现的临床综合征,又称 Conn 综合征。原醛最常见的病因是孤立性肾上腺功能性腺瘤(或称醛固酮瘤,约占原醛 70%),外科手术可以治愈;其他病因有特发性醛固酮增多症、原发性肾上腺皮质增生、家族性醛固酮增多症、分泌醛固酮的肾上腺皮质癌、异位醛固酮分泌瘤或癌。

腹腔镜手术逐渐成为肾上腺腺瘤治疗的金标准,创伤小、恢复快,但传统腹腔镜也存在一些不足,特别是体积较大的肿瘤、粘连甚至压迫大血管的肾上腺肿瘤、患者过度肥胖等有一定难度。而达芬奇辅助的腹腔镜手术因为更加精准的特点,可以更好地应对这些疑难病例。荟萃分析显示达芬奇机器人辅助腹腔镜肾上腺切除在中转开放手术和手术时间方面与腹腔镜肾上腺切除手术类似,但机器人辅助腹腔镜肾上腺切除的住院时间更短,术中出血量更少,患者术后恢复更快。

【适应证和禁忌证】

1. **适应证** 引发原发性醛固酮增多的肾上腺皮质增生性疾病和肾上腺皮质肿瘤。

2. **禁忌证**

(1)术前检查发现肾上腺肿瘤明显浸润周围脏器,或有远处转移。

(2)疑似肾上腺恶性肿瘤,伴癌栓形成。

(3)严重呼吸循环系统疾病,或其他麻醉禁忌,不能耐受全身麻醉和二氧化碳气腹。

(4)严重凝血功能障碍,尚未纠正。

(5)合并妊娠或过度肥胖。

(6)既往有上腹部手术史,不宜经腹径路腹腔镜肾上腺手术,但可行腹膜后径路手术。既往肾周炎症,或肾上腺手术史的患者,腹膜后径路腹腔镜手术则为相对禁忌,可选择经腹径路肾上腺手术。

【术前准备】

1. **一般准备** 分为术前常规检查以及疾病特异的定性定位诊断。

(1)术前常规准备:包括血常规、尿常规、粪常规、肝肾功能、血电解质、血糖、凝血功能、心电图和胸部 X 线片等。

（2）定性诊断和定位诊断：在综合性医院中，无症状的肾上腺肿瘤常常由体检 CT 发现后来泌尿外科就诊，有症状的患者往往会先在内分泌科就诊，检查完成后再转入泌尿外科进行手术。

定性诊断应结合患者临床表现和体检结果，有选择地进行肾上腺激素水平检测。皮质激素检测包括测定血皮质醇及其代谢产物、血 ACTH、血醛固酮、肾素、血管紧张素等；髓质激素检测包括测定血浆肾上腺素、去甲肾上腺素、血浆儿茶酚胺、24 小时尿 VMA 等。

定位诊断筛查可选用彩超、CT、MR 等；对于疑似原发性醛固酮增多症的患者，可以做进一步检查，包括盐水抑制实验、经导管肾上腺静脉采血等。

2. 原发性醛固酮增多症的术前特殊准备 评估心、肾、脑、血管系统功能，控制血压，纠正电解质紊乱、低钾性碱中毒，使血钾恢复或接近正常水平，心电图无低钾表现。具体方法为：口服螺内酯，每次 40～60mg，每日 3～4 次；每天口服补钾 4～6g；严重高血压者应用降压药控制血压。一般因醛固酮瘤切除肿瘤或单侧肾上腺全切者不需要补充激素。

【机器人专用器械】

机器人辅助肾上腺切除术器械选择：1 号臂接超声刀或单极电剪刀；2 号臂接马里兰双极电凝镊或单孔窗式双极电凝镊。一般右手操作 1 号臂，左手操作 2 号臂。镜头主要选择 30°镜头，0°镜头可以作为补充使用，助手一般使用分离钳、冲洗吸引器、Hem-o-Lock 血管夹和施夹器等。

【患者体位和套管定位】

1. 患者体位 气管插管全身麻醉，并置经鼻胃管和导尿管，将患者转至 60°～70°的健侧卧位，专用垫固定躯干、头颈部，腋窝垫橡胶垫预防臂丛神经的损伤，升高腰桥，双臂于置臂板上固定。

2. 制备气腹、套管定位及机器对接 因为所有筋膜层在脐部汇聚成单层筋膜，经脐置入气腹针最安全。可在脐内边缘用尖刀片切开一个长 2～3mm 的皮肤切口，拇指、示指持 Veress 针，垂直于皮肤方向穿破筋膜进入腹膜腔，可感到明显突破感。连接气腹管，低流量进气，保持腹内压力 12～14mmHg，进气过程中需要注意观察气腹机压力及流量的变化，对肝区或脾区进行叩诊。如果气腹机压力报警，则提示了患者肌肉松弛不足，或气腹针被大网膜或肠壁堵塞，可以稍稍往外拔出气腹针并调整其位置。气腹建立后，在脐头侧两横指腹直肌旁线处纵行切开 1cm 大小切口，随后插入 12mm 套管，作为机器人镜头臂的通道。套管置入后，拔除气腹针，将气腹管道与镜头臂套管相连接。置入镜头，直视下放置其他套管。头侧的 8mm 套管置于锁骨中线肋缘下方两横指，距离镜头套管 8～10cm，约一掌宽。尾侧 8mm 套管放置于腋前线附近，同样距离镜头套管 8～10cm，具体位置要让此三孔形成一个等腰三角形，顶角为镜头通道，其大小约 90°～110°。头侧尾侧的 8mm 套管作用是机器人操作臂 1、2 号通道。根据术者的操作习惯，可选择在靠近耻骨的腹直肌侧缘，距离尾侧 8mm 套管在腹直肌侧缘投影 8～10cm 处再放置一个 8mm 套管，作为机器人 3 号操作臂的通道。在脐正中稍下方放置 12mm 套管作为助手通道。右侧手术如需要牵拉肝，则可在剑突下放置 5mm 套管。

以镜头通道与 1、2 号操作臂通道中点的连线为轴，机器人沿此轴由患者背侧靠近,机器臂跨过患者背侧与相应的穿刺通道进行对接。首先对接机器人镜头与镜头套管,根据相对位置,前后微调机器人设备使镜头臂上的三角形指示标志位于蓝色条带内。然后对接其余三个操作臂到相应的穿刺套管。对接完毕后,适当调整位置,获取更大视野,并检查机械臂有无对身体其他部位造成压迫。之后安装30°镜头,1号臂放置单极弯剪刀,2号臂放置双极钳,然后在镜头直视下将各器械插入腹腔。

【手术步骤】

1. 体位、气腹、套管定位、机器对接等可参考“第6章腹腔镜及辅助设备”(见图6-1-1至图6-5-10,见图10-1-1)。

2. 显露肾上腺(机器人右肾上腺腺瘤切除为例):探查腹腔,确定有无妨碍手术的粘连和其他异常。如有,需要先行分离。于右结肠旁沟切开侧腹膜(图17-1-1,红色箭示腹膜),将升结肠向内侧游离,暴露出右肾表面的肾筋膜,切开肝三角韧带,将肝右叶向上轻推开,使整个肝右叶向上翻起,显露出肝脏面。将十二指肠降部向内侧推移,显露出下腔静脉,打开肾筋膜和脂肪囊,显露右肾门,沿下腔静脉向上游离可见到右肾上腺中央静脉,并由此向外在肾脂肪囊中找到金黄色的右肾上腺。

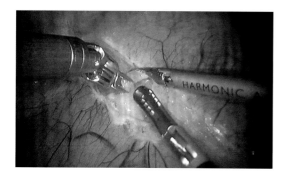

图 17-1-1　打开结肠旁沟

3. 切除肾上腺:将右肾上腺中央静脉以 Hem-o-Lock 夹闭后剪断(图 17-1-2 红色箭示肾上腺与肿瘤,黄色箭示肾上腺中央静脉),由此开始游离肾上腺内侧缘,用电凝钩或超声刀进行游离。进入肾上腺的动脉多而细小,超声刀可有效控制出血。先处理上方来自膈下动脉的分支,再向下切断肾上腺中动脉和来自肾动脉的肾上腺下动脉,注意保护肾蒂,勿损伤肾蒂。游离内侧缘后将覆盖在肾上腺表面的肾周脂肪提起,切开肾上腺和右肾上极之间的肾筋膜和脂肪,此处有一些来自肾包膜和周围脂肪的小血管。肾上腺外侧基本无血管,游离后将整个肾上腺切除。

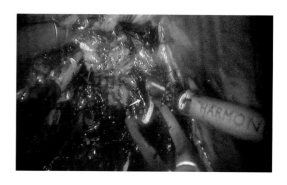

图 17-1-2　游离、夹闭中央静脉

4. 切除肿瘤:肿瘤若位于内侧支、外侧支或肾上腺尖部,则可行腺瘤及肾上腺部分切除。找到肿瘤后,于肿瘤的上下缘和前后表面用超声刀进行分离,与肿瘤连接的肾上腺组织可用超声刀或双极电凝后切断,也可以用钛夹钳后切断(图17-1-3)。

5. 创面止血:降低气腹压力至 3～5mmHg,检查术野特别是肾上腺窝处有无活动性出血。有出血可根据情况使用双极电凝或钛夹、Hem-o-Lock 处理。

6. 取出标本:将切下的肾上腺标本装入标本袋,等撤走机器人再取出,再次检查术区无活动性出血,清点器械,术区置一负

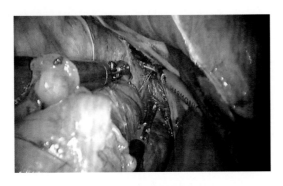

图 17-1-3　整块切除肿瘤后止血

压吸引引流管,自辅助孔引出。移去镜头,松开机械臂与套管连接,移走床旁机械臂系统。缝合各个切口,术毕(图 17-1-4)。

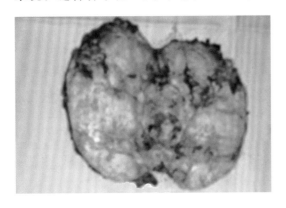

图 17-1-4　切除整块肿瘤标本

【术后处理】

监测生命体征的变化,如腹膜后引流管无明显引流液流出可拔出(24 小时引流液量<10ml),一般放置引流管 24～48 小时。患者回到病房后可早期拔除尿管。对于原发性醛固酮增多症患者,需要重点观察血压和电解质的变化。通常一侧腺瘤切除后,电解质的失衡能迅速得到纠正,但血压的变化可以出现以下几种情况:①术后血压很快降至正常或稳定在正常范围;②血压下降至正常,但又回升,应用降压药物有效;③电解质紊乱很快更正,但血压无

明显降低,需要服用降压药物治疗。若术后醛固酮增多症未能明显控制,则需要继续口服螺内酯,每日 200～400mg,一般可以控制症状。

【并发症防治】

机器人辅助腹腔镜肾上腺切除术的并发症较开放手术少,严重的并发症极少见,主要并发症为术中术后出血。

1. 穿刺相关并发症　常见于气腹针制备气腹和放置第一个套管的过程中,可损伤腹壁血管,亦可损伤肝、脾、胰腺、小肠等腹腔内脏和大血管。

(1)腹壁静脉损伤:通过套管压迫,出血多可自愈。出血严重时,可通过另外的操作孔中的电凝设备来止血。

(2)腹腔脏器损伤:最常见的是肝、脾损伤,也可见小肠损伤,关键在于及时发现。小肠损伤,在充分肠道准备下,可以采用 4-0 可吸收线,一期分层缝合。按照脏器损伤的原则来处理脏器损伤。

(3)大血管损伤:穿刺针所致腹部大血管损伤较凶猛,多需要转开放手术,按照血管外科原则来止血和修复血管。

避免穿刺所致损伤的关键在预防,预防的关键在于以下 5 方面:①接受腹腔镜手术正规培训;②熟悉解剖,轻柔操作;③术前留置胃管及导尿,防止腹腔内空腔脏器膨胀;④充分的气腹压;⑤提起腹壁使腹壁与肠道分离;⑥有过腹部手术史的患者,在可视下放置套管。

2. 二氧化碳气腹相关并发症　发生率为 2%～3.5%,气腹时间>4 小时者发生率较高,主要类型有皮下气肿、高碳酸血症、气胸、纵隔气肿、心律失常、深静脉血栓、气体栓塞等。其发生与气腹压力过高,手术时间过长,气体误入腹膜外间隙、血管、胸腔等因素有关。预防措施有如下 3

方面。

（1）严格掌握手术指征，对身体状况欠佳，尤其是合并心肺疾病的患者，手术时慎重。

（2）尽可能降低气腹压力，缩短气腹时间。

（3）术中加强心电监护，严密的血流动力学监测和血气分析，及时发现各种心律失常和血流动力学改变，以便及时处理，必要时中断气腹，排出二氧化碳。

3. 术中出血和血管损伤　较为常见，发生率为 $0.7\%\sim5.4\%$。

（1）肾上腺小动脉损伤：腔镜下用电凝或用钛夹等常可处理。

（2）肾上腺中央静脉损伤：因可能累及下腔静脉或左肾静脉，因此术中处理肾上腺中央静脉时要仔细游离。由缝合经验的腹腔镜外科医生，可以通过增加气腹压，充分显露血管损伤的部位，采用 5-0 可吸收血管缝线，缝合血管壁破损部位，以修复损伤。如不能快速缝合并止血，应及时输血并开腹手术止血。

（3）肾静脉损伤：多见于左肾静脉，因为左肾上腺中央静脉汇入左肾静脉，故左侧肾上腺手术中，可见此类并发症，主要是靠腹腔镜下缝合血管壁破损部位，必要时开腹处理。

（4）下腔静脉损伤：右侧多见，右侧肾上腺中央静脉垂直汇入下腔静脉。在分离右侧肾上腺中央静脉时，可致下腔静脉损伤，主要靠腹腔镜下缝合，必要时开腹止血缝合。

（5）脾血管损伤：左侧肾上腺手术中可见脾静脉损伤，可缝合修复时，行腹腔镜下缝合。脾动脉损伤时，往往需要切除脾。

4. 术中周围脏器损伤　术中可能发生包括肝、胰腺、脾、肾、肠管等的脏器损伤。

（1）肝、脾损伤：除穿刺引起外，牵引肝显露右侧肾上腺肿瘤，或牵起脾显露左侧肾上腺肿瘤时可引起，多损伤轻微，电凝止血可处理。右侧肾上腺肿瘤偶与肝粘连紧密，需要切除部分肝，双极电凝止血后，缝合肝创缘。

（2）胰腺损伤：因胰腺尾部与左肾上腺相邻，关系紧密，颜色相近，初学者容易损伤胰尾。及时发现是关键，术后切口发现引流液异常时，行引流液淀粉酶检测，以明确诊断，延长引流管的拔出时间，充分引流，胰漏多可愈合，但引流管需放置 $1\sim3$ 个月。

（3）肾损伤：肾上极和肾上腺关系密切，在分离肾上腺肿瘤底部时，若粘连紧密可致肾损伤。轻微的肾损伤，可以电凝止血后用止血材料修复。严重的肾损伤，按肾部分切除术的缝合原则缝合肾。

（4）肠管损伤：关键在于及时发现，小肠损伤可在肠道准备下，4-0 可吸收线分层缝合；结肠损伤需行结肠造瘘，二期还纳。

5. 膈肌和胸膜损伤　术中损伤膈肌和胸膜时，需术中给予缝合修复，多数患者经胸腔闭式引流数日后，可通过听诊并复查胸片，确认肺复张后可予拔出。

6. 术后激素相关并发症　肾上腺手术的病例多为功能性腺瘤，激素相关的术后并发症约 1%，库欣综合征患者术后激素补充不足，可出现低血压、恶心、呕吐、发热，甚至全身无力、食欲减退，应及时发现并适当补充。

7. 其他　伤口感染、腹腔内感染、肺部感染和切口疝等。

（1）伤口感染发生时，根据感染情况，局部加强换药，术中严格无菌操作与预防性使用抗生素均为预防伤口感染的主要措施。

（2）腹腔感染：少见，多见于原有腹腔内感染病变的患者，术后引流不畅，有血肿形成会加重感染。使用抗生素的同时，需要充分引流。

（3）肺部感染：多见于有肺部基础疾病的患者，此类患者术前评估中应重点重视肺功能和血气分析的检查，并与麻醉医生充分及时沟通。术中应严密监测通气相关指数、血气分析和血流动力学的变化，应尽量缩短手术时间，术后教会患者正确咳痰和翻身拍背的方法，鼓励早期下床活动。一旦发生肺部感染，应完善检查并按照治疗原则治疗，必要时请呼吸科医生会诊，避免感染延迟不愈和呼吸衰竭的发生。

（4）切口疝：套管部位发生切口疝的概率较低，为 $0.5\% \sim 3\%$，多数发生在取标本时延长腹部切口，多见于下腹部或腹正中切口，腹部 CT 可以明确诊断。正确关闭切口可以预防切口疝发生，一旦发现按切口疝处理原则处理。

8. 肾上腺肿瘤残留　肾上腺肿瘤残留可见于两种情况，一种是未做到肿瘤完整切除，另一种是多发肾上腺肿瘤，在整个肾上腺未完全探查的情况下，满足于发现一枚肿瘤切除，而遗留另一枚肿瘤。

第二节　经腹入路机器人辅助腹腔镜下皮质醇增多症手术治疗

【概述】

皮质醇增多症又称为库欣综合征，为机体组织长期暴露于异常增高的糖皮质激素下，引起的一系列临床症状和体征。表现为满月脸、水牛背和皮肤紫纹是最经典的临床表现，体重增加和向心性肥胖是最常见的体征。垂体病变导致 ACTH 分泌过多者称之为库欣病。库欣综合征可分为 ACTH 依赖性和 ACTH 非依赖性。内源性库欣综合征中，约 70% 是由分泌 ACTH 的垂体肿瘤所致，约 20% 是由肾上腺原发病（腺瘤、增生、癌）引起，需要泌尿外科手术，小于 10% 为异位 ACTH 分泌性肿瘤。

腹腔镜手术逐渐成为肾上腺腺瘤治疗的金标准，创伤小，恢复快，但传统腹腔镜也存在一些不足，特别是对体积较大的肿瘤、粘连甚至压迫大血管的肾上腺肿瘤，患者过度肥胖等难以处理。因为达芬奇辅助的腹腔镜手术有着更加精准的特点，可以更好地应对这些疑难病例，荟萃分析显示达芬奇机器人辅助腹腔镜肾上腺切除在中转开放手术和手术时间与腹腔镜肾上腺切除类似，但机器人辅助腹腔镜肾上腺切除的住院时间更短，术中出血量更少，患者术后恢复更快。

【适应证和禁忌证】

1. 适应证　引发皮质醇增多的肾上腺皮质增生性疾病和肾上腺皮质肿瘤。

2. 禁忌证

（1）术前检查发现肾上腺肿瘤明显浸润周围脏器，或有远处转移。

（2）疑似肾上腺恶性肿瘤，伴癌栓形成。

（3）严重呼吸循环系统疾病，或其他麻醉禁忌，不能耐受全身麻醉和二氧化碳气腹。

（4）严重凝血功能障碍，尚未纠正。

（5）合并妊娠或过度肥胖。

（6）既往上腹部手术史，不宜经腹径路腹腔镜肾上腺手术，但可行腹膜后径路手术；既往有肾周炎症，或肾上腺手术史的患者，腹膜后径路腹腔镜手术则为相对禁忌，可选择经腹径路肾上腺手术。

【术前准备】

同第11章第三节"腹膜后腹腔镜皮质醇增多症手术"的术前准备。

【机器人专用器械】

机器人辅助肾上腺切除术器械选择：1号臂接超声刀或单极电剪刀；2号臂接马里兰双极电凝镊或单孔窗式双极电凝镊。一般右手操作1号臂，左手操作2号臂。镜头主要选择30°镜头，0°镜头可以作为补充使用，助手一般使用分离钳、冲洗吸引器、Hem-o-Lock血管夹和施夹器等。

【患者体位和套管定位】

同第17章第一节"经腹入路机器人辅助腹腔镜下原发性醛固酮增多症手术治疗"的患者体位和套管定位。

【手术步骤】

1. 体位、气腹、套管定位、机器对接可参考第17章第一节"经腹入路机器人辅助腹腔镜下原发性醛固酮增多症手术治疗"。

2. 显露肾上腺（以机器人切除左肾上腺腺瘤为例）探查腹腔，确定有无妨碍手术的粘连和其他异常。如有，需要先行分离。辨认清楚脾、肝左叶、结肠脾曲、降结肠等器官，于左结肠旁沟切开侧腹膜，将降结肠向内侧游离（图17-2-1，红色箭示肿瘤和肾上腺，蓝色箭示脾）。继续向上剪开脾外侧及上方的腹膜，利用重力将脾、胰尾向内侧翻转，显露出左肾上极前内侧面的肾筋膜。切开肾上极内侧的肾筋膜和脂肪囊，从中找到金黄色的肾上腺（图17-2-2，红色箭示肿瘤和肾上腺），并向下显露左肾蒂。也可以先找到左肾静脉，沿肾静脉上方找到肾上腺中央静脉，继而找到肾上腺。

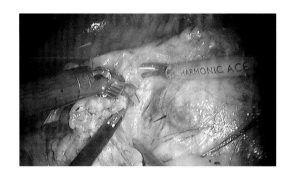

图17-2-1　打开结肠旁沟

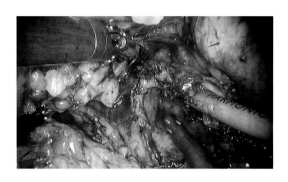

图17-2-2　继续分离肿瘤

3. 切除肾上腺：从肾上腺的上缘开始游离，超声刀或钛夹处理来自膈下动脉的小分支；同样游离内侧缘，处理来自主动脉的小分支。在左肾上腺的下缘和左肾静脉间辨认、游离出肾上腺中央静脉，在肾静脉端三个钛夹钳闭，肾上腺端一个钛夹夹闭后剪断。左肾上腺下缘可能有一些其他来自左侧肾动静脉的小血管，以超声刀处理可以减少出血，最后将外侧缘游离，取出整个肾上腺。如先找到肾上腺中央静脉，则可先处理中央静脉（图17-2-3，红色箭示肾上腺中央静脉，蓝色箭示下腔静脉），再向上游离肾上腺动脉及周围组织。

4. 切除肿瘤：肿瘤若位于内侧支、外侧支或肾上腺尖部，则可行腺瘤及肾上腺部分切除，找到肿瘤后，于肿瘤的上下缘和前后表面用超声刀进行分离,与肿瘤连接的肾上腺组织可用超声刀或双极电凝后切断,也可以用钛夹钳后切断(图 17-2-4,红色箭示肾上腺肿瘤)。

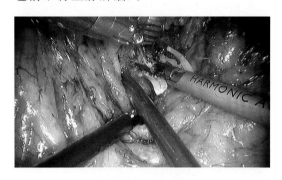

图 17-2-3　游离、夹闭、离断中央静脉

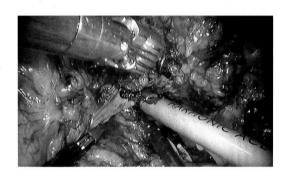

图 17-2-4　完整切除肿瘤

5. 创面止血:降低气腹压力至 3～5mmHg,检查术野特别是肾上腺窝处有无活动性出血。有出血可根据情况使用双极电凝或钛夹、Hem-o-Lock 处理。

6. 取出标本:将切下的肾上腺标本装入标本袋,等撤走机器人再取出。再次检查术区无活动性出血,清点器械,术区置一负压吸引引流管,自辅助孔引出。移去镜头,松开机械臂与套管连接,移走床旁机械臂系统。缝合各个套管切口,术毕。

【术后处理】

监测生命体征的变化,如腹膜后引流管无明显引流液流出可拔出(24 小时引流液量＜10ml),一般放置 24～48 小时。患者回到病房后可早期拔除导尿管。

对于库欣综合征患者,术后有可能出现急性肾上腺皮质功能不全,需要严格按照计划补充皮质激素,定期复查电解质和血糖。如发现肾上腺危象应及时加大皮质激素的用量,并实施急救措施。皮质醇增多症患者,组织愈合能力较差,伤口易发生感染,导致切口愈合不良,应及时观察处理,定期换药。

【并发症防治】

同第 17 章第一节"经腹入路机器人辅助腹腔镜下原发性醛固酮增多症手术治疗"的并发症防治。对皮质醇增多症患者术后特别注意检测患者生命体征,有可能出现急性肾上腺皮质功能不全,需要严格按照计划补充皮质激素,定期复查电解质和血糖。如发现肾上腺危象应及时加大皮质激素用量,并实施急救措施。

第三节　经腹入路机器人辅助腹腔镜下嗜铬细胞瘤手术

【概述】

嗜铬细胞瘤是发生在肾上腺或肾上腺外嗜铬细胞组织的肿瘤,细胞内颗粒含儿茶酚胺,无调节性分泌大量儿茶酚胺进入血液循环,引起全身性病理生理改变和临床症状。治疗方法是将肿瘤切除。吴阶平1965 年确诊肾上腺髓质增生为独立性疾病,并描述了这一疾病的病理、临床特点及治疗原则。将其与嗜铬细胞瘤一起统称为儿茶酚胺增多症。肾上腺髓质增生的临床表现酷似嗜铬细胞瘤,影像学表现一侧或双侧肾上腺体积增大、变厚。

20 世纪 90 年代,人们对于腹腔镜手术切除嗜铬细胞瘤普遍存在顾虑,认为其血供丰富,操作难度大,术中刺激嗜铬细胞瘤会有引起血压剧烈波动的危险。目前大多学者认为,嗜铬细胞瘤<6cm适用腹腔镜,更大的肿瘤血供通常更丰富,手术难度更加大,且其恶性概率相应增加。可以选择开放手术,但是达芬奇手术系统可以提高术者探查的清晰度,更好地显示血管及组织,为治疗大体积嗜铬细胞瘤提供了便利。相比腹腔镜手术,机器人辅助腹腔镜肾上腺嗜铬细胞瘤切除的住院时间更短,术中出血量更少,患者术后恢复更快。

【适应证和禁忌证】

1. 适应证 引起儿茶酚胺增多症的肾上腺髓质增生及嗜铬细胞瘤,诊断确定后,不论肿瘤的体积大小,病理性质为良性或恶性,遇到下列各种情况中的任何一种,都将是手术的适应证。

(1)症状典型。生化检测、药物试验结果符合诊断,影像学检查提示肾上腺区有占位性病变。

(2)以往并无任何症状,但在分娩期、麻醉期、手术中、外伤等外界强烈刺激下,发生了严重高血压、心律不齐,甚至不能解释的休克等症,重新检查发现肾上腺区有占位性病变。

(3)凡遇有甲状腺瘤,并发甲状旁腺功能亢进症、胰岛细胞瘤、垂体瘤、多发性黏膜纤维瘤等多发性内分泌腺瘤并发较典型的嗜铬细胞瘤症状,腔静脉分段采血检测肾静脉平面的儿茶酚胺值增高,药物试验符合诊断,虽未见肾上腺肿瘤影,亦可手术探查。

(4)一侧嗜铬细胞瘤,经手术摘除后又有典型嗜铬细胞瘤症状出现,如身体其他部位未发现肿瘤,可考虑为对侧肾上腺或

同侧肾上腺残留部存在第 2 或第 3 个肿瘤,特别是有家族史者,应再次手术。

(5)摘除的嗜铬细胞瘤病理组织像呈恶性改变,术后症状复发,其他远部器官无转移瘤,则考虑局部复发,可再次手术。

2. 禁忌证

(1)术前检查发现肾上腺肿瘤明显浸润周围脏器,或有远处转移。

(2)疑似肾上腺恶性肿瘤。

(3)严重呼吸循环系统疾病,或其他麻醉禁忌,不能耐受全身麻醉和二氧化碳气腹。

(4)严重凝血功能障碍,尚未纠正。

既往上腹部手术史,不宜经腹径路腹腔镜肾上腺手术,但可行腹膜后径路手术。既往有肾周炎症,或肾上腺手术史的患者,行腹膜后径路腹腔镜手术则为禁忌,但可选择经腹径路肾上腺手术。

【术前准备】

1. 一般准备 分为术前常规检查以及疾病特异的定性、定位诊断。

(1)术前常规准备:包括血常规、尿常规、粪常规、肝肾功能、血电解质、血糖、凝血功能、心电图和胸部 X 线片等。

(2)定性诊断和定位诊断:在综合性医院中,无症状的肾上腺肿瘤常常由体检 CT 发现后来泌尿外科就诊,有症状的患者往往会先在内分泌科就诊,检查完成后再转入泌尿外科进行手术。定性诊断应结合患者临床表现和体检结果,有选择地进行肾上腺激素水平检测。肾上腺皮质激素检测包括测定血皮质醇及代谢产物,血 ACTH,血醛固酮,肾素,血管紧张素等;肾上腺髓质激素检测包括测定血浆肾上腺素、去甲肾上腺素、血浆儿茶酚胺、24 小时尿 VMA 等。

2. 嗜铬细胞瘤的术前特殊准备 围

术期准备主要是扩张血管床、控制血压和扩容。

（1）术前使用α肾上腺能受体拮抗药扩张外周血管，术前2周开始口服多沙唑嗪，若不满意可加用钙拮抗药，若使用α肾上腺能受体拮抗药后出现心动过速可加用β肾上腺能受体拮抗药。

（2）扩充血容量，因嗜铬细胞瘤患者的外周血管术前长期处于收缩状态，血容量低，切除肿瘤或增生的腺体后可引起血压的急剧下降，围术期处理不当，术中及术后会出现难以纠正的低血容量性休克，升压药物使用将延长，甚至危及患者生命，故术前应有目标的扩容。

（3）术前药物充分准备的指标：①血压稳定在 120/80mmHg，心率<80bpm；②无阵发性血压升高、心悸、多汗等现象；③体重呈增加趋势，血细胞比容<45%；④轻度鼻塞，四肢末梢发凉感消失或有温暖感，甲床红润等表明微循环灌注良好。

【机器人专用器械】

机器人辅助肾上腺切除术器械选择：1号臂接超声刀或单极电剪刀；2号臂接马里兰双极电凝镊或单孔窗式双极电凝镊。一般右手操作1号臂，左手操作2号臂。镜头主要选择30°镜头，0°镜头可以作为补充使用，助手一般使用分离钳、冲洗吸引器、Hem-o-Lock血管夹和施夹器等。

【患者体位和套管定位】

同第17章第一节"经腹入路机器人辅助腹腔镜下原发性醛固酮增多症手术治疗"的患者体位和套管定位。

【手术步骤】

1. 术前复查患者CT片（图17-3-5），做好手术标记。手术具体步骤和前两种肿瘤并无不同，但需注意手术中探查肿瘤时动作轻柔，以免刺激肿瘤引起儿茶酚胺类

激素大量分泌；嗜铬细胞瘤周围新生血管多，可用超声刀处理，少数比较大的血管应用 Hem-o-Lock 夹闭后离断。

2. 显露肾上腺（以经腹机器人切除左肾上腺嗜铬细胞瘤为例）探查腹腔，确定有无妨碍手术的粘连和其他异常。如有，需要先行分离。辨认清楚脾，肝左叶，结肠脾曲，降结肠等。于左结肠旁沟切开侧腹膜（图17-3-1），将降结肠向内侧游离，继续向上剪开脾外侧及上方的腹膜。利用重力将脾、胰尾向内侧翻转，显露出左肾上极前内侧面的肾筋膜。切开肾上极内侧的肾筋膜和脂肪囊，从中找到金黄色的肾上腺，并向下显露左肾蒂。也可以先找到左肾静脉，沿肾静脉上方找到肾上腺中央静脉，继而找到肾上腺。

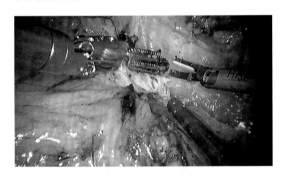

图 17-3-1　打开结肠旁沟

3. 切除肾上腺：从肾上腺的上缘开始游离（图17-3-2，蓝色箭示脾，红色箭头示肿瘤和肾上腺），超声刀或钛夹处理来自膈下动脉的小分支；同样游离内侧缘，处理来自主动脉的小分支。在左肾上腺的下缘和左肾静脉间辨认、游离出肾上腺中央静脉，在肾静脉端三个钛夹钳闭，肾上腺端一个钛夹夹闭后剪断。左肾上腺下缘可能有一些其他来自左侧肾动静脉的小血管，以超声刀处理可以减少出血（图17-3-3，黄色箭示脾，红色箭示肿瘤和肾上腺，蓝色箭示周

围小血管分支），最后将外侧缘游离，取出整个肾上腺。如先找到肾上腺中央静脉，则可先处理中央静脉（图 17-3-4，黄色箭示脾脏，红色箭示肿瘤和肾上腺，蓝色箭示肾上腺中央静脉），再向上游离肾上腺动脉及周围组织。

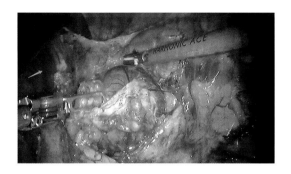

图 17-3-2　分离肿瘤与周围组织粘连

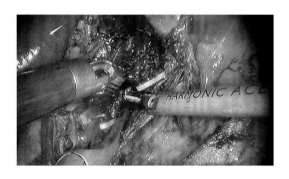

图 17-3-3　处理周围血管

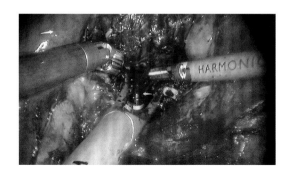

图 17-3-4　夹闭离断中央静脉

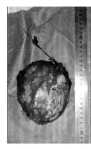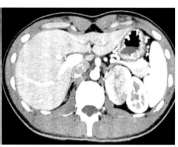

图 17-3-5　术后嗜铬细胞瘤标本和术前左侧嗜铬细胞瘤影像

4. 创面止血：降低气腹压力至 3～5mmHg，检查术野，特别是检查肾上腺窝处有无活动性出血。如有出血可根据情况使用双极电凝或钛夹、Hem-o-Lock 处理。

5. 标本取出：将切下的肾上腺标本装入标本袋取出（图 17-3-5），等撤走机器人再取出。再次检查术区无活动性出血，清点器械，术区置一负压吸引引流管，自辅助孔引出。移去镜头，松开机械臂与套管连接，移走床旁机械臂系统。缝合各个切口，术毕。

【术后处理】

监测生命体征的变化，如腹膜后引流管无明显引流液流出可拔出（24 小时引流液量＜10ml），一般放置 24～48 小时。患者回到病房后可早期拔除导尿管。

对于嗜铬细胞瘤患者，术中切除肿瘤后，血压可能快速下降，需要充分和麻醉医生沟通，持续调整容量和电解质稳定，预防肾前性肾功能衰竭的发生。术后仍有急性低血压的危险，尤其在体位变化时，应持续监测血压。一旦发生急性低血压，应及时补充液体，用血管活性药物维持血压平稳。检测血糖水平，及时发现低血糖，避免造成危害。肾上腺嗜铬细胞瘤切除术后血压无下降，可能合并原发性高血压或存在多发性嗜铬细胞瘤。如肾上腺嗜铬细胞瘤切除术后血压下降到正常,但在半年之内复发则提示未完全切除嗜铬细胞瘤。切除嗜铬细胞瘤术后血压正常,半年之后又出血高血压,则提示嗜铬细胞瘤复发,有可能是大的嗜铬细胞瘤病灶切除后被抑制的、小的嗜铬细胞瘤再发展。

【并发症防治】

同第 17 章第一节"经腹入路机器人辅助腹腔镜下原发性醛固酮增多症手术治疗"的并发症防治。经腹入路机器人辅助

腹腔镜下嗜铬细胞瘤手术术后患者要特别注意血压的监测,患者在切除肿瘤后,血压可能快速下降,需要和麻醉医生充分沟通,注意调整容量和电解质稳定,预防肾前性肾衰竭的发生。术后仍有急性低血压的危险,尤其在体位变化时,应持续监测血压。一旦发生急性低血压,应及时补充液体,补足血容量,使用血管活性药物维持血压平稳,避免因低血压造成对患者的危害。

(祝　宇)

参 考 文 献

[1] 梅骅,陈凌武,高新.泌尿外科手术学.3 版.北京:人民卫生出版社,2008:12-15;862-873.

[2] 那彦群,叶章群,孙颖浩,等.中国泌尿外科疾病诊断治疗指南(2014 版),北京:人民卫生出版社,2014:521-589.

[3] 孙颖浩,沈周俊,王林辉,等.机器人泌尿外科手术学,北京:人民卫生出版社,2015:186-193.

[4] 吴阶平.吴阶平泌尿外科学.济南:山东科学技术出版社,2004:1629-1704.

[5] Wein AJ,Kavoussi LR,Partin AW,et al. Campbell-Walsh Urology,11ᵗʰ editioned,Saunders,2016:1830-1867.

[6] Agcaoglu O,Aliyev S,Karabulut K,et al. Robotic vs laparoscopic posterior retroperitoneal adrenalectomy. Arch Surg,2012a,147:272.

[7] Liapis D,de la Taille A,Ploussard G,et al. Analysis of complications from 600 retroperitoneoscopic procedures of the upper urinary tract during the last 10 years. World J Urol,2008,26:523-530.

[8] Mohammadi-Fallah MR,Mehdizadeh A,Badalzadeh A,et al. Comparison of transperitoneal versus retroperitoneal laparoscopic adrenalectomy in a prospective randomized study. J Laparoendosc Adv Surg Tech A,2013,23:362-366.

[9] Morino M,Benincà G,Giraudo G,et al. Robot-assisted vs laparoscopic adrenalectomy:a prospective randomized controlled trial. Surg Endosc,2004,18:1742-1746.

[10] Murphy MM,Witkowski ER,Ng SC,et al. Trends in adrenalectomy:a recent national review. Surg Endosc,2010,24:2518-2526.

[11] Pineda-Solís K,Medina-Franco H,Heslin MJ. Robotic versus laparoscopic adrenalectomy:a comparative study in a high-volume center. Surg Endosc,2013,27:599-602.

[12] Wu JC,Wu HS,Lin MS,et al. Comparison of robot-assisted laparoscopic adrenalectomy with traditional laparoscopic adrenalectomy-1 year follow-up. Surg Endosc,2008,22:463-466.

第 *18* 章

体外冲击波碎石术

第一节　体外冲击波碎石术的发展

体外冲击波碎石术(extracorporeal shock wave lithotripsy,ESWL)是利用体外产生的冲击波聚焦冲击粉碎体内结石,随尿液排出体外。体外冲击波碎石机的发明被誉为20世纪三大医疗新技术(CT、MRI、ESWL)之一。20世纪80年代初被誉为"尿石症治疗上的革命",当时被公认为治疗泌尿系统结石的首选方法,这门微创技术仍在发展和改善中,是泌尿外科医师必须熟悉和掌握的一门技术。

早在20世纪50年代,苏联学者掌握了体内液电冲击波膀胱碎石技术,但仅为膀胱内碎石技术,内镜达不到的部位无法治疗,因此其应用受到了很大限制。对冲击波真正具有划时代意义的研究始于西德,1963年,联邦德国多尼尔(Dornier)公司从事航空航天工业的物理学家偶然发现冲击波对人体组织起到力的作用,并提出利用冲击波粉碎肾结石的构思。1969－1972年间,多尼尔公司和萨尔布吕肯理工大学的物理学家们开始研究冲击波在医学上的应用,研究表明:冲击波在软组织中传播能量损失很小,冲击波可以将生物体内的脆性物质击碎,但也会对含有大量气体的肺组织造成极大的伤害。他们的试验还证实了经水传播的冲击波能粉碎离体肾结石。

1972年,多尼尔公司与慕尼黑的一所大学合作,开始了从体外冲击波碎石装置到临床应用等一系列的研究。1978年,多尼尔公司研制出第一台双X线交叉定位水槽式体外冲击波碎石机并进行了大量的动物试验,成功治疗了移植到犬肾中的人体结石。1979年,多尼尔公司研制出世界上第一台实用型双X线定位水槽式Domier HM1型体外冲击波碎石机,并于1980年2月由Chaussy教授等在德国Lndwing Maximillians大学泌尿外科治疗首例肾结石患者获得成功。

1982年,经过进一步完善的Domier HM2型体外冲击波碎石机取代HM1,当时只用于治疗<2cm的肾结石和输尿管上端结石,当时约占上尿路结石的20%。1984年,多尼尔公司对HM2型机加以改进后推出性能更加完善的HM3型商品化碎石机,开始在西方多个国家应用。液电式HM3型机的非凡成就,迅速激发了其他各种冲击波源碎石机的研制,包括压电晶体式、电磁振膜式、聚焦激光式和微型爆炸式。B超定位技术也开始引入碎石机,

它进一步完善了阴性结石的 ESWL 治疗。

1990 年后,国外碎石机出现了重大变化。水槽碎石机改为"干式",水囊取代了大的水槽;冲击波源有液电、电磁及压电陶瓷冲击波源;定位系统由固定式双束 X 线交叉定位发展为单束 X 线 C 型臂定位及 X 线和 B 超双定位。这些改进大大简化了碎石机的构造,降低了成本,且更方便患者治疗。碎石机正在由单一的碎石功能向多功能发展,给冲击波技术注入了新的生命力。

在我国,体外冲击波技术的设备研制和临床推广都比较迅速。1982 年,在著名泌尿外科专家吴阶平院士、郭应禄院士和中国科学院声学专家王德昭院士主持下,由北京医科大学(现北京大学)泌尿外科研究所与中国科学院声学研究所共同研究此项技术。当年即制成动物实验样机并相继完成体外破碎结石标本和动物体内结石的研究,进行了冲击波对肾组织影响的实验,并发表论文(图 18-1-1)。1984 年初制成第一台体外冲击波碎石机,1984 年底成功用于临床治疗肾结石(图 18-1-2)。

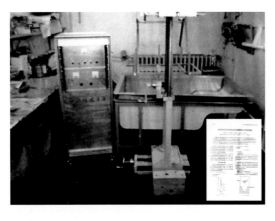

图 18-1-1 1982 年国内第一台 ESWL 动物实验样机

1984 年 10 月,中国科学院电工研究所和北京医科大学人民医院合作,相继研

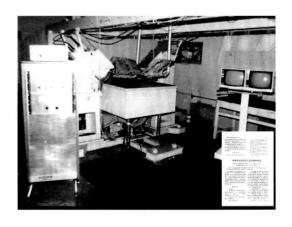

图 18-1-2 1984 年国内第一台用于人体的体外冲击波碎石机

制出碎石样机。同年底,上海交通大学电机系与上海医科大学附属中山医院合作研制出样机。随后全国有十几家生产、科研单位相继生产出各式各样的体外冲击波碎石机推向市场。国产碎石机价格较低,大部分性能不逊于国外产品。

体外冲击波碎石机按其构造和发展水平可划分为 3 代。国外第一代碎石机是特指水槽式的 DORNIER HM3 型机,尽管目前已不再生产,但该机碎石效果最佳,被誉为世界 ESWL 的金标准。第二代主要是指"水囊式"碎石机。随着冲击波源特性的改进,麻醉需要也相应地简易化。但因冲击波通过水囊膜时能量有所损耗,故其效能不如第一代 HM3 型机。第三代碎石机是将冲击波源与泌尿手术操作台合而为一,实现了多功能化,除了 ESWL 外,还可用来进行泌尿系影像诊断及各种腔内碎石和取石治疗。目前该类碎石机在世界各地已经普遍使用。

体外冲击波碎石术的临床应用有一个发展过程,20 世纪 80 年代初仅能治疗约 20% 的肾结石,限于结石直径 <2cm 者及输尿管上端结石。随着临床经验的不断积

累、适应证也在不断扩大,上段、中段及末端输尿管结石得以治疗,但在很长一段时间内认为中、下段结石,特别是位于骶髂关节处输尿管内的结石由于有骨骼阻挡不能碎石(由于水槽式碎石机的限制)。1987年初,我国学者郭应禄院士提出了俯卧位治疗输尿管中、下段结石及膀胱结石,将ESWL的适应证扩大到整个尿路,且提高了疗效,使之成为一种创伤性小、安全、有效的治疗尿石症的方法(图18-1-3)。

经过几十年碎石机的发展,碎石机的机制不断变化,主要目标仍然是提高碎石效果,促进结石患者康复。除了操作者的临床经验,碎石机的冲击波产生的有效能量一直是关注焦点。目前碎石机冲击波波源有4种机型:单式脉冲碎石机、复式脉冲碎石机、双波源碎石机、宽焦斑碎石机、可变焦斑碎石机,它们经历了液电式、压电式、电磁式的冲击波波源的改变过程,在焦斑宽度、低电压、减少机体组织损伤等方面在持续改进。碎石机定位系统有3种:①X线定位碎石机;②B超定位碎石机;③X线和B超双定位碎石机。

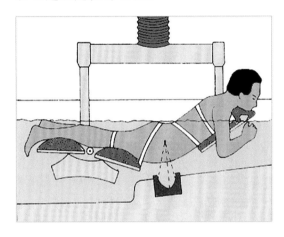

图18-1-3 俯卧位治疗输尿管中、下段结石及膀胱结石

第二节 体外冲击波碎石的原理

一般而言,所有的碎石机都由最基本的两部分组成,即能够粉碎结石的冲击波源和对结石的精确定位系统,而冲击波源是碎石机的核心。

冲击波发生的基本原理是通过高电压、大电流、瞬间放电,在放电通道上形成一个高能量密度的高温、高压等离子区,将电能迅速转换为热能、光能、力能和声能,放电过程中放电通道急剧膨胀,在水介质中形成压力脉冲,也就是冲击波。除液电冲击波源外,尚有电磁波源、压电晶体波源等冲击波源。

冲击波的传递在水中最为理想,这是由于不同介质的阻抗不同,其耗损也不同,在水中冲击波能量耗损最少,而在空气中能量耗损极大。因此治疗时病人仰卧于水中,因为体液与水的特性阻抗相近,冲击波经水传入人体时能量耗损较少,冲击波迅速进入人体而到达结石并击碎结石,而对组织不造成明显损伤(图18-2-1)。冲击波粉碎结石是利用冲击波在两种声阻抗不同

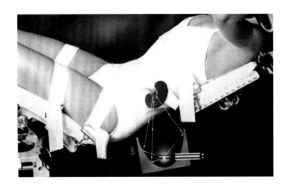

图18-2-1 冲击波经水迅速进入人体达到结石、击碎结石

的传播媒质（组织与结石）的界面发生反射，它在结石的前缘产生压应力，在其后缘产生拉应力，两种媒质的声阻抗的差别越大，应力就越大，物质（结石）结构越容易破坏。在结石面对冲击波源的界面上的压力使结石破裂，而空化作用产生水的射流使裂口内面的结石剥落，一连串的冲击波使结石由表及里的逐层破碎，直到完全粉碎成为细小的颗粒排出体外。尽管冲击波在水中传播损耗的能量很少，但毕竟存在损耗，空化效应是其能量衰减的主要因素。冲击波在肌肉或脏器中产生空化效应则会造成损伤，所以空化效应既是 ESWL 中有效碎石的必要条件，也是碎石过程的有害因素。因此如何提高冲击波的基本特性参数以加速冲击波通过人体组织，减少空化效应在组织中产生，是不断完善和改进碎石机所面临的重要课题。

经过 30 多年的基础实验和临床经验积累，液电冲击波源碎石机的治疗效果要好于其他冲击波源。但是，临床上常用的冲击波源目前部分是电磁波源碎石机，它的特点是不用每个病人更换电极，方便易行且经济，碎石效果也不错。

第三节　体外冲击波碎石定位系统

ESWL 的定位就是利用有关设备确定结石在人体内的位置，并将结石精确地移至冲击波焦区的过程。定位系统是体外碎石术成功与否的关键因素之一。目前，多数碎石机采用 X 线监视系统或者 B 超系统进行定位，这两种方式各有特点，又互为补充。

采用联合定位的碎石机兼有 X 线及 B 超两种定位系统，具备了上述两种方法的优点。不论阳性结石或阴性结石，不论肾及各段输尿管结石都可定位，还可以实时监测结石动态及其粉碎过程，因此可以提高碎石效果。

第四节　体外冲击波碎石术的临床应用

一、体外冲击波碎石前准备

（一）全身状况的评价

术前应根据病人的具体情况，做好全面的身体检查，实验室辅助检查也是必不可少的，主要包括血常规、尿常规、肝功能、肾功能、血糖监测、血小板计数和心电图检查。

（二）泌尿系统状况检查

切忌在没有充分了解整个泌尿系统情况之前匆忙碎石。

1. 腹部 X 线片（KUB）　对怀疑有尿路结石的患者，KUB 检查作为第一选择，经济又方便。其优点是全面了解结石部位、大小、数目和密度；同时观察脊柱与骨盆有无畸形或其他异常，有助于治疗时的定位。有时患者腹部气体过多，影响拍片效果，因此拍腹部 X 线片前禁食或者排便后效果更好。

2. CT 检查　临床常规检查方法之一，帮助明确诊断结石部位、大小、数目、密度和结石周围管壁的炎症情况，尤其是腹部增强 CT（以下简称 CTU），清晰可见肾、输尿管及膀胱结石，特别是 B 超难以检出的输尿管中、下段结石(包括阴性结石)。而且明确盆腔静脉石、腹腔内及盆腔内钙化点,可以清楚了解盆腔异位肾、先天性肾脏畸形或输尿管畸形的位置,同时可以发现早期泌尿系肿瘤等疾病。特别是根据CT值的数据可以初步判断结石的性质,以及对结石的治疗次数做到心中有数。对于肾功能较差或甲状腺功能亢进患者可以选择做腹部CT平扫。

3. 静脉尿路造影(IVU) 在没有CT检查的医院可选用尿路造影,有助于确定结石准确位置,同时了解肾功能和结石以下有无梗阻等。

4. B超检查 作为辅助常规诊断结石的方法,最大优点是经济且方便,是诊断阴性结石的必要检查。无X线辐射损伤,是孕妇发生尿路结石的首选检查方法。缺点是对输尿管中、下段小结石检出率低。

5. 肾图检查 主要了解分肾功能,为结石治疗方法的选择和效果评估做出评价。

6. 其他准备

(1)消除患者紧张心理:治疗前医务人员应做好耐心细致的解释工作,使病人了解整个治疗过程,介绍相应术前和术后健康指导及排石过程中可能出现的症状,解答患者提出的疑问,消除恐惧心理;痛阈值低的患者提前半小时或1小时口服止痛药,治疗过程中可以有效地控制ESWL中疼痛避免患者移动或过度呼吸,从而提高碎石效果;高血压患者手术当天口服降压药。

(2)肠道准备:对于CT值低的结石,尤其是输尿管中下段结石,治疗前一天晚上口服缓泻药以减少肠内积气和粪便,不仅有利于定位,而且减少冲击波通过肠管积气造成的损耗及对肠管的损伤和疼痛

感。如果治疗当天患者仍然有腹部胀感,排便不多,早上使用开塞露1～2支肛门塞入,促进排便,有助于减少肠气体提高碎石疗效。

(3)应用抗生素:治疗前泌尿系感染必须得到控制,特别是感染性结石患者需防止碎石后发生高热甚至尿源性脓毒血症而危及生命。合并尿路感染者或感染性结石,术前1～3天应用抗生素。术后应用抗生素3～5天。

(4)ESWL前准备:治疗前一天宜洗澡,清除皮肤表面的油脂,以利于冲击波进入及减少耗损。治疗当日腰部禁贴各种止痛药膏,以免阻挡冲击波。碎石当日早晨禁食,糖尿病患者早上不要吃降糖药,自备糖块,防止术中发生低血糖。对于结石较小者或近日出现排石、肾绞痛疼痛者,应在治疗前重新摄腹部X线片,观察结石位置有无移动。

二、适应证和禁忌证

(一)适应证

从广义上讲,除结石远端有器质性梗阻外,输尿管全长各部位的结石均可采用体外冲击波碎石术治疗。但最好根据结石大小、结石性质和结石停留在输尿管原位时间的长短来选择碎石治疗。肾结石直径<20mm,输尿管结石直径<10mm、膀胱结石和尿道结石,都是体外碎石的适应证。ESWL前可以根据结石的CT值来判断碎石的效果。

(二)禁忌证

1. 全身情况

(1)全身出血性疾病不宜碎石,以避免由碎石造成严重出血。

(2)新近发生的心、脑血管疾病,如严重的高血压、心力衰竭、脑出血、心律失常

及严重肺功能障碍者不宜碎石。

(3)传染病的活动期,如活动性肝炎、细菌性痢疾及非典型性肺炎等不宜碎石。

(4)未控制稳定的糖尿病,应该在碎石前控制好血糖,以防碎石后发生难以控制的严重尿路感染。

(5)妊娠为禁忌证,为避免X线或冲击波对胎儿产生潜在影响,妊娠期发生输尿管结石可留置输尿管支架管,防止疼痛引起胎儿发生意外,待产后1个月后再处理结石。

(6)患有精神疾病、癫痫和癔症者为相对禁忌证。在控制疾病发作期,待病情稳定后再考虑做碎石治疗。

(7)严重骨骼畸形和严重肥胖者需要术前定位评估。

(8)输尿管结石附近有动脉瘤者为绝对禁忌证。

(9)妇女经期不宜做碎石,避免抵抗力降低加重泌尿系感染及月经过多。

2.泌尿系统情况

(1)结石以下尿路有器质性梗阻,在结石以下尿路有器质性梗阻未解除之前不宜碎石。因为输尿管结石致上尿路积水合并肾积水时,肾张力明显增加。特别是输尿管上段结石合并严重积水时,由于在碎石时患者呼吸幅度较大,肾脏的移动较大,有可能会伤及肾。此外,器质性梗阻未解除,即使结石被击碎也难以排出。

(2)肾功能状况:对于肾功能不全者,要区别导致肾功能不全的原因后再分别处理。如为输尿管结石引起的尿路梗阻所致功能不全则要积极碎石,尽早解除梗阻。

(3)尿路感染:在尿路急性炎症期间不宜碎石,否则易致炎症扩散甚至尿源性脓毒血症,需选用有效抗生素控制感染后再行碎石。

(4)无症状的肾脏下盏内和肾盏憩室内结石不宜碎石。

(5)当输尿管结石合并肾积水,同时又存在肾结石时,应先处理输尿管结石,待输尿管结石排尽,肾积水好转后再考虑肾结石治疗。切记!不可同时进行输尿管和肾结石的ESWL,以防肾脏的严重损伤,甚至引起肾破裂严重并发症发生。

第五节 肾结石的 ESWL 治疗

肾结石在尿石症中占有重要地位,因为泌尿系结石大多原发于肾脏,绝大部分输尿管结石来自肾脏,近30多年来由于科技发展和碎石机型的改进,ESWL已成为治疗各种肾结石包括部分复杂肾结石的首选方法。

【适应证】

1.单纯性肾结石 直径<2.0cm肾盂结石ESWL粉碎率高,术后并发症少,除少数(如胱氨酸结石)较难被冲击波粉碎外,大多数经1~3次治疗能成功粉碎。一般来说,直径<2.0cm结石的成功率明显高于结石>2.0cm者,其碎石率可达90%以上。

2.复杂性肾结石 包括部分鹿角形结石及多发结石等。

(1)巨大肾结石和鹿角形肾结石:结石直径>2cm或鹿角形结石,单纯ESWL治疗有一定难度,其治疗时间长,并发症发生率高。鹿角形结石除少数由尿酸、胱氨酸成分组成外,大多以草酸钙、磷酸镁铵为主(感染性结石)。部分鹿角状结石可以先将肾盂处结石击碎排出体外后,再逐个将剩余的结石分次各个击碎(图18-5-1、图18-5-2)。长期以来,鹿角形肾结石治疗是泌尿外科的一个重要课题,国内外学者对此进行了广泛、深入的研究,综合起来肾结石治疗有5种方法:①单一ESWL治疗;②单一PCNL治疗;③PCNL与ESWL联合治疗;④URSL治疗;⑤开放手术治疗。

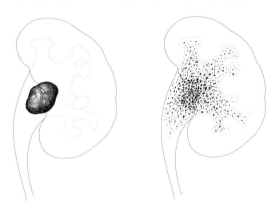

图18-5-1 肾盂结石体外碎石前、后对比模式图

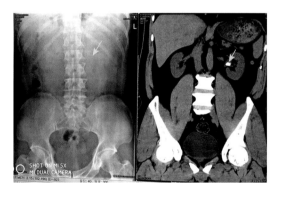

图18-5-2 左侧肾盂结石(CT)和成功ESWL后(KUB)对比

(2)多发性结石:多发性结石大多数需多次碎石,应向患者说明冲击波治疗的方案及难度,部分患者尚需先行PCNL或URSL或其他方法治疗,在内镜治疗后留有少许残余结石时再行ESWL治疗。

3.肾盏结石 ESWL治疗无症状肾盏小结石文献讨论较多。20年前,无梗阻症状的肾盏结石通常行保守治疗,但随访发现68%患者以后合并尿路感染,51%患者出现肾绞痛,约50%肾盏结石可排入输尿管而成为输尿管结石引起急性梗阻,我们通过CTU及IVU可以发现肾盏盏颈宽细程度,如果盏颈宽可以早期行ESWL治疗,理由是它可预防结石排入输尿管后造成的急性肾绞痛及尿路严重梗阻。

ESWL治疗肾结石的疗效与结石大小、位置、成分及尿路解剖和患者的总体健康情况有关。结石排净率和残留率在肾盂和上盏、中盏是相似的,而下盏结石患者则结石残留率较高,且易复发。为提高ESWL治疗下盏结石的疗效,碎石后可采用体位排石法,有利于防止结石残留在肾脏下盏。

【治疗体位】

现代的碎石机治疗体位分为平卧位和俯卧位两种,髂骨缘以上输尿管结石为平卧位治疗,髂骨缘以下输尿管结石为俯卧位治疗。肾结石治疗时为平卧位,马蹄肾合并结石、移植肾结石和盆腔异位肾结石采用俯卧位,使冲击波避开盆腔骨骼的阻挡直达结石。

【定位】

1.X线定位 现绝大多数碎石机采用了单X线定位系统,寻找到结石的影像后并将其移至“+”字线的中心,利用三维(X、Y、Z轴)定位、其方法简便,易于操作定位。肾结石随呼吸幅度比较大,定位以结石停留在呼气或吸终气末为定位点。

2.B超定位 肾结石的超声定位就是指显示肾脏的声像图,从肾脏声像图中搜寻结石的声像,再把结石调整碎石机的第二焦点上。碎石时患者仰卧位或斜仰卧位,经侧腰部或背部显示肾脏及结石图像清晰,无肠气干扰,所以超声定位肾结石一般无困难。B超探头放在结石的同侧。

【治疗】

当两个显示器上的结石影像都位于"＋"字线的中心时,结石已准确定位在反射体的第二焦点,将工作电压调至最低电压即可以开始治疗(每种碎石机的电压均不同),每轰击 200 次后监测或透视 1 次,观察结石的粉碎情况及结石位置情况,如有移动则及时校正,以提高冲击波的碎石成功率。在治疗过程中,工作电压应逐渐提高。结石粉碎过程在荧光屏上表现为结石边缘变毛糙,阴影变大、碎石碎屑逸向肾盏等空隙处,犹如"砂粒造影"可显示肾盏的轮廓。此时应仔细观察各个部分有无较大颗粒,如有应将其移至"＋"字线中心,继续轰击将其彻底粉碎(图 18-5-1,图 18-5-2)。

1. 工作电压及轰击次数 治疗时的工作电压应随不同厂家的碎石机而定,Dornier 公司 HM3 型碎石机工作电压为 16～24kV。轰击次数则视结石粉碎为度,若结石不能完全粉碎时,其轰击总数不宜超过 2500 次,对于孤立肾结石,应适当调低工作电压和减少轰击次数,尽量减少其对肾的损害。而复式脉冲 HB-VG 型低能量碎石机的工作电压为 3～8kV,轰击次数应 2500 次。尤其对下盏结石的治疗要降低能量。

2. 治疗间隔时间 两次治疗间隔时间应＞2 周,孤立肾结石、马蹄肾合并结石的治疗时间应≥2 周。

3. 碎石后注意事项 肾结石碎石后患者需要避免重体力运动或活动,例如散步、跳绳、快跑和长跑等,大结石碎石后需要平卧 2～3 天后以减少大量碎石屑快速堆积输尿管形成"石街",3 天后可以正常运动或活动。如果碎石后发生剧烈腰痛、血尿加重等情况时,需减少活动,注意观察。肾下盏结石患者需要在碎石后 1 周再开始体位排石,高血压患者及颈椎疾病患者不宜做倒立动作,可改为胸膝卧位,在患侧腰部轻轻叩击,弯腰动作每天 3～4 次,每次数分钟,配合大量饮水,促进结石尽快排出。

第六节 输尿管结石的 ESWL 治疗

【适应证】

输尿管全长各部位的结石皆是体外冲击波碎石治疗的适应证。按骨盆上下缘将输尿管分为上段、中段、下段。随着治疗经验的积累和碎石机的改进,现在输尿管任何部位的结石都可用 ESWL 治疗。ESWL 和各种体内碎石术的发展已使得 95% 以上的输尿管结石免于开放手术。

【术前准备】

术前一般准备同肾结石 ESWL 治疗。应在治疗前重新拍摄腹部 X 线片观察结石位置移动情况,对于结石过小者或近日内有肾绞痛患者、影像欠清晰者可在治疗前行输尿管插管并拍摄腹部 X 线片,以利术中定位(ESWL 时可沿导管影寻找结石),如为阴性结石(上段结石和下段结石)可选用 B 超定位碎石机碎石或者通过静脉尿路造影(IVP)来显示结石。输尿管结石嵌顿时间过久,引起严重肾积水时先留置输尿管支架管,保证输尿管排泄畅通,改善肾功能,防止 ESWL 后引起尿源性脓毒血症。

【治疗时体位】

1. 仰卧位　用于髂骨缘以上输尿管结石的治疗体位,冲击波从侧方进入,可避免椎体的阻挡,提高碎石疗效。但输尿管末端结石定位困难时(体胖及小儿患者),可采用仰卧位治疗,冲击波从小骨盆内口进入直达结石。

2. 俯卧位　适用于髂骨缘以下的输尿管结石,这是碎石治疗中应掌握的基本原则,采用俯卧位治疗髂骨缘以下的输尿管结石,可以避开髂骨对冲击波的阻挡,冲击波直接通过腹部到达结石以利结石的粉碎,对于输尿管末端结石患者,应在耻骨缘以下加用铅围裙以保护外生殖器。

【定位】

1. X线定位　输尿管结石定位较为简单,当X、Y、Z轴位均位于"＋"字线的中心时,即可开始治疗。当定位发生困难时可插入输尿管导管帮助定位,输尿管结石影像也随呼吸运动而上下移动,上段移动更明显,应选择呼吸终端或末端来定位,下段结石则移动范围较小易于定位。

2. B超定位　超声定位输尿管中段结石有一些困难,定位前要充分准备,定位时要认真细致。寻找输尿管结石应先从上段开始,沿积水的输尿管一步步往下追寻;肾盂输尿管连接段为第一狭窄处,从侧腰部或背部扫查,一般显示肾门后,再向下移动探头即可显示。输尿管跨越髂动脉为第二狭窄处。如有结石停留,可出现结石声影。输尿管膀胱开口为第三狭窄处,输尿管下段结石的探测要使膀胱中度充盈,在耻骨上缘横切,显示膀胱三角区,再不断调整探头的角度,显示左右输尿管在膀胱壁开口的部位。纵切与皮肤呈75°角左右,可以看清对侧扩张的输尿管及结石。结石嵌顿时,该处黏膜水肿,呈水泡状隆起。

【治疗方法】

当结石位于反射体的第二焦点时可开始进行治疗,如阳性结石近端积水明显者,先轰击结石近端积水处。当轰击数百次后,可见碎石屑向其上方逸散,继续治疗可见结石向下拉长,结石影变淡或消失,往往可以取得比较满意的效果(图 18-6-1～图 18-6-4)。

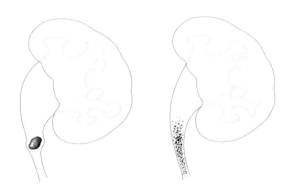

图 18-6-1　输尿管结石成功 ESWL 碎石前、后对比示意图

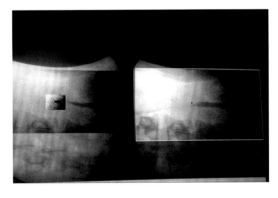

图 18-6-2　IVP 显示输尿管结石梗阻,ESWL 后结石粉碎,照影剂通过

每轰击数百次时观察结石移动情况以及时校正。电压可逐渐提高。而阴性结石,通过输尿管插管注入造影剂后可见结石处呈杯口样改变,结石粉碎的标志是结石碎块与造影剂混同,杯口逐渐消失,造影剂通过(图18-6-2)。

双侧输尿管结石治疗时以最后症状发作的输尿管结石先碎石为治疗原则,一侧结石排除后再行另外一侧的输尿管结石碎石术;输尿管多发结石以远端结石先开始碎石为原则,以保证下尿路通畅。

1. 工作电压及轰击次数 由于输尿管较肾组织更耐受冲击波,且结石被输尿管包紧不易击碎,故治疗时可适当提高工作电压,以加速结石的粉碎过程(图18-6-3、图18-6-4)。Dornier HM3 工作电压为 18~24kV。为争取一次治疗成功,轰击次数可增加至 2700 次,如已轰击至 2700 次时结石仍没有明显变化时,则应暂时停止,改行下一次治疗。而HB-VG 型低能量复式脉冲碎石机(3~9kV),轰击次数不超过 3500 次。

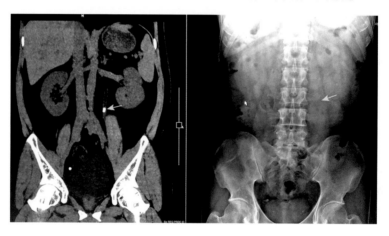

图 18-6-3　右侧输尿管上段结石(CT)成功 ESWL 后 KUB

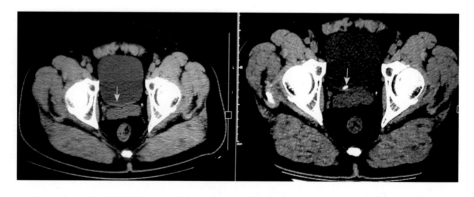

图 18-6-4　右侧输尿管膀胱壁间段结石 ESWL 成功碎石前(左图)后(右图)CT 比较

2. 两次治疗间隔时间　两次治疗间隔时间应＞1周。

3. 辅助治疗　对于与骨骼重叠处的输尿管小结石、结石影像淡而不清者、输尿管阴性结石和输尿管下段结石同时伴有盆腔静脉石时,可插入输尿管导管帮助定位,亦能获得满意治疗效果。如选用B超定位碎石机更为方便有效。

4. 术后注意事项　输尿管结石患者碎石后需要大量饮水,多运动,多上下台阶,跳绳、跑步等运动都有利于排石。输尿管下段结石患者碎石后多有尿不尽感觉,鼓励患者憋尿,使尿液足量易将碎石屑冲出。

第七节　膀胱结石的 ESWL 治疗

【适应证】

原则上 2cm 以内的原发性膀胱结石可以选用 ESWL 治疗,对继发性膀胱结石应处理原发病因后再碎膀胱结石。如果膀胱结石＞2cm 和多发膀胱结石应选用其他方法治疗。

【术前准备】

术前常规准备同肾结石 ESWL 治疗。通常我们主张适当排空尿液使结石相对固定且易于定位,结石被击碎后有利碎石屑向四周散开(如果使用 B 超定位碎石机则不用排空尿液)。

【治疗时体位】

采用俯卧体位,治疗时应对阴囊部做好防护措施,可用围裙遮挡。对于不能耐受俯卧体位的老年患者可改为平卧位,使冲击波由骨盆下口进入人体也可击碎结石。

【定位】

1. X线定位　一般单发结石易于定位,当 X、Y、Z 轴位均位于"＋"字线的中心时,即可开始治疗。

2. B超定位　膀胱结石的声像图为膀胱内沉着于最低位的强回声光团,伴后方清晰的声形。体位改变时,光团呈钟摆样移动。膀胱结石碎石时,膀胱应中度充盈,俯卧位或仰卧位(依碎石机型),B超探头与皮肤呈 75°～80°。

【治疗】

当结石影像位于第二焦点时,即开始治疗,在轰击数百次时多可看到结石体积开始膨胀,边缘毛糙,继续轰击结石阴影很快变淡、碎石屑向四周散开。一般＜2cm 的膀胱结石轰击 1500～3500 次即可粉碎,但多发结石应先轰击小的结石,然后再轰击较大结石,逐个击碎,若一次治疗未能完全粉碎,可行第二次 ESWL 治疗(图 18-7-1,图 18-7-2)。排出碎石可行结石分析(图 18-7-3)。

1. 工作电压及轰击次数　HM3 型机工作电压 18～24kV,工作电压以结石粉碎为度。轰击次数不宜超过 2700 次,

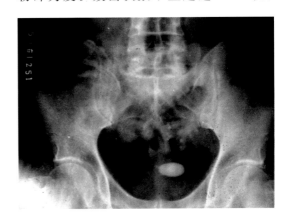

图 18-7-1　**膀胱结石碎石术前**

HB-VG 型复式脉冲低能量碎石机工作电压为 3～9kV，轰击次数不宜超过 3500 次。

2. 两次治疗间断时间　两次治疗间断时间应＞1 周。

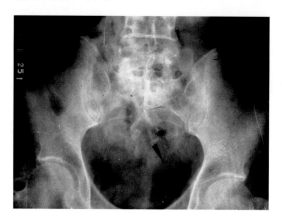

图 18-7-2　膀胱结石碎石术后结石排空

3. 术后注意事项　膀胱结石碎石后主要是患者多饮水，每日总量 2000～2500ml，每次患者排尿时需要延长憋尿时间，有利于碎石屑快速排出。

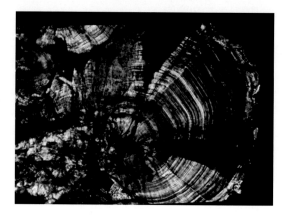

图 18-7-3　偏光显微镜结石分析为草酸钙和碳酸磷灰石

第八节　尿道结石 ESWL 治疗

尿道结石分为前尿道结石和后尿道结石，ESWL 治疗尿道结石是安全有效的治疗方法之一。北京大学泌尿外科研究所的经验是：骑跨半坐位体位 ESWL 治疗男性尿道结石，方法简单易行，能及时缓解患者痛苦和解除尿路梗阻并迅速恢复肾功能，成功率高、副作用小，是一种安全有效、立竿见影的治疗方法。

【适应证】

原则上 1cm 以内的前尿道和后尿道结石可以选用 ESWL 治疗，对＞2cm 尿道结石或合并多发膀胱结石应选用其他方法治疗。

【术前准备】

ESWL 前行盆腔正位 X 线片，可以清楚看见结石位于前尿道还是后尿道，而普通 KUB 检查往往看不到前尿道部位。盆腔正位 X 线片可以了解盆腔和全尿道部位的阳性结石，帮助快速诊断。

【治疗时体位】

采用骑跨半坐位（图 18-8-1，图 18-8-2），由于结石位于尿道膜部和尿道海绵体球部，结石距离会阴部很近，取半坐位，病人的两腿分开，会阴部紧贴于水囊，易于定位，而且定位时没有任何遮挡冲击波，碎石效果好，更有利于在碎石过程中观察结石的碎石粉碎情况。

【定位】

1. X 线定位　冲击波直达结石，易于定位，当 X、Y、Z 轴位均位于"＋"字线的中心时，即可开始治疗。

2. B 超定位　尿道结石的声像图为强回声光团，伴后方清晰的声形（图 18-8-3）。

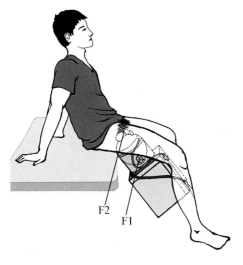

图 18-8-1　骑跨半坐位侧面

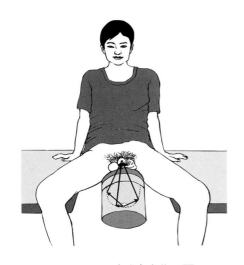

图 18-8-2　骑跨半坐位正面

【治疗方法】

当结石影像位于第二焦点时，即开始治疗，当轰击数百次时通过荧光屏实时观察碎石的粉碎程度，可看到结石粉碎后结石拉长，继续轰击结石颜色很快变淡及消失。一般＜1cm 的尿道结石轰击 1500～3500 次即可粉碎，但多发结石应先轰击小的结石，然后再轰击较大结石，逐个击碎。

HB-VG 型复式脉冲低能量碎石机工

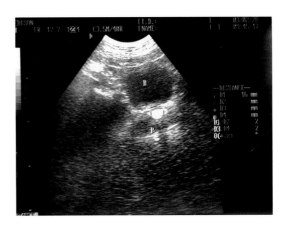

图 18-8-3　后尿道结石 B 超图像

作电压为 3～9kV，轰击次数以结石粉碎为度，一般在 1000～2500 次治疗结石即可击碎，轰击次数不宜超过 3500 次。

北京大学第一医院泌尿外科碎石中心 2014 年在世界上首创采用"骑跨半坐位"治疗尿道结石 13 例，ESWL 后结石立即排出体外，取得了立竿见影的效果（图 18-8-4～图 18-8-6）。治疗后鼓励患者大量饮水，利于快速排石，碎石后第 1 次或第 2 次排尿时即可看见结石随尿液排出。前尿道结石也是用同样的方法行碎石后结石立即排出，可取得满意效果（图 18-8-7，图 18-8-8）。由于尿道结石患者因结石嵌顿、排尿疼痛多伴有尿路感染，术后常规口服抗生素 3 天。

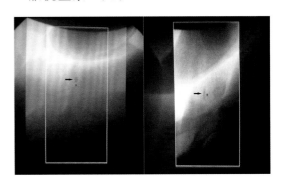

图 18-8-4　后尿道结石碎石术中可见尿道结石拉长

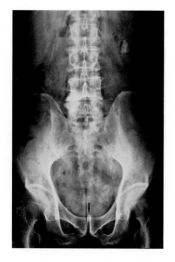

图 18-8-5　后尿道结石(KUB)

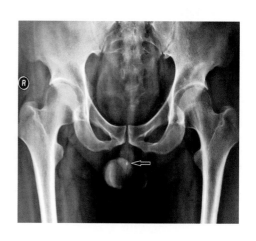

图 18-8-7　前尿道结石

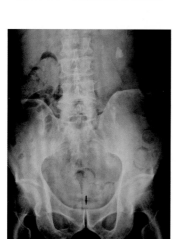

图 18-8-6　ESWL 成功碎石术后,结石消失

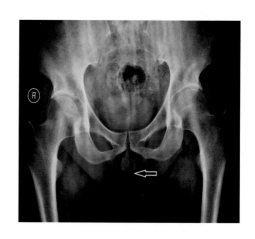

图 18-8-8　前尿道结石碎石术后 1 天,结石排空

第九节　ESWL 术中和术后并发症的预防和治疗

(一)血尿

几乎所有的病人在碎石术后均会出现轻重不同的肉眼血尿,肾结石患者更为明显。肉眼血尿一般在术后 1～2 次后自行消失,无需特殊治疗,而镜下血尿则持续到结石排净为止。严重血尿不止时,应及时行 B 超或 CT 检查,以确诊有无肾损害。无明显肾实质损害时,可卧床休息,对症处

理,待血尿消失,如发现肾实质损伤时,视病情行保守或手术治疗。

(二)肾绞痛

肾结石碎石术后输尿管绞痛发生率不高,而输尿管结石碎石术后绞痛的发生较肾结石更少。且绞痛发生一般不严重,给予镇痛、解痉药物或针灸均可缓解。绞痛的发生是由于碎石屑排出所致,故术后多

饮水可减少绞痛的发生。

(三)发热

ESWL术后出现低热38℃左右时,需用抗生素治疗至体温正常,若体温高于39℃时多为伴有梗阻的严重尿路感染,甚至有发展至脓肾的可能,多由感染石和石街形成所致,留置输尿管支架管或及时行经皮肾造口术,置管引流解除梗阻并用抗生素,可以很快控制发热。

(四)恶心、呕吐、食欲缺乏

ESWL术后有少数患者出现恶心、呕吐和食欲缺乏,其原因有应用止痛药物所致,一般在短时期内消失。另外,碎石术后碎石屑在排出过程中亦可现上述症状,症状严重者静脉输液每日总量2000～2500ml,利于快速排出碎石屑,给予对症处理后可好转。

(五)皮肤损伤

皮肤损伤较少见且不严重,表现皮下有少量散在的小瘀斑,面积1～2cm范围,一般1～2天自愈,无需特殊处理,严重的皮肤损伤多见于早期劣质的碎石机,可表现为大片皮下瘀斑甚至皮肤表皮破损、出血,应予对症处理,以防皮肤感染。

(六)咳血

咳血的发生极罕见,见于肾上盏结石,特别是小儿肾上盏结石。由于吸气时肺底下移,此时部分冲击波击中肺部所致,可表现术后痰中带血丝,很少出现咳血,一般在1～2天自愈,无需特殊处理。在治疗小儿肾结石时应在背部加铅围裙加以保护,可预防术后咳血的发生。

(七)消化道出血

由于ESWL治疗时消化道内肠管积气过多致胃肠黏膜损伤,表现为少量呕吐或黑粪并伴有腹部疼痛,症状多不严重,可采取进半流质饮食3～5天对症处理。

(八)石街形成

石街形成多发生于较大肾结石碎石术后,其表现有两种。①无症状石街:肾结石在碎石术后结石碎屑沿输尿管堆积成串,但无发热、绞痛等不适症状,此时应定期拍摄KUB观察石街的排空情况,如1周内石街无明显变化,应重复ESWL治疗,由下而上的轰击,如石街中有大块结石,应重点轰击之,以疏通通道,经ESWL治疗后多可获得满意效果,如无效可采用输尿管镜碎石。②有症状石街:碎石术后可表现为输尿管绞痛、发热及患侧腰部胀痛等,一旦出现上述症状应立即拍摄KUB和做B超观察肾积水情况。如出现高热应考虑石街梗阻合并感染,必须留置输尿管支架管、或行经皮肾造口引流尿液解除梗阻控制感染,以保护肾功能(图18-9-1)。

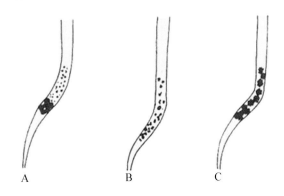

图18-9-1 石街形成的不同类型

对于尚未造成严重梗阻的石街可用药物治疗帮助排石,如采用阿托品、普鲁苯辛、654-2、黄体酮及中药等。如石街已达膀胱壁段,可经直肠或阴道按摩以助排石,输尿管口狭窄者可经膀胱镜行输尿管口切开或行输尿管镜取石术。为预防石街的形成,较大肾结石可在ESWL术后嘱患者向患侧卧位48～72小时,有利减慢碎石屑的排出速度,可有效减少长段石街的形成,如阴影淡的较大肾结石,可在治疗前置输尿管支架管以预防石街梗阻。

(九)肾周围血肿

ESWL 后发生肾周围血肿很少,国内外均有类似的报道,在高血压组 ESWL 肾周围血肿发生率为血压正常组的 4～5 倍,故术前应强调控制血压至正常范围,术中如发现血压过高时应停止治疗,肝功能有损害者、未控制的出血性疾病患者禁用 ESWL 治疗。为防止肾周围出血的发生,治疗时应密切观察血压变化,严格掌握工作电压及冲击波次数范围,切忌盲目升高电压或增加冲击次数。一旦 ESWL 术后

出现患侧腰部剧烈疼痛及严重血尿数天,可行 B 超检查,必要时做 CT 协助诊断(图 18-9-2)。出现 ESWL 后肾周血肿时,常规保守卧床休息治疗及对症处理。

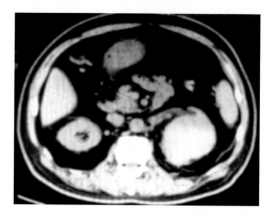

图 18-9-2　左肾包膜下出血

第十节　特殊情况体外冲击波碎石术的临床应用

一、儿童 ESWL 治疗

儿童尿路结石,有逐年增高趋势,常继发于尿路先天性畸形和全身代谢性疾病。通过大量的试验和临床研究表明,ESWL 同样能够有效地治疗儿童结石,而且术后并发症少。因此,目前绝大多数儿童尿路结石都可采用 ESWL 治疗,ESWL 是一种治疗儿童尿路结石安全有效,并且已成为首选方法。几乎任何年龄的儿童都可能患上尿路结石,但 2 岁以下的发生率较低。结石数目和形状可为单发或多发、不完全性和完全性鹿角状结石,与成人没有明显差异。各部位及各类型结石,应用 ESWL 治疗与成人基本相同,但仍有其特点:①儿童结石形成时间较短,结构疏松,易于粉碎。②从碎石后收集到的标本来看结石的种类主要有磷酸盐结石、磷酸钙结石、草酸钙结石和硅酸盐结石等。③儿童尿路顺应

性很好,约有 50% 的患儿可自行排石。较大的结石碎渣也易于排出,即使是鹿角形结石也可经 1～2 次 ESWL 而治愈。因此,许多学者认为 ESWL 特别适用于儿童尿路结石。

【适应证与禁忌证】

各部位和各类型儿童尿路结石都适合行 ESWL 治疗。禁忌证是全身出血性疾病、肝功能异常等同成人尿路结石,尤其是有结石远端尿路有梗阻者禁用 ESWL 治疗。

【术前检查及术前准备】

(1)术前检查:儿童尿路结石多继发于代谢异常、尿路畸形或尿路感染。因此除了做与成人相同的一般检查外,治疗前应仔细了解结石的大小、部位、泌尿系统的形态和功能及钙磷代谢、嘌呤代谢、甲状旁腺功能、代谢性酸中毒等各项检验指标,充分估计术后碎石的排净能力和并发感染的可

能性。

(2)术前准备:①用厚胶海绵保护儿童肺部以免受到冲击波的损害。②用铅围裙保护儿童生殖腺以免受到 X 线辐射的损害。③用耳罩保护儿童头部以免听觉系统受到损害。④根据碎石机不同机型,使用相应的方法使受治婴幼儿能妥善固定。最好有适于儿童的专用固定架。⑤其余参照成人一般肾结石。

【治疗时体位】

2 岁至学龄前儿童及部分不配合的学龄儿童采用静脉全麻,效果可靠。<2 岁的婴儿需采用气管内麻醉,有利于呼吸道通畅。学龄儿童中配合较好者,一般可给予麻醉性止痛药或不用麻醉药,可完成 ESWL 治疗。治疗时的体位应根据具体情况决定,肾结石和输尿管上段结石采用仰卧位,中下段输尿管结石、膀胱结石采用俯卧位或侧俯卧位。盆腔异位肾结石和少数马蹄肾下盏结石需采取俯卧位行 ESWL 治疗。

【定位】

患儿需要在 ESWL 前来碎石中心定位。尤其是 2 岁以下的患儿,以防术前没有定位而在麻醉后定位定不准给患儿带来损害及不必要的麻烦。最好采用 B 超定位;或采用 B 超与 X 线定位相结合,即先用 X 线快速定位,然后 B 超实时跟踪,最后 X 线观察粉碎是否完全;对 B 超难以定位者,行单独 X 线定位。

【工作电压及冲击次数】

工作电压及冲击次数均应较成人减少,工作电压宜 3～7kV,冲击次数≤2500 次。

【术中注意事项】

(1)应根据结石的部位采用适当的体位,选择冲击波的方向,使结石定位于反射体第二焦点,再根据结石粉碎的难易程度调整工作电压。

(2)工作电压应逐步平稳调高,切忌快速把工作电压调得过高。

(3)治疗过程中应跟踪观察结石情况,如出现大颗碎屑弹离焦斑区,应立刻跟踪将其击碎。

(4)术中应注意保护儿童肺部和生殖腺,背部肋缘以上用加放铅围裙以保护肺组织,尽量减少冲击波和 X 线的损害。

【术后处理】

(1)合并尿路感染者,术后使用抗生素 3～5 天。

(2)术后收集尿液和结石标本做尿培养和结石理化分析,针对病因治疗。

(3)术后 7 天复查 KUB 或泌尿系 B 超,了解结石粉碎及排泄情况,之后定期复查直至结石排净。术后应长期随访,了解结石复发情况及观察受治肾脏损害程度、发育情况和有否继发高血压。

(4)注意纠正代谢异常,预防复发。

(5)两次治疗间断时间应>2 周。

【并发症处理】

由于目前广泛采用低能量碎石技术以及严格控制冲击次数,术后并发症通常很少,即使损伤程度也轻。

(1)血尿:镜下血尿发生率 100％,大部分患儿术后均出现短暂性肉眼血尿,不必常规使用止血药,可自行消失。血尿是 ESWL 后的正常表现,也常是碎石成功的标志之一。

(2)疼痛:术后由于排石引起轻度腹痛较多见,很少发生严重绞痛,口服适量止痛药多可缓解。充分粉碎结石后多饮水是预防疼痛发生的有效方法。

(3)咯血:特别是小儿肾上盏结石,由于吸气时肺底下移,对肺组织的保护不够,冲击波通过肺部导致肺组织损伤所致,表现术后痰中带血丝,很少出现咳血,一般在1～2天自愈,无需特殊处理,故在治疗小儿肾结石时应在背部加以铅围裙保护肺组织,可预防术后咳血的发生。咳血可自行消退。注意保护肺部一般不会出现咯血。

(4)石街:多因碎石后小碎石量较多或有较大碎屑快速堆积引起输尿管梗阻所致,再次对石街行 ESWL 治疗多可奏效。控制每次碎石量和充分粉碎治疗区域结石是预防"石街"形成的有效方法之一。在我们治疗儿童结石的 ESWL 中还没有发现形成石街的病例。

(5)术后肾脏及周围组织损害:动物实验表明,高能冲击波可造成动物肾脏的损伤,如包膜下血肿,但在幼年期接受低能冲击波后,其全身及肾脏的发育均不受影响。与动物的研究结果相似,高能冲击波对人类肾脏同样会产生不良反应。但根据目前的临床随访资料,ESWL 术后目前未发现肾脏生长障碍、肾功能持续降低和长期肾性高血压。

二、解剖异常的泌尿系统 ESWL 治疗

(一)马蹄肾合并结石体外冲击波碎石治疗

马蹄肾也称蹄铁形肾,先天性畸形肾中常见的一种。马蹄肾是指两侧肾的下极或上极相互融合,90%以上在肾的下极融合,融合处称为峡部。此处多为结缔组织,肾盂肾盏因受到融合的限制,旋转不良。输尿管较正常为短,越过峡部爬行而下,因而尿液引流不畅,容易并发感染,结石发生率亦较高。由于解剖学上的变异,肾下极和输尿管上段的位置较正常更靠近脊柱且更靠前。尿路造影可见 3 个特点:①双肾下极向内靠拢,肾轴呈倒八字形;②双输尿管跨越肾的前面下行至膀胱,下段常常显影不佳;③肾盂肾盏旋转不全。这些解剖异常是马蹄肾结石形成及治疗后易复发的原因之一。

【适应证】

(1)马蹄肾肾盂结石首选行 ESWL 治疗,结石直径＜1.5cm,无输尿管梗阻者为最佳适应证。

(2)如结石位于中上盏较容易排出,下盏结石较难排空。

(3)如为铸形结石应考虑行 PCNL,根据梗阻严重程度决定各种类型的马蹄肾结石行 ESWL 治疗。体积太大的,可考虑采用联合方案。

【禁忌证】

输尿管结石下方有明显梗阻者不宜行 ESWL,应选用其他手术方法。

【术前检查和术前准备】

术前检查同前述肾结石。此类患者常伴有尿路感染,术前应予抗生素治疗1～2天。如果结石体积较大,术前宜预置双 J 管以防石街形成。余同一般肾结石。

【体位】

治疗体位以避开腰椎阻挡为主,确保碎石的效果。马蹄肾结石位置不靠近脊柱,如肾上盏、肾中盏和肾盂结石采用仰卧位。大多数马蹄肾下盏和输尿管上端结石位置靠近脊柱,为防止骨骼对冲击波的阻挡,采用俯卧位。

【工作电压及轰击次数】

复式脉冲 HB-VG 型低能量碎石机的工作电压为3～9kV,轰击次数应少于2500 次。尤其对下盏结石的治疗要降低能量。马蹄肾结石的粉碎程度要求很高,结石粉碎程度越高,术后通过输尿管

时越顺利,能减轻排石引起的肾绞痛、痉挛等症状,避免因输尿管走行异常造成排石困难。

【术中、术后注意事项】

每次治疗时尽量将结石粉碎,不可残留＞3mm碎屑,以利于碎石排出。马蹄肾由于输尿管需越过峡部在其前面爬行而下,此处形成压迫狭窄,好似一天然控制"阀",大块碎石不易通过,可适当增加能量将结石粉末化后易于碎石排出。对于马蹄肾合并巨大鹿角型等体积较大的结石(直径＞2.0cm以上者),宜预置或治疗期间放置双J管可有效防止石街形成。术后应注意排石体位,由于输尿管由峡部前面爬行而下,术后应嘱患者取俯卧位排石,有利于细小的结石通过狭窄排出体外。因为双肾下盏较正常肾偏向内侧甚至在峡部,其与输尿管形成的夹角更小,盏内结石更难排出。所以,除了采取卧位以外,必要时还须采取头低足高位并轻叩患侧肾区,有助于碎石排出。

两次治疗间断时间应＞2周。

【并发症防治】

与各类型肾结石 ESWL 一样,血尿、疼痛、膀胱刺激症、肾被膜下血肿等,尤其是疼痛症状明显,口服止痛药缓解症状,具体参见前述章节有关内容。

(二)孤立肾结石的体外冲击波碎石治疗

孤立肾是指人体仅存一个有功能的肾。其发生的原因有:①先天性肾缺如,由于在胚胎时期,一侧的生肾组织或输尿管芽的生长紊乱而不能发育,结果在对侧只有一孤立肾脏;②后天性肾缺如,因疾病使一侧肾功能完全丧失或被切除。孤立肾是维持患者生命的唯一泌尿器官,当其合并结石时,随时都有可能发生尿路梗阻,出现尿闭、肾功能衰竭的潜

在危险,早期及时消除结石非常重要。治疗方案的制定以尽可能避免石街出现,保护肾功能为原则。一旦损伤或结石梗阻,可出现尿闭,肾功能衰竭而危及生命,应引起高度重视。

【适应证和禁忌证】

单纯性或多发性肾结石,结石直径＜2cm,无输尿管梗阻者为最佳适应证。禁忌证是对于体积较大的结石,如瘦小型鹿角状肾结石、巨大型鹿角状肾结石;数目较多的阴性结石或密度很低的多发性肾结石,禁用 ESWL 单独治疗,宜采用联合方案治疗。其余禁忌证同单纯性肾结石。

【术前检查与术前准备】

术前检查与各类型肾结石相同。术前准备包括常规在术前1～2天使用对肾脏无毒副作用的抗生素,术后继续用药至无感染时才可停药。结石体积较大(≥2cm)或结石数目较多者,术前应预置双J管。结石体积≥2.5cm 者,应联合 PCNL 进行治疗。

【体位】

与一般肾结石相同,采用仰卧位。

【工作电压及轰击次数】

复式脉冲 HB-VG 型低能量碎石机的工作电压为 3～9kV,轰击次数应少于2500 次。尤其对孤立肾下盏结石的治疗要降低能量。

【术中术后注意事项】

由于孤立肾是患者唯一有功能的肾脏,如受损伤或梗阻,必将引起严重后果。故治疗时应遵循尽可能小的能量、尽可能少的次数原则。尽可能减少肾功能的损伤,两次治疗间隔时间应＞2周,使机体有足够的时间恢复。术后要严密观察病人的排石情况,一旦出现梗阻征象,应及时拍KUB复查以明确梗阻部位,及时处理。如

出现石街梗阻后,常规处理无效时,应及时行经皮肾造口引流术,待结石排尽后拔管;或者行输尿管镜取石术。对于已放置双J管者,出现梗阻征象时,应及时拍KUB检查以明确系支架管滑出或脱落于膀胱,从而给予相应处理。

【并发症防治】

(1)血尿、疼痛是常见症状,孤立肾结石患者碎石术后多饮水,血尿症状逐渐减轻,如果疼痛症状未缓解,可口服止痛药减轻疼痛。

(2)患侧腰痛伴发热症状,术后若出现腰部胀痛严重,甚至肾区皮肤拒绝触摸,同时伴有发热呕吐精神萎靡等症状,则很有可能由于石街梗阻甚至脓肾发生所致,应立刻拍KUB复查和B超检查,证实后及时留置输尿管支架管或行经皮肾造口术,引流尿液,解除梗阻,防止尿源性脓毒血症的发生。

(3)术后出现尿闭或尿量明显减少,应立刻复查KUB,明确堵塞原因和部位后,可行急诊ESWL。如无效宜及时留置输尿管支架管或行经皮肾造口术,引流尿液,解除梗阻,亦可行输尿管镜取石术等。

(4)其余并发症与一般肾结石ESWL类同。

(三)异位肾结石的体外冲击波碎石治疗

临床上异位肾可见以下两种类型:①先天性异位肾,是由于胚胎时期反常血管阻碍了肾脏上升到正常肾的位置,多见停留在同侧盆腔内,而横过异位或胸腔异位皆属罕见。先天性异位肾常伴有肾旋转不良,肾盂向前致尿液引流不畅且常伴感染是其发生结石的主要原因之一。②后天性异位肾,是自体肾移植,将肾移植于同侧盆腔内,对侧肾位置多数正常;或者由于双肾功能丧失行异体肾移植,移植肾大多放

在盆腔髂窝之中,这种情况同时亦是孤立肾;或者由于肾的支持组织松弛形成的肾下垂,称为获得性异位肾,这种情况常伴有输尿管扭曲致尿液引流不畅,是形成结石的主要原因之一。在临床上异位肾并不多见,发生结石更为罕见。异位肾结石的ESWL治疗与一般肾结石没有大的区别,治疗效果十分满意。

【适应证和禁忌证】

不论是先天性还是后天性异位肾结石均可行ESWL治疗。禁忌证与通常肾结石ESWL相同。

【术前检查及术前准备】

与一般肾结石基本相同,术前应做好肠道准备,术前1天可予缓泻药口服。

【体位】

盆腔异位肾结石体位采用俯卧位。

【工作电压及轰击次数】

复式脉冲HB-VG型低能量碎石机的工作电压为3～9kV,轰击次数应少于2500次。尤其对孤立肾下盏结石的治疗要降低能量。

【术中术后注意事项】

与一般肾结石相同。治疗体位需采用俯卧位,因冲击波经过肠管,故肠道准备甚为重要。移植肾合并结石是孤立肾的一种,宜采用低能量碎石,宜适当降低工作电压和减少冲击次数。术后为使碎石屑能顺利排出,考虑到肾脏的解剖异常并伴有不同程度的旋转不良,输尿管走行多位于肾脏的前方,碎石后故采用俯卧位并轻叩腰部以利碎石排出。

两次治疗间断时间应＞2周。

【并发症防治】

与一般肾结石ESWL相同。

(四)海绵肾结石的体外冲击波碎石治疗

海绵肾是一种肾乳头管的先天性发育

反常。由于乳头管进入肾小盏处类似括约肌的结构肥厚、收缩,导致梗阻而出现乳头管和集合管小囊扩张。尿液滞留在扩张的小管内,可继发感染及微小结石形成。腹部X线平片可见双肾髓质乳头部粟粒状多发结石,呈簇状或放射状排列;静脉尿路造影可见肾锥体及小盏周围梭形小囊肿,排列成扇形或葡萄串样。CT检查更加清楚可见。根据体外冲击波治疗原则,结石远端有梗阻者不宜采用ESWL治疗。但鉴于体外冲击波碎石具有损伤小、无痛苦的优点,而目前海绵肾结石又无较好的治疗方法,国内已有碎石中心试用体外冲击波治疗成功的报道。由于存在先天性乳头管梗阻,排泄不畅,采用体外冲击波治疗要求粉碎得更细,以利排泄。试行1次治疗后,无结石排出者,则应放弃体外冲击波疗法。海绵肾合并肾盂结石或输尿管结石时,首选应是ESWL。

【适应证与禁忌证】

适应证是适宜结石体积较小,容易粉碎的结石。禁忌证是结石体积较大,不易粉碎的结石。其余禁忌证和一般肾结石ESWL相同。

【术前检查与术前准备】

与一般肾结石ESWL相同。

【体位】

与一般肾结石ESWL相同,采用仰卧位。

【工作电压及轰击次数】

复式脉冲HB-VG型低能量碎石机的工作电压为3～9kV,轰击次数应少于2500次。尤其对孤立肾下盏结石的治疗要降低能量。

【术中术后注意事项】

与一般肾结石相同。主要是尽量将结石粉碎得更细,适当应用解痉、利尿治疗。

两次治疗间断时间应>1周。

【并发症及防治】

与一般肾结石ESWL相同。

三、心脏起搏器患者的ESWL治疗

对于装有心脏起搏器患者伴有尿石症的ESWL治疗一直存在争议,目前仍然是在探讨和探索中。

2001年5月,英国曼彻斯特皇家医务室、柱损伤中心、碎石科、皇家利物浦大学医学院NHS Trust和心内科为一位43岁装有心脏起搏器患者(DDD)合并双肾结石患者共同讨论ESWL治疗,在ESWL前他们对患者心脏起搏器进行了临时重新编程为每分钟30次搏动的单腔室起搏模式,减少碎石术中的敏感度,术中未发生并发症,成功碎石治疗。

2017年欧洲泌尿外科年会(EAU)有专家提出装有心脏起搏器患者可以碎石,但需要采取必要的措施。为了安全,医生需要了解患者心脏病史,心脏起搏器的类型和功能;ESWL前有心脏起搏器技术的心脏内科医生在场,由心脏内科医生将双腔(DDD)和频率应答式起搏器暂时设定VVI模式;应在心脏活动的绝对不应期(R波出现少于10ms)触发冲击波,可采用心电触发装置(目前国内的碎石机几乎没有R波触发装置)。Drach统计了全球196个ESWL治疗中心数据,回顾131位人工心脏起搏器患者的临床资料,其中4例出现了心脏起搏器相关并发症,唯一并发症是起搏器程序错乱,丧失起搏器的功能,经心内科的纠正后才恢复起搏器的正常功能。需要特别指出,如电频率应答式单腔起搏器被植在腹部,不应行ESWL治疗,以避免造成压电晶体的毁坏危及生命安全。总之装有心脏起搏器的泌尿系结石患者应由心脏内科医生对起搏器重新编程后才能承受 ESWL,没有抢救条件的医院,不建议对装有心脏起搏器的泌尿系结石患者进行 ESWL 治疗。

（梁丽莉　杨丽珠　郭晓健）

参 考 文 献

［1］　郭应禄.腔内泌尿外科学.2 版.北京:人民军医出版社,1995:399-429.

［2］　梁丽莉,郭应禄,等.盆腔异位肾合并结石的体外冲击波治疗.中华医学杂志,1995,75(11):699-700.

［3］　梁丽莉,郭应禄,汤慧娣,等.HB-V 型低能量碎石机治疗上尿路结石临床报告.中华泌尿外科杂志,1998,19:471-473.

［4］　梁丽莉,郭晓健,郭应禄.患肾不显影输尿管结石的 ESWL 治疗.中华泌尿外科杂志,2002,23:154-155.

［5］　郭晓健,梁丽莉,王淑敏,等.复式低能量 ESWL 治疗儿童上尿路结石的临床经验.现代泌尿外科杂志,2008,1(13):45-47.

［6］　谷现恩,梁丽莉.尿石症的诊断与治疗.北京:人民卫生出版社,2008:300-318.

［7］　梁丽莉,郭晓健,郭应禄,等.骑跨半坐位体位行体外冲击波碎石术治疗尿道结石的临床体会.中华医学杂志,2014,94(6):452-454.

［8］　杨丽珠,郭晓健,梁丽莉,等.体外冲击波碎石术治疗马蹄肾结石的临床疗效.中华泌尿外科杂志,2016,37(3):206-208.

［9］　Abe T, Akakura K, Kawaguchi M, et al. Outcomes of shockwave lithotripsy for upper urinary-tract stones: a large-scale study at a single institution. J Endourol,2005,19:768-773.

［10］　Albala DM, Assimos DG, Clayman RV, et al. Lower pole I: a prospective randomized trial of extracorporeal shock wave lithotripsy and percutaneous nephrostolithotomy for lower pole nephrolithiasis-initial results. J Urol, 2001, 166:2072-2080.

［11］　Auge BK, Preminger GM. Update on shock wave lithotripsy technology. Curr Opin Urol, 2002,12:287-290.

［12］　Chacko J, Moore M, Sankdy N, et al. Does a slower treatment rate impact the efficacy of extracorporeal shock wave lithotripsy for solitary kidney or ureteral stones? J Urol,2006, 175:1370-1374.

［13］　Collins JW, Keeley FX. Is there a role for prophylactic shock wave lithotripsy for asymptomatic calyceal stones? Curr Opin Urol, 2002,12:281-286.

［14］　Eisenberger F, Bub P, Schmidt A. The fate of residual fragments after extracorporeal shock wave lithotripsy. J Endourol,1992,6:217-218.

［15］　Knorr PA, Woodside JR. Large perirenal hematoma after extracorporeal shock-wave lithotripsy. Urology,1990,35:151-153.

［16］　Krambeck AE, Gettman MT, Rohlinger AL, et al. Diabetes mellitus and hypertension associated with shockwave lithotripsy of renal and proximal ureteral stones at 19 years of follow-up. J Urol,2006,175:1742-1727.

［17］　Lee YH, Tsai JY, Jiann BP, et al. Prospective randomized trial comparing shockwave lithotripsy and ureteroscopic lithotripsy for management of large upper third ureteral stones. Urology,2006,67:480-483.

［18］　Lindqvist K, Holmberg G, Peeker R, et al. Extracorporeal shock-wave lithotripsy or ureteroscopy as primary treatment for ureteric stones: a retrospective study comparing two different treatment strategies. Scan J Urol Neph,2006,40:113-118.

［19］　Lingeman JE, Kim SC, Kuo RL, et al. Shockwave lithotripsy: anecdotes and insights. J Endourol,2003,17:687-693.

［20］　Pacik D, Hanak T, Kumstat P, et al. Effectiveness of ESWL for lowerpole caliceal nephrolithiasis: evaluation of 452 cases. J Endourol,1997,11:305-307.

[21] Putman SS, Hamilton BD, Johnson DB. The use of shock wave lithotripsy for renal calculi. Curr Opin Urol,2004,14:117-121.

[22] Sayed MA, el-Taher AM, Aboul-Ella HA, Shaker SE. Steinstrasse after extracorporeal shockwave lithotripsy: aetiology, prevention and management. BJU Int,2001,88:675-678.

[23] Segura JW, Preminger GM, Assimos DG, et al. Nephrolithiasis Clinical Guidelines Panel summary report on the management of staghorn calculi. The American Urological Association Nephrolithiasis Clinical Guidelines Panel. J Urol,1994,151:1648-1665.

[24] Sheir KZ, Madbouly K, Elsobky E, et al. Extracorporeal shock wave lithotripsy in anomalous kidneys:11-year experience with two second-generation lithotripters. Urology, 2003, 62:10-15.

[25] Sheir KZ, El-Diasty TA, Ismail AM. Evaluation of a synchronous twin-pulse technique for shock wave lithotripsy: the first prospective clinical study. BJU Int,2005,95:389-393.

[26] Tan EC, Tung KH, Foo KT. Comparative studies of extracorporeal shock wave lithotripsy by Dornier HM3,EDAP LT 01 and Sonolith 2000 devices. J Urol,1991,146:294-297.

[27] Unal B, Kara S, Bilgili Y, et al. Giant abdominal wall abscess dissecting into thorax as a complication of ESWL. Urology, 2005, 65:389.

[28] Zanetti G, Seveso M, Montanari E, et al. Renal stone fragments following shock wave lithotripsy. J Urol,1997,58:352-355.

[29] Luke F, Reynolds, Tad Kroczak, et al. Indications and contraindications for shock wave lithotripsy and how to improve outcomes. Asian J Urol,2018,5(4):256-263.

[30] Vaidyanathan Si, Hirst R, Parsons Kf, et al. Bilateral extracorporeal shock wqve lithotripsy in spinal cord injury patient with cardiac pacemaker. Spinal cord. 2001,39(5):286-289.

[31] Drach GW, Weber C, Donovan JM, et al. treatment of pacemaker patients with extracorporeal shock wave lithotripsy: experience from 2 continents. J urol,1990,143:895-897.

[32] Kato Y, Hou K, Hori J, et al. extracoporeal shock wave lithotripsy for ureteral stone in patient with implanted cardiac pacemaker:a case report. Nippon Hiny Inverted question Markkika Gakkai Zasshi. 2003,94:626-629.